ecv basics – praxis

Kompendium der klinischen Prüfung

Kompendium der klinischen Prüfung

Charlotte Herrlinger (Hrsg.)

Unter Mitarbeit von N. Clemens, B. Dietrich, K. Dommisch, D. Greiling, C. Herrlinger, S. Kienzle-Horn, C. Ortland, B. Scholz, A. Völp

ECV Editio Cantor Verlag Aulendorf

Für den fachlichen Inhalt der Beiträge in diesem Werk zeichnen die jeweils genannten Autoren selbst verantwortlich.

Aus Gründen der besseren Lesbarkeit wird im vorliegenden Werk das generische Maskulinum verwendet. Weibliche und anderweitige Geschlechteridentitäten sind dabei ausdrücklich mitgemeint, soweit es für die Aussage erforderlich ist.

Bibliografische Information der Deutschen Bibliothek
Die Deutsche Bibliothek verzeichnet diese Publikation in der Deutschen Nationalbibliografie; detaillierte bibliografische Daten sind im Internet über https://portal.dnb.de/opac.htm abrufbar.

ISBN 978-3-87193-492-6

1. Auflage 2025

Satz: rdz GmbH, Siegburg

Druck: Druckerei & Verlag Steinmeier GmbH & Co. KG, Deiningen

ECV · Editio Cantor Verlag im Internet unter www.ecv.de

Geleitwort

Für die Zulassung neuer Arzneimittel sind klinische Prüfungen unerlässlich. Sowohl der europäische wie auch der nationale Gesetzgeber, aber auch die Sponsoren klinischer Prüfungen, stellen hohe Anforderungen an die Qualität bei der Planung, Durchführung, Auswertung und Berichterstattung klinischer Prüfungen. Nur wenn die Daten in klinischen Prüfungen korrekt erhoben und berichtet werden und dies in Inspektionen zweifelsfrei nachvollzogen werden kann, werden diese Daten für die Zulassung von Arzneimitteln akzeptiert. Für eine erfolgreiche klinische Prüfung ist daher das reibungslose Zusammenspiel von Sponsoren, Prüfern und ihren Teams wie auch Monitoren essenziell. Während moderne IT-Tools eine schnellere und z. T. einfachere Erfassung und Verarbeitung von prüfungsrelevanten Daten ermöglichen, erzeugen diese aber auch neue Fragestellungen und „Fallstricke", z. B. im Studienmanagement. Die zunehmende Komplexität klinischer Prüfungen macht deren Durchführung und Monitoring daher zunehmend herausfordernder.

Zur Bewältigung der gestiegenen Komplexität wurden in den letzten Jahren vermehrt risikobasierte Ansätze sowohl bei der Durchführung als auch beim Monitoring etabliert, die sich u. a. im Addendum der Note for Guidance on Good Clinical Practice finden. Auch die seit 2022 erstmals anwendbare und seit dem 31. Januar 2023 nunmehr verpflichtend anzuwendende Verordnung (EU) Nr. 536/2014 zu klinischen Prüfungen mit Humanarzneimitteln – besser bekannt unter ihrer englischen Bezeichnung „Clinical Trials Regulation" (CTR) – hat dieses Konzept aufgegriffen. Darüber hinaus ändert die CTR die regulatorischen Verfahren bei der Genehmigung und Überwachung klinischer Prüfungen in allen Mitgliedstaaten deutlich und hat auch entsprechende Änderungen in den nationalen Gesetzen und Verordnungen nach sich gezogen.

Die vorliegende 1. Auflage des Handbuchs „Kompendium der Klinischen Prüfung" nimmt sich besonders der neuen regulatorischen Aspekte an, ohne die bestehenden Regularien außer Acht zu lassen. Verschiedene Kapitel zu den Grundlagen der Planung und Auswertung klinischer Prüfungen sowie des Datenmanagements setzen sich mit den Konzepten und Methoden des risikobasierten Qualitätsmanagements auseinander. Neu aufgenommen wurden die Kapitel zu Klinischen Prüfungen mit Medizinprodukten, so dass in diesem Buch das gesamte Spektrum der unterschiedlichen Prüfungen abgebildet wird.

Ich wünsche allen Leserinnen und Lesern bei der Lektüre dieses Kompendiums und der anschließenden Umsetzung in die Praxis alles Gute und viel Erfolg.

Bonn, im Sommer 2024 *Priv.-Doz. Dr. med. Thomas Sudhop*

Danksagung

Zunächst möchte ich mich recht herzlich bei meinen Gastautoren, Herrn Dr. med. Norbert Clemens, Herrn Prof. Dr. med. Klaus Dommisch, Frau Dr. rer. nat. Doris Greiling, Herrn Dr. rer. nat. Christoph Ortland, Frau Dr. Bianca Scholz und Herrn Dr. Andreas Völp bedanken, ohne deren Unterstützung dieses Buchprojekt nicht hätte realisiert werden können. Alle Gastautoren haben ihr profundes Wissen auf dem jeweiligen Spezialgebiet in das vorliegende Kompendium eingebracht.

Mein Dank gilt besonders auch Herrn Dr. med. Bruno Dietrich, ehemals Medical Director bei Glycotope in Berlin-Buch, mit dem ich viele Jahre im CRO-Geschäft sowie in der pharmazeutischen Industrie zusammengearbeitet habe. Er hat die kritische Durchsicht der von mir verfassten Kapitel übernommen und besonders bei Kapitel 2 (Regularien) wertvolle Hinweise für Korrekturen gegeben und Ergänzungen eingefügt. Ebenso geht ein herzliches Dankeschön an Frau Dr. med. Dipl.-Inf. Susanne Kienzle-Horn, die mich bei dem Kapitel „Arzneimittelsicherheit" unterstützt hat.
Bei meinem Mann, Prof. Dr. med. Axel Herrlinger, bedanke ich mich für sein Verständnis, das er mir bei der zeitintensiven Zusammenstellung der Kapitel dieses Buches entgegengebracht hat, und bei meinem Sohn Yannick für sein Interesse an meiner Arbeit.

Charlotte Herrlinger

Vorbemerkung

Im Jahr 1996 erschien unter der Autorenschaft von Dr. med. Reinhild Eberhardt und Dr. med. Mariola Söhngen die 1. Auflage des Buches „Monitoring klinischer Studien". Die 4. Auflage wurde durch Dr. med. Reinhild Eberhardt und Herrn Gerhard Fortwengel herausgegeben. Für die 5. Auflage im Jahr 2009 mit dem Titel „Monitoring und Management klinischer Studien" übernahm Frau Dr. med. Charlotte Herrlinger die Koautorenschaft und einige Kapitel des Buches, das dann bis zur 7. Auflage weiterhin unter dem Titel „Management und Monitoring klinischer Prüfungen", aber jeweils unter Einarbeitung wichtiger Änderungen, gemeinsam mit Frau Dr. Eberhardt gestaltet wurde.

Die langjährige Autorin Reinhild Eberhardt hat sich nun in den wohlverdienten Ruhestand zurückgezogen, so dass eine gemeinsame 8. Auflage des Buches nicht mehr möglich war. Ihr gebührt Dank und große Anerkennung für ihre geleistete Arbeit.

Da das Werk in den vergangenen Jahren von der Leserschaft gut angenommen worden war, wäre es bedauerlich gewesen, das Buchprojekt einzustellen.

Frau Dr. Herrlinger hat sich daher entschlossen, das Buch in veränderter Konzeption unter dem Titel „Kompendium der klinischen Prüfung" mit „Teil 1 Arzneimittelprüfung" und „Teil 2 Medizinprodukte-Prüfung" neu herauszugeben und neben dem erforderlichen theoretischen Grundlagenwissen noch mehr die praktischen Aspekte zu betonen.

Wegen wesentlicher regulatorischer Neuerungen war eine intensive Überarbeitung des Kapitels „Wichtige Bestimmungen und Regularien bei klinischen Prüfungen mit Arzneimitteln" notwendig. Die Verordnung (EU) Nr. 536/2014 ist im Januar 2022 endlich in Kraft getreten. Obwohl bereits im April 2014 von der Europäischen Kommission beschlossen, benötigte die Umsetzung wegen technischer Schwierigkeiten mit dem Portal Clinical Trials Information System (CTIS) ungewöhnlich lange. Die Inhalte der Verordnung waren zwar bereits in der 7. Auflage von „Management und Monitoring klinischer Prüfungen" dargestellt worden, konnten nun aber gemeinsam mit den in nationales Recht übernommenen Ergänzungen und Änderungen der Paragraphen 40–42c des Arzneimittelgesetzes (AMG) als rechtsverbindlich präzisiert werden.

Völlig neu in das Buch aufgenommen wurden die Kapitel über Klinische Prüfungen mit Medizinprodukten, wobei auch hier neben den „Wichtigen Bestimmungen und Regularien bei klinischen Prüfungen mit Medizinprodukten" großer Wert auf die praktische Durchführung, also das „Management einer klinischen Prüfung mit Medizinprodukten" gelegt wurde.

Da die zu bearbeitenden Inhalte immer mehr zunahmen, wurde das Autorenteam erweitert.

Neben den bereits früher tätigen Gastautoren Prof. Dr. Klaus Dommisch, Dr. Susanne Kienzle-Horn und Dr. Andreas Völp konnten als neue Autoren Dr. Norbert Clemens, Dr. Bruno Dietrich, Dr. Doris Greiling, Dr. Christoph Ortland und Dr. Bianca Scholz gewonnen werden. Alle an diesem Buch beteiligten Autoren verfügen über langjährige praktische Erfahrungen in der Durchführung klinischer Prüfungen. Diese Erfahrungen, z. B. vermeidbare Fehler und Probleme im täglichen Prüfungsalltag, sollen an die Leser weitergegeben werden, damit diese vom praktischen Wissen der Autoren profitieren können.

Klinische Forschung befindet sich ständig im Fluss. Durch das geplante Medizinforschungsgesetz sind zukünftig weitere Änderungen zu erwarten, die sich auf die regulatorischen Anforderungen an klinische Prüfungen auswirken werden. Daher wird es auch zukünftig unser Bestreben sein, dem mit der Durchführung klinischer Prüfungen betrauten Personenkreis, also den Mitarbeitern von Sponsoren und CROs, Monitoren und CRAs sowie den Prüfärzten mit ihren Prüfungs-Teams, die aktuell gültigen Regularien und die daraus resultierenden praktischen Handlungsanweisungen zu vermitteln.

Wichtige Information

Die Lektoratsarbeiten an den Manuskripten dieses Buches wurden im August 2024 abgeschlossen. Bis zur Drucklegung sind noch wichtige Regelungen in Kraft getreten, die Auswirkungen auf die künftige praktische Arbeit im Bereich klinischer Forschung haben werden, die jedoch für dieses Buch nicht mehr berücksichtigt werden konnten.

Deklaration von Helsinki

Die World Medical Association hat auf ihrer Generalversammlung im Oktober 2024 in Helsinki eine überarbeitete Version der „Deklaration von Helsinki" verabschiedet. Sie liegt derzeit nur in der englischen Originalversion vor und ist als verbindliche Version in der klinischen Forschung zu berücksichtigen; https://www.wma.net/policies-post/wma-declaration-of-helsinki/.

ICH E6 (R3) Guideline on good clinical practice (GCP)

Der Leitlinienentwurf wurde am 25. Mai 2023 veröffentlicht und sowohl die Grundsätze als auch Anhang 1 waren zwischen dem 26. Mai und dem 26. September 2023 Gegenstand einer öffentlichen Konsultation. Die Umsetzung der Grundsätze und des Anhangs 1 ist für August/September 2024 geplant, während die Umsetzung des Anhangs 2 für April/Mai 2025 geplant ist.

Medizinforschungsgesetz

Das Medizinforschungsgesetz ist in Teilen am 30. Oktober 2024 in Kraft getreten; die restlichen Teile sollen bis zum 1. Juli 2025 in Kraft gesetzt werden. Der

Gesetzestext ist zugänglich unter https://www.recht.bund.de/bgbl/1/2024/324/VO.html.

Eine Zusammenfassung der wichtigsten geplanten Änderungen findet sich unter https://www.pharmadeutschland.de/index.php?id=1&type=565&file=fileadmin/user_upload/MFG_Vortrag_BMG_Dr._Lars_Nickel.pdf.

Klinische Forschung befindet sich ständig im Fluss. Daher wird es auch zukünftig unser Bestreben sein, dem mit der Durchführung klinischer Prüfungen betrauten Personenkreis, also den Mitarbeitern von Sponsoren und CROs, Monitoren und CRAs sowie den Prüfärzten mit ihren Prüfungsteams, die aktuell gültigen Regularien und die daraus resultierenden praktischen Handlungsanweisungen zu vermitteln.

Noch eine letzte Bemerkung zum Thema „Gendern": Um eine bessere Lesbarkeit des Textes zu gewährleisten, haben alle Autoren in diesem Kompendium auf eine gender-typische Schreibweise verzichtet. Die männliche Bezeichnung (z. B. Prüfer, Prüfungsteilnehmer) gilt selbstverständlich auch für weibliche Personen.

Fürth, im Sommer 2024 *Charlotte Herrlinger*

Inhalt

1 Die klinische Prüfung

Charlotte Herrlinger

Vorbemerkung zur aktuellen Rechtslage

Durch die Verordnung (EU) Nr. 536/2014 des Europäischen Parlaments und des Rates vom 16. April 2014 über klinische Prüfungen mit Humanarzneimitteln und zur Aufhebung der Richtlinie 2001/20/EG sind die Regeln für die Genehmigung, Durchführung und Überwachung von klinischen Prüfungen europaweit verbindlich vorgegeben worden. Diese Verordnung ist aufgrund technischer Probleme mit dem EU-Portal [1] erst seit 31.01.2022 in vollem Umfang gültig. Es gelten allerdings immer noch Übergangsregelungen:

- Klinische Prüfungen, die nach bisherigem Recht begonnen wurden, können noch bis zum 31. Januar 2025 nach der Richtlinie 2001/20/EG fortgeführt werden.

Mit dem 4. Gesetz zur Änderung arzneimittelrechtlicher und anderer Vorschriften (4. AMGÄndG) wurden die Inhalte der Verordnung (EU) Nr. 536/2014 in das deutsche Arzneimittelgesetz übernommen. Für alle Beteiligten an klinischen Prüfungen sind somit alle Änderungen, die sich durch die EU-Verordnung ergeben haben, rechtlich verbindlich einzuhalten.

1.1 Definition „Klinische Prüfung"

Die Definition der „Klinischen Prüfung" wurde mit der Verordnung (EU) Nr. 536/2014 geändert.

Wurden früher die Begriffe „Klinische Prüfung" und „Klinische Studie" synonym verwendet, muss jetzt auf begriffliche Unterschiede geachtet werden, da in der EU-Verordnung der Begriff „Klinische Studie" als Oberbegriff und der Begriff „Klinische Prüfung" als Unterbegriff (neben anderen wissenschaftlichen Untersuchungen) verwendet wird.

Zu den „Klinischen Studien" zählen nun:

1. Klinische Prüfungen
2. Minimalinterventionelle klinische Prüfungen
   (Dieser Begriff wurde in der Verordnung (EU) Nr. 536/2014 neu eingeführt.)
3. Nichtinterventionelle Studien

Im Einzelnen werden in der Verordnung (EU) Nr. 536/2014 die Begriffe wie folgt definiert:

- ***Klinische Studie** [bezeichnet] jede am Menschen durchgeführte Untersuchung, die dazu bestimmt ist,*
  - *die klinischen, pharmakologischen oder sonstigen pharmakodynamischen Wirkungen eines oder mehrerer Arzneimittel zu erforschen oder zu bestätigen,*
  - *jegliche Nebenwirkungen eines oder mehrerer Arzneimittel festzustellen oder*
  - *die Absorption, die Verteilung, den Stoffwechsel oder die Ausscheidung eines oder mehrerer Arzneimittel zu untersuchen,*

mit dem Ziel, die Sicherheit und/oder Wirksamkeit dieser Arzneimittel festzustellen. (Art. 2 Abs. 2 Nr. 1 Verordnung (EU) Nr. 536/2014)

- ***Klinische Prüfung** [bezeichnet] eine klinische Studie, die mindestens eine der folgenden Bedingungen erfüllt:*
  - *Der Prüfungsteilnehmer wird vorab einer bestimmten Behandlungsstrategie zugewiesen, die nicht der normalen klinischen Praxis des betroffenen Mitgliedstaats entspricht*
  - *Die Entscheidung, die Prüfpräparate zu verschreiben, wird zusammen mit der Entscheidung getroffen, den Prüfungsteilnehmer in die klinische Studie aufzunehmen*
  - *An den Prüfungsteilnehmern werden diagnostische oder Überwachungsverfahren angewendet, die über die normale klinische Praxis hinausgehen.* (Art. 2 Abs. 2 Nr. 2 Verordnung (EU) Nr. 536/2014)
- ***Minimalinterventionelle klinische Prüfung** [bezeichnet] eine klinische Prüfung, die alle folgenden Bedingungen erfüllt:*
  - *Die Prüfpräparate — außer Placebos — sind zugelassen*
  - *Dem Prüfplan der klinischen Prüfung zufolge*
    - o *werden die Prüfpräparate gemäß den Bedingungen der Zulassung verwendet oder*
    - o *stellt die Verwendung der Prüfpräparate in einem der betroffenen Mitgliedstaaten eine evidenzbasierte Verwendung dar, die durch veröffentlichte wissenschaftliche Erkenntnisse über Sicherheit und Wirksamkeit dieser Prüfpräparate untermauert ist und*
    - o *die zusätzlichen diagnostischen oder Überwachungsverfahren stellen im Vergleich zur normalen klinischen Praxis in dem betroffenen Mitgliedstaat nur ein minimales zusätzliches Risiko bzw. eine minimale zusätzliche Belastung für die Sicherheit der Prüfungsteilnehmer dar.* (Art. 2 Abs. 2 Nr. 3 Verordnung (EU) Nr. 536/2014)
- ***Nichtinterventionelle Studie** [bezeichnet] eine klinische Studie, die keine klinische Prüfung ist;* (Art. 2 Abs. 2 Nr. 4 Verordnung (EU) Nr. 536/2014)

Die englische Begriffsbestimmung lautet: *„Non-interventional study means a clinical study other than a clinical trial;"* (Regulation (EU) No. 536/2014)

Leider fehlt somit in der EU-Verordnung Nr. 536/2014 eine genauere Definition der „Nichtinterventionellen Studie", während in Art. 2c der Richtlinie 2001/20/EG der Begriff „Nicht-interventionelle Prüfung" eindeutig definiert war:

> *„eine Untersuchung, in deren Rahmen die betreffenden Arzneimittel auf übliche Weise unter den in der Genehmigung für das Inverkehrbringen genannten Bedingungen verordnet werden. Die Anwendung einer bestimmten Behandlungsstrategie auf den Patienten wird nicht im Voraus in einem Prüfplan festgelegt, sie fällt unter die übliche Praxis, und die Entscheidung zur Verordnung des Arzneimittels ist klar von der Entscheidung getrennt, einen Patienten in eine Untersuchung einzubeziehen. Auf die Patienten darf kein zusätzliches Diagnose- oder Überwachungsverfahren Anwendung finden, und zur Analyse der gesammelten Daten werden epidemiologische Methoden angewandt."* (Art. 2c Richtlinie 2001/20/EG)

Die Verordnung (EU) Nr. 536/2014 gilt nur für alle in der EU durchgeführten klinischen Prüfungen, nicht aber für Nichtinterventionelle Studien. Die Neudefinitionen der Begriffe „Klinische Studie", „Klinische Prüfung", und „Nichtinterventionelle Studie" wurden mit dem 4. AMGÄndG in deutsches Recht übernommen.

*Der Begriff der **„Klinischen Prüfung"** wurde in der Verordnung (EU) Nr. 536/2014 neu definiert und muss von den Begriffen „Klinische Studie" und „Nichtinterventionelle Studie" abgegrenzt werden. Die „minimalinterventionelle klinische Prüfung" ist eine Sonderform der klinischen Prüfung.*

1.2 Phasen der klinischen Prüfung

Im Rahmen der Arzneimittelentwicklung unterscheidet man 4 verschiedene Phasen der klinischen Prüfung: I–IV, wobei es sich bei den Phasen I–III um Prüfungen vor der Zulassung und bei Phase IV um Prüfungen nach der Zulassung handelt [2,3,4,5].

Hinzu kommt noch die (gesetzlich nicht vorgeschriebene und daher fakultative) Phase 0.

Die Prüfungsteilnehmer sind für Phase-0-Prüfungen immer, für Phase-I-Prüfungen i. d. R. gesunde, freiwillige Probanden; in Phase-II- bis Phase-IV-Prüfungen sind es Patienten mit den entsprechenden Krankheitsbildern. Ein wesentliches Erfordernis für eine klinische Prüfung ist der Prüfplan bzw. das Prüfprotokoll. In diesem Dokument wird vor Beginn der Prüfung genau festgelegt, was das Ziel der Untersuchung ist, welche Methoden eingesetzt werden, wie die Daten erhoben und ausgewertet und welche ethischen und regulatorischen Aspekte berücksichtigt werden müssen.

Für die Phasen I–III der klinischen Prüfung muss Prüfmedikation mit prüfungsspezifischer Kennzeichnung (Label) eingesetzt werden. Für Phase IV gibt es Ausnahmen von dieser Vorschrift. Wichtig ist es, vor Beginn der ersten klinischen Prüfung in einem klinischen Prüfprogramm, dem Development-Plan, die notwendigen Aktivitäten bezüglich Inhalt und Zeitdauer möglichst genau festzulegen.

Der Development-Plan ist abhängig von der Art der Substanz sowie der beanspruchten Indikation und dient dazu, die von den Zulassungsbehörden geforderten Prüfungen möglichst ökonomisch durchzuführen sowie die personellen und finanziellen Ressourcen zu planen. Es empfiehlt sich, das Prüfprogramm in enger Absprache mit den jeweils zuständigen Behörden zu gestalten. Für Substanzen, für die in den USA eine Zulassung angestrebt wurde, war die FDA schon immer zu einer Kommunikation mit dem Antragsteller bereit. Für Deutschland bieten die Bundesoberbehörden BfArM und PEI, für Europa die Europäische Zulassungsbehörde EMA Scientific Advice an, der allerdings beantragt werden muss und kostenpflichtig ist. Scientific Advice sollte vor Beginn der einzelnen Phasen der klinischen Prüfung eingeholt werden. Diese Investition dürfte sich mit Sicherheit lohnen angesichts der Tatsache, dass gut geplante Prüfungen, die allen regulatorischen Anforderungen genügen, sowohl bei der Genehmigung als auch später bei der Zulassung von den Behörden ohne Probleme akzeptiert werden.

1.2.1 Phase 0

1.2.1.1 Definition

Phase-0-Prüfungen sind klinische Prüfungen, die der Testung der pharmakokinetischen Eigenschaften (Absorption, Verteilung, Metabolisierung und Exkretion) eines neuen Wirkstoffs beim Menschen dienen [6,7,8].

1.2.1.2 Durchführung von Phase-0-Prüfungen

Bei Phase-0-Prüfungen, auch „Microdosing" genannt, werden gesunden Probanden sehr geringe Dosen des Wirkstoffes, die weit unter der Schwelle einer pharmakologischen Response liegen, verabreicht.

Anschließend analysiert man die Aufnahme des Wirkstoffs, die Wirkstoffverteilung, den Wirkstoffabbau sowie einzelne Abbauprodukte.

Da für Phase-0-Prüfungen nur wenige präklinische Prüfungen erforderlich sind, können auf diese Weise mehrere Wirkstoffkandidaten relativ schnell getestet werden. Durch die gewonnenen Erkenntnisse erhofft man sich, die Erfolgsrate bei den darauffolgenden klinischen Prüfungen zu erhöhen.

1.2.2 Phase I

1.2.2.1 Definition und Prüfungstypen

Bei der Phase I handelt es sich um die Erstanwendung eines Wirkstoffkandidaten am Menschen sowie um weitere Prüfungen zumeist an gesunden Freiwilligen, die bevorzugt in der frühen Arzneimittelentwicklung, aber ggf. auch im weiteren Verlauf des Drug Developments durchgeführt werden.

Zu den klinischen Prüfungen der Phase I zählen

- Erstanwendung am Menschen = First-in-Human-Prüfung
- Single-Dose-Prüfung
- Multiple-Dose-Prüfung
- Pharmakokinetik-Prüfungen, z. B. Bioverfügbarkeits-Prüfungen
- Pharmakokinetik-Prüfungen an speziellen Populationen
  - Elderlies (Patienten über 65 Jahre)
  - Leberinsuffizienz
  - Niereninsuffizienz
- Bioäquivalenz-Prüfungen
- Interaktions-Prüfungen

Die Phase I beginnt mit der Erstanwendung einer Substanz am Menschen. Im Gegensatz zu den Therapieprüfungen (Phasen II und III) liegt die Priorität in diesem Bereich der klinischen Forschung auf der Sicherheit und Verträglichkeit sowie der Pharmakokinetik (mit Fragestellungen, wie z. B. Bioverfügbarkeit und Metabolisierung). Hierbei ist es möglich, dass der Einfluss auf bestimmte Sicherheitsparameter in separaten Prüfungen getestet wird. In weiteren Phase-I-Prüfungen wird der Einfluss einer Mahlzeit auf die Aufnahme der Medikation und auch die Interaktion des Prüfpräparats mit anderen Substanzen untersucht. Pharmakodynamische Untersuchungen am gesunden Probanden hingegen sind nur möglich, wenn das Prüfpräparat entsprechende Wirkungen auch beim Gesunden entfaltet (hierfür kommen sowohl primäre als auch sekundäre Effekte in Betracht).

Beispiel: Die blutdrucksenkende Wirkung oder ein Einfluss auf den Blutzucker ist auch beim gesunden Prüfungsteilnehmer nachweisbar, wohingegen ein Rheumamittel nur am Patienten pharmakodynamische Effekte zeigt, da der gesunde Proband definitionsgemäß kein Rheuma hat. Hier könnte man ggf. pharmakodynamische Untersuchungen mit Biomarkern durchführen.

Vor Beginn der Phase II sind mindestens die Ergebnisse aus den Basisuntersuchungen der Phase I erforderlich, d. h. aus einer Prüfung mit Einmalapplikation (Single Dose Study, SD) sowie einer Anwendung mit wiederholter Substanzgabe (Multiple Dose Study, MD). Die weiteren Phase-I-Untersuchungen können begleitend zu den anderen klinischen Prüfungen durchgeführt werden, da ihre Ergebnisse häufig erst für die Zulassung eines Arzneimittels zur Spezifizierung der Anwendung benötigt werden. Die entsprechenden Angaben, z. B. zur Dosisadaptation bei speziellen Begleiterkrankungen und zu Wechselwirkungen mit anderen Arzneimitteln, werden in die Fachinformation bzw. in den Beipackzettel aufgenommen.

1.2.2.2 Voraussetzungen für eine First-in-Human-Prüfung

Voraussetzung für eine Erstanwendung am Menschen ist, dass in der präklinischen Phase der Arzneimittelentwicklung folgende Daten erhoben wurden:

- Untersuchungen am Tier
  - Pharmakologie
    - Primärer pharmakologischer Effekt
    - Sekundäre Effekte
    - Nachweis des Wirkungsmechanismus
  - Sicherheitspharmakologie
  - Toxikologie
    - Akute Toxikologie
    - Subakute Toxikologie
    - Chronische Toxikologie
    - Mutagenität
    - Teratogenität
    - Karzinogenität
  - Pharmakokinetik
- Untersuchungen zur Qualität der Substanz

Als Fazit der präklinischen Untersuchungen muss sich Folgendes ergeben:

- Ein positives Nutzen-Risiko-Verhältnis
  Eine kritische Nutzen-Risiko-Abwägung ist Grundlage für die Entscheidung, ob die Substanz mit den bisher vorliegenden Untersuchungsergebnissen überhaupt am Menschen angewendet werden kann oder ob die potenziellen Risiken zu groß sind. Zudem sind gerade bei gesunden Prüfungsteilnehmern hohe Anforderungen an das Nutzen-Risiko-Verhältnis zu stellen, weil diese keinen therapeutischen Vorteil aus der Prüfung ziehen können.
- Eine Startdosis am Menschen,
  die nach verschiedenen Methoden berechnet werden kann

1.2.2.3 Durchführung von Phase-I-Prüfungen

Im Allgemeinen werden mehrere Phase-I-Prüfungen durchgeführt [9,10], da unterschiedliche Fragestellungen wie die Verträglichkeit von Einzeldosierungen (Single Dose Study) und Mehrfachapplikationen (Multiple Dose Study) meist in getrennten Prüfungen untersucht werden müssen. Im weiteren Verlauf der Arzneimittelentwicklung schließen sich meist zusätzliche Kinetik-Prüfungen an speziellen Populationen sowie Interaktions-Prüfungen mit anderen Substanzen an. Die Durchführung von Phase-I-Untersuchungen erfolgt somit nicht nur zu Beginn, sondern auch noch parallel zu den Phasen II und III während der gesamten klinischen Entwicklung eines Medikaments.

Phase-I-Prüfungen werden zumeist an männlichen Probanden durchgeführt, um den Einfluss des weiblichen Hormonzyklus und potenziell negative Effekte bei einer versehentlichen Schwangerschaft von weiblichen Prüfungsteilnehmern zu vermeiden. Um geschlechtsspezifische Unterschiede erkennen zu können, ist es jedoch erforderlich, auch Frauen in klinische Prüfungen einzubeziehen (Guideline for the Study and Evaluation of Gender Differences in the Clinical Evaluation of Drugs [19]; ICH Gender Considerations in the Conduct of Clinical Trials [41]). Dies ist theoretisch möglich, sobald Daten zur Teratogenität der Substanz vorliegen, geschieht üblicherweise aber erst ab Phase II.

Bei manchen Substanzen und Indikationen, z. B. Zytostatika in der Onkologie oder Substanzen gegen HIV-Infektion, wird bereits die Phase-I-Prüfung an Patienten mit dem entsprechenden Krankheitsbild durchgeführt.

Aufgrund der hohen Toxizität der Prüfmedikation und den damit für die Prüfungsteilnehmer verbundenen Gefahren wäre eine Anwendung an gesunden Probanden ethisch nicht vertretbar. Bei betroffenen Patienten hingegen ist im Hinblick auf den zu erwartenden Nutzen und die Schwere der Erkrankung eine Anwendung eher zu vertreten, insbesondere wenn andere Therapiemöglichkeiten nicht vorhanden sind oder unbefriedigende Ergebnisse liefern. Allerdings müssen bei der neuen Medikation die Untersuchungen am Tier ein deutliches Ergebnis im Hinblick auf die Wirkung gezeigt haben, sodass die berechtigte Hoffnung auf eine therapeutische Wirksamkeit beim Patienten besteht.

Da in Phase I lediglich orientierend festgestellt werden soll, ob die Medikation vom Menschen vertragen wird und eine möglichst geringe Zahl von Probanden einem potenziellen Risiko ausgesetzt werden soll, ist die Anzahl der Probanden dementsprechend klein. Sie richtet sich nach folgenden Kriterien:

- Umfang der Fragestellungen
- Anzahl der Behandlungsgruppen, d. h. Dosierungsschritte pro Prüfung
- Anzahl der Prüfungen

Phase-I-Prüfungen werden monozentrisch, d. h. an einer einzigen Prüfinstitution, unter streng kontrollierten Bedingungen durchgeführt (▶ Kap. 1.2.2.4) insbesondere First-In-Human-Prüfungen mit High-Risk-Substanzen.

1.2.2.4 Charakteristika und Design der einzelnen Prüfungstypen

First-in-Human-Prüfungen

Als Prüfungsdesign kommt bei First-in-Human-Prüfungen ein sequenzielles Design zur Anwendung, d. h. die Prüfungsteilnehmer werden in verschiedenen ansteigenden Dosisgruppen jeweils nacheinander untersucht.

First-in-Human-Prüfungen mit Substanzen, bei denen kein erhöhtes Risiko zu erwarten ist

Im Allgemeinen beruht die Berechnung der Startdosis am Menschen auf dem No Observed Adverse Effect Level (NOAEL) [11]. Dieser Wert wird aus präklinischen Sicherheits-Prüfungen an der empfindlichsten und für den Menschen relevanten Tierart bestimmt, wobei eine Adjustierung mit allometrischen Faktoren erfolgt, d. h., für jede Tierart existiert ein spezieller Umrechnungsfaktor. Der erhaltene Wert für die Dosis wird nun gemäß einem bestimmten „Sicherheitsfaktor" reduziert (man appliziert z. B. nur 1/10 oder sogar nur 1/20 der berechneten Dosis), wobei der Sicherheitsfaktor von der Art der Substanz und dem Prüfdesign der Prüfung abhängt. Man beginnt also mit einer sehr geringen Dosis des Prüfpräparats, von der man annimmt, dass sie noch keinerlei Wirkungen am menschlichen Organismus zeigt. Im Laufe der Prüfung wird die Dosis kontinuierlich gesteigert und es wird beobachtet, ob und wie sich die Sicherheitsparameter ändern. Um einen ausreichenden Sicherheitsabstand für die spätere Anwendung am Patienten zu haben, wird die Dosis mindestens um den Faktor 2–3 über die vermutete therapeutische Dosis gesteigert. Sobald sich durch eine Häufung von unerwünschten Ereignissen andeutet, dass die höchste vom Menschen noch tolerierte Dosis erreicht ist (maximal tolerierte Dosis, MTD), muss die Prüfung beendet werden. Im Prüfprotokoll müssen die Abbruchkriterien a priori definiert werden.

Bei der Erstanwendung am Menschen sind besonders die geplanten Dosierungsschritte kritisch. Folgende Fragen müssen positiv beantwortet werden:

- Sind die Dosierungsschritte im Vergleich zu den tierexperimentellen Daten vertretbar?
- Wurde bei der Planung der Prüfung berücksichtigt, dass zwischen den Dosierungsstufen ausreichend Zeit für die Bewertung der jeweiligen Ergebnisse zur Verfügung stehen muss?
- Sind die Safety- und, wenn möglich, auch die Kinetik-Daten der vorausgehenden Dosisstufe ausgewertet?

Dies ist besonders dann wichtig, wenn Probleme auftreten, die eine Rücksprache mit externen Experten erforderlich machen.

Die Risikoabschätzung bei First-in-Human-Prüfungen erfolgt daher nicht nur vor Beginn der Prüfung, sondern sie muss vor jeder Dosiserhöhung neu durchgeführt werden.

First-in-Human-Prüfungen mit High-Risk-Substanzen

High-Risk-Substanzen sind definiert als Substanzen, bei denen Anlass zur Sorge besteht, dass sie zu schwerwiegenden Arzneimittelwirkungen führen können. Die Bedenken können abgeleitet sein von mangelnder Kenntnis bzw. einer Unsicherheit in Bezug auf

- den Wirkungsmechanismus der Substanz
- die Natur des Targets
- die Relevanz bzw. Übertragbarkeit von Tiermodellen

Bei klinischen Erstanwendungen von High-Risk-Substanzen kann die Sicherheit der Prüfungsteilnehmer durch besondere Vorsichtsmaßnahmen beträchtlich erhöht werden. Risiken können im Zusammenhang mit folgenden Aspekten der klinischen Prüfung auftreten und durch geeignete Maßnahmen vermieden werden [12]:

- *Population*
  Es muss definitiv ausgeschlossen sein, dass Prüfungsteilnehmer an einer High-Risk-Prüfung gleichzeitig andere Medikamente erhalten. Daher sind Maßnahmen zu ergreifen, um die gleichzeitige Teilnahme an einer anderen klinischen Prüfung wirksam zu verhindern (z. B. Hospitalisierung der Probanden über die gesamte Dauer der Prüfung).
- *Startdosis*
  Die Berechnung der Startdosis am Menschen sollte bei High-Risk-Substanzen nicht oder nicht ausschließlich auf der Basis des NOAEL erfolgen. Stattdessen sollte sich die Dosis am Minimal Anticipated Biological Effect Level (MABEL) [12,13] orientieren. Unter MABEL versteht man die Dosis, bei der man einen minimalen biologischen Effekt am Menschen annimmt. Auch hier muss noch ein Sicherheitsfaktor einberechnet werden. Die Berechnung von MABEL sollte auf der Basis aller verfügbaren In-vitro- und In-vivo-Daten aus den präklinischen pharmakodynamischen und pharmakokinetischen Prüfungen erfolgen, wobei folgende Prüfungen relevant sind:
  - Rezeptorstudien (Receptor Binding and Receptor Occupancy Studies) in vitro an Targetzellen vom Menschen und von relevanten Tierspezies sowie in vivo an Targetzellen von relevanten Tierspezies
  - Konzentration-Wirkung-Kurven in vitro an Targetzellen vom Menschen und von relevanten Tierspezies sowie in vivo an Targetzellen von relevanten Tierspezies
  - Exposition von relevanten Tierspezies mit pharmakologischen Dosen
- *Applikationsroute und Applikationsgeschwindigkeit*
  Falls das Prüfpräparat intravenös appliziert werden muss, sollte man einer langsamen Infusion über mehrere Stunden gegenüber einer langsamen Injektion über mehrere Minuten den Vorzug geben. Bei diesem Vorgehen ist ein Monitoring von unerwünschten Arzneimittelreaktionen gewährleistet. Sollte es erforderlich sein, kann die Infusion sofort abgestellt werden.
- *Anzahl der Prüfungsteilnehmer pro Dosisschritt (Kohorte)*
  Die Anzahl der Probanden pro Dosierungsgruppe hängt von der Variabilität der pharmakokinetischen und ggf. der pharmakodynamischen Parameter ab. Obwohl größere Kohorten zu präziseren Daten führen, sollte man im Sinne einer Risikominimierung die Gruppen so klein wie möglich halten.
- *Zeitlicher Abstand zwischen der Applikation der Prüfmedikation an Probanden derselben Kohorte*
  Auch innerhalb derselben Dosierungsgruppe sollte die Prüfmedikation zu Beginn immer sequenziell, also nacheinander, an die Prüfungsteilnehmer

ausgegeben werden. Zwischen den einzelnen Gaben muss ein ausreichendes zeitliches Intervall liegen. Bei sog. High-Risk-Substanzen sollte also bei der Erstanwendung zunächst nur ein einzelner Proband exponiert werden. Erst nach ausreichend langer Kontrolle kann dann der nächste Prüfungsteilnehmer eingeschlossen werden.

- *Dosierungsschritte*
  Für die Festlegung der Dosierungsschritte sollte die Form der Dosis-Wirkung-Kurve aus den präklinischen Studien berücksichtigt werden (z. B. flacher oder steiler Anstieg). Die innerhalb einer Dosierungsgruppe beobachteten unerwünschten Reaktionen müssen mit den erwarteten Arzneimittelwirkungen übereinstimmen. Sollte dies nicht der Fall sein, d. h., treten unvorhergesehene Reaktionen auf, muss die nächste Dosiseskalation reduziert werden.
- *Übergang zur nächsten Kohorte*
  Die nächste Dosierungsgruppe darf erst dann begonnen werden, wenn bei allen Teilnehmern der vorhergehenden Gruppe die Behandlung abgeschlossen ist und alle Daten begutachtet wurden.
- *Erkennung von unerwünschten Wirkungen*
  Der Prüfplan sollte genau angeben, wie die Erkennung und Überwachung (Monitoring) von unerwünschten Ereignissen oder Arzneimittelreaktionen erfolgen soll. Basierend auf dem Wirkungsmechanismus der Substanz sollten mögliche Reaktionen schon im Voraus identifiziert und die Therapie (Antidot, symptomatische Therapie) beschrieben werden.
- *Regeln für einen Abbruch der Prüfung*
  Es müssen Regeln für den Abbruch der Prüfung beim einzelnen Teilnehmer, für die Kohorte sowie für einen Abbruch der gesamten klinischen Prüfung definiert werden.
- *Definition von Verantwortlichkeiten*
  Es sollte bevorzugt ein Data Safety Monitoring Board (DSMB) eingerichtet werden. Falls dies nicht geschieht, sollte eine Begründung abgegeben werden. Auf alle Fälle muss festgelegt werden, wer für die Auswahl der Dosierungsschritte oder einen Abbruch der Prüfung verantwortlich ist.

Mittlerweile sind einige dieser Kriterien auch Bestandteil einer Erstanwendung mit Substanzen, bei denen kein erhöhtes Risiko besteht (s. Guideline on strategies to identify and mitigate risks for first-in-human clinical trials with investigational medicinal products, Juli 2007 bzw. Guideline on strategies to identify and mitigate risks for first-in-human and early clinical trials with investigational medicinal products, November 2016).

Das Spektrum der Dosierungen aus der ersten Phase-I-Prüfung wird sowohl zur Planung der Dosierungen in weiteren Prüfungen am Probanden als auch insbesondere für zukünftige Untersuchungen am Patienten verwendet.

Pharmakokinetik-Prüfungen [14]

Zwar werden pharmakokinetische Fragestellungen oftmals zusammen mit der Erstanwendung geprüft, es sind jedoch auch separate Kinetik-Prüfungen im Laufe der Arzneimittelentwicklung möglich. Besonders zu erwähnen sind hier die Prüfung an speziellen Populationen, z. B. an Probanden bestimmter Altersklassen (z. B. Elderlies), an Männern/Frauen oder an Patienten mit Begleiterkrankungen, die wesentlich die Pharmakokinetik einer Substanz beeinflussen können (z. B. Leber-, und Niereninsuffizienz). Auch bei diesen klinischen Prüfungen kann ggf. ein sequenzielles Design verwendet werden.

Die Risikoabschätzung bei Pharmakokinetik-Prüfungen ist wesentlich einfacher als bei Erstanwendungen und Interaktions-Prüfungen, da der Dosierungsbereich i. d. R. durch vorausgegangene Verträglichkeits-Prüfungen ausreichend geprüft wurde. Probleme können sich jedoch durch die oft hohe Blutmenge ergeben. Weiterhin kann es evtl. Diskussionen um die beste Art der Blutprobengewinnung geben (Einzelpunktion oder Verweilkanüle).

Bioverfügbarkeits-Prüfungen

Hinsichtlich des Begriffs „Bioverfügbarkeit" wird zwischen absoluter und relativer Bioverfügbarkeit unterschieden. Bei intravenöser Applikation einer Substanz kann vorausgesetzt werden, dass sich die Gesamtmenge der verabreichten Substanz im Blutkreislauf befindet und somit für den Körper zumindest theoretisch zur Verfügung steht. Die Bioverfügbarkeit beträgt hier also 100 %. Wird die Substanz hingegen auf anderem Wege verabreicht, z. B. peroral als Tablette oder inhalativ, so wird der Wirkstoff meist nicht vollständig aus dem Magen-Darm-Trakt oder über das Bronchialsystem aufgenommen.

Die **„absolute Bioverfügbarkeit"** beschreibt die Menge, die (nach peroraler Einnahme oder auch nach Anwendung einer anderen Applikationsart) letztendlich aufgenommen wird und damit dem Körper zur Verfügung steht, verglichen mit dem Wert bei intravenöser Anwendung. Die absolute Bioverfügbarkeit kann aus der Area under the Curve (AUC) (per os) und der AUC (i. v.) errechnet werden:

$$F\ (\text{abs.}) = \text{AUC (per os)}/\text{AUC (i. v.)}$$

Beispiel: Von 10 mg einer i. v. applizierten Substanz sind auch 10 mg verfügbar, die absolute Bioverfügbarkeit beträgt 100 %. Wird dieselbe Substanz hingegen in einer Dosis von 10 mg peroral gegeben, sind nur 6 mg verfügbar, die absolute Bioverfügbarkeit beträgt demnach 60 %.

Die **„relative Bioverfügbarkeit"** beschreibt den Vergleich der Bioverfügbarkeiten zweier unterschiedlicher Präparationen des gleichen Wirkstoffes:

$$F\ (\text{rel.}) = \text{AUC (Präp. 1)}/\text{AUC (Präp. 2)},$$

Also z. B. von 2 verschiedenen Tablettenformulierungen oder einer Kapsel mit einer Tablette.

Das klassische Design für eine Bioverfügbarkeits-Prüfung ist das Crossover-Design. Dies bedeutet, dass ein und derselbe Proband hintereinander 2 oder mehrere Behandlungen durchläuft. Ein Teil der Teilnehmer erhält zuerst Therapie A und dann Therapie B, beim anderen Teil ist es genau umgekehrt. Wichtig ist, dass die Probanden der Reihenfolge der Therapien randomisiert zugeordnet werden.

Bioäquivalenz-Prüfungen [15]

Bioäquivalenz-Prüfungen werden durchgeführt, wenn 2 Medikamente mit gleichem Wirkstoff verglichen werden, die unterschiedlich hergestellt wurden und sich evtl. in ihren Hilfsstoffen unterscheiden. So muss z. B. bei der bezugnehmenden Zulassung eines Nachahmerpräparats (Generikum) nachgewiesen werden, dass aus der generischen Formulierung genauso viel Wirkstoff aufgenommen wird wie aus dem Originalpräparat. Nach Gabe beider Formulierungen werden die Blutspiegel gemessen und miteinander verglichen (relative Bioverfügbarkeit). Die beiden verglichenen Formulierungen werden als bioäquivalent bezeichnet, wenn innerhalb eines 90 %-Konfidenzintervalls ihre Bioverfügbarkeit 80–125 % entspricht, d. h., sind die Plasmaspiegel der beiden Präparate innerhalb bestimmter Toleranzgrenzen gleich, kann man von Bioäquivalenz sprechen. Als Schlussfolgerung wird angenommen, dass das Generikum bei Nachweis von gleichen Plasmaspiegeln auch die gleiche Wirkung wie das Originalpräparat zeigt.

Auch diese Prüfungen werden im Crossover-Design durchgeführt. Die Risikoabschätzung bei Prüfungen mit Generika ist wesentlich einfacher als bei Prüfungen mit neuen Substanzen, denn hier liegt eine langjährige Erfahrung in der klinischen Anwendung der Originalsubstanz vor, die als Basis für die Risikoabschätzung dienen kann (s. Guideline on the investigation of bioequivalence).

Interaktions-Prüfungen [16]

Hier wird ebenfalls ein Crossover-Design verwendet. Ein Behandlungsarm sieht die alleinige Gabe der Substanz vor, der zweite Arm die kombinierte Gabe von Substanz plus Nahrung oder Substanz plus Begleitsubstanz. Für die Risikobewertung ist das Verständnis der Wirkungsmechanismen beider Substanzen und der sich daraus ergebenden möglichen pharmakologischen Effekte zwingend erforderlich.

Interaktions-Prüfungen sind zu einem frühen Zeitpunkt allerdings nur dann erforderlich, wenn das Prüfpräparat nicht monotherapeutisch eingesetzt werden kann.

In der Regel werden Interaktions-Prüfungen erst zu einem späteren Zeitpunkt in der Arzneimittelentwicklung durchgeführt (s. Guideline on the investigation of drug interactions).

1.2.2.5 Methodik

Wesentliche Faktoren für die Aussagekraft einer Prüfung sind die geeignete Größe der Gruppen sowie die ausgewählten Prüfparameter.

Gruppengröße

Die Wahl der Gruppenstärke hängt ab von

- dem Prüfungstyp
- dem potenziellen Risiko, das z. B. bei Erstanwendungen und Interaktions-Prüfungen erhöht ist

- der Anzahl und dem Aufwand bzw. der Dauer der durchzuführenden Messungen
- der Anzahl der vorhandenen Messplätze
- der Anzahl des zur Verfügung stehenden Personals (z. B. Study Nurse)

Bei Pharmakokinetik-Prüfungen orientiert sich die Fallzahl meist an Erfahrungswerten. Bei Bioäquivalenz-Prüfungen hingegen muss eine Fallzahlschätzung vorgenommen werden.

Prüfparameter

Je nach Fragestellung der einzelnen Prüfung müssen Sicherheits-, pharmakokinetische sowie ggf. auch pharmakodynamische Untersuchungen durchgeführt werden.

Als ***Sicherheitsparameter*** werden folgende Variablen bestimmt:

- Vitalparameter
- Herzfrequenz
- Blutdruck
- Atemfrequenz
- Körpertemperatur
- EKG
- Laborparameter
- Parameter, die möglicherweise für die Substanz typisch sein könnten
- Unerwünschte Ereignisse

Pharmakokinetische Parameter

Pharmakokinetik umfasst das, was der Körper mit einer verabreichten Substanz macht, also die verschiedenen Schritte, die von der Aufnahme einer Substanz in den Körper bis zu ihrer Ausscheidung aus dem Körper ablaufen. Diese Vorgänge werden durch das Akronym ADME beschrieben:

- Absorption (Aufnahme, z. B. aus dem Darm in den Blutkreislauf)
- Distribution (Verteilung im Körper)
- Metabolisierung (Abbau der Substanz, z. B. in der Leber)
- Exkretion (Ausscheidung aus dem Körper, z. B. über die Niere, die Galle/den Darm, die Haut, die Lunge)

Die Art und Weise, wie eine Substanz vom Körper aufgenommen, verteilt, verstoffwechselt und wieder ausgeschieden wird, kann durch die verschiedensten Faktoren beeinflusst werden:

- Demografische bzw. individuelle Faktoren
  - Alter
  - Geschlecht

- Rasse (unterschiedliches Enzymmuster)
- Aktivität der zum Abbau benötigten Enzyme

- Begleiterkrankungen
  - Lebererkrankungen
  - Nierenerkrankungen
- Umweltfaktoren
  - Tageszeit
- Interaktionen
  - Nahrungsmittel
  - Andere Arzneimittel
- Substanzbedingte Faktoren
  - Höhe der Dosis
  - Häufigkeit der Applikation

Wichtige Messgrößen der Pharmakokinetik gehen auf Konzentrationen der Substanz, z. B. in Blut, Urin oder Gewebe zurück. Zumeist wird nach Substanzgabe (z. B. perorale Applikation einer Tablette) in definierten Zeiträumen Blut abgenommen und die Plasmakonzentration der Substanz bestimmt. Häufig wird auch die Konzentration des Prüfpräparats (oder der Metaboliten) im Urin gemessen.

Werden Plasmakonzentrationswerte in einem X-Y-Koordinatensystem gegen die Zeit aufgetragen, erhält man eine Kurve, die durch folgende Variablen charakterisiert ist:

c_{max}	Maximale, d. h. höchste gemessene Konzentration
t_{max}	Zeitpunkt, zu dem die höchste Konzentration gemessen wurde
$t_{1/2}$	Zeitpunkt, zu dem die Konzentration im Vergleich zu t_{max} wieder auf die Hälfte gesunken ist, auch Halbwertzeit genannt
AUC	Area under the Curve, Fläche unter der Konzentration-Zeit-Kurve
Peak Level	Spitzenspiegel (c_{max})
Trough Level	Talspiegel (niedrigster gemessener Wert) [15]

Pharmakodynamische Parameter

Pharmakodynamik beschreibt alle Effekte, die eine Substanz im Körper hervorruft (z. B. Senkung der Körpertemperatur, Einfluss auf blutchemische Parameter). Untersuchungen zur Wirkung der Testsubstanz sind bei Phase-I-Prüfungen mit gesunden Probanden nur dann möglich, wenn die Effekte auch beim Gesunden nachweisbar und nicht krankheitsspezifisch sind. Stehen bei Phase-I-Prüfungen allerdings pharmakodynamische Fragestellungen an, so muss der Prüfer sicherstellen, dass die angewendeten Methoden auch dazu geeignet sind, diese adäquat zu beantworten. So kann bei schnellen pharmakodynamischen Reaktionen, wie sie bei i. v.-Gabe von Substanzen vorkommen, die herkömmliche Blutdruckmessmethode nicht adäquat sein und sollte besser durch nichtinvasive oder invasive kontinuierliche Blutdruckmessung ersetzt werden.

Es ist wichtig, die Begriffe „Wirkung" (Effect) und „Wirksamkeit" (Efficacy) zu unterscheiden. Wirksamkeit lässt sich i. d. R. nur am Patienten nachweisen.

1.2.3 Phase II [17]

1.2.3.1 Definition und Prüfungstypen

Die Phase-II-Prüfung stellt typischerweise die Erstanwendung der Substanz am Patienten mit der entsprechenden Indikation dar (Ausnahme: Onkologie). Nach Abschluss der frühen Phase-I-Untersuchungen muss allerdings zunächst wieder eine Nutzen-Risiko-Beurteilung stattfinden, um zu entscheiden, ob der Übergang in die Phase II ethisch und wissenschaftlich gerechtfertigt ist.

Ziel der Phase II ist es, an kleinen Patientenzahlen unter kontrollierten Bedingungen erste Hinweise zur Wirksamkeit des Medikaments sowie der therapeutisch bestmöglichen Dosierung zu erhalten. Es werden hier also prioritätsmäßig die krankheitstypischen Parameter untersucht, die die Wirksamkeit der Substanz belegen sollen. Am Ende der Phase II muss die Go-/No-go-Entscheidung getroffen werden: Erfüllt die Prüfsubstanz die in sie gesetzten Erwartungen und soll die Arzneimittelentwicklung fortgesetzt werden oder ist es sinnvoller, die Entwicklung wegen mangelnder Wirksamkeit oder Verträglichkeit einzustellen.

Typische Prüfungsarten in der Phase II sind

- Pilot-Prüfung
- Proof-of-Concept-Prüfungen (Proof-of-Principle-Prüfungen)
- Dosisfindungs-Prüfungen

1.2.3.2 Charakteristika der einzelnen Prüfungstypen

Phase IIa – Pilot-Prüfungen, Proof-of-Concept- = Proof-of-Principle-Prüfungen

Pilot-Prüfungen sollen an einer geringen Anzahl von Patienten eine orientierende Aussage ermöglichen. Der orientierende Charakter ist umso stärker ausgeprägt, je weniger erforscht die Substanz oder die Substanzklasse und/oder die Indikation ist (z. B. neue Therapieprinzipien in der Onkologie). Das Ziel von Proof-of-Concept-Prüfungen, auch Proof-of-Principle-Prüfungen genannt, ist der Nachweis, dass bei völlig neuen Substanzen oder gar neuen Substanzklassen das hypothetische Therapieprinzip wirksam ist, d. h. es soll untersucht werden, ob sich der gewünschte therapeutische Effekt überhaupt zeigt. In diesen klinischen Prüfungen sollte man sich daher bezüglich der Identifizierung der Wirksamkeitsparameter folgende Fragen stellen:

- Welche Wirksamkeitsparameter definieren das Krankheitsbild?
- Welche Wirksamkeitsparameter sind am besten geeignet, die therapeutischen Eigenschaften des Wirkstoffkandidaten abzubilden?

- Zeigen die Wirksamkeitsparameter überhaupt eine Veränderung während der geplanten Prüfungsdauer?
- Wann sollen die Parameter gemessen werden (Definition der Messzeitpunkte)?
- Welche Patientenpopulation soll eingeschlossen werden (Schweregrad der Erkrankung, Ätiologie, Krankheitsverlauf, Prognose, Geschlecht der Patienten [18,19] etc.)?

Das Antragsdossier zur Genehmigung einer klinischen Prüfung muss genaue Angaben zur Begründung für die Geschlechts- und Altersverteilung enthalten. Sollte ein Geschlecht oder eine Altersgruppe von der klinischen Prüfung ausgeschlossen oder darin unterrepräsentiert sein, wird eine Begründung für die Ausschlusskriterien bzw. eine Erläuterung der Gründe für die Unterrepräsentation benötigt (Anhang I Verordnung (EU) 536/20).

In Phase IIa wird üblicherweise ein Parallelgruppen-Design verwendet. Die Testsubstanz wird parallel, d. h. gleichzeitig, in der Testgruppe und der Kontrollgruppe (meist Placebo) [20,21] verglichen.

Phase IIb – Dosisfindungs-Prüfungen

In Dosisfindungs-Prüfungen wird der Einfluss von verschiedenen Dosierungen auf die Wirksamkeitsparameter untersucht. Die „ideale" bzw. die bestmögliche Dosis soll einerseits eine gute Wirksamkeit, andererseits ein akzeptables Sicherheitsprofil zeigen. Auch für Substanzen, die gut erforschten Substanzklassen angehören, kann es notwendig sein, den Dosisbereich für Neuentwicklungen zu definieren (z. B. für Analoga von Antibiotika).

Bei Phase-IIb-Prüfungen werden in mehreren Prüfungsarmen unterschiedliche Dosierungen des Wirkstoffkandidaten verglichen. Zur besseren Interpretation der Ergebnisse kann die Prüfung auch mit einem zusätzlichen Placebo-Arm durchgeführt werden.

1.2.3.3 Methodik

Bei den Prüfungsteilnehmern handelt es sich um Patienten mit der zu behandelnden Erkrankung bzw. mit dem zu behandelnden Zustand. Das Patientengut sollte möglichst homogen sein, da man bei kleinen Fallzahlen statistische Effekte sehen möchte und daher die Varianz verringern muss. Es bestehen demnach sehr strikte Ein- und Ausschlusskriterien. Aus diesem Grund ist bei Phase-II-Prüfungen eher mit Rekrutierungsschwierigkeiten zu rechnen als in Phase III.

Für das Monitoring hat insbesondere die sorgfältige Kontrolle dieser strengen Ein- und Ausschlusskriterien eine hohe Priorität, da Fehleinschlüsse und Protokollverletzungen möglicherweise zu einem falschen Negativ-Ergebnis führen und die Weiterentwicklung der Substanz ungerechtfertigt blockieren können.

Die Fallzahl wird durch eine Fallzahlschätzung ermittelt. Die Substanz muss zeigen, ob sie bei der untersuchten Indikation überhaupt wirksam ist. Eine begrenzte Anzahl von Prüfungsteilnehmern verhindert, dass unnötig viele Patienten mit einer potenziell unwirksamen Medikation behandelt werden. Trotz der relativ geringen Patientenzahl werden Phase-II-Prüfungen i. d. R. multizentrisch durchgeführt.

1.2.4 Phase III

1.2.4.1 Definition

Unter der Phase III versteht man die Untersuchung eines Prüfpräparats an einer großen Zahl von Patienten, um die Sicherheit und Wirksamkeit bei der Behandlung einer bestimmten Erkrankung bzw. eines bestimmten Zustands nachzuweisen. Die in dieser Phase durchgeführten klinischen Prüfungen sind konfirmatorische Prüfungen, d h., die bisher aufgestellten Hypothesen sollen bestätigt werden. Zusätzlich sind Wechselwirkungen mit anderen Medikamenten zu dokumentieren.

1.2.4.2 Charakteristika von Phase-III-Prüfungen

Das genaue Programm für die Phase III richtet sich nach der Art der zu untersuchenden Substanz, der Indikation und den Anforderungen der Zulassungsbehörden.

Phase-III-Prüfungen sind i. d. R. kontrollierte, randomisierte, doppelblinde Prüfungen im Vergleich zu einer aktiven Vergleichssubstanz (Comparator). Zumindest für die zulassungsrelevanten Prüfungen, sog. Schlüssel-Prüfungen (Pivotal Studies) muss als Vergleichssubstanz der in der jeweiligen Indikation gültige Goldstandard verwendet werden, also diejenige Therapie, die in den Leitlinien der jeweiligen medizinischen Disziplin als die derzeit beste Therapieoption für die Erkrankung anerkannt ist. Ebenso müssen die Guidelines von EMA und FDA für die verschiedenen Therapiegebiete Berücksichtigung finden.

1.2.4.3 Methodik

Population

Bei den Prüfungsteilnehmern handelt es sich um ein sehr heterogenes Patientengut unter Alltagsbedingungen: Patienten mit der zu behandelnden Erkrankung bzw. mit dem zu behandelnden Zustand, die evtl. auch an anderen Krankheiten leiden und hierfür andere Medikamente verwenden. Somit sind in Phase III Begleiterkrankungen und entsprechende Begleitmedikation ausdrücklich erlaubt, da die normale klinische Praxis abgebildet werden soll.

Anzahl der Patienten

Die notwendige Patientenzahl für die jeweilige Prüfung muss durch Fallzahlberechnung ermittelt werden [22]. Sie errechnet sich mathematisch für den Hauptzielparameter aus dem erwarteten medizinisch relevanten Unterschied zwischen den Behandlungsarmen unter Berücksichtigung der Variabilität, den der Parameter in den vorausgegangenen Phase-II-Prüfungen gezeigt hat. Die Anzahl der Patienten in der Phase III ist beträchtlich höher als in Phase II und kann mehrere Hundert Patienten pro Behandlungsarm betragen. Die Gesamtzahl der Patienten kann in die Tausende gehen. Die Größe der Phase-III-Prüfungen erfordert meist nicht nur eine multizentrische, sondern eine multinationale Prüfungsdurchführung, um die Prüfung in einem vertretbaren zeitlichen Rahmen abzuschließen. Zudem sind multinationale Prüfungen erforderlich, um ggf. eine weltweite Zulassung zu erhalten.

Prüfparameter und Prüfungsdurchführung

Die Durchführung der Prüfung muss mit etablierten und in der medizinischen Routine angewandten Wirksamkeits- und Sicherheitsparametern erfolgen. Die Wirksamkeit der Prüfsubstanz wird für den Hauptzielparameter mithilfe von statistischen Testverfahren mit einer bestimmten Irrtumswahrscheinlichkeit nachgewiesen. Gleichzeitig werden mehrere Nebenzielparameter mit deskriptiven statistischen Verfahren (oder ebenfalls mit statistischen Tests) ausgewertet und die Sicherheit der Medikation überprüft. Allerdings ist ein statistisch signifikantes Testergebnis nicht die einzige Voraussetzung, um eine neue Therapie im Rahmen der Zulassung als wirksam anzuerkennen. Das wichtigste Beurteilungskriterium in Bezug auf die Wirksamkeit ist die klinische Relevanz der Überlegenheit gegenüber der Standardtherapie.

Beispiel: Bei einem Antihypertonikum ist die statistisch signifikante Verminderung des systolischen Blutdrucks um 1 mm Hg sicher kein Ergebnis, das die bessere therapeutische Wirkung des neuen Medikaments im Vergleich zu bereits auf dem Markt befindlichen Hochdruckmedikamenten belegen könnte, da das Behandlungsergebnis medizinisch keine Bedeutung hat. Daher ist bei der Erstellung des Prüfdesigns eine enge Kooperation zwischen der medizinischen Fachabteilung und dem Statistiker erforderlich. Zudem sollte auch ein in der jeweiligen Indikation tätiger erfahrener Prüfer nach der medizinischen Relevanz eines Behandlungsunterschieds befragt werden. In der Regel werden große Phase-III-Prüfungen zusammen mit Experten eines Scientific Advisory Boards geplant.

Für Zulassungs-Prüfungen, sog. Schlüssel-Prüfungen (Pivotal Studies), ist es üblich, die Planung im Rahmen eines Scientific Advice mit der nationalen Behörde, der EMA bzw. der FDA abzusprechen. Zulassungs-Prüfungen werden in der Dosierung und der galenischen Formulierung durchgeführt, die auch für die spätere Anwendung des Arzneimittels im Markt gelten soll. Zwar sollte man annehmen, dass aufgrund der geringeren Anzahl der Messparameter und der Messzeitpunkte das Monitoring, bezogen auf den Einzelpatienten, weniger Monitoring-Kapazität beansprucht als in der Phase II. Bei Zulassungs-Prüfungen kommt jedoch der Originaldatenverifizierung aller relevanten Parameter ggf. zu 100 % ein hoher Stellenwert zu, sodass hierfür viel Zeit veranschlagt werden muss. Das Monitoring sollte auf alle Fälle risikobasiert sein.

Logistisch stellen die Selektion von geeigneten Prüfzentren, die regelmäßigen Monitorbesuche in den verschiedenen Ländern sowie die extrem große Datenmenge eine enorme Herausforderung dar.

Prüfungsdauer

Je nach Indikation kann die Behandlungsdauer mehrere Monate bis einige Jahre betragen. Besonders bei chronischen Erkrankungen sind klinische Prüfungen zur Langzeitanwendung vorgeschrieben.

Beantragung der Zulassung

Für die Beantragung der Zulassung sind i. d. R. 2 Schlüssel-Prüfungen erforderlich. Ausnahmen ergeben sich bei Substanzen für seltene Krankheitsbilder (Orphan Drugs), bei Medical Need oder sehr großer Überlegenheit der Testgegenüber der Referenzsubstanz.

Alle klinischen Prüfungen vor Einreichung der Zulassung werden der Phase III zugerechnet, ab erfolgter Beantragung oder erteilter Zulassung spricht man für die dann noch laufenden Prüfungen von Phase IIIb.

Nach Beendigung der Phase III werden die im Verlauf der Arzneimittelentwicklung gesammelten Daten zur Qualität des IMP, zur präklinischen sowie klinischen Wirksamkeit und Verträglichkeit der neuen Substanz in Form eines Zulassungsdossiers zusammengestellt und die Zulassung bei den zuständigen Gesundheitsbehörden beantragt. In den ICH-Regionen müssen Inhalt und Form dieses Dossiers, das auch als Common Technical Document (CTD) bezeichnet wird, den Erfordernissen der ICH-M4-Guideline entsprechen [23]. Das Zulassungsdossier dient der Zulassungsbehörde als Grundlage für die Entscheidung, ob eine Zulassung erteilt werden kann. Es bildet weiterhin die Basis dafür, wie das Arzneimittel in der medizinischen Routine anzuwenden ist.

In diesem Zusammenhang sollte auch der Begriff der „Conditional Approval" bzw. „Conditional Marketing Authorisation" (bedingte Zulassung) erwähnt werden. Hierunter versteht man Marktzulassungen, die beschleunigt erteilt werden, um Patienten, die an schweren Erkrankungen leiden und für die es keine geeignete Behandlung gibt, früheren Zugang zu neuen Arzneimitteln zu ermöglichen [24].

1.2.5 Phase IV

1.2.5.1 Definition

Unter Phase IV versteht man die Untersuchung eines zugelassenen Arzneimittels, um weitere Daten zu gewinnen. Hierzu zählen alle klinischen Prüfungen, die nach erteilter Zulassung in der zugelassenen Indikation, Dosierung und Darreichungsform durchgeführt werden, um z. B. seltene Nebenwirkungen zu ermitteln.

1.2.5.2 Durchführung von Phase-IV-Prüfungen

Klinische Prüfungen der Phase IV werden sowohl von der pharmazeutischen Industrie als auch von Wissenschaftssponsoren durchgeführt.

1.2.5.3 Charakteristika von Phase-IV-Prüfungen

Phase-IV-Prüfungen dienen in erster Linie der Sammlung von weiteren Informationen zum Sicherheitsprofil bzw. zur Nutzen-Risiko-Abschätzung der Substanz in einer großen Patientenpopulation unter Praxisbedingungen. Zwar sind in der Phase III auch schon größere Zahlen von Patienten mit der Prüfsubstanz behandelt worden. Dennoch ist diese Zahl zu klein, um seltene oder sehr seltene unerwünschte Arzneimittelwirkungen festzustellen, die nach der Zulassung potenziell bei den Patienten der entsprechenden Indikation auftreten können und nur durch die Beobachtung großer Patientenkollektive zu erkennen sind. Weiterhin sind diese Prüfungen auch dazu geeignet, Wirkungen bei Patienten mit Erkrankungen bzw. Zuständen, die in Phase-III-Prüfungen ausgeschlossen waren (z. B. Begleiterkrankungen bzw. Begleitmedikation), zu erfassen.

Die im Rahmen der Phase IV erhobenen Daten zur Wirksamkeit und Verträglichkeit sind außerdem zur Verlängerung der Zulassung (oder für Nachzulassungen) erforderlich. Die deutsche Zulassungsbehörde fordert solche Nachweise und nimmt nach 5 Jahren eine erneute Bewertung des Medikaments vor (§§ 31 und 105 AMG). Der Zulassungsinhaber ist verpflichtet, nach der Zulassung in unterschiedlichen Abständen Periodic Safety Update Reports (PSUR) zu erstellen (§ 63d AMG). Diese erfolgen über das eSubmission Gateway/den Webclient der EMA in das PSUR-Repository. Phase-IV-Prüfungen liefern hier wertvolle Informationen, zusammen mit Spontanmeldungen von Nebenwirkungen durch den behandelnden Arzt oder den Patienten an den Zulassungsinhaber.

Für Prüfungen der Phase IV gilt im Hinblick auf die Prüfmedikation folgende Regelung: Bei Prüfpräparaten, die durch die zuständige Bundesoberbehörde zugelassene Arzneimittel sind oder für die eine Genehmigung für das Inverkehrbringen vorliegt und die ohne zusätzliche Herstellungsmaßnahmen zur Verwendung in der klinischen Prüfung bestimmt sind, kann auf besondere Kennzeichnungen auf den Behältnissen und den äußeren Umhüllungen verzichtet werden, soweit es das Konzept der klinischen Prüfung erlaubt. Allerdings sind, falls besondere Umstände für die Sicherheit der Prüfungsteilnehmer und die Zuverlässigkeit der Daten vorliegen, zusätzliche Angaben zur Identifizierung der klinischen Prüfung und zum Ansprechpartner zu machen:

- Name des Hauptansprechpartners
- Kennnummer der klinischen Prüfung für die Identifikation von
  - Prüfstelle bzw. Prüfer
  - Sponsor
  - Prüfungsteilnehmer
- Hinweis „Nur zur Verwendung in klinischen Prüfungen"

(Art. 67, Abs. 2 und Anhang VI, Abschn. C Verordnung EU Nr. 536/2014)

Klinische Prüfungen, in denen

- neue Indikationen,
- neue Darreichungsformen,
- neue (feste) Kombinationen

eines bereits zugelassenen Arzneimittels geprüft werden, sind keine Phase-IV-Prüfungen, sondern müssen wie Prüfungen für ein neues Arzneimittel betrachtet werden. Die regulatorischen Erfordernisse sind identisch mit denen für klinische Prüfungen in den Phasen II und III.

1.2.5.4 Minimalinterventionelle klinische Prüfungen

Dieser Begriff wurde in Art. 2 der Verordnung (EU) Nr. 536/2014 neu eingeführt. Man versteht darunter eine klinische Prüfung, die alle folgenden Bedingungen erfüllt:

- Die Prüfpräparate – außer Placebos – sind zugelassen.
- Dem Prüfplan der klinischen Prüfung zufolge
  - werden die Prüfpräparate gemäß den Bedingungen der Zulassung verwendet oder
  - stellt die Verwendung der Prüfpräparate (in einem der betroffenen Mitgliedstaaten) eine evidenzbasierte Verwendung dar, die durch veröffentlichte wissenschaftliche Erkenntnisse über Sicherheit und Wirksamkeit dieser Prüfpräparate untermauert ist.
- Die zusätzlichen diagnostischen oder Überwachungsverfahren stellen im Vergleich zur normalen klinischen Praxis (in dem betroffenen Mitgliedstaat) nur ein minimales zusätzliches Risiko bzw. eine minimale zusätzliche Belastung für die Sicherheit der Prüfungsteilnehmer dar.

1.2.6 Adaptives Prüf-Design

Unter einem adaptiven Prüf-Design versteht man ein gruppensequenzielles Verfahren, das die Durchführung von Zwischenauswertungen in klinischen Prüfungen vorsieht. Es ermöglicht im Gegensatz zu den klassischen Verfahren zur Prüfungsplanung die flexible Anpassung an beobachtete Zwischenergebnisse. Während eine konventionelle klinische Prüfung bestimmte Annahmen trifft, die ggf. nicht ganz zutreffend sind, ist es bei einem adaptiven Prüf-Design möglich, zuvor getroffene Entscheidungen bezüglich der Prüfanordnung zu revidieren, ohne die Validität oder Integrität der Prüfung zu reduzieren. Das Vorgehen besteht darin, eine Prüfung in 2 Abschnitte zu unterteilen, in die Lernphase und die Bestätigungsphase. In der ersten Phase werden die Annahmen der ursprünglichen Prüfungsplanung überprüft. Sollten diese anhand der Zwischenauswertung als nicht exakt zutreffend erkannt werden, werden sie in der zweiten Phase modifiziert. Das adaptive Design sieht vor, dass die zu prüfende Hypothese trotzdem mit hinreichender Sicherheit geprüft bzw. widerlegt werden kann.

Beispiele:

1. *Variabilität eines Messparameters*
   Die Variabilität eines zu bestimmenden Parameters ist eine wesentliche Einflussgröße für die benötigte Anzahl von Patienten zur Überprüfung einer Hypothese, z. B. der Wirksamkeit einer Therapie. Erkennt man in der Zwischenauswertung, dass die Variabilität eines Parameters entweder geringer oder größer als angenommen ist, kann die ursprünglich geplante Fallzahl reduziert oder erhöht werden.
2. *Unterschiedlich wirksame Dosierungen*
   Bei Dosisfindungs-Prüfungen werden oft 3 oder 4 Dosierungen im Parallelgruppen-Design gleichzeitig überprüft. Falls man in der Lernphase erkennt, dass die niedrigste Dosierung unwirksam ist und erst höhere Dosierungen die gewünschte Wirkung zeigen, wird der Behandlungsarm mit der niedrigsten Dosierung abgebrochen und nur die übrigen 3 Dosierungen werden in der Bestätigungsphase weiter untersucht.

   Ebenso ist es unter bestimmten Bedingungen möglich, Fragestellungen der Phase II (z. B. Dosisfindung) mit solchen der Phase III (z. B. konfirmatorischer Nachweis der Wirksamkeit) zu kombinieren. Man kann durch dieses Vorgehen die Entwicklungszeit des Arzneimittels verkürzen, da die Phasen II und III nicht nacheinander ablaufen müssen.

   Da die Anforderungen an die Zulassung einer neuen Substanz seit Einführung von GCP bzw. ICH-GCP gestiegen sind und dadurch sowohl die Anzahl als auch der Umfang von klinischen Prüfungen und die damit verbundenen Kosten erheblich zugenommen haben, sind pharmazeutische Unternehmen sehr an adaptiven Prüf-Designs interessiert. Allerdings sollte bei solchen Designs nach Möglichkeit vorher mit den zuständigen Behörden (und Ethik-Kommissionen, EK) Kontakt aufgenommen und die prinzipielle Akzeptanz des vorgeschlagenen Designs erfragt werden.

1.2.7 Prüfer-initiierte Prüfungen

Bei Investigator Initiated Trials (IIT) bzw. Investigator Led Trials, (Prüfer-initiierte Studien) übernimmt der Prüfer gleichzeitig die Rolle des Sponsors und des Investigators und hat dementsprechend die Verantwortlichkeiten beider Funktionen zu erfüllen [25].

Eine Zusammenfassung der regulatorischen Voraussetzungen für nicht kommerzielle klinische Prüfungen findet sich in der Bekanntmachung des Bundesinstituts für Arzneimittel und Medizinprodukte, des Paul-Ehrlich Instituts und des Bundesministeriums für Gesundheit vom 21. Oktober 2009 [26,27].

Therapieoptimierungsstudien (TOP) [28] spielen besonders in der Onkologie eine zunehmende Rolle. Hierbei werden zugelassene Arzneimittel in neuen Dosierungen oder neuen Kombinationen miteinander verglichen, um eine Verbesserung von bisher angewandten Therapieregimes zu erzielen (▶ Kap. 6).

Zusammenfassend können die Phasen der klinischen Prüfung wie folgt charakterisiert werden:

Phase I

Definition

Erste Erprobung einer neuen aktiven Substanz am Menschen (Erstanwendung am Menschen) sowie verschiedene Pharmakokinetik- und Interaktions-Prüfungen

Population

Gesunde, freiwillige Probanden, in Ausnahmefällen Patienten (z. B. bei Erstanwendung von Zytostatika)

Anzahl der Probanden

Pro Dosierungsgruppe 8–12 Probanden (Ausnahme: High-Risk-Substanzen)

insgesamt (je nach Anzahl der Dosierungsgruppen) ca. 50–80 Probanden

Durchführung

Humanpharmakologische Abteilungen von Unternehmen der Pharmaindustrie, Phase-I-Kliniken von Auftragsforschungsinstituten (CROs), speziell ausgestattete Abteilungen an Kliniken, seltener Institute für klinische Pharmakologie der Universitäten

Prüf-Design

Sequenzielles Design (SD, MD), Crossover (Food Interaction)

Behandlungsdauer

Mehrere Stunden bis wenige Tage

Ziele

- Vorläufige Bewertung der Verträglichkeit und Unbedenklichkeit
- Erste Daten zur Pharmakokinetik
- Falls möglich, Daten zur Pharmakodynamik
- Festlegung von Erstanwendungsdosis und Dosierungsintervall für Phase-II-Prüfungen am Patienten

Phase II

Definition

Phase der therapeutischen Erprobung (exploratorisch)

Population

Sorgfältig selektierte Patienten mit der Zielindikation (Symptome oder Erkrankung, für deren Therapie die Prüfsubstanz eingesetzt werden soll), homogene Patientenstichprobe

Durchführung

Häufig Fachkliniken, seltener niedergelassene Ärzte, in Einzelfällen Auftragsforschungsinstitute (CROs)

Prüf-Design

Parallelgruppen-Design

Kontrollierte Vergleichs-Prüfungen; wenn möglich, Vergleich gegen Placebo

Behandlungsdauer

Begrenzt, i. d. R. Wochen bis wenige Monate

Die Phase II lässt sich in Phase IIa (Proof of Concept) und Phase IIb (Dosisfindung) unterteilen.

Phase III

Definition

Phase der therapeutischen Bestätigung (konfirmatorisch) Schlüssel-Prüfungen (Pivotal Studies) an Patienten

Population

Patienten mit der/den Zielindikation(en) (Indikation, für die eine Zulassung angestrebt wird)

Auswahl der Patienten soll repräsentativ für die Praxisbedingungen sein, heterogene Patientenstichprobe

Anzahl der Patienten

Bis mehrere Tausend; Fallzahl muss einen aussagekräftigen statistischen Vergleich der Therapiegruppen ermöglichen

Durchführung

Kliniken, niedergelassene Ärzte

Prüf-Design

Kontrollierte, randomisierte, doppelblinde Prüfungen im Vergleich zu aktiver Vergleichssubstanz (Comparator)

(Berücksichtigung der Guidelines von EMA und FDA für verschiedene Therapiegebiete)

Durchführung mit der galenischen Formulierung, die für das Handelspräparat vorgesehen ist

Behandlung unter Praxisbedingungen

Behandlungsdauer

Je nach Indikation Kurz- oder Langzeitbehandlung

Ziele

- Eindeutige Bewertung der Wirksamkeit an einer großen Anzahl von Patienten
- Vergleich mit etablierten Behandlungsmöglichkeiten
- Nachweis der Vergleichbarkeit mit der bzw. Überlegenheit gegenüber der Standardtherapie
- Antrag auf Zulassung des Arzneimittels bei der zuständigen Behörde

Auch in der Phase III kann weiter differenziert werden:

Phase IIIa: Klinische Prüfung vor Einreichung der Zulassung

Phase IIIb: Klinische Prüfung nach Einreichung der Zulassung

Phase IV

Definition

Phase der therapeutischen Anwendung; klinische Prüfungen nach Erhalt der Zulassung und dem Inverkehrbringen des Fertigarzneimittels

Population

Sehr große Zahl von Patienten mit der/den Zielindikation(en)

Prüf-Design

Nicht kontrollierte, kontrollierte und epidemiologische Prüfungen im Rahmen des bestimmungsgemäßen Gebrauchs des Arzneimittels

Anzahl Patienten

Zahl: 5 000 bis > 10 000, im Prinzip unbegrenzt

Ziele

- Weitere Aufklärung des Wirksamkeits- und Verträglichkeitsprofils
- Erfassung und Bewertung seltener unerwünschter Arzneimittelwirkungen
- Weitere Abklärung von Arzneimittelinteraktionen
- Sozioökonomische Bewertung

1.3 Abgrenzung der klinischen Prüfung zu anderen wissenschaftlichen Untersuchungen

1.3.1 Nichtinterventionelle Studie (NIS) [29,30]

1.3.1.1 Definition

In Art. 2 Abschn. c der Richtlinie 2001/20/EG wird eine nichtinterventionelle Prüfung definiert als

„[...] eine Untersuchung, in deren Rahmen die betreffenden Arzneimittel auf übliche Weise unter den in der Genehmigung für das Inverkehrbringen genannten Bedingungen verordnet werden. Die Anwendung einer bestimmten Behandlungsstrategie auf den Patienten wird nicht im Voraus in einem Prüfplan festgelegt, sie fällt unter die übliche Praxis, und die Entscheidung zur Verordnung des Arzneimittels ist klar von der Entscheidung getrennt, einen Patienetn in eine Untersuchung einzubeziehen. Auf die Patienten darf kein zusätzliches Diagnose- oder Überwachungsverfahren Anwendung finden, und zur Analyse der gesammelten Daten werden epidemiologische Methoden angewandt."

Die Verordnung (EU) Nr. 536/2014 definiert den Begriff weitaus weniger detailliert: *„Eine NIS ist eine klinische Studie, die keine klinische Prüfung ist."*

1.3.1.2 Charakteristika von nichtinterventionellen Studien

Eine nichtinterventionelle Studie ist keine klinische Prüfung und muss daher auch nicht die rechtlichen Anforderungen (z. B. Genehmigung der Studie, An- und Abmeldung bei den lokalen Behörden) erfüllen, die an klinische Prüfungen der Phasen I–IV gestellt werden.

Folgende Unterschiede sind in der praktischen Durchführung relevant:

- Die Behandlung (einschließlich der Diagnose und Überwachung) folgt nicht einem vorab festgelegten Prüfplan. Es dürfen daher auch keine fixen Vorgaben gemacht werden, z. B.:
  - keine fest vorgegeben Visiten
  - keine vorgeschriebenen Beobachtungen, die nicht der üblichen ärztlichen Praxis entsprechen
  - keine fest vorgegebenen Untersuchungen
  - keine Zusatzdiagnostik außerhalb der Routinediagnostik
- Die Behandlung folgt ausschließlich der ärztlichen Praxis.

- Bei Behandlung mit einem zulassungspflichtigen oder genehmigungspflichtigen Arzneimittel: Die Behandlung erfolgt gemäß den in der Zulassung oder der Genehmigung festgelegten Angaben für die Anwendung dieses Arzneimittels. Es gilt also:
  - Keine in der Zulassung nicht zugelassene Population
  - Beachtung von Kontraindikationen
  - Beachtung der Dosis
  - Es gibt keine Kontrollgruppe.
  - Es findet daher auch keine Randomisierung statt.
  - Es werden epidemiologische Methoden angewandt.

> ***Wichtig:***
> *NIS, die die Kriterien einer klinischen Prüfung erfüllen bzw. eine der rechtlichen Voraussetzungen für eine NIS verletzen, sind* ***automatisch*** *klinische Prüfungen (s. § 4 Abs. 23 S. 2 AMG). Dann müssen alle Regularien der klinischen Prüfung eingehalten werden oder es handelt sich um einen Verstoß gegen das AMG.*

1.3.1.3 Arten von nichtinterventionellen Studien

Abhängig vom Prüfdesign sind zu nennen

- Anwendungsbeobachtungen
- Fall-Kontroll-Studien
- Kohorten-Studien
- Register-Studien

1.3.1.3.1 Anwendungsbeobachtung [31]

Definition

Nach § 67 Abs. 6 AMG sind Anwendungsbeobachtungen *„Untersuchungen [...], die dazu bestimmt sind, Erkenntnisse bei der Anwendung zugelassener oder registrierter Arzneimittel zu sammeln".* Anwendungsbeobachtungen unterliegen nicht den für klinische Prüfungen vorgeschriebenen Regularien.

Ziel

- Sammlung von Daten zu einem Arzneimittel bei der therapeutischen Anwendung in der routinemäßigen ärztlichen Versorgung von Patienten als Informationen für die Nutzen-Risiko-Bewertung
- Anwendungsbeobachtungen sind verwertbar als wissenschaftliches Erkenntnismaterial zur Beurteilung der therapeutischen Wirksamkeit bekannter Stoffe als Voraussetzung für die Zulassung eines solchen Arzneimittels (an Stelle pharmakologisch-toxikologischer und klinischer Prüfungen, aber

nur bei Arzneimitteln, deren Wirkungen und Nebenwirkungen bereits bekannt sind).

Methodik

- Kein Prüfplan
- Evtl. Fragebogen (Beobachtungsplan) mit Auflistung von relevanten Beobachtungen für den Sponsor (Diagnosen, Verlaufsdaten zur Wirksamkeit, Prä-Post-Vergleich)
- Die Art der Anwendung des Arzneimittels, d h.
  - Dosis,
  - Zeitpunkt des Beginns der Behandlung,
  - Therapiedauer,
  - Begleitmedikation,
- Keine Vorgaben und keine Einflussnahme auf die Therapie durch den Sponsor

Besonderheiten von Anwendungsbeobachtungen

- Unverzügliche Anzeige [31] bei
  - der zuständigen Bundesoberbehörde
  - der Kassenärztlichen Bundesvereinigung
  - dem Spitzenverband Bund der Krankenkassen
  - dem Verband der Privaten Krankenversicherung e. V.
- Anzeige muss enthalten:
  - Präparatenamen
  - Ziel der Anwendungsbeobachtung
  - Ort
  - Zeit (Beginn und Ende der Anwendungsbeobachtung)
  - Beobachtungsplan
  - Zusätzlich für Kassenärztliche Bundesvereinigung und Spitzenverband Bund der Krankenkassen:
    - o Namen der beteiligten Ärzte mit Angabe der lebenslangen Arztnummer
    - o Art und Höhe der an die teilnehmenden Ärzte gezahlten Entschädigungen
- Folgende Bestimmungen finden keine Anwendung:
  - Für klinische Prüfungen anzuwendende §§ des AMG
  - Keine Aufklärung des Patienten über den bei jeder ärztlichen Behandlung erforderlichen Umfang hinaus
  - Keine schriftliche Einwilligung für die Therapie
(aber schriftliche Einwilligung in Bezug auf den Datenschutz)

  - keine Genehmigung durch die zuständige Bundesoberbehörde
- Medikation
  - Nur zugelassene Arzneimittel
  - Handelsname
  - Keine Arzneimittel mit der Kennzeichnung „Zur klinischen Prüfung bestimmt"
- Kosten für die Anwendungsbeobachtung:
  - Kosten der Behandlung (einschl. notwendiger Diagnostik) übernimmt die Krankenkasse
    Sofern beteiligte Ärzte Leistungen zu Lasten der gesetzlichen Krankenversicherung erbringen:
    - o Angabe von Art und Höhe der an sie geleisteten Entschädigungen
    - o Übermittlung einer Ausfertigung der mit ihnen geschlossenen Verträge (Ausnahme: zuständige Bundesoberbehörde)
    - o Honorar des Arztes für die Anwendungsbeobachtung muss § 17 des BPI-Kodex entsprechen

1.3.1.3.2 Fall-Kontroll-Studie [32,33]

Definition

Eine Fall-Kontroll-Studie ist eine nicht experimentelle, eine bestehende Situation beobachtende, retrospektive Prüfung, die 2 Gruppen hat: die Fall-Gruppe und die Kontroll-Gruppe.

Bei Fall-Kontroll-Studien werden Patienten, die an der zu untersuchenden Erkrankung leiden, mit Kontrollen verglichen, die nicht daran erkrankt sind. Die Exposition wird retrospektiv erfasst. Als vergleichende Maßzahl wird das Odds Ratio (OR) berechnet [33].

Anwendungsbereich und Ziel

Bei einer Fall-Kontroll-Studie werden die Eigenschaften identifizierter „Fälle" mit einer bestimmten Erkrankung retrospektiv mit den Eigenschaften passender Personen ohne diese Erkrankung = „Kontrollen" verglichen.

Die Qualität einer Fall-Kontroll-Studie ist abhängig von der Vergleichbarkeit der Kontroll-Gruppe mit der Fall-Gruppe. Die beiden Gruppen werden im Hinblick auf Unterschiede miteinander verglichen. Bestehen Unterschiede bezüglich des Vorhandenseins bestimmter Faktoren (z. B. Risikofaktoren wie Alter, Geschlecht, Blutdruck, Begleiterkrankungen, Einnahme bestimmter Medikamente), so können diese als Hinweise auf einen ätiologischen Zusammenhang interpretiert werden.

1.3.1.3.3 Kohorten-Studie

Definition

In Kohorten-Studien werden Personen, die bestimmten Risikofaktoren ausgesetzt sind, mit Personen verglichen, die nicht exponiert sind. Das Auftreten von Erkrankungen oder Todesfällen in den beiden Gruppen wird prospektiv beobachtet. Aus Daten einer Kohorten-Studie können Inzidenzrate und Mortalitätsrate als deskriptive Häufigkeitsmaße und als vergleichende Maßzahl das relative Risiko (RR) bzw. Hazard Ratio (HR) geschätzt werden. Für den Vergleich mit der Allgemeinbevölkerung werden standardisierte Inzidenz- bzw. Mortalitäts-Ratios (SIR bzw. SMR) berechnet.

Anwendungsbereich und Ziel

Kohorten-Studien können zur Ermittlung des Auftretens und der Häufigkeit seltener unerwünschter Ereignisse dienen. Kohorten-Studien werden aber auch zur Untersuchung von Langzeitauswirkungen von Arzneimitteln eingesetzt.

1.3.1.3.4 Register-Studie

Definition

Eine Register-Studie ist eine Untersuchung, in deren Rahmen praxisbezogene Daten zu Diagnose und Therapie bei einer in einem Register erfassten Population in einem definierten Indikationsgebiet erhoben werden. Die Daten werden in den meisten Fällen retrospektiv gewonnen, es ist aber auch eine prospektive Datensammlung möglich [34,35].

Anwendungsbereich und Ziel

Register-Studien dienen v. a. der Sammlung und Evaluation von unerwünschten Ereignissen. Sie können aber auch umfassende Informationen über spezifische Gesundheits-/Krankheitszustände und Therapieoptionen abbilden. Sie eignen sich auch zur Gewinnung von Daten zum Nutzen eines Arzneimittels, zur Lebensqualität und zu Therapiekosten.

1.3.2 Weitere Studien-Begriffe

1.3.2.1 Post Marketing Surveillance

Nach § 28 Abs. 3b AMG kann die zuständige Bundesoberbehörde bei Arzneimitteln, die zur Anwendung bei Menschen bestimmt sind, nach Erteilung der Zulassung durch Auflagen anordnen,

- Unbedenklichkeitsstudien durchzuführen, wenn dies im Interesse der Arzneimittelsicherheit erforderlich ist;
- eine Wirksamkeits-Prüfung durchzuführen, wenn Erkenntnisse über die Krankheit oder die klinische Methodik darauf hindeuten, dass frühere Bewertungen der Wirksamkeit erheblich korrigiert werden müssen.

1.3.2.2 Unbedenklichkeitsstudie

Definition

Nach § 4 Abs. 34 AMG ist eine Unbedenklichkeitsstudie jede Untersuchung zu einem zugelassenen Arzneimittel, die durchgeführt wird, um

- ein Sicherheitsrisiko zu ermitteln, zu beschreiben oder zu quantifizieren
- das Sicherheitsprofil eines Arzneimittels zu bestätigen
- die Effizienz von Risikomanagement-Maßnahmen zu messen

Arten von Unbedenklichkeitsstudien

Für vom Inhaber der Zulassung auf eigene Veranlassung durchgeführte nicht-interventionelle Unbedenklichkeitsstudien sind in § 63f AMG die allgemeinen Voraussetzungen beschrieben. Sie sind der zuständigen Bundesoberbehörde anzuzeigen.

Für Unbedenklichkeitsstudien, die aufgrund einer Auflage nach § 28 Abs. 3, 3a oder 3b AMG durchgeführt werden, gelten die Regelungen nach § 63g AMG, d. h. besondere Voraussetzungen [31].

Hier muss der Entwurf des Studienprotokolls vor Durchführung vorgelegt werden:

- der zuständigen Bundesoberbehörde, wenn es sich um eine Studie handelt, die nur im Inland durchgeführt wird
- dem Ausschuss für Risikobewertung im Bereich der Pharmakovigilanz, wenn es sich um eine Studie handelt, die in mehreren Mitgliedstaaten der Europäischen Union durchgeführt wird

1.3.2.3 Post-Authorisation Safety Study (PASS)

Definition

Eine Post-Authorisation Safety Study (PASS) [36,37] ist definiert als eine Studie mit einem zugelassenen Arzneimittel, die mit dem Ziel durchgeführt wird

- ein Sicherheitsproblem zu identifizieren, zu charakterisieren oder zu quantifizieren
- das Sicherheitsprofil des zugelassenen Arzneimittel zu bestätigen
- die Effektivität von Risikomanagementplänen zu messen

Die Bezeichnung PASS (Post-Authorisation Safety Study) entspricht der deutschen Bezeichnung „Unbedenklichkeitsstudie".

Anwendungsbereich und Ziel

Eine PASS dient ausschließlich der Arzneimittelsicherheit. Sie kann entweder von den Zulassungsbehörden als Auflage bei der Zulassung gefordert oder vom Zulassungsinhaber initiiert werden (seit 2005 sind alle Hersteller verpflichtet, bereits in ihre Zulassungsanträge eine Übersicht über weitere Maßnahmen aufzunehmen, die nach der Zulassung zur Optimierung der Sicherheit des jeweiligen Arzneimittels durchgeführt werden sollen) [11].

Durchführung

Eine Post-Authorisation Safety Study kann sowohl als NIS als auch als klinische Prüfung der Phase IV geplant werden kann. Bei der genauen Einordnung ist der Beobachtungsplan bzw. das Prüfprotokoll von entscheidender Bedeutung.

1.3.2.4 Post-Authorisation Efficacy Study (PAES)

Definition

Eine Post-Authorisation Efficacy Study [38–40] ist eine Untersuchung, bei der die Wirksamkeit eines Medikaments nach Erteilung der Zulassung gezeigt werden soll.

Anwendungsbereich und Ziel

Die Post-Authorisation Efficacy Study wird in der durch die Zulassung erteilten Indikation durchgeführt, um bei wissenschaftlich begründeten Zweifeln den Nutzen des betreffenden Medikaments auch nach der Zulassung nachzuweisen. Eine PAES kann vom Zulassungsinhaber freiwillig durchgeführt oder durch eine Zulassungsbehörde verpflichtend veranlasst werden.

1.3.3 Untersuchungen mit Nahrungsergänzungsmitteln

Nahrungsergänzungsmittel sind keine Medikamente. Rechtlich gesehen zählen sie zu den Lebensmitteln [42].

Daher gelten für sie folgende Regularien:

- Lebensmittel und Futtermittelgesetzbuch (LFGB)
- Nahrungsergänzungsmittelverordnung (NemV)
  Mit dieser Verordnung wurden Vorgaben der europäischen Richtlinie 2002/46/EG in deutsches Recht umgesetzt. Wichtige Bestimmungen dieser Verordnung sind:
  - Aufdruck des Begriffs „Nahrungsergänzungsmittel" auf jeder Packung
  - Aufdruck der empfohlenen täglichen Verzehrmenge in Portionen des Präparats
  - Inhaltsstoffe dürfen gemäß NemV-Definition nur ernährungsspezifisch oder physiologisch, nicht aber pharmakologisch wirken
  - Verbot von Aussagen auf der Packung und in der Werbung, die sich auf die Beseitigung, Linderung oder Verhütung von Krankheiten beziehen
- Das AMG findet natürlich keine Anwendung, da es sich nicht um Arzneimittel handelt.

Bei Studien mit Nahrungsergänzungsmitteln müssen aber Regularien eingehalten werden, die für alle Forschungsprojekte Gültigkeit haben:

- Ärztliche Berufsordnung
- Datenschutzgesetz

Weitere Charakteristika von Nahrungsergänzungsmitteln:

- Keine Zulassung, also kein Nachweis der Wirksamkeit und Sicherheit durch klinische Prüfungen
- Für die Markteinführung ist eine Anzeige beim Bundesamt für Verbraucherschutz und Lebensmittelsicherheit ausreichend
- Für die Sicherheit und die Einhaltung der lebensmittelrechtlichen Bestimmungen sind zuständig:
  - Hersteller
  - Importeure
  - Vertreiber
- Kontrolle der Präparate und der Herstellerbetriebe durch die Lebensmittelüberwachungsbehörden der Bundesländer
- Kontrolle insbesondere, ob es sich bei den Präparaten tatsächlich um Nahrungsergänzungsmittel handelt und nicht etwa um zulassungspflichtige Arzneimittel

Die klinische Prüfung muss hinsichtlich der anzuwendenden Regularien und der Methodik von nichtinterventionellen Studien und von Untersuchungen, die nicht nach Arzneimittelrecht durchgeführt werden (z. B. Untersuchungen mit Nahrungsergänzungsmitteln) abgegrenzt werden.

Kerndokumente

ICH Topic E6(R1). Guideline for Good Clinical Practice. Note for Guidance on Good Clinical Practice (CPMP/ICH/135/95) July 2002; https://www.ema.europa.eu/en/documents/scientific-guideline/ich-e6-r1-guideline-good-clinical-practice_en.pdf

Leitlinie zur Guten Klinischen Praxis. Harmonisierte ICH-Leitlinie für die EU, Japan und die USA, E6(R2) Addendumtext; https://ichgcp.net/de

Guideline for good clinical practice. E6(R2) Step 5, EMA/CHMP/ICH/135/1995 Committee for Human Medicinal Products, 1 Dec 2016; https://www.ema.europa.eu/en/documents/scientific-guideline/ich-guideline-good-clinical-practice-e6r2-step-5_en.pdf

ICH E6(R3) Guideline on good clinical practice (GCP). Step 2b Draft, EMA/CHMP/ICH/135/1995 Committee for Human Medicinal Products, 25 May 2023; https://www.ema.europa.eu/en/documents/scientific-guideline/draft-ich-e6-r3-guideline-good-clinical-practice-gcp-step-2b_en.pdf

Richtlinie 2001/20/EG des Europäischen Parlaments und des Rates vom 4. April 2001 zur Angleichung der Rechts- und Verwaltungsvorschriften der Mitgliedstaaten über die Anwendung der guten klinischen Praxis bei der Durchführung von klinischen Prüfungen mit Humanarzneimitteln. ABl. L 121 vom 01.05.2001, S. 34; https://eur-lex.europa.eu/legal-content/DE/TXT/PDF/?uri=CELEX:02001L0020-20090807&from=EN

Verordnung (EU) Nr. 536/2014 des Europäischen Parlaments und des Rates vom 16. April 2014 über klinische Prüfungen mit Humanarzneimitteln und zur Aufhebung der Richtlinie 2001/20/EG, ABl. L 158/1; https://eur-lex.europa.eu/legal-content/DE/TXT/PDF/?uri=CELEX:32014R0536

Regulation (EU) No 536/2014 of the European Parliament and of the Council of 16 April 2014 on clinical trials on medicinal products for human use, and repealing Directive 2001/20/EC; https://eur-lex.europa.eu/legal-content/EN/TXT/?uri=celex%3A32014R0536

Clinical trials Regulation EU No 536/2014 European Commission Public Health; https://health.ec.europa.eu/medicinal-products/clinical-trials/clinical-trials-regulation-eu-no-5362014_en

Arzneimittelgesetz in der Fassung der Bekanntmachung vom 12. Dezember 2005 (BGBl. I S. 3394), das zuletzt durch Artikel 7 des Gesetzes vom 27. März 2024 (BGBl. 2024 I Nr. 109) geändert worden ist; https://www.gesetze-im-internet.de/amg_1976/BJNR024480976.html

Literatur

[1] Das EU-Portal: Aufgaben, Bedeutung, Funktion. Bundesgesundheitsbl. 2017;60(8):812-816

[2] Bundesministerium für Bildung und Forschung. Wie funktionieren klinische Studien? Veröffentlichung vom 25.04.2014; https://www.gesundheitsforschung-bmbf.de/de/wie-funktionieren-klinische-studien-6877.php

[3] Sickmüller B, Gleiter C, Hinze C (Hrsg.). Leitfaden Klinische Prüfungen von Arzneimitteln und Medizinprodukten. 5. Aufl. Aulendorf: Editio Cantor Verlag; 2024

[4] Röhrig B, Prel JB du, Wachtlin D, Blettner M. Studientypen in der medizinischen Forschung. Teil 3 der Serie zur Bewertung wissenschaftlicher Publikationen. Dtsch Arztebl 2009;106(15):262–268

[5] EU-Legislation EudraLex – Vol. 10 Clinical trials guidelines; https://ec.europa.eu/health/documents/eudralex/vol-10/index_en.htm

[6] Burt T, Young G, Lee W, Kusuhara H, Langer O, Rowland M, Sugiyama Y. Phase 0/micro dosing approaches: time for mainstream application in drug development? Nat Rev Drug Discov 19,2020:801–818; doi.org/10.1038/s41573-020-0080-x

[7] Guidance for Industry, Investigators, and Reviewers. Exploratory IND Studies, U.S. Department of Health and Human Services Food and Drug Administration, Center for Drug Evaluation and Research (CDER), January 2006; https://www.fda.gov/media/72325/download

[8] Koordinierungszentrum Klinische Studien Universität Greifswald. Phasen einer Arzneimittelstudie; https://www2.medizin.uni-greifswald.de/kks/leistungen/studienplanung/studienphasen/

[9] Revised guideline on first-in-human clinical trials, European Medicines Agency, 25 July 2017; https://www.ema.europa.eu/en/news/revised-guideline-first-human-clinical-trials

[10] Strategies to identify and mitigate risks for first-in-human and early clinical trials with investigational medicinal products Scientific guideline EMEA/CHMP/SWP/28367/07 Rev. 1 Last updated: 25.07.2017; https://www.ema.europa.eu/en/strategies-identify-and-mitigate-risks-first-human-and-early-clinical-trials-investigational-medicinal-products-scientific-guideline

[11] Guidance for Industry. Estimating the Maximum Safe Starting Dose in Initial Clinical Trials for Therapeutics in Adult Healthy Volunteers. U.S. Department of Health and Human Services Food and Drug Administration Center for Drug Evaluation and Research (CDER), July 2005; https://www.fda.gov/media/72309/download

[12] Guideline on Requirements for First-in-Man Clinical Trials for Potential High-Risk Medicinal Products, EMA 2007, Georgetown University Library; https://repository.library.georgetown.edu/handle/10822/965415

[13] Muller PY, Milton M, Lloyd P, Sims J, Brennan FR. The minimum anticipated biological effect level (MABEL) for selection of first human dose in clinical trials with monoclonal antibodies. Curr Opin Biotechnol. 2009 Dec;20(6):722-9; doi: 10.1016/j.copbio. 2009.10.013. Epub 2009 Nov 5. PMID: 19896825

[14] Collection of terms, symbols, equations, and explanations of common pharmacokinetic and pharmacodynamic parameters and some statistical functions. AGAH working group. 16. Februar 2004; https://www.agah.eu/wp-content/uploads/PK-glossary_PK_working_group_2004.pdf

[15] Guideline on the investigation of bioequivalence. CPMP/EWP/QWP/1401/98 Rev. 1/ Corr ** 20 January 2010; https://www.ema.europa.eu/en/documents/scientific-guideline/guideline-investigation-bioequivalence-rev1_en.pdf

[16] Guideline on the investigation of drug interactions. CPMP/EWP/560/95/Rev. 1 Corr. 2** June 2012; https://www.ema.europa.eu/en/documents/scientific-guideline/guideline-investigation-drug-interactions-revision-1_en.pdf

[17] Ting N, Chen D-G, Ho S, Cappelleri JC. Phase II Clinical Development of New Drugs. ICSA Book Series in Statistics, Springer, Berlin 2017

[18] Kleist P. Women and Trials: When Is Gender a Consideration? Applied Clinical Trials-06-01-2005; https://www.appliedclinicaltrialsonline.com/view/women-and-trials-when-gender-consideration

[19] Guidance for Industry: Guideline for the Study and Evaluation of Gender Differences in the Clinical Evaluation of Drugs. FDA. FDA-1993-D-0184, July 1993; https://www.fda.gov/regulatory-information/search-fda-guidance-documents/study-and-evaluation-gender-differences-clinical-evaluation-drugs

[20] Yeong-Liang L, Herng-Der C, Mong-Ling C. Placebo controlled clinical tri als are as ethical as active controlled trials even if effective therapies exist. Drug Inf J. 2002;36:739–741

[21] EMEA/CPMP position statement on the use of placebo in clinical trials with regard to the revised Declaration of Helsinki. European Medicines Agency 28 June 2001; https://www.ema.europa.eu/en/documents/position/emea-position-statement-use-placebo-clinical-trials-regard-revised-declaration-helsinki_en.pdf

[22] Röhrig B, Prel JB du, Wachtlin D, Kwiecien R, Blettner M. Fallzahlplanung in klinischen Studien. Teil 13 der Serie zur Bewertung wissenschaftlicher Publikationen. Dtsch Arztebl 2010;107(31–32):552–556

[23] ICH guideline M4(R4) on common technical document (CTD) for the registration of pharmaceuticals for human use organisation of CTD. Step 5 EMA/CPMP/ICH/2887/ 1999, 19 March 2021; https://www.ema.europa.eu/system/files/documents/scientific-guideline/m4_step_5_ctd_for_the_registration_of_pharmaceuticals_for_human_use_-_organisation_of_ctd-en.pdf

[24] Verordnung (EG) Nr. 507/2006 der Kommission vom 29. März 2006 über die bedingte Zulassung von Humanarzneimitteln, die unter den Geltungsbereich der Verordnung (EG) Nr. 726/2004 des Europäischen Parlaments und des Rates fallen; https://eur-lex.europa.eu/legal-content/DE/TXT/PDF/?uri=CELEX:32006R0507

[25] Suvarna V. Investigator initiated trials (IITs). Perspect Clin Res. 2012:Oct-Dec;3(4):119–121

[26] Boos J. Anforderungen an die klinische Prüfung von Arzneimitteln am Menschen und an die nicht-kommerzielle Therapieforschung in der EU. Herausforderungen, Chancen und Fragen aus der Sicht der Kliniken. Bundesgesundheitsbl. 2005;48(2):196–203

[27] Nicht-kommerzielle Klinische Prüfungen: Zusammenfassung der regulatorischen Voraussetzungen Bekanntmachung des Bundesinstituts für Arzneimittel und Medizinprodukte, des Paul-Ehrlich Instituts und des Bundesministeriums für Gesundheit vom 21. Oktober 2009; https://www.pei.de/DE/regulation/klinische-pruefung/nicht-kommerziell/nicht-kommerziell-node.html

[28] Krüger C. Rechtliche Grundlagen der klinischen Prüfung von Arzneimitteln am Menschen – Erstattungsfähigkeit von Kosten der Prüfarzneimittel, Therapieoptimierungsstudien, Abgrenzung zu Anwendungsbeobachtungen. Krankenhaus Recht 2005;2: 24–38.

[29] vfa-Empfehlungen zu nichtinterventionellen Prüfungen mit Arzneimitteln – Version 2014; https://www.vfa.de/de/arzneimittel-forschung/datenbanken-zu-arzneimitteln/nisdb/nis-empfehlungen

[30] Eberhardt R, Kori-Lindner C, Stammer H. Nicht-interventionelle Untersuchungen (qualifizierte Anwendungsbeobachtungen). Formen, Ziele, Inhalte und Qualitätsstandards von Anwendungsbeobachtungen in der Zukunft. Pharm. Ind. 2006;68(5):542–550

[31] Gemeinsame Empfehlungen des Bundesinstituts für Arzneimittel und Medizinprodukte und des Paul-Ehrlich-Instituts zur Anzeige von Anwendungsbeobachtungen nach § 67 Abs. 6 Arzneimittelgesetz und zur Anzeige von nichtinterventionellen Unbedenklichkeitsstudien nach § 63f Arzneimittelgesetz vom 15. Dezember 2022; https://www.bfarm.de/SharedDocs/Downloads/DE/Arzneimittel/Zulassung/klin-pr/nichtIntervent-Stud/Gemeinsame-Empfehlungen-zu-AWB-und-PASS.html

[32] Müllner, M. Fall-Kontroll-(Case-Control-)Studie. In: Erfolgreich wissenschaftlich Arbeiten in der Klinik. Springer, Wien 2002; doi.org/10.1007/978-3-7091-3755-0_11

[33] Ressing M., Blettner, M., Klug, S. Auswertung epidemiologischer Studien. Teil 11 der Serie zur Bewertung wissenschaftlicher Publikationen. Dtsch Arztebl Int 2010;107 (11):187–192

[34] Nagel G. Registerbasierte Studien: Potenziale noch nicht ausgeschöpft. Dtsch Arztebl 2017; 114(16):A 783–786

[35] Guideline on registry-based studies Scientific guideline EMA/426390/2021, 22 October 2021; https://www.ema.europa.eu/en/guideline-registry-based-studies-scientific-guideline

[36] Post-authorisation safety studies (PASS) EMA, Updated on 15 February 2024; www.ema.europa.eu/en/human-regulatory-overview/post-authorisation/pharmacovigilance-post-authorisation/post-authorisation-safety-studies-pass

[37] Guideline on good pharmacovigilance practices (GVP) Module VIII – Post-authorisation safety studies (Rev 3) EMA/813938/2011 Rev 3*, 9 October 2017; https://www.ema.europa.eu/en/documents/scientific-guideline/guideline-good-pharmacovigilance-practices-gvp-module-viii-post-authorisation-safety-studies-rev-3_en.pdf

[38] Delegierte Verordnung (EU) Nr. 357/2014 der Kommission vom 3. Februar 2014 zur Ergänzung der Richtlinie 2001/83/EG des Europäischen Parlaments und des Rates und der Verordnung (EG) Nr. 726/2004 des Europäischen Parlaments und des Rates im Hinblick auf Situationen, in denen Wirksamkeitsstudien nach der Zulassung verlangt werden können; https://eur-lex.europa.eu/legal-content/DE/TXT/PDF/?uri=CELEX:32014R0357%20&from=DE

[39] Scientific guidance on post-authorisation efficacy studies EMA/PDCO/CAT/CMDh/PRAC/CHMP/261500/2015, 12 October 2016; https://www.ema.europa.eu/en/documents/scientific-guideline/scientific-guidance-post-authorisation-efficacy-studies-first-version_en.pdf

[40] Post-authorisation efficacy studies: questions and answers; https://www.ema.europa.eu/en/pharmacovigilance-post-authorisation/post-authorisation-efficacy-studies-questions-and-answers

[41] ICH Step 5. Gender Considerations in the Conduct of Clinical Trials. (EMEA/CHMP/3916/2005-ICH); https://www.ema.europa.eu/en/documents/scientific-guideline/ich-gender-considerations-conduct-clinical-trials-step-5_en.pdf

[42] Nahrungsergänzungmittel: Viele Produkte, wenig Nutzen. Pharmaz. Ztg. Ausgabe 14/2009 vom 27.03.2009; https://www.pharmazeutische-zeitung.de/ausgabe-142009/viele-produkte-wenig-nutzen/

Der letzte Zugriff auf alle Links erfolgte am 02.08.2024.

2 Wichtige Bestimmungen und Regularien

Charlotte Herrlinger, Bruno Dietrich

2.1 Einführung

Biomedizinische Forschung am Menschen unterliegt strengen Regularien. Anfänglich wurden Empfehlungen von Organisationen und Arbeitsgemeinschaften ausgesprochen, die z. T. internationale Anerkennung gefunden haben und inzwischen als Standard für pharmazeutische Unternehmen angesehen werden dürfen (Deklaration von Helsinki 1964, GCP 1996, ICH-GCP 1997). Darüber hinaus haben viele Staaten seit längerem auch gesetzliche Anforderungen an klinische Prüfungen (KP) definiert (Deutschland: Arzneimittelgesetz, AMG).

Um die Vielzahl von Regularien richtig einordnen zu können, ist es erforderlich, die begrifflichen Unterschiede zu kennen:

- Leitlinie (Guideline, Note for Guidance)
- Richtlinie, Direktive (Directive)
- Gesetz
- EU-Verordnung (Regulation)

2.1.1 Leitlinie (Guideline, Note for Guidance)

Eine Leitlinie ist rechtlich nicht bindend und stellt eigentlich nur eine Empfehlung dar. Dennoch gilt sie aber als Standard, der einzuhalten ist. Abweichungen davon müssen dokumentiert und begründet sein, sofern sie Anforderungen betreffen, die spezifischer sind als im lokalen Gesetz festgeschrieben.

2.1.2 Richtlinie, Direktive (Directive)

Eine Direktive ist adressiert an die Regierungen der Mitgliedstaaten der EU und muss innerhalb eines vorgegebenen Zeitraums bindend in nationales Recht übernommen werden. Eine Richtlinie kann inhaltlich bis zu einem gewissen Grad modifiziert und an die bestehende Gesetzgebung des jeweiligen Landes angepasst werden.

2.1.3 Nationale Gesetze

Das Arzneimittelgesetz (AMG) und das Medizinprodukterecht-Durchführungsgesetz (MPDG) stellen die gesetzliche Grundlage für biomedizinische Forschung am Menschen in Deutschland dar. Verstöße gegen diese Gesetze haben strafrechtliche Konsequenzen (je nach Schwere Geld- oder Gefängnisstrafe).

2.1.4 EU-Verordnung (Regulation)

EU-Verordnungen haben nach Inkrafttreten in allen Mitgliedstaaten der EU sofortigen Gesetzescharakter (supranationales Recht), sie sind demnach EU-weit gültig. Sie müssen von den Mitgliedstaaten nicht in das nationale Recht überführt werden, es sei denn, die Verordnung sieht dies vor. Nationale Regelungen sind möglich (z. B. Regelungen zur Zusammenarbeit zwischen nationalen Behörden und Ethik-Kommission, Sprache, Gebühren).

Die (älteren) europäischen Direktiven bezüglich klinischer Prüfungen sind inzwischen in den Mitgliedstaaten der EU in nationales Gesetz überführt worden, sodass die in diesen Regularien festgeschriebenen Anforderungen über die nationalen Gesetze erfüllt werden müssen.

2.1.5 Nationales Recht vs. internationale Regularien

Die bestehenden und weltweit anerkannten Grundsatzdokumente, wie z. B. die Deklaration von Helsinki und die ICH-GCP-Guideline, sind in manchen Bereichen spezifischer als die nationalen Arzneimittelgesetze und stellen damit einen internationalen Standard dar, der auch nach Implementierung von GCP in nationales Recht seine Berechtigung behält. Wenn jedoch das nationale Gesetz Anforderungen definiert, die spezifischer sind als diejenigen in den sog. Standarddokumenten, ist das nationale Gesetz einzuhalten. Für alle Beteiligten an klinischen Prüfungen (Sponsor, Monitor, Prüfer etc.) gilt daher, dass grundsätzlich die Gesetzgebung des Landes, in dem eine Prüfung durchgeführt wird, erste Priorität hat und unbedingt befolgt werden muss.

Im folgenden Kapitel werden in chronologischer Reihenfolge sowohl die Deklaration von Helsinki, die ICH-GCP-Guideline mit dem ICH-GCP-Addendum „risikobasiert“, die EU-Direktive 2001/20/EG und die Verordnung (EU) Nr. 536/2014 als internationale Regularien behandelt.

Wenn die einzelnen Regularien voneinander abweichen, gilt in Deutschland primär das Arzneimittelgesetz als relevante Gesetzgebung.

Um die für klinische Prüfungen relevanten Bestimmungen richtig einordnen zu können, ist es erforderlich, die Begriffe „Leitlinie“, „Direktive“, „Gesetz“ und „Verordnung“ zu unterscheiden.

2.2 Deklaration von Helsinki

2.2.1 Definition

Die Deklaration von Helsinki stellt eine weltweit akzeptierte Leitlinie dar, in der ethische Grundsätze für die medizinische Forschung am Menschen beschrieben sind.

2.2.2 Historische Entwicklung

Der Weltärztebund (World Medical Association, WMA) verabschiedete im Jahr 1964 die nach dem damaligen Tagungsort der 18. Generalversammlung benannte „Deklaration von Helsinki". Diese Deklaration wurde auf der WMA-Generalversammlung in Edinburgh (2000) grundlegend überarbeitet. Auf den Tagungen der Generalversammlung in Washington (2002) und Tokio (2004) wurden ergänzende Klarstellungen (Notes of Clarification) vorgenommen, die sich mit den Paragrafen 29 (Einsatz von Placebo) und 30 (Weiterbehandlung aller Patienten nach Beendigung der klinischen Prüfung mit der besten Methode, d. h. mit den am wirksamsten erwiesenen prophylaktischen, diagnostischen und therapeutischen Verfahren) befassten. Die 59. Generalversammlung der WMA im Oktober 2008 in Seoul verabschiedete eine weitere Überarbeitung, wobei die Klarstellungen von 2002 und 2004 offiziell in die Deklaration von Helsinki aufgenommen wurden.

Wichtige Änderungen der Version von 2008 waren:

- Der Einsatz von Placebos oder der Verzicht auf eine Behandlung in klinischen Prüfungen ist nur dann zulässig, wenn
  - extreme Sorgfalt geübt wird,
  - zwingende (Compelling) und wissenschaftlich schlüssige (Scientifically Sound) methodologische Gründe den Einsatz von Placebos notwendig machen, um die Wirksamkeit oder Sicherheit einer Intervention zu bestimmen,
  - die Patienten in der Placebo-/Kontrollgruppe nicht dem Risiko einer schweren oder irreversiblen Schädigung ausgesetzt sind.
- Patienten müssen nach Abschluss einer klinischen Prüfung über die Ergebnisse informiert werden.
- Patienten sollen von den sich aus der klinischen Prüfung ergebenden Vorteilen profitieren.
- Jede klinische Studie muss in einer öffentlich zugänglichen Datenbank registriert sein, bevor der erste Studienteilnehmer rekrutiert ist.

Der Weltärztebund hat bei seiner 64. Jahrestagung in Fortaleza, Brasilien, im Oktober 2013 eine weitere Neufassung der Deklaration von Helsinki verabschiedet. Wichtige Änderungen dieser Version sind:

- Neue Ordnung nach Themen mit Zwischenüberschriften

- Besserer Schutz für Studienteilnehmer, insbesondere für vulnerable Gruppen
- Präzisere und spezifischere Anforderungen für Maßnahmen nach Abschluss einer Studie
- Kompensationen für Geschädigte
- Forderung, dass jedes Forschungsvorhaben, an dem Versuchspersonen beteiligt sind, registriert werden sollte, also nicht nur klinische Prüfungen

Für Studien in Deutschland ergeben sich durch diese Neufassung jedoch keine grundlegenden Änderungen, da auch bisher schon eine Probandenversicherung, der Schutz vulnerabler Gruppen und eine adäquate Anschlussbehandlung von Studienteilnehmern gefordert wurden.

Die Deklaration von Helsinki ist für Forschungsvorhaben am Menschen so bedeutsam, dass in den wichtigsten Regularien auf sie verwiesen wird. Sie ist demnach integriert in

- ICH-GCP
- das deutsche Arzneimittelgesetz
- die deutsche GCP-Verordnung
- die Berufsordnung für Ärzte der jeweiligen deutschen Bundesländer (siehe auch [1])

Bei der Deklaration von Helsinki ist darauf zu achten, dass die jeweils gültige Version verwendet wird, da von Zeit zu Zeit Überarbeitungen stattfinden. Eine weitere Revision der Deklaration wurde am 22. Oktober 2024 verabschiedet und ist in Kraft. Im Zuge der Neufassung sollen Studienteilnehmerinnen und -teilnehmer bei Forschungsvorhaben mehr geschützt und vulnerable Personengruppen mehr berücksichtigt werden. Zudem wird die Unabhängigkeit von Ethikkommissionen gestärkt. Aus terminlichen Gründen konnte die Neufassung in diesem Buch nicht berücksichtigt werden.

2.2.3 Inhalt der Deklaration von Helsinki

Präambel

Der Weltärztebund (WMA) hat mit der Deklaration von Helsinki eine Erklärung ethischer Grundsätze für medizinische Forschung am Menschen, einschließlich der Forschung an identifizierbaren menschlichen Materialien und Daten, entwickelt (1.).

Die Deklaration richtet sich in erster Linie an Ärzte, jedoch sollen auch andere an der medizinischen Forschung am Menschen Beteiligte diese Grundsätze übernehmen (2.).

Allgemeine Grundsätze

Für den Arzt gelten folgende Verpflichtungen:

Die Gesundheit des Patienten soll oberstes Gebot für sein Handeln sein. Der Arzt soll bei der Ausübung seiner ärztlichen Tätigkeit im besten Interesse des Patienten handeln (3.).

Es ist die Pflicht des Arztes, die Gesundheit der Patienten zu fördern und zu erhalten, auch jener, die an der medizinischen Forschung beteiligt sind (4.).

Medizinischer Fortschritt beruht auf Forschung, die letztlich auch Studien am Menschen beinhalten muss (5.).

Das primäre Ziel der Forschung ist es, neue Erkenntnisse zu gewinnen. Dieses Ziel darf aber niemals Vorrang vor den Rechten und den Interessen des einzelnen Prüfungsteilnehmers haben (8.).

Es ist die Pflicht des Arztes, den Schutz von

- Leben
- Gesundheit
- Würde
- Integrität
- Selbstbestimmungsrecht
- Privatsphäre
- Vertraulichkeit persönlicher Informationen der Versuchsteilnehmer

zu gewährleisten (9.).

Ärzte sollen die ethischen, rechtlichen und behördlichen Normen und Standards für Forschung am Menschen ihrer eigenen Länder sowie die maßgeblichen internationalen Normen und Standards berücksichtigen (10.).

Medizinische Forschung am Menschen darf nur von Personen mit angemessener ethischer und wissenschaftlicher Ausbildung, Schulung und Qualifikation durchgeführt werden. Forschung am Patienten oder am gesunden Probanden erfordert die Überwachung durch einen kompetenten und entsprechend qualifizierten Arzt oder einen Angehörigen eines anderen Gesundheitsberufes (12.).

Für Studienteilnehmer, die aufgrund der Teilnahme an einem Forschungsvorhaben einen Schaden erleiden, muss eine angemessene Entschädigung sowie Behandlung gewährleistet sein (15.).

Risiken, Unannehmlichkeiten und Vorteile

In der medizinischen Praxis und in der medizinischen Forschung sind die meisten Maßnahmen mit Risiken und Belastungen verbunden. Medizinische Forschung am Menschen darf nur durchgeführt werden, wenn die Nutzen-Risiko-Bewertung positiv ist (16.).

Es müssen Maßnahmen zur Minimierung der Risiken implementiert werden. Die Risiken müssen kontinuierlich überwacht, bewertet und dokumentiert werden (17.).

Wenn sich herausstellt, dass die Risiken den potenziellen Nutzen übersteigen, muss der Arzt beurteilen, ob er die Prüfung fortsetzen kann oder sie modifizieren oder sofort beenden muss (18.).

Vulnerable Gruppen und Individuen

Einige Gruppen oder Individuen sind besonders vulnerabel und haben ein erhöhtes Risiko, Schaden zu erleiden.

Alle vulnerablen Gruppen und Individuen benötigen besonderen Schutz (19.).

Medizinische Forschung an einer vulnerablen Gruppe ist nur dann gerechtfertigt, wenn die Forschung auf die gesundheitlichen Bedürfnisse dieser Gruppe ausgerichtet ist und die Forschung nicht an einer nicht vulnerablen Gruppe durchgeführt werden kann (20.).

Wissenschaftliche Anforderungen und Forschungsprotokolle

Medizinische Forschung am Menschen muss den allgemein anerkannten wissenschaftlichen Grundsätzen entsprechen, auf einer gründlichen Kenntnis der wissenschaftlichen Literatur, auf anderen relevanten Informationsquellen sowie ausreichenden Laborversuchen und, sofern angemessen, auf Tierversuchen basieren. Auf das Wohl der Versuchstiere muss Rücksicht genommen werden (21.).

Die Planung und Durchführung jeder wissenschaftlichen Prüfung am Menschen muss klar in einem Prüfprotokoll beschrieben und gerechtfertigt werden.

Das Protokoll sollte eine Erklärung enthalten, welche ethischen Erwägungen einbezogen wurden und sollte deutlich machen, wie die Grundsätze der Deklaration von Helsinki berücksichtigt worden sind.

Das Protokoll sollte Informationen beinhalten über:

- Finanzierung
- Sponsoren
- Verbindungen zu Institutionen
- Mögliche Interessenkonflikte
- Anreize für Versuchspersonen
- Vorkehrungen für die Behandlung und/oder Entschädigung von Personen, die infolge ihrer Teilnahme an der wissenschaftlichen Studie einen Schaden erlitten haben

Das Protokoll sollte auch Vereinbarungen für die Behandlung der Prüfungsteilnehmer nach Abschluss der Prüfung beschreiben (22.).

Ethik-Kommissionen (EK)

Das Prüfprotokoll muss vor Beginn der Prüfung der zuständigen EK vorgelegt werden.

Diese Kommission muss

- transparent in ihrer Arbeitsweise sein
- vom Forscher, dem Sponsor und von jeder anderen unzulässigen Beeinflussung unabhängig sein
- angemessen qualifiziert sein

- den Gesetzen und Rechtsvorschriften des Landes oder der Länder, in dem oder denen die Forschung durchgeführt werden soll, sowie den maßgeblichen internationalen Normen und Standards Rechnung tragen, die aber den Schutz von Prüfungsteilnehmern nicht abschwächen oder aufheben dürfen

Die EK muss das Recht haben, laufende Prüfungen zu beaufsichtigen.

Der Forscher muss der EK Informationen zur Überwachung der Prüfung vorlegen, insbesondere Informationen über schwere unerwünschte Ereignisse.

Eine Änderung des Protokolls darf nicht ohne Zustimmung der EK erfolgen.

Nach Beendigung der Prüfung muss der EK ein Abschlussbericht mit einer Zusammenfassung und Schlussfolgerung aus den Prüfungsergebnissen vorgelegt werden (23.).

Privatsphäre und Vertraulichkeit

Es müssen Vorkehrungen getroffen werden, um die Privatsphäre der Prüfungsteilnehmer und die Vertraulichkeit ihrer personenbezogenen Daten zu schützen (24.).

Einwilligung nach vorheriger Aufklärung (Informierte Einwilligung)

Die Teilnahme von einwilligungsfähigen Personen an der medizinischen Forschung muss freiwillig sein (25.).

Bei der medizinischen Forschung an einwilligungsfähigen Personen muss jeder potenzielle Prüfungsteilnehmer angemessen aufgeklärt werden über

- Ziele
- Methoden
- Geldquellen
- evtl. Interessenkonflikte
- Verbindungen des Forschers zu Institutionen
- den erwarteten Nutzen der Studie
- potenzielle Risiken
- möglicherweise auftretende Beschwerden
- Behandlung nach Beendigung der Prüfung sowie alle anderen relevanten Aspekte der Prüfung

Der potenzielle Prüfungsteilnehmer muss über das Recht informiert werden,

- die Teilnahme an der Prüfung zu verweigern
- eine einmal gegebene Einwilligung jederzeit zu widerrufen, ohne dass irgendwelche Nachteile entstehen

Nachdem er sich vergewissert hat, dass der potenzielle Prüfungsteilnehmer diese Informationen verstanden hat, muss der Arzt oder eine andere angemessen qualifizierte Person die freiwillige Einwilligung nach Aufklärung – vorzugsweise in schriftlicher Form – einholen.

Falls die Einwilligung nicht in schriftlicher Form eingeholt werden kann, muss die nicht schriftliche Einwilligung formell dokumentiert und von einem Zeugen bestätigt werden (26.).

Falls der potenzielle Prüfungsteilnehmer in einem Abhängigkeitsverhältnis zum Arzt steht oder möglicherweise unter Zwang einwilligen könnte, sollte die Einwilligung durch eine angemessen qualifizierte Person eingeholt werden, bei der die Unabhängigkeit gewährleistet ist (27.).

Bei einem potenziellen Prüfungsteilnehmer, der nicht einwilligungsfähig ist, muss der Arzt die Einwilligung des gesetzlichen Vertreters einholen. Nicht einwilligungsfähige Personen dürfen nicht in eine wissenschaftliche Prüfung einbezogen werden, die ihnen aller Wahrscheinlichkeit nach keinen Nutzen bringt, mit folgenden Ausnahmen:

- Die Prüfung dient dazu, die Gesundheit der Bevölkerungsgruppe zu verbessern, der die potenzielle Versuchsperson angehört.
- Die Forschung kann nicht mit einwilligungsfähigen Personen durchgeführt werden.
- Die Prüfung birgt nur minimale Risiken und minimale Belastungen (28.).

Ist ein potenzieller Prüfungsteilnehmer, der als nicht einwilligungsfähig eingestuft wird, fähig, eine Entscheidung über die Teilnahme an einer Prüfung zu treffen, muss der Arzt neben der Einwilligung des gesetzlich ermächtigten Vertreters auch die Zustimmung der potenziellen Prüfungsperson einholen. Eine Ablehnung des Prüfungsteilnehmers sollte respektiert werden (29.).

Forschung an Personen, die körperlich oder geistig zu einer Einwilligung nicht fähig sind, z. B. bewusstlose Patienten, darf nur dann erfolgen, wenn der körperliche oder geistige Zustand, der die Einwilligung verhindert, ein essenzielles Charakteristikum für die Forschungspopulation ist. Unter solchen Umständen muss der Arzt die Einwilligung des gesetzlichen Vertreters einholen. Ist ein solcher Vertreter nicht verfügbar und kann die Forschung nicht zeitlich verzögert werden, darf die Prüfung ohne Einwilligung durchgeführt werden, soweit die besonderen Umstände für den Einschluss dieser nicht einwilligungsfähigen Prüfungsteilnehmer im Prüfprotokoll festgehalten wurden und die Prüfung von einer EK zustimmend bewertet wurde.

Die Einwilligung zur weiteren Teilnahme an der Prüfung muss sobald wie möglich vom Prüfungsteilnehmer oder einem gesetzlichen Vertreter eingeholt werden (30.).

Der Arzt muss den Patienten vollständig über die forschungsbezogenen Aspekte der Behandlung informieren. Die Weigerung eines Patienten, an einer Prüfung teilzunehmen oder der Entschluss des Patienten, aus der Prüfung auszuscheiden, darf niemals die Arzt-Patienten-Beziehung beeinträchtigen (31.).

Bei medizinischer Forschung, bei der identifizierbares menschliches Material oder Daten (z. B. in Biobanken) verwendet werden, müssen Ärzte für die Sammlung, Lagerung und/oder Wiederverwendung normalerweise eine Einwilligung einholen. In Ausnahmesituationen kann es sich als unmöglich oder als nicht praktikabel erweisen, eine Einwilligung für derartige Forschung zu erhalten. In solchen Situationen darf die Forschung erst nach Bewertung und Zustimmung einer EK durchgeführt werden (32.).

Verwendung von Placebo

Eine neue Intervention muss gegen den besten Vergleichsstandard getestet werden. Die Anwendung einer weniger wirksamen Behandlung oder gar keiner Intervention oder der Gebrauch eines Placebos ist bei klinischen Prüfungen in folgenden Fällen akzeptabel:

- Wenn keine Maßnahme mit nachgewiesener Wirksamkeit existiert
- Wenn es aus zwingenden und wissenschaftlich fundierten methodischen Gründen erforderlich ist, um die Wirksamkeit oder Sicherheit einer Behandlung zu beurteilen
- Wenn die Patienten nicht dem Risiko eines schwerwiegenden oder irreversiblen Schadens ausgesetzt werden (33.)

Vorkehrungen nach Abschluss der Prüfung (Post-Study-Arrangements)

Vor Beginn einer klinischen Prüfung sollten Sponsoren, Forscher und Behörden, in deren Ländern die Studie stattfindet, Vorkehrungen treffen, um Prüfungsteilnehmern nach Abschluss der Prüfung Zugang zu Maßnahmen zu ermöglichen, die sich im Laufe der Prüfung als vorteilhaft erwiesen haben. Hierüber müssen die Prüfungsteilnehmer während des Aufklärungsgesprächs informiert werden (34.).

Registrierung von Forschungsvorhaben, Publikation, Veröffentlichung von Studienergebnissen

Jedes Forschungsvorhaben muss vor Rekrutierung des ersten Prüfungsteilnehmers in einer öffentlich zugänglichen Datenbank registriert werden (35.).

Forscher, Autoren, Sponsoren, Herausgeber und Verleger haben im Hinblick auf die Veröffentlichung der Forschungsergebnisse ethische Verpflichtungen. Forscher sind verpflichtet, die Ergebnisse ihrer Forschung an menschlichen Prüfungsteilnehmern öffentlich verfügbar zu machen und sind für die Vollständigkeit und Richtigkeit ihrer Berichte verantwortlich. Alle Beteiligten sollten anerkannten Leitlinien für eine ethische Berichterstattung folgen. Negative und nicht schlüssige Ergebnisse sollten ebenso wie positive Resultate veröffentlicht oder in anderer Form öffentlich zugänglich gemacht werden. In der Veröffentlichung sollten die Finanzierungsquellen, Verbindungen zu Institutionen und Interessenkonflikte dargelegt werden. Forschungsberichte, die nicht in Einklang mit den Grundsätzen der Deklaration von Helsinki stehen, sollten nicht zur Veröffentlichung angenommen werden (36.).

In der Deklaration von Helsinki sind die ethischen Prinzipien zur medizinischen Forschung am Menschen beschrieben.

2.3 ICH-GCP-Guideline und ICH-GCP-Addendum „risikobasiert"

2.3.1 Definitionen

2.3.1.1 Definition GCP

Die Gute Klinische Praxis (Good Clinical Practice, GCP) ist ein internationaler ethischer und wissenschaftlicher Standard für Planung, Durchführung, Dokumentation und Berichterstattung von klinischen Prüfungen am Menschen. Die Einhaltung dieses Standards gewährleistet, dass die Rechte, die Sicherheit und das Wohl der Prüfungsteilnehmer gemäß der Deklaration von Helsinki geschützt werden und die bei der klinischen Prüfung erhobenen Daten glaubwürdig sind.

2.3.1.2 Definition ICH-GCP, historische Entwicklung von GCP zu ICH-GCP

Seit es klinische Prüfungen gibt, wurden Standards zur Durchführung formuliert, die in den Anfängen eher informeller Natur waren, sich nur auf den einzelnen Sponsor bezogen und z. T. von Fachgesellschaften publiziert wurden. Diese „Empfehlungen" waren erste Ansätze, einen einheitlichen Qualitätsstandard im Rahmen klinischer Prüfungen zu etablieren und noch weit entfernt von unserem heutigen Verständnis von GCP. Wichtig ist jedoch der Hinweis, dass die GCP-Guideline nicht von heute auf morgen existent war, sondern allmählich entstanden und gewachsen ist.

Good Clinical Practice kam aus den USA nach Europa. 1977 wurden erstmalig Regeln zur Guten Klinischen Praxis als eine Sammlung von FDA-Guidelines etabliert (FDA-GCP). Diese Empfehlungen wurden in den verschiedenen europäischen Ländern zunächst unabhängig voneinander weiter bearbeitet (z. B. nordische Guidelines, französische Guidelines). 1989 veröffentlichte die Europäische Gemeinschaft erste GCP-Regeln (EU-GCP Note for Guidance). 1991 entstand die EG-Richtlinie 91/507/EWG, mit der die Grundsätze der Guten Klinischen Praxis zwar vorgeschrieben, aber nicht im Detail definiert wurden.

Erst im Zuge einer späteren Harmonisierung im Jahr 1996 wurde die detaillierte ICH-GCP-Guideline E6 verabschiedet und durch den Ausschuss für Humanarzneimittel (CHMP) der EMA als europäische Leitlinie angenommen. Durch diese Guideline sollte vermieden werden, dass in jedem Land voneinander abweichende Standards gültig waren, die die Durchführung einer multinationalen klinischen Prüfung in Europa oder auch in Japan und den USA unnötig erschwerten.

Anlässlich der International Conference on Harmonisation (ICH), an der Vertreter von Behörden und pharmazeutischen Unternehmen aus Europa, USA und Japan teilnahmen, wurde im Mai 1996 die ICH-Leitlinie zur Guten Klinischen Praxis (CPMP/ICH/135/95) verabschiedet. Die ICH-GCP-Leitlinie trat am 17. Januar 1997 in Europa in Kraft. Die USA und Japan setzten die Leitlinie ebenfalls in Kraft, d. h. sie wurde von diesen Ländern „adoptiert". Die ICH-GCP-Leitlinie galt seitdem in der Europäischen Union (EU), in den Vereinigten Staaten (USA) und in

Japan und hatte zum Ziel, die Anforderungen an klinische Prüfungen und die Art der Umsetzung in diesen 3 Regionen zu harmonisieren, also einheitlich zu gestalten, um die gegenseitige Anerkennung klinischer Daten durch die Zulassungsbehörden in den jeweiligen Zuständigkeitsbereichen zu ermöglichen. Die Leitlinie wurde im September 1997 nochmals überarbeitet und ist seitdem in dieser korrigierten Version gültig.

Somit löste also die ICH-GCP-Leitlinie die EU-GCP-Leitlinie ab. Die harmonisierte Version ist in vielen Punkten konkreter und präziser, bringt einige neue Aspekte und wird als derzeit gültiger Qualitätsstandard betrachtet. Klinische Prüfungen, die nicht nach den Grundsätzen von ICH-GCP durchgeführt wurden, werden von den Zulassungsbehörden in Europa, den USA und Japan seit 1997 nicht mehr akzeptiert.

Die Leitlinie berücksichtigte auch die Gute Klinische Praxis, die in Australien, Kanada, den nordischen Länder und der WHO zur Anwendung kam.

Seit 2016 liegt eine modifizierte Fassung als E6(R2) ADDENDUM Step 5 vor. Es handelt sich um ein „integriertes Addendum", d. h. der ursprüngliche Text von GCP wurde nicht verändert, sondern es wurden nur zusätzliche Inhalte eingefügt. E6(R2) wurde am 15. Dezember 2016 vom CHMP angenommen und trat am 14. Juni 2017 in Kraft.

Folgende Gründe waren für das ADDENDUM maßgeblich:

- Seit der Entwicklung der ICH-GCP-Leitlinie sind Umfang, Komplexität und Kosten klinischer Prüfungen gestiegen.
- Entwicklungen in Technologie und Risikomanagementprozessen bieten neue Möglichkeiten zur Effizienzsteigerung und Fokussierung auf relevante Aktivitäten.
- Als die ursprüngliche ICH E6(R1)-Version konzipiert wurde, wurden klinische Prüfungen in einem weitgehend papierbasierten Verfahren durchgeführt. Fortschritte in der Nutzung der elektronischen Datenerfassung und Berichterstattung erleichtern die Umsetzung anderer Ansätze (z. B. zentrales Monitoring).

Daher wurde diese Leitlinie mit folgender Zielsetzung aktualisiert:

- Risikobasierter Ansatz im Qualitätsmanagement (siehe auch [2,3])

  Förderung der Implementierung von verbesserten und effizienteren Konzepten in allen Stadien einer klinischen Prüfung (Planung, Durchführung, Überwachung, Aufzeichnung und Berichterstattung)
- Gewährleistung des Schutzes der Prüfungsteilnehmer
- Gewährleistung der Zuverlässigkeit der Prüfungsergebnisse

ICH-GCP E6(R2) setzt einen einheitlichen Standard für die Europäische Union, Japan, die Vereinigten Staaten, Kanada und die Schweiz, um die gegenseitige Akzeptanz von Daten aus klinischen Prüfungen durch die Zulassungsbehörden in diesen Ländern zu erleichtern.

Diese Leitlinie sollte in Verbindung mit anderen ICH-Leitlinien gelesen werden, die für die Durchführung von klinischen Prüfungen relevant sind, z. B.

- E2A: Management klinischer Sicherheitsdaten
- E3: Klinische Prüfungsberichte
- E7: Geriatrische Populationen
- E8: Allgemeine Überlegungen zu klinischen Prüfungen
- E9: Statistische Prinzipien
- E11: Pädiatrische Populationen

Im folgenden Abschnitt wird die Relevanz von ICH-GCP für das Management von klinischen Prüfungen sowie für das Monitoring beschrieben.

2.3.2 Inhalt von ICH-GCP

In ICH-GCP werden in einem ausführlichen Glossar alle verwendeten Begriffe, die für klinische Prüfungen relevant sind, definiert.

Für die Version E6(R2) wurde zusätzlich eine Begriffsbestimmung für folgende neue Termini eingefügt:

Beglaubigte Kopie (Certified Copy) (1.63)

Eine Kopie der Originalaufzeichnung (unabhängig von der Art des verwendeten Mediums), für die verifiziert wurde, dass sie dieselben Informationen wie das Original enthält. Die Verifizierung kann z. B. durch Unterschrift und Datum oder durch Generierung über einen validierten Prozess erfolgen.

Monitoring-Plan (Monitoring Plan) (1.64)

Ein Dokument, das die Strategie, die Methoden, die Verantwortlichkeiten und die Anforderungen für das Monitoring der klinischen Prüfung beschreibt.

Validierung computergestützter Systeme (Validation of Computerized Systems) (1.65)

Ein Prozess der Etablierung und Dokumentation, dass die vorgegebenen Anforderungen eines EDV-Systems konsistent vom Entwurf bis zur Stilllegung des Systems oder bis zum Übergang zu einem neuen System erfüllt werden können. Der Ansatz zur Validierung sollte auf einer Risikobewertung beruhen, die die beabsichtigte Nutzung des Systems und die Möglichkeit berücksichtigt, dass das System den Schutz der Prüfungsteilnehmer und die Zuverlässigkeit der Prüfungsergebnisse beeinflussen könnte.

Die Guideline befasst sich inhaltlich im Wesentlichen mit 3 Aspekten:

- Ethische Gesichtspunkte (Allgemeine Grundsätze, EK)
- Verantwortlichkeiten (Prüfer, Sponsor)
- Dokumentation (Prüfplan, Prüfplanänderungen, Prüferinformation)

2.3.2.1 Ethische Gesichtspunkte

2.3.2.1.1 Allgemeine Grundsätze der Guten Klinischen Praxis

ICH-GCP sieht vor, dass klinische Prüfungen durchgeführt werden sollen gemäß

- der Deklaration von Helsinki
- der Leitlinie der Guten Klinischen Praxis
- den geltenden gesetzlichen Bestimmungen

Folgende Grundsätze müssen für eine klinische Prüfung beachtet werden:

- Die Nutzen-Risiko-Bewertung muss positiv sein, d. h. die zu erwartenden Vorteile müssen die Risiken rechtfertigen.
- Die Interessen der Prüfungsteilnehmer haben Vorrang vor den Interessen von Wissenschaft und Gesellschaft.
- Es müssen ausreichende präklinische (und evtl. klinische) Informationen zur Begründung für die Durchführung einer neuen Prüfung vorliegen.
- Die klinische Prüfung muss in einem detaillierten und wissenschaftlich fundierten Prüfplan beschrieben sein.
- Vor Beginn der klinischen Prüfung muss eine unabhängige EK eine zustimmende Bewertung abgegeben haben.
- Es ist eine Qualifikation der beteiligten Personen erforderlich im Hinblick auf
  - Aus- und Weiterbildung
  - berufliche Erfahrung
- Von jedem Prüfungsteilnehmer muss der Informed Consent (freiwillige Einwilligung nach vorheriger Aufklärung) eingeholt werden.
- Bei Daten, die während der Prüfung erhoben werden, muss die korrekte Aufzeichnung, Handhabung und Aufbewahrung gewährleistet sein, unabhängig von der Art des verwendeten Mediums.
- Der Datenschutz ist zu beachten.
- Die Herstellung, Handhabung und Lagerung von Prüfpräparaten hat gemäß GMP = Good Manufacturing Practice zu erfolgen.
- Es sind Maßnahmen zur Qualitätssicherung erforderlich. Bei diesen Maßnahmen sollten Aspekte der klinischen Prüfung, die für den Schutz der Prüfungsteilnehmer und die Zuverlässigkeit der Prüfungsergebnisse essenziell sind, im Mittelpunkt stehen.

Das vorliegende Kapitel „Allgemeine Grundsätze der Guten Klinischen Praxis" stellt somit eigentlich eine Zusammenfassung der gesamten ICH-GCP-Guideline dar.

2.3.2.1.2 Ethik-Kommission (EK)

In der ICH-GCP-Leitlinie finden sich die Begriffe Institutional Review Boards (IRB) und Independent Ethics Committees (IEC). IRB (primär in USA üblich) hatten in der Vergangenheit weiterreichende Funktionen als Ethik-Kommissionen (EK), da sie eine klinische Prüfung im Verlauf kontinuierlich überwachten, während sich die Arbeit der EK primär auf die Beurteilung einer klinischen Prüfung mit Abgabe eines Ethikvotums vor Beginn der klinischen Prüfung und evtl. einem Votum für mögliche Amendments während der Durchführung der klinischen Prüfung beschränkte.

Im Glossar der Guideline werden diese Gremien aber als nahezu gleichartig beschrieben. Beide unabhängige Institutionen bestehen aus Medizinern, Wissenschaftlern und Laien. Sie sind dafür verantwortlich, die Rechte, die Sicherheit und das Wohl der Prüfungsteilnehmer zu schützen. Da auch EK gemäß GCP verfahren müssen, die eine Überprüfung von klinischen Prüfungen in regelmäßigen Abständen vorsieht (ICH-GCP Punkt 3.3.3), wird heute kein Unterschied mehr zwischen den IRB und IEC gesehen, denn beide Kommissionen haben auch im klinischen Prüfungsverlauf eine Funktion. Insgesamt erhalten die beiden Gremien durch ICH-GCP einen größeren Einfluss bei klinischen Prüfungen, es werden ihnen aber auch mehr Verpflichtungen auferlegt.

Für das Management von klinischen Prüfungen sind einige Punkte aus dem ICH-GCP-Kapitel relevant, das sich mit der EK befasst. Hierzu zählen insbesondere deren Verantwortlichkeiten bezüglich der Überprüfung der klinischen Prüfung, der Prüfungsdokumente und der Prüfer, aber auch einige Festlegungen, die in den Kapiteln „Tätigkeit und Verfahrensweisen der EK" enthalten sind.

Verantwortlichkeiten der EK

ICH-GCP sieht für EK folgende Verantwortlichkeiten vor:

- Schutz der Rechte, der Sicherheit und des Wohls aller Prüfungsteilnehmer, insbesondere der besonders Schutzbedürftigen
- Überprüfung der Prüfungsdokumente, die bei der EK zur Begutachtung für die Erstellung eines Votums eingereicht werden müssen. Hierzu zählen insbesondere folgende Dokumente:
  - Prüfplan
  - Prüfplanänderungen
  - Schriftliche Information für die Prüfungsteilnehmer
  - Formblatt Schriftliche Einwilligungserklärung
  - Prüferinformation
  - Informationen zur Sicherheit der Prüfmedikation
  - Aktueller Lebenslauf des Prüfers
  - Evtl. weitere Dokumente zur Qualifikation des Prüfers
  - Unterlagen zur Rekrutierung von Prüfungsteilnehmern
  - Information über Zahlungen an die Prüfungsteilnehmer (Probandenhonorar)
  - Information über Entschädigungsleistungen an die Prüfungsteilnehmer (Probandenversicherung)

- Bewertung einer vorgelegten klinischen Prüfung
  - innerhalb eines angemessenen Zeitraums
  - mit schriftlicher Dokumentation der Bewertung
- Überprüfung der Qualifikation des Prüfers
  Falls ein vorgeschlagener Prüfer die geforderte fachliche Qualifikation nicht aufweist, kann er von der EK abgelehnt werden. Dies trifft auch zu, wenn die geforderten Kenntnisse von GCP und den Regularien nicht durch ein GCP-Zertifikat nachgewiesen werden.
- Überprüfung jeder laufenden klinischen Prüfung in regelmäßigen Abständen, jedoch mindestens einmal jährlich.
  Hierbei muss die EK den klinischen Prüfungsfortgang sowie die Nutzen-Risiko-Bewertung evaluieren.
- Überprüfung, ob ethische Bedenken im Prüfplan angemessen berücksichtigt sind, in folgenden Fällen:
  - Es handelt sich um eine nicht therapeutische klinische Prüfung mit Einwilligung des gesetzlichen Vertreters des Prüfungsteilnehmers.
  - Es handelt sich um eine klinische Prüfung, bei der ein vorheriges Einholen der Einwilligung nicht möglich ist.
- Überprüfung der Zahlungen an Prüfungsteilnehmer

Zusammensetzung der EK

Für die Zusammensetzung einer EK werden folgende Empfehlungen gegeben:

- Mindestens 5 Mitglieder
- Ein Mitglied mit Interessenschwerpunkt außerhalb der Wissenschaft
- Ein von der Institution bzw. vom Prüfzentrum unabhängiges Mitglied

Aufgaben und Tätigkeit der EK

- Es sollte eine Liste der Mitglieder mit ihren Qualifikationen geführt werden.
- Der Prüfer kann Informationen zu der klinischen Prüfung geben, sollte aber nicht an den Beratungen und der Abstimmung teilnehmen.

Verfahrensweisen der EK

Nach ICH-GCP sollten in den schriftlich festgelegten Verfahrensweisen der EK folgende Festlegungen enthalten sein:

- Kein Prüfungsteilnehmer darf ohne vorherige zustimmende Bewertung der EK in eine klinische Prüfung eingeschlossen werden.
- Prüfplanänderungen dürfen nur nach vorheriger schriftlicher Zustimmung durch die EK vorgenommen werden.

Ausnahmen sind:

- Logistische oder verwaltungstechnische Änderungen
- Unmittelbare Gefahr für die Prüfungsteilnehmer

Der Prüfer sollte der EK unverzüglich Bericht erstatten über:

- Prüfplanänderungen, um unmittelbare Gefahr für die Prüfungsteilnehmer abzuwenden
- Prüfplanänderungen, die die Sicherheit der Prüfungsteilnehmer und die Durchführung der klinischen Prüfung gefährden könnten
- Alle schwerwiegenden und unerwarteten Arzneimittelwirkungen
- Neue Informationen, die die Sicherheit der Prüfungsteilnehmer und die Durchführung der klinischen Prüfung gefährden könnten

Anmerkung:

Hier besteht eine Diskrepanz zur praktizierten Verfahrensweise gemäß EU-Verordnung Nr. 536/2014:

- Der Prüfer berichtet ausschließlich an den Sponsor.
- Der Sponsor leitet alle Meldungen über das EU-Portal weiter.

Aufzeichnungen der EK

- Die EK sollte alle relevanten Aufzeichnungen bis mindestens 3 Jahre nach Abschluss der klinischen Prüfung aufbewahren.
- Schriftliche Arbeitsanweisungen und Mitgliederlisten können vom Sponsor, von den Prüfern und von der zuständigen Behörde angefordert werden.

Literatur zum Thema EK siehe [4–6].

2.3.2.2 Verantwortlichkeiten

Von besonderer Bedeutung für das Management von klinischen Studien ist die Kenntnis der Verantwortlichkeiten, die in ICH-GCP dem Sponsor und dem Prüfer zugeordnet werden. Der besseren Übersicht halber werden diese Pflichten stichpunktartig zusammengefasst.

2.3.2.2.1 Verantwortlichkeiten des Sponsors

Bei einer klinischen Prüfung (KP) obliegen dem Sponsor folgende Verantwortlichkeiten:

Risikobasiertes Qualitätsmanagement
(dieser Aspekt wurde im ADDENDUM als Punkt 5.0 neu aufgenommen)

Im ADDENDUM wird gefordert, die Abwicklung von klinischen Prüfungen nach einer einheitlichen Strategie aufzugeben. Stattdessen muss der Tatsache Rechnung getragen werden, dass in den verschiedenen Phasen während der Entwicklung eines Arzneimittels auch unterschiedliche Risiken zu erwarten sind. So hat z. B. eine First-in-Human-Prüfung ein gänzlich anderes Risikoprofil als eine Phase-IV-Prüfung mit zugelassenen Prüfpräparaten.

Für jede klinische Prüfung muss nun ein individualisiertes Qualitätsmanagementsystem eingerichtet werden, das die Qualität einer KP, von der Planung, Durchführung, Datenerhebung, Auswertung und Berichterstattung bis hin zur Archivierung gewährleistet.

Zwar wurde auch schon bisher versucht, mögliche Risiken einer klinischen Prüfung zu minimieren. Der Unterschied zwischen bisherigem und risikobasiertem Ansatz besteht darin, dass das „risikobasierte Qualitätsmanagement" ein systematisches, strukturiertes und dokumentiertes Vorgehen darstellt und die gedankliche Auseinandersetzung mit dem Thema Qualität bereits im Vorfeld einer KP stattfindet.

Beim risikobasierten Qualitätsmanagement sind vom Sponsor folgende Aspekte zu berücksichtigen:

- Implementierung eines Systems, um die Qualität in allen Phasen der klinischen Prüfung zu managen, mit besonderem Augenmerk auf den Schutz der Prüfungsteilnehmer und die Zuverlässigkeit der Prüfungsergebnisse
- Qualitätsmanagement umfasst die Konzeption von folgenden Kriterien:
  - Effiziente Prüfpläne
    In einer risikobasierten Checkliste zum Prüfplan sollten z. B. folgende Punkte abgefragt werden:
    - Prüfdesign ist klar beschrieben
    - Primärer Endpunkt und sekundäre Endpunkte sind angemessen und gerechtfertigt
    - Vergleichstherapie entspricht den Leitlinien
    - Randomisierungsmethode ist eindeutig beschrieben
    - Verblindungsmethode ist eindeutig beschrieben
    - Studienabbruchkriterien sind klar definiert
  - Verfahren für die Datenerfassung und -verarbeitung
  - Sammlung von Informationen, die für Entscheidungsfindungen essenziell sind
- Methoden zur Gewährleistung der klinischen Prüfungsqualität müssen in angemessenem Verhältnis zu den Risiken und der Bedeutung der klinischen Prüfung stehen
- Vermeidung von unnötiger Komplexität und Datenerfassung
- Qualitätsmanagementsystem sollte risikobasiert sein

Im Detail sind vom Sponsor folgende Punkte bezüglich eines risikobasierten Qualitätsmanagements zu beachten:

- Identifizierung von kritischen Prozessen und Daten (5.0.1.)
  Bereits zum Zeitpunkt der Entwicklung des Prüfprotokolls:
  Identifizierung von Prozessen und Daten, die für den Schutz der Prüfungsteilnehmer und die Zuverlässigkeit der Prüfungsergebnisse von entscheidender Bedeutung sind, also z. B. Analyse der Besonderheiten von Prüfplan, Patientenpopulation, Prüfpräparat, teilnehmenden Zentren
- Risikoidentifizierung (5.0.2.)
  Identifizierung von Risiken sowohl auf Systemebene (z. B. SOPs, EDV-gestütz-

te Systeme, Personal) als auch auf der Ebene der klinischen Prüfung (z. B. Design, Datenerfassung, Informed Consent).
Der Sponsor muss sich die Frage stellen: Was könnte schief gehen?

- Risikobewertung (5.0.3.)
  Bewertung der identifizierten Risiken unter Berücksichtigung
  - der Wahrscheinlichkeit des Auftretens von Fehlern
  - der Feststellbarkeit dieser Fehler
  - der Auswirkungen solcher Fehler auf den Schutz der Prüfungsteilnehmer und auf die Zuverlässigkeit der Prüfungsergebnisse
- Risikokontrolle (5.0.4.)
  - Entscheidung darüber, welche Risiken zu reduzieren und/oder welche Risiken zu akzeptieren sind
  - Risikoreduzierung sollte im Verhältnis zur Bedeutung des Risikos stehen
  - Maßnahmen zur Risikominderung können integriert werden in
    - o Prüfplandesign und -implementierung
    - o Monitoring-Pläne
    - o Vereinbarungen zwischen Parteien (z. B. Definition von Rollen und Verantwortlichkeiten)
    - o systematische Schutzmaßnahmen zur Einhaltung von Standardarbeitsanweisungen
    - o Schulungen
    - o Prozesse und Verfahren
  - Festlegung von vordefinierten Qualitätstoleranzgrenzen unter Berücksichtigung der medizinischen und statistischen Merkmale der Variablen sowie des statistischen Designs der klinischen Prüfung
  - Maßnahmen bei Abweichungen von den vorgegebenen Toleranzgrenzen
- Risikokommunikation (5.0.5.)
  - Dokumentation der Qualitätsmanagementaktivitäten
  - Kommunikation über Qualitätsmanagementaktivitäten mit denjenigen, die an solchen Aktivitäten beteiligt oder davon betroffen sind
- Risikoüberprüfung (5.0.6.)
  Überprüfung der Maßnahmen zur Risikokontrolle in regelmäßigen Abständen, um festzustellen, ob die implementierten Maßnahmen des Qualitätsmanagements unter Berücksichtigung neuer Kenntnisse und Erfahrungen weiterhin wirksam und relevant sind.
- Risikoberichterstattung (5.0.7.)
  - Beschreibung des in der klinischen Prüfung implementierten Qualitätsmanagements

- Zusammenfassung von relevanten Abweichungen von den vorgegebenen Qualitätstoleranzgrenzen und von angewandten Abhilfemaßnahmen im klinischen Prüfungsbericht (ICH E3 Punkt 9.6 Datenqualitätssicherung)

Qualitätssicherung und Qualitätskontrolle (ICH-GCP Punkt 5.1)

- Erstellen von schriftlichen SOPs [7]
- Einrichtung und Aufrechterhaltung von Systemen zur Qualitätssicherung und Qualitätskontrolle
- Einholen der Zustimmung aller an der Prüfung Beteiligten, um den direkten Zugang zu Prüfzentren, Originaldaten und Berichten zum Zweck von Monitoring, Audit und Inspektion sicherzustellen
- Schriftliche Vereinbarungen zwischen Sponsor und allen an der Prüfung Beteiligten

Bereits vor ICH-GCP war es Aufgabe des Sponsors, für klinische Prüfungen die Sicherung der Qualität zu gewährleisten. Allerdings waren Form und Umfang nicht beschrieben. Die Guideline legt jedoch explizit zum Punkt Qualitätssicherung fest, dass hierzu auch schriftliche SOPs verfügbar sein müssen. Weiterhin ist der Sponsor dafür verantwortlich, im Rahmen der Originaldatenkontrolle den direkten Zugang zu den Originaldokumenten beim Prüfer (z. B. Patientenkartei, Patientenakte) sicherzustellen. Dies bedeutet aber auch, dass der Prüfungsteilnehmer (Proband bzw. Patient) in der Einverständniserklärung schriftlich seine Zustimmung hierzu geben muss.

Benennung von qualifiziertem Personal (ICH-GCP Punkte 5.3, 5.4, 5.5.1 und 5.5.2)

- Benennung von qualifiziertem Personal für alle Stadien der klinischen Prüfung, d. h. für
  - Beratung bei prüfungsbezogenen medizinischen Fragen oder Problemen
  - Konzeption des Prüfdesigns
  - Erstellen von Prüfplan, CRF etc.
  - Überwachung der Durchführung
  - Datenmanagement
  - Planung und Durchführung der Datenauswertung
  - Erstellen von Abschlussberichten
- Benennung von externen Beratern, falls erforderlich
- Benennung eines unabhängigen Datenüberwachungskomitees zum Zweck der Beratung des Sponsors über Fortführung, Änderung oder Abbruch der klinischen Prüfung

Der Sponsor ist dafür verantwortlich, dass das Prüfungsmanagement (von der Planung bis zur Auswertung) professionell abläuft, da eine klinische Prüfung nur dann ethisch vertretbar ist, wenn die Prüfung zu einem verwertbaren Prüfungsergebnis führt (unabhängig davon, ob dieses Ergebnis für den Sponsor ein positives oder negatives Resultat darstellt). Er muss daher über adäquat qualifiziertes Personal für alle Prüfungsbelange verfügen. Diese Personen müssen nicht notwendigerweise Mitarbeiter des Sponsors sein.

Der Sponsor sollte ggf. ein unabhängiges Datenüberwachungskomitee (Independent Data Monitoring Committee, IDMC) einsetzen, das in Abständen den Fortgang der klinischen Prüfung sowie die Wirksamkeits- und Sicherheitsparameter der Prüfung bewertet und die Empfehlung ausspricht, die Prüfung fortzuführen, zu modifizieren oder abzubrechen.

Delegation von Verpflichtungen an ein Auftragsforschungsinstitut (CRO) (ICH-GCP Punkt 5.2)

Falls der Sponsor prüfungsbezogene Aufgaben an eine CRO delegiert, müssen folgende Punkte beachtet werden:

- Grundsätzlich schriftliche Vereinbarung, welche Aufgaben vom Sponsor an die CRO delegiert werden
- Die Verantwortung für alle nicht ausdrücklich übertragenen Aufgaben liegt beim Sponsor.
- Letztendlich liegt die Verantwortung für die Qualität aller Daten der klinischen Prüfung stets beim Sponsor.
- Verpflichtung der CRO besteht in der Einrichtung und Aufrechterhaltung von Systemen zur Qualitätssicherung und Qualitätskontrolle.

Das ADDENDUM sieht weiterhin folgende Verpflichtung des Sponsors vor (zu 5.2.2):

- Aufsicht über delegierte prüfungsrelevante Aufgaben und Tätigkeiten, einschließlich der Aufgaben und Funktionen, die von dem beauftragten Auftragsforschungsinstitut (CRO) an eine andere Partei delegiert werden.

Auswahl des Prüfers (ICH-GCP Punkt 5.6)

Hierbei hat der Sponsor folgende Verpflichtungen:

- Verantwortung für die Auswahl der Prüfer
- Verantwortung für die Auswahl eines oder mehrerer koordinierender Prüfer oder eines Koordinierungsausschusses
- Bereitstellung von Unterlagen an den Prüfer vor Vertragsabschluss
  - Aktuelle Prüferinformation
  - Prüfplan
- Einholen folgender Zusicherungen des Prüfers:
  - Durchführung der klinischen Prüfung gemäß den geltenden gesetzlichen Bestimmungen, GCP und Prüfplan
  - Befolgen der Anweisungen zur Datenaufzeichnung und Berichterstattung
  - Zulassen von Monitoring, Audit und Inspektionen

- Aufbewahrung aller prüfungsbezogenen essenziellen Dokumente

Zuweisung von Verantwortlichkeiten (ICH-GCP Punkt 5.7)

- Definition aller prüfungsbezogenen Aufgaben und Pflichten des Prüfers

Entschädigung (ICH-GCP Punkt 5.8)

♦ *Entschädigung für den Prüfer (ICH-GCP Punkt 5.8.1)*

Falls es aufgrund der geltenden gesetzlichen Bestimmungen erforderlich ist:

- Abschluss einer Versicherung für den Prüfer zum Schutz des Prüfers gegen rechtliche oder finanzielle Forderungen aus der klinischen Prüfung (außer Schadensforderungen bei ärztlichem Kunstfehler oder Fahrlässigkeit)

Wenn nationale Regularien dies fordern, soll der Sponsor demnach durch eine Versicherung oder durch ein entsprechendes Schreiben an den Prüfer (Letter of Indemnification) dafür Sorge tragen, dass der Prüfer von Haftungsansprüchen im Rahmen der klinischen Prüfung freigestellt wird, es sei denn, er hat grob fahrlässig gehandelt.

♦ *Entschädigung für die Prüfungsteilnehmer (ICH-GCP Punkt 5.8.2)*

- Abschluss einer Versicherung für die Prüfungsteilnehmer
  Hierzu zählt nicht nur die gesetzlich vorgeschriebene Versicherung (§ 40a AMG), sondern auch die besonders von den EK geforderte Wegeunfallversicherung, die für Unfälle des Prüfungsteilnehmers auf dem Weg zum Prüfzentrum aufkommt.

Finanzierung (ICH-GCP Punkt 5.9)

- Schriftliche Vereinbarung zwischen Sponsor und Prüfer (oder der Krankenhausverwaltung) über die finanziellen Gesichtspunkte der klinischen Prüfung

Alle finanziellen Regelungen (Honorar für den Prüfer für Screening, pro Visite, für Spezialuntersuchungen, Honorar für die Study Nurse, Finanzen für Aufwandsentschädigung bzw. Transportkosten der Patienten) sollen zwischen Sponsor und Prüfer schriftlich festgehalten werden.

Zugang zu Dokumenten (ICH-GCP Punkt 5.15)

- Schriftliche Vereinbarung mit dem Prüfer, dass der Prüfer Zugang zu Originaldaten gewährt
- Überprüfung, dass die schriftliche Einwilligung jedes Prüfungsteilnehmers zur Einsichtnahme in die Originaldaten vorliegt

Anzeige/Vorlage bei den zuständigen Behörden (ICH-GCP Punkt 5.10)

Der Sponsor (je nach den gesetzlichen Bestimmungen ggf. auch gemeinsam mit dem Prüfer) ist verantwortlich für

- den Antrag auf Genehmigung einer klinischen Prüfung bei den zuständigen Behörden
- die Anzeige des Beginns der klinischen Prüfung bei den zuständigen Behörden

Anmerkung:

In Deutschland war nach AMG bisher die erforderliche Genehmigung für eine klinische Prüfung vom Sponsor bei der zuständigen Bundesoberbehörde zu beantragen. Der Sponsor musste dabei alle Unterlagen vorlegen, die die Behörde zur Bewertung benötigte. Ebenso war der Sponsor auch verpflichtet, den Beginn und den Abschluss der klinischen Prüfung bei der zuständigen lokalen Behörde und der zuständigen Bundesoberbehörde anzuzeigen.

Diese Verfahren wurden durch die Verordnung (EU) Nr. 536/2014 grundlegend geändert (▶ Kap. 2.5).

Überprüfung durch eine EK (ICH-GCP Punkt 5.11)

Der Sponsor sollte vom Prüfer folgende Informationen bzw. Dokumente erhalten:

- Name und Adresse der für den Prüfer zuständigen EK
- Erklärung der EK, dass Organisation und Arbeitsweise der EK dem AMG und GCP entsprechen
- Zustimmende Bewertung der EK einschließlich der begutachteten Unterlagen
- Bei Ethikvotum mit Auflagen (z. B. erforderliche Änderungen am Prüfplan):
- Kopie der vorgenommenen Änderungen mit Datum des Ethikvotums für die Änderungen
- Falls Rücknahme oder Ruhen des Ethikvotums:
Kopie der jeweiligen Unterlagen mit Datum

Anmerkung:

Das Verfahren der Beantragung eines Votums der EK hat sich durch die Verordnung (EU) Nr. 536/2014 ebenfalls geändert und ist abweichend von GCP geregelt.

Der Sponsor hat, ebenfalls über das EU-Portal, alle Angaben und Unterlagen vorzulegen, die die EK zur Bewertung benötigt.

Problematisch erscheint in ICH-GCP die Forderung, dass der Prüfer dem Sponsor bestätigen soll, dass seine zuständige EK bzgl. Organisation und Arbeitsweise der GCP-Leitlinie entspricht. In § 41b AMG findet sich hierzu die Festlegung, dass die EK gemäß einem Geschäftsverteilungsplan bestimmt wird, worauf der Prüfer natürlich keinen Einfluss hat.

Prüfpräparate (ICH-GCP Punkte 5.12–5.14)

Der Sponsor hat bezüglich der in klinischen Prüfungen eingesetzten Prüfmedikation besonders viele Verpflichtungen zu erfüllen.

♦ *Information zu den Prüfpräparaten (ICH-GCP Punkt 5.12)*

- Vor der ersten Verabreichung des Prüfpräparats am Menschen (First-in-Human-Prüfungen):

Bereitstellung von ausreichenden Daten zur Wirksamkeit und Sicherheit aus präklinischen Studien

- In späteren Phasen der klinischen Entwicklung:
  Aktualisierung der Daten vor Beginn einer neuen klinischen Prüfung

♦ *Herstellung, Verpackung, Kennzeichnung, Codierung von Prüfpräparaten (ICH-GCP Punkt 5.13)*

- Herstellung der Prüfpräparate gemäß GMP
  Es werden zu Recht hohe Anforderungen an die Qualität der Prüfmedikation gestellt. Daher müssen gemäß GMP bestimmte bauliche Voraussetzungen gegeben sein, zudem ist ein hoher Dokumentationsaufwand erforderlich. Die Forderung von ICH-GCP nach Guter Herstellungspraxis ist für manche Produktionseinheiten problematisch und zumindest in Teilbereichen nicht zu erfüllen. Dennoch ist der Sponsor verpflichtet, nur Prüfmuster zu verwenden, die dem GMP-Standard entsprechen und einen Lohnhersteller nach diesem Kriterium auszuwählen, falls die Prüfmuster nicht beim Sponsor selbst nach GMP produziert werden können.
- Adäquate Verpackung zur Vermeidung von
  - Kontamination
  - Qualitätseinbußen
- Kennzeichnung der Prüfpräparate gemäß AMG
- Bei Verblindung
  - Entsprechende Codierung des Prüfpräparats
  - Sicherstellung einer raschen Identifizierung bei einem medizinischen Notfall
  - Vermeidung einer unbemerkten Entblindung
- Information aller an der klinischen Prüfung Beteiligten über
  - Lagerbedingungen der Prüfpräparate
    - o Lagertemperatur
    - o Schutzmaßnahmen, z. B. Schutz vor Lichteinwirkung
    - o Lagerzeiten
  - Verfahrensanweisungen für
    - o die Handhabung von Trockensubstanzen (Rekonstitution)
    - o Infusionsvorrichtungen
- Vor Verwendung einer neuen Formulierung von Prüf- oder Vergleichspräparaten in einer klinischen Prüfung:
  Durchführung von Untersuchungen zur Beurteilung folgender Eigenschaften des neuen Präparats:
  - Stabilität

- Freisetzungsrate
- Bioverfügbarkeit

Lieferung und Handhabung von Prüfpräparaten (ICH-GCP Punkt 5.14)

- Verantwortung des Sponsors für die korrekte Lieferung der Prüfpräparate an den Prüfer
- Lieferung der Prüfpräparate an den Prüfer erst bei Vorliegen aller erforderlichen Unterlagen (5.14.2)
  Die Prüfmedikation darf erst dann an das Prüfzentrum ausgeliefert werden, wenn die Genehmigung der Behörde sowie das positive Votum der EK für die Prüfung bzw. für die teilnehmenden Prüfer vorliegt. In Deutschland ist es Aufgabe des Vertriebsleiters bzw. der Qualified Person, zu gewährleisten, dass die Prüfmedikation nicht vorzeitig in den Verkehr gebracht wird.
- Rechtzeitige Lieferung der Prüfpräparate
- Schriftliche Information des Prüfers über die Prüfpräparate
- Dokumentation über Versand der Prüfpräparate
- Einrichtung eines Systems zum Rückruf von Prüfpräparaten und Dokumentation des Rückrufs bei
  - Abschluss der klinischen Prüfung
  - Überschreitung des Verfalldatums
  - Rückruf eines mangelhaften Produkts
- Einrichtung eines Systems zur Vernichtung ungebrauchter Prüfpräparate und Dokumentation der Vernichtung
- Sicherstellung der Stabilität der Prüfpräparate während des Verwendungszeitraums
- Bereitstellung einer ausreichenden Menge von Rückstellmustern

Arzneimittelsicherheit (Sicherheit der Prüfpräparate, unerwünschte Arzneimittelwirkungen) (ICH-GCP Punkte 5.16 und 5.17)

Bezüglich der Arzneimittelsicherheit übernimmt der Sponsor die Verantwortung für:

- Kontinuierliche Bewertung der Sicherheit der Prüfpräparate
- Unverzügliche Information an die zuständigen Behörden, die EK und alle an der klinischen Prüfung beteiligten Prüfer über Beeinträchtigungen der Sicherheit der Prüfungsteilnehmer
- Unverzügliche Benachrichtigung der zuständigen Behörden, der EK und aller beteiligten Prüfer über zugleich schwerwiegende und unerwartete unerwünschte Arzneimittelwirkungen
- Unverzügliche Meldung von schwerwiegenden unerwünschten Arzneimittelwirkungen gemäß ICH-Guideline for clinical safety data management: definitions and standards for expedited reporting [7]

- Vorlage von periodischen Berichten zur Sicherheit bei den zuständigen Behörden gemäß den gesetzlichen Bestimmungen (s. auch ▶ Kap. 3)

Monitoring (ICH-GCP Punkt 5.18)

Der Monitor als Bindeglied für die Kommunikation zwischen Sponsor und Prüfer findet als einziger Mitarbeiter des Sponsors oder einer CRO in ICH-GCP Erwähnung, wohingegen er im AMG nicht speziell erwähnt wird.

Zweck des Monitorings (ICH-GCP Punkt 5.18.1) ist es, zu gewährleisten, dass

- die Rechte und das Wohl der Prüfungsteilnehmer geschützt werden
- die berichteten Prüfdaten korrekt, vollständig und nachprüfbar sind
- die Durchführung der klinischen Prüfung in Übereinstimmung mit Prüfplan, GCP und den gesetzlichen Bestimmungen (in Deutschland AMG) erfolgt

Im Einzelnen hat der Sponsor folgende Verpflichtungen:

- Auswahl der Monitore nach bestimmten Kriterien (z. B. Ausbildung, Kenntnisse)
- Dokumentation der Qualifikation der Monitore
- Festlegung der Art des Monitorings (z. B. Monitoring vor Ort, zentrales Monitoring, Kombination aus Vor-Ort- und zentralem Monitoring, Prüfertreffen, Schulungen der Prüfgruppe im Zentrum)
- Festlegung des Umfangs des Monitorings (abhängig von Zielsetzung und Komplexität der klinischen Prüfung)

ADDENDUM (zu 5.18.3)

- Der Sponsor sollte ein systematisches, Prioritäten setzendes, risikoorientiertes Vorgehen bezüglich des Monitorings klinischer Prüfungen entwickeln.
- Für den Sponsor ergeben sich im Hinblick auf das Monitoring Verpflichtungen, die in einem Monitoring-Plan hinterlegt sind.
- Der Sponsor sollte die Auswahl der Monitoringstrategie (z. B. im Monitoringplan) begründen können.
  - Vor-Ort-Monitoring
    Vor-Ort-Monitoring wird an den Zentren durchgeführt, an denen die klinische Prüfung stattfindet.
  - Zentrales Monitoring
    Zentrales Monitoring ist eine Fernauswertung von akkumulierenden Daten, die in angemessenen Fristen durchgeführt und durch entsprechend qualifizierte und geschulte Personen (z. B. Datenmanager, Biostatistiker) unterstützt wird.
    Vorteile des zentralen Monitorings:
    - o Zusätzliches Monitoringpotenzial zur Ergänzung des Vor-Ort-Monitorings
    - o Reduktion von Ausmaß bzw. Häufigkeit des Vor-Ort-Monitorings

    - Unterscheidung von zuverlässigen von potenziell unzuverlässigen Daten
    - Identifizierung von fehlenden Daten, inkonsistenten Daten, Datenausreißern, unerwartetes Fehlen von Variabilität und Prüfplanabweichungen
    - Untersuchung von Datentrends, wie Reichweite, Konsistenz und Variabilität der Daten innerhalb eines Prüfzentrums und über alle Prüfzentren
    - Bewertung von systematischen oder signifikanten Fehlern bei der Datenerfassung und -berichterstattung an einem Prüfzentrum oder über alle Prüfzentren, von potenzieller Datenmanipulation oder von Datenintegritätsproblemen
    - Analyse von Prüfzentrumsmerkmalen und Messgrößen zur Beurteilung der Leistung des Prüfzentrums
    - Auswahl von Prüfzentren bzw. Prozessen für ein gezieltes Vor-Ort-Monitoring

ADDENDUM (5.18.7 Monitoring Plan)

- Bei Entwicklung des Monitoring-Plans Beachtung
  - des spezifischen Schutzes der Prüfungsteilnehmer
  - der spezifischen Datenintegritätsrisiken der klinischen Prüfung
- Im Monitoring-Plan Beschreibung von
  - Monitoringstrategie
  - Monitoringaufgaben aller beteiligten Parteien
  - Gründe für die Verwendung bestimmter Monitoringmethoden
  - Überwachung kritischer Daten und Prozesse
- Im Monitoring-Plan Verweis auf geltende Praktiken und Verfahren
- Im Monitoring-Plan besonderer Hinweis auf Verfahren, die keine routinemäßige klinische Praxis sind und daher zusätzliche Schulungen erfordern
- Vorgaben des Sponsors in Form von schriftlichen SOPs für die folgenden Aufgaben des Monitors:
  - Überprüfung des Prüfers:
    - Ausreichende Qualifikation (Nachweis durch Curriculum vitae, CV)
    - Angemessene Ressourcen
  - Überprüfung der Voraussetzungen für die Durchführung der klinischen Prüfung:
    - Vorhandensein aller schriftlichen Prüfungsunterlagen beim Prüfer
    - ausreichender Informationsstand des Prüfers und seiner Mitarbeiter über die klinische Prüfung

  - o Keine Delegation von Aufgaben an nicht autorisierte Personen (Auflistung aller an der KP beteiligten Personen in der Authorisation List)
- Überprüfung der korrekten Durchführung der klinischen Prüfung:
  - o Vorhandensein der schriftlichen Einverständniserklärung jedes Prüfungsteilnehmers vor Einschluss in die klinische Prüfung
  - o Einhaltung von Prüfplan und Amendment
  - o Adäquate Rekrutierungsrate
  - o Korrekte Dokumentation in den Originalunterlagen
  - o Korrekte Einträge in den Prüfungsaufzeichnungen (CRF)
  - o Übereinstimmung der Einträge in Originalunterlagen und Prüfungsaufzeichnungen (Source Data Verification, SDV)
  - o Einleitung von Maßnahmen bei nicht korrekter Dokumentation
  - o Überprüfung der korrekten und zeitgerechten Meldung von unerwünschten Ereignissen
  - o Überprüfung der korrekten Ablage und Aufbewahrung aller Studiendokumente
  - o Vermeidung von Abweichungen von den geltenden Bestimmungen (AMG, GCP, SOP, Prüfplan) durch entsprechende Maßnahmen
- Monitoringaktivitäten in Zusammenhang mit der Prüfmedikation, wie Überprüfung
  - o einer ausreichenden Lieferung für die Dauer der Prüfung
  - o einer ausreichend langen Haltbarkeit
  - o der Einhaltung der Lagerbedingungen
  - o der adäquaten Ausgabe der Prüfpräparate
  - o der Information der Prüfungsteilnehmer durch den Prüfer hinsichtlich der Prüfpräparate
  - o der Dokumentation der korrekten Handhabung der Prüfpräparate durch den Prüfer
- Erstellung eines schriftlichen Monitorberichts nach jedem Kontakt mit dem Prüfer

ADDENDUM (zu 5.18.6: Monitoring Report)

- Vorlage von Berichten über das Vor-Ort- und/oder das zentrale Monitoring an den Sponsor (einschließlich an die entsprechenden Management- und Personalverantwortlichen für die klinische Prüfung und das Monitoring) zeitnah zur Überprüfung und Nachverfolgung.
  Die Ergebnisse der Monitoringmaßnahmen müssen hinreichend dokumentiert werden, um eine Überprüfung der Einhaltung des Monitoringplans zu ermöglichen.

- Vorlage von Berichten über zentrale Monitoringaktivitäten regelmäßig, unabhängig von Prüfzentrumsbesuchen

Zusammenfassend lassen sich die wesentlichen Forderungen von ICH-GCP an ein gutes Monitoring wie folgt formulieren:

- Der Monitor muss eine adäquate Qualifikation haben.
- Er muss sowohl mit den allgemeingültigen Regularien als auch mit den individuellen Gegebenheiten der speziellen klinischen Prüfung umfassend vertraut sein.
- Der Monitor als Repräsentant des Sponsors übernimmt durch seine Aktivitäten wesentliche Verantwortlichkeiten des Sponsors bei einer klinischen Prüfung. Gleichzeitig unterstützt der Monitor den Prüfer in der Erfüllung der Pflichten, die der Prüfer wahrnehmen muss.
- Der erfolgreiche Monitor ist in der Lage, eine gute Balance zwischen Kontrolle und Kooperation zu finden.

Die praktische Umsetzung der in ICH-GCP gestellten Anforderungen findet sich ausführlich dargestellt in ▶ Kap. 5.

Audit (ICH-GCP Punkt 5.19)

Bei Audits ist der Sponsor wie folgt involviert:

- Der Sponsor trägt die Verantwortung für die Auswahl von studienunabhängigen Personen für die Durchführung von Audits.
- Kriterien für die Auswahl von Auditoren sind:
  - Angemessene Ausbildung
  - Erfahrung
- Die Durchführung eines Audits erfolgt gemäß schriftlichen Anweisungen des Sponsors in Bezug auf
  - Häufigkeit
  - Form
  - Inhalt von Audits
- Der Auditplan des Sponsors ist abhängig von:
  - Bedeutung der klinischen Prüfung bez. der Einreichung bei den Zulassungsbehörden
  - Zielsetzung der klinischen Prüfung
  - Design
  - Komplexität
  - Anzahl der Prüfungsteilnehmer
  - Risikopotenzial
  - Bekannt gewordenen Schwierigkeiten
- Die Beobachtungen des Auditors werden in einem Audit-Bericht dokumentiert.

- Der Sponsor sollte ein Audit-Zertifikat zur Verfügung stellen.

Maßnahmen bei mangelnder Compliance (ICH-GCP Punkt 5.20)

Der Sponsor muss bei mangelnder Compliance eingreifen.

- Bei Regelverletzungen durch Mitarbeiter des Sponsors oder Prüfers:
  - Durchführung von Maßnahmen, um die Einhaltung der Regelungen sicherzustellen
- Bei schwerwiegenden oder andauernden Regelverletzungen durch einen Prüfer:
  - Beendigung der Teilnahme des Prüfers an der klinischen Prüfung
  - Benachrichtigung der zuständigen Behörden

ADDENDUM (5.20.1)

- Bei Entdeckung einer Non-Compliance, die das Schutzniveau für die Prüfungsteilnehmer oder die Zuverlässigkeit der Prüfungsergebnisse signifikant beeinflusst:
  - Durchführung einer Ursachenanalyse
  - Implementierung von Korrektur- und Präventionsmaßnahmen

Vorzeitige Beendigung oder Unterbrechung einer klinischen Prüfung (ICH-GCP Punkt 5.21)

- Die Benachrichtigung über eine vorzeitige Beendigung oder Unterbrechung einer klinischen Prüfung muss unter Angabe von Gründen an folgende Stellen erfolgen:
  - Prüfer
  - Zuständige Behörden
  - EK

Korrekter Umgang mit Daten (ICH-GCP Punkt 5.5)

Bei Einsatz von EDV-Systemen zur elektronischen Datenverarbeitung und/oder zur elektronischen Fernübertragung (Remote Data Entry) muss der Sponsor folgende Anforderungen beachten:

- Bereitstellung von SOPs für den Einsatz von EDV-Systemen

ADDENDUM (zu 5.5.3)

- Die SOPs sollten Systemeinrichtung, -installation und -verwendung umfassen.
- Die SOPs sollten im Einzelnen beschreiben:
  - Systemvalidierung
  - Funktionsüberprüfung
  - Datenerfassung
  - Datenverarbeitung
  - Systemwartung

- Systemsicherheitsmaßnahmen
- Kontrolle von Veränderungen
- Datensicherung
- Systemwiederherstellung
- Planung für Notfälle
- Stilllegung

- Klare Verantwortlichkeiten des Sponsors, der Prüfer und anderer Parteien hinsichtlich der Verwendung von computergestützten Systemen
- Ausbildung der Benutzer von computergestützten Systemen in ihrer Verwendung
- Validierung basierend auf einer Risikobewertung, die folgende Aspekte berücksichtigt:
  - Die beabsichtigte Nutzung des Systems
  - Das Potenzial des Systems, den Schutz der Prüfungsteilnehmer und die Zuverlässigkeit der Ergebnisse zu beeinflussen
- Sicherstellung der Unversehrtheit der Daten
  Besonders wichtig bei Änderungen an den EDV-Systemen, wie z. B.
  - Software-Upgrades
  - Migration von Daten
- Validierung der Systeme
- Führung eines Daten- bzw. Audit-Trails
  (Welche Änderungen wurden von wem, wann und warum durchgeführt?)
- Führen einer Liste der autorisierten Personen
- Bereitstellung eines Sicherheitssystems zur Vermeidung von unbefugtem Zugriff
- Sicherung der Originaldaten bei Datentransformation
  (Es muss ein Vergleich der Originaldaten mit den verarbeiteten Daten möglich sein.)
- Absicherung der Verblindung auch während der Dateneingabe und Datenverarbeitung
- Verwendung eines eindeutigen Codes zur Identifizierung der Studienteilnehmer

Diese Anforderungen dienen dem Ziel, Daten korrekt einzugeben und eine missbräuchliche Dateneingabe oder unerlaubte Datenänderungen zu verhindern.

Studienberichte (ICH-GCP Punkt 5.22)

- Der Sponsor ist verantwortlich für die Erstellung von Prüfungsberichten und Vorlage bei den Zulassungsbehörden für
  - abgeschlossene klinische Prüfungen
  - vorzeitig beendete klinische Prüfungen

- Der Sponsor muss gewährleisten, dass die Prüfberichte dem Standard der ICH-Guideline Structure and Content of Clinical Study Reports entsprechen.

Aufbewahrung von Unterlagen (ICH-GCP Punkte 5.5.6–5.5.11)

- Die Aufbewahrung von sponsorspezifischen essenziellen Dokumenten über die klinische Prüfung muss gemäß den geltenden gesetzlichen Bestimmungen der Länder erfolgen, in denen das Produkt zugelassen ist oder in denen die Zulassung beantragt werden soll.
- Für die Zulassung in einer ICH-Region gilt eine Aufbewahrungsfrist für sponsorspezifische essenzielle Dokumente von mindestens 2 Jahren nach der letzten Genehmigung eines Zulassungsantrags.
- Falls die klinische Entwicklung eines Prüfpräparats eingestellt wird:
  - Aufbewahrung der sponsorspezifischen essenziellen Dokumente bis mindestens 2 Jahre nach der formellen Einstellung
  - Information über die Einstellung der klinischen Entwicklung an alle Prüfer und zuständigen Behörden
- Falls Übertragung der Eigentumsrechte an den Daten:
  - Meldung an die zuständigen Behörden
- Schriftliche Information an die Prüfer bezüglich Aufbewahrung der essenziellen Dokumente:
  - Aufbewahrungspflicht des Prüfers
  - Information an den Prüfer durch den Sponsor, wenn essenzielle Dokumente nicht mehr benötigt werden

Anmerkung:

In der Verordnung (EU) Nr. 536/2014 wurde auch die Archivierungsfrist neu geregelt: Sowohl Sponsor als auch Prüfer müssen den Inhalt ihres Master File nach Beendigung der KP mindestens 25 Jahre aufbewahren.

Vorgehen bei Multizenterprüfungen (5.23)

- Der Sponsor muss sicherstellen, dass sich alle Prüfer strikt an den von der EK zustimmend bewerteten und bei den Behörden eingereichten Prüfplan halten.
- Die CRF müssen so konzipiert sein, dass eine Erfassung der benötigten Daten an allen Prüfzentren der Multizenterprüfung möglich ist.
- Lieferung von Zusatzprüfbogen für Prüfer, die zusätzliche Daten erfassen
- Dokumentation der Verantwortlichkeiten
  - des/der koordinierenden Prüfer(s)
  - der weiteren an der Prüfung beteiligten Prüfer
- Anweisungen für die Prüfer hinsichtlich
  - Einhaltung des Prüfplans
  - einheitlicher Standards für

- o die Bewertung von klinischen Befunden
- o die Bewertung von Laborbefunden
- o das Ausfüllen des CRF

- Unterstützung der Kommunikation zwischen den Prüfern

2.3.2.2.2 Verantwortlichkeiten des Prüfers

Nach ICH-GCP werden an den Prüfer folgende Anforderungen gestellt:

Qualifikation des Prüfers (ICH-GCP Punkt 4.1)

Um die Verantwortung für die Durchführung einer klinischen Prüfung übernehmen zu können, muss der Prüfer folgende Nachweise erbringen bzw. Sachverhalte bestätigen:

- Qualifikation durch Aus- und Weiterbildung und berufliche Erfahrung
  Es wird in ICH-GCP Punkt 4.1 nicht speziell darauf hingewiesen, dass der „Prüfer" ein Arzt sein muss. Dieser Hinweis findet sich erst im Kapitel „Medizinische Versorgung der Prüfungsteilnehmer" (ICH-GCP Punkt 4.3).
  Die Verordnung (EU) Nr. 536/2014 fordert im Hinblick auf die Qualifikation des Prüfers (Anhang I Nr. 65):
  - Aus- oder Weiterbildung in Bezug auf GCP
  - Erfahrungen mit KP
  - Erfahrungen in der Patientenbetreuung
  - Der Prüfer ist ein Arzt oder eine Person, die einen Beruf ausübt, durch den sie aufgrund von hierfür erforderlichen wissenschaftlichen Kenntnissen und Erfahrung in der Patientenbetreuung qualifiziert ist (Art. 49)
- Nachweis der Qualifikation durch einen aktuellen beruflichen Lebenslauf (CV)
- Kenntnis von:
  - Gesetzlichen Bestimmungen (AMG)
  - GCP
    Zum Nachweis dieser Kenntnisse dient das Zertifikat über die Teilnahme des Prüfers an einer entsprechenden Fortbildung. Die Bundesärztekammer hat in Zusammenarbeit mit dem Arbeitskreis Medizinischer Ethik-Kommissionen in der Bundesrepublik Deutschland e. V. (AKEK) zur Konkretisierung der erforderlichen Qualifikation ein Curriculum entwickelt, das seit Oktober 2016 die Grundlage für die Anerkennung einzelner Fortbildungsmaßnahmen darstellt [8].
  - Prüfplan, Prüferinformation bzw. Fach- und Gebrauchsinformation zu der Prüfmedikation
- Zustimmung zu
  - Monitoring und Audit durch den Sponsor
  - Inspektionen durch Behörden

Angemessene Ressourcen des Prüfers (ICH-GCP Punkt 4.2)

Zu den erforderlichen Ressourcen des Prüfers zählen:

- Angemessene Räumlichkeiten für die Dauer der klinischen Prüfung
- Entsprechende Einrichtung zur ordnungsgemäßen und sicheren Durchführung der Prüfung
- Qualifiziertes und gut instruiertes Personal (Information aller Mitarbeiter über Aufgaben und Pflichten während der Prüfung)
  Bezüglich des Personals sieht das ADDENDUM folgende Ergänzung vor:
  - Überprüfung der Qualifikation von Personen oder einer Gruppe, die prüfungsrelevante Aufgaben durchführen, durch den Prüfer (4.2.6)
  - Überwachung jeder Person oder Gruppe, an die prüfungsrelevante Aufgaben und Funktionen delegiert werden, durch den Prüfer (4.2.5)
  - Implementierung von Verfahren, um den korrekten Ablauf der durchgeführten prüfungsrelevanten Aufgaben und Funktionen sowie die Integrität der generierten Daten sicherzustellen, durch den Prüfer (4.2.6)
- Ausreichend Zeit
  Während der Nachweis von geeigneten Räumlichkeiten, Gerätschaften und Personal objektiv geführt werden kann und auch Kenntnisse über die Prüfmedikation leicht zu vermitteln sind, stellt das Kriterium „ausreichend Zeit des Prüfers für die klinische Prüfung" bei den meisten KP ein Problem dar, da man sich hier auf die subjektiven Angaben des Prüfers verlassen muss und dieser den zeitlichen Aufwand einer klinischen Prüfung oft unterschätzt.
- Detaillierte Kenntnisse über die Prüfmedikation
- Adäquate Rekrutierungsquote
  Während bei vielen Problemen der Monitor noch unterstützend eingreifen kann, ist eine zu geringe Rekrutierungsquote durch Monitoringmaßnahmen nicht zu beheben. Vielen Prüfern ist nicht bewusst, dass selbst bei ausreichenden Patientenzahlen in der Patientendatei der Anteil der nach Ende der Prüfung als auswertbar geltenden Patienten sehr gering ist. Daher empfiehlt es sich dringend, bei jedem potenziellen Prüfer eine Machbarkeit (Feasibility) der klinischen Prüfung nach folgenden Kriterien abzufragen:
  - Anzahl der Patienten mit der betreffenden Indikation im Patientenpool
  - Anzahl der medizinisch geeigneten Patienten
    (Erfüllung der Ein- und Ausschlusskriterien)
  - Anzahl der hinsichtlich der Persönlichkeit geeigneten Patienten
    (Intelligenz, Zuverlässigkeit, zeitliche Verfügbarkeit)
  - Anzahl der Patienten, die einwilligen
  - Anzahl der Patienten mit Ausschlusskriterien beim Screening
    (Screening Failures)
  - Rate der Patienten, die während der klinischen Prüfung ausscheiden (Dropouts)

Medizinische Versorgung der Prüfungsteilnehmer (ICH-GCP Punkt 4.3)

Die medizinische Verantwortung des Prüfers für den Prüfungsteilnehmer umfasst folgende Punkte:

- Verantwortung des Prüfers für alle prüfungsbezogenen ärztlichen Entscheidungen
- Angemessene medizinische Versorgung der Prüfungsteilnehmer während und nach der Prüfung
- Bei Auftreten von schwerwiegenden unerwünschten Ereignissen Einleiten der zum Schutz der Teilnehmer erforderlichen Maßnahmen

  Bei Erstanwendungen am Menschen und bei klinischen Prüfungen, bei denen mit einem gehäuften Auftreten von schweren Arzneimittelreaktionen zu rechnen ist, muss für den Notfall eine funktionierende Wiederbelebungsausrüstung unmittelbar zur Verfügung stehen. Bei First-In-Human-Prüfungen mit High-Risk-Substanzen [9] gelten spezielle Vorsichtsmaßnahmen (z. B. unmittelbarer Zugang zu einer Intensivstation)
- Klinisch relevante außerhalb des Normbereichs liegende Laborwerte oder klinische Befunde müssen auch nach Beendigung der Prüfung bis zur Normalisierung verfolgt werden (falls sie nicht durch Begleiterkrankungen zweifelsfrei erklärbar sind).
- Information des Hausarztes über Prüfungsteilnahme eines Patienten, falls dieser mit der Benachrichtigung einverstanden ist
- Angemessene Befragung des Prüfungsteilnehmers über Gründe für einen vorzeitigen Rücktritt von der klinischen Prüfung

Kommunikation mit der EK (ICH-GCP Punkt 4.4)

ICH-GCP sieht vor, dass der Prüfer sowohl vor als auch während einer klinischen Prüfung mit der EK kommuniziert.

Vor Beginn der klinischen Prüfung:

- Bereitstellung einer aktualisierten Version der Prüferbroschüre/Prüferinformation
- Einholen einer zustimmenden Bewertung der EK zu der geplanten Prüfung und zu den Prüfungsunterlagen

Während der klinischen Prüfung:

- Vorlage aller neu zu überprüfenden Unterlagen, z. B. Prüfplanänderungen

Anmerkung:

In der Verordnung (EU) Nr. 536/2014 ist die Kommunikation mit der EK allerdings unterschiedlich zu ICH-GCP geregelt. Nach Art. 5 Abs. 1 wird der Antrag auf zustimmende Bewertung der EK vom Sponsor über das EU-Portal gestellt, indem der Sponsor durch Einreichung eines Antragsdossiers auch alle Unterlagen vorzulegen hat, die die EK zur Bewertung benötigt. Daher ist der Sponsor auch für die Vorlage einer aktuellen Version der Prüferbroschüre/Prüferinformation verantwortlich.

Einhaltung des Prüfplans (ICH-GCP Punkt 4.5)

Unstrittig ist, dass der Prüfer für die Einhaltung des Prüfplans verantwortlich zeichnet:

- Durchführung der Prüfung gemäß des von der EK zustimmend bewerteten Prüfplans
- Unterzeichnung des Prüfplans
- Keine Änderung des Prüfplans ohne erneute Überprüfung der Änderung durch die EK (außer bei unmittelbarer Gefahr für den Prüfungsteilnehmer)
- Dokumentation jeder Abweichung vom Prüfplan

Anmerkung:

Probleme entstehen dann, wenn dem Prüfer nicht bewusst ist, dass Änderungen des Prüfplans, die von ihm für notwendig erachtet werden, nicht einfach umgesetzt werden dürfen, sondern erst eine erneute Überprüfung dieser Änderungen durch die EK vorgeschrieben ist (es sei denn, die Sicherheit des Patienten ist unmittelbar gefährdet). Bei Änderungen muss zunächst entschieden werden, ob es sich um eine essenzielle Änderung (Substantial Amendment) oder eine nur unbedeutende Klarstellung (Administrative Change) handelt. Auf alle Fälle müssen die Änderungen des Prüfplans, die vom Prüfer ausgehen, zunächst mit dem Sponsor bzw. der CRO besprochen und schriftlich formuliert werden. Ein Substantial Amendment ist der EK (und den Behörden) vom Sponsor über das EU-Portal zur Genehmigung vorzulegen, ehe es am Prüfzentrum implementiert werden kann (Kap. III, Art. 16).

Korrekter Umgang mit den Prüfpräparaten (ICH-GCP Punkt 4.6)

Beim Umgang mit der Prüfmedikation hat der Prüfer Folgendes zu beachten:

- Der Prüfer trägt die Verantwortung für die Prüfpräparate, sobald sie im Prüfzentrum sind.
- Eine Delegation der Verantwortung an einen Apotheker ist möglich.
- Der Prüfer muss Aufzeichnungen führen über
  - Lieferung der Prüfpräparate an das Prüfzentrum
  - Bestand der Prüfpräparate
  - Abgabe der Prüfpräparate an die Prüfungsteilnehmer
  - Rückgabe bzw. Entsorgung von unbenutzten Prüfpräparaten

  Alle Aufzeichnungen müssen mit Angabe von Datum, Chargenbezeichnung, Menge, vorgeschriebener Dosierung erfolgen.
- Adäquate Lagerung der Prüfpräparate
- Verwendung der Prüfpräparate nur gemäß genehmigtem Prüfplan
- Compliance-Kontrolle der Einnahme

Die Herstellung der Prüfmedikation liegt im Verantwortungsbereich des Sponsors. Sobald die Prüfmedikation sich jedoch im Prüfzentrum befindet, geht die Verantwortung auf den Prüfer über, der dann für die korrekte Lagerung, Anwendung und die Dokumentation der Bilanz (Drug Accountability) zuständig ist. Diese Verantwortung kann auch an eine Apotheke übertragen werden.

Einwilligungserklärung der Prüfungsteilnehmer (ICH-GCP Punkt 4.8)

ICH-GCP sieht vor, dass der Prüfer oder eine von ihm bestimmte Person die Aufklärung durchführen kann.

Anmerkung:

In Deutschland ist in § 40b Abs. 2 AMG und in § 8 Musterberufsordnung vorgeschrieben, dass die Einwilligung des Patienten zu einer Behandlung grundsätzlich durch einen Arzt im persönlichen Gespräch erfolgen muss. Das Einholen der Einwilligung des Prüfungsteilnehmers nach vorheriger Information (Informed Consent) ist demnach eine ärztliche Tätigkeit, die nicht an das nicht ärztliche Personal delegiert werden darf. Zudem legen EK großen Wert auf die Feststellung, dass nur explizit für eine klinische Prüfung gemeldete Ärzte (Prüfer und Stellvertreter), deren Qualifikation von der EK geprüft wurde und für die ein positives Votum erteilt wurde, oder vom Prüfer hierzu speziell autorisierte ärztliche Mitglieder der Prüfgruppe, die Aufklärung und Unterzeichnung des Informed-Consent-Formulars vornehmen dürfen.

Beim Informed Consent müssen folgende Details beachtet werden:

- Aufklärung und Einholen der Einwilligung der Prüfungsteilnehmer gemäß
  - gesetzlichen Bestimmungen (AMG)
  - GCP
  - Deklaration von Helsinki
- Schriftliche zustimmende Bewertung der EK muss vorliegen für
  - Informationsblatt für Prüfungsteilnehmer
  - Formblatt zur schriftlichen Einverständniserklärung
- Überarbeitung dieser Dokumente ist erforderlich, falls wichtige neue Informationen bekannt werden
- Erneute schriftliche zustimmende Bewertung der EK muss eingeholt werden für
  - überarbeitetes Informationsblatt für Prüfungsteilnehmer
  - überarbeitetes Formblatt zur schriftlichen Einverständniserklärung
- Rechtzeitige Information der Prüfungsteilnehmer über wichtige neue Erkenntnisse
- Schriftliche Dokumentation über die Information der Prüfungsteilnehmer
- Keine Beeinflussung der Prüfungsteilnehmer hinsichtlich Teilnahme an der klinischen Prüfung
- Information des Prüfungsteilnehmers (oder seines gesetzlichen Vertreters) über alle relevanten Gesichtspunkte der klinischen Prüfung
- Vermeidung von Fachausdrücken in der mündlichen und schriftlichen Information der Prüfungsteilnehmer

- Einräumen von genügend Bedenkzeit
  Eine genaue Zeitangabe ist allerdings weder in ICH-GCP, im AMG, noch in der EU-Verordnung spezifiziert. Manche EKs halten mittlerweile eine Frist von 24 Stunden für adäquat. Falls noch am Tag der Einwilligung prüfungsspezifische Aktivitäten durchgeführt werden, ist die Angabe der genauen Uhrzeit für die Aufklärung und für den Beginn der Prüfungshandlungen empfehlenswert.
- Gelegenheit für Fragen zu Details der klinischen Prüfung
- Freie Entscheidung des Prüfungsteilnehmers für oder gegen eine Teilnahme
- Unterzeichnung der schriftlichen Einverständniserklärung durch den Prüfungsteilnehmer (oder seinen gesetzlichen Vertreter) und den aufklärenden Prüfer, jeweils mit Datum
- Aushändigen der schriftlichen Probanden-/Patienteninformation und der schriftlichen Einverständniserklärung an den Prüfungsteilnehmer
- Bei Analphabeten:
  Mündliches Einverständnis des Prüfungsteilnehmers und Unterzeichnung der schriftlichen Einverständniserklärung durch einen unparteiischen Zeugen.
  Anmerkung:
  Dies gilt auch für Prüfungsteilnehmer, die krankheitsbedingt nicht schreiben können (z. B. Lähmung, Knochenbruch beider Hände).
- Bei Minderjährigen oder Studienteilnehmern, die nur mit Einwilligung des gesetzlichen Vertreters eingeschlossen werden können:
  Information gemäß der Auffassungsgabe des Prüfungsteilnehmers und, falls möglich, eigenhändige schriftliche Einverständniserklärung mit Datum
- Durchführung von nicht therapeutischen klinischen Prüfungen:
  - I. d. R. nur an Prüfungsteilnehmern, die die schriftliche Einverständniserklärung eigenhändig unterschreiben und datieren können
  - Ausnahmsweise auch unter bestimmten Voraussetzungen mit Einwilligung des gesetzlichen Vertreters möglich (z. B. bei geringen Risiken für die Prüfungsteilnehmer)
- In Notfällen (Einwilligung des Prüfungsteilnehmers nicht möglich):
  - Einwilligung des gesetzlichen Vertreters
  - Vorgesehene Maßnahmen für Einschluss der Prüfungsteilnehmer im Prüfplan beschrieben + zustimmende Bewertung der EK für dieses Vorgehen
  - Nachträgliche Einwilligung des gesetzlichen Vertreters

Die Einverständniserklärung ist als sehr sensibles Dokument im Rahmen klinischer Prüfungen zu betrachten. Auch die ICH-GCP-Leitlinie misst ihr die entsprechende Bedeutung zu. Wichtige Hinweise in der Leitlinie beziehen sich auf die Tatsache, dass die schriftliche Patienteninformation aktualisiert werden muss, wenn aus neuen präklinischen oder klinischen Untersuchungen Informationen bekannt werden, die für die laufende klinische Prüfung relevant sind. Auch im Falle von wesentlichen Änderungen des Prüfplans (Substantial Amendments) muss die Patienteninformation adaptiert werden. Zusätzlich ist es erforderlich, das Einverständnis des Patienten neu einzuholen bzw. das Einwilligungsformular nochmals unterzeichnen zu lassen, insbesondere wenn sich z. B. neue Risiken ergeben haben.

Zum Inhalt der Patienteninformation gibt ICH-GCP in Form einer Checkliste eine sehr nützliche Übersicht, die auch in eine entsprechende SOP übernommen werden sollte.

Aufzeichnungen und Berichte (ICH-GCP Punkte 4.9 und 4.10)

Der Prüfer ist verpflichtet, über seine Datenerhebung im Laufe der klinischen Prüfung Aufzeichnungen (Case Record/Case Report Form, CRF) zu führen.

Die Verpflichtungen des Prüfers in Bezug auf Einträge im CRF sind im Einzelnen:

- Sicherstellen der Vertraulichkeit der Information über die Prüfungsteilnehmer
- Gewährleistung der Genauigkeit, Vollständigkeit, Lesbarkeit und Aktualität der Daten
- Gewährleistung einer Übereinstimmung von im Prüfbogen dokumentierten Daten mit den Originalunterlagen sowie Erklärung von Abweichungen
- Änderungen und Korrekturen im Prüfbogen mit Datum, Initialen und (falls erforderlich) Erklärung für die Korrektur
- Der Originaleintrag darf nicht verdeckt werden, z. B. durch Radieren, Tipp-Ex
- Ermöglichung der Originaldatenverifizierung durch direkten Zugang zu den prüfungsbezogenen Aufzeichnungenen

Bezüglich Originaldaten findet sich im ADDENDUM folgende ergänzende Verpflichtung für den Prüfer bzw. die Institution (4.9.0):

- Führung von angemessenen und genauen Originaldokumenten, die alle einschlägigen Beobachtungen zu jedem Prüfungsteilnehmer des Prüfzentrums enthalten
- Quelldaten zuordenbar, lesbar, aktuell, originalgetreu, genau und vollständig
- Änderungen an Quelldaten nachvollziehbar, den ursprünglichen Eintrag nicht verdeckend und ggf. erläutert
- Archivierung der essenziellen Dokumente gemäß Vereinbarung mit dem Sponsor (die Sponsoren verlangen i. d. R. 15 Jahre)
  Anmerkung:
  Es gilt die Verordnung (EU) Nr. 536/2014:

  > *„Soweit in anderen Rechtsvorschriften der Union nicht ein längerer Zeitraum vorgeschrieben ist, bewahren Prüfer und Sponsor den Inhalt ihres Master File nach Beendigung der klinischen Prüfung mindestens 25 Jahre lang auf. Die Patientenakten der Prüfungsteilnehmer werden jedoch gemäß*

dem nationalen Recht aufbewahrt." (Verordnung (EU) Nr. 536/2014, Art. 58). In Deutschland unterliegen Patientenakten und Untersuchungsdokumente, z. B. Röntgenbilder, unterschiedlichen gesetzlichen Aufbewahrungsfristen, die im Sozialgesetzbuch (SGB) und in der Röntgenverordnung geregelt sind.

- Aufzeichnungen zum aktuellen Stand der klinischen Prüfung (wenn mit dem Sponsor bzw. der CRO so abgesprochen, z. B. Rekrutierungsübersichten)

Randomisierungsverfahren, Entblindung (ICH-GCP Punkt 4.7)

Bei einer korrekt nach GCP durchgeführten klinischen Prüfung berücksichtigt der Prüfer die Anforderungen hinsichtlich der Randomisierung.

- Einhaltung des Randomisierungsverfahrens
- Brechen des Codes nur gemäß Prüfplan
- Dokumentation einer vorzeitigen Entblindung

Da es für die meisten Prüfsubstanzen kein Antidot gibt, sondern der Prüfer beim Auftreten von schwerwiegenden unerwünschten Ereignissen eine symptomatische Behandlung durchführt (unabhängig davon, ob es sich bei der Prüfsubstanz um Verum oder Placebo handelt), ist für den Prüfer eine Entblindung nur in den seltensten Fällen tatsächlich erforderlich. Lediglich für den Sponsor ist die Kenntnis, welches Prüfpräparat zu einer schwerwiegenden und unerwarteten Arzneimittelwirkung (Suspected Unexpected Serious Adverse Reaction, SUSAR) geführt hat, wegen der damit verbundenen Meldepflichten relevant. Dieses Problem kann dadurch gelöst werden, dass die Entblindung von einer nicht in die klinische Prüfung involvierten Instanz (z. B. dem Pharmakovigilanz-Beauftragten) durchgeführt wird. Der Prüfer kann also verblindet bleiben. Falls der Prüfer doch entblindet, muss er dies begründen.

Meldung von unerwünschten Ereignissen (ICH-GCP Punkt 4.11)

Im Rahmen der Arzneimittelsicherheit hat der Prüfer folgende Meldeverpflichtungen:

- Unverzügliche Meldung von schwerwiegenden unerwünschten Ereignissen (Serious Adverse Events, SAE) an den Sponsor
  - Sofortmeldung mit anschließendem schriftlichen Bericht
  - Identifikation des Prüfungsteilnehmers mit eindeutig zugewiesenem Code
- Meldung von unerwünschten Ereignissen und anomalen Laborwerten, die als kritisch für die Sicherheit der Studienteilnehmer gelten, an den Sponsor innerhalb des vereinbarten Zeitraums
- Bei Meldung von Todesfällen Bereitstellung von zusätzlichen Informationen (z. B. medizinische Abschlussberichte, Autopsieberichte)

Anmerkung:

Schwerwiegende unerwünschte Ereignisse müssen ohne Verzug an den Sponsor bzw. die CRO gemeldet werden, es sei denn, im Prüfplan sind bestimmte Ereignisse als nicht meldepflichtig definiert (z. B. da sie zum natürlichen Verlauf der Erkrankung gehören).

Die Meldung von SUSAR durch den Sponsor erfolgt an die EudraVigilance-Datenbank (EU-Verordnung Nr. 536/2014 Kap. VII Art. 40 und Art. 41; siehe auch ► Kap. 8).

Vorzeitige Beendigung oder Unterbrechung einer klinischen Prüfung (ICH-GCP Punkt 4.12)

Falls eine klinische Prüfung vorzeitig beendet oder unterbrochen wird, muss der Prüfer unverzüglich mit den Prüfungsteilnehmern in Kontakt treten.

- Unverzügliche Information über die Beendigung oder Unterbrechung einer klinischen Prüfung an alle Prüfungsteilnehmer
- Gewährleistung einer angemessenen Therapie und Nachbeobachtung der Prüfungsteilnehmer
- Falls der Prüfer eine klinische Prüfung eigenmächtig beendet oder unterbricht:
  - Information des Sponsors mit eingehender schriftlicher Erklärung
  - Information der EK mit eingehender schriftlicher Erklärung

Wenn der Prüfer in seinem Zentrum die klinische Prüfung vorzeitig beendet, kann das Auswirkungen auf den gesamten Prüfungsverlauf haben.

2.3.2.3 Dokumentation

In ICH-GCP finden sich auch detaillierte Beschreibungen von wichtigen Prüfungsdokumenten. Hierzu zählen:

- Prüferinformation (ICH-GCP Punkt 7)
- Prüfplan (ICH-GCP Punkt 6)
- Essenzielle Dokumente für die Durchführung der klinischen Prüfung (ICH-GCP Punkt 8)

Auf diese Dokumente wird in ► Kap. 3 näher eingegangen.

Wichtig:

Seit 19. Mai 2023 liegt eine Draft-Version für eine weitere Überarbeitung von ICH-GCP als E6(R3) vor, die bei Drucklegung des Buches noch nicht verabschiedet war.

Die Gute Klinische Praxis (GCP) ist ein internationaler ethischer und wissenschaftlicher Standard für klinische Prüfungen am Menschen. Die Einhaltung von GCP gewährleistet, dass die Prüfungsteilnehmer geschützt werden und die erhobenen Daten valide sind.

Die International Conference on Harmonisation (ICH) hatte zum Ziel, die Anforderungen an klinische Prüfungen in den Regionen Europa, USA und Japan zu harmonisieren. Die ICH-GCP-Leitlinie wurde 2004 in die 12. AMG-Novelle übernommen und ist seither gesetzlich verankert. Seit Dezember 2016 liegt eine modifizierte Fassung als E6 (R2) ADDENDUM Step 5 vor, die am 14. Juni 2017 in Kraft getreten ist. E6 (R3) liegt als Draft vor, ist allerdings noch nicht verabschiedet.

2.4 EU-Direktive 2001/20/EG

Die EU-Direktive 2001/20/EG wurde mit Gültigkeit der Verordnung (EU) 536/2014, also am 31.01.2022, aufgehoben.

Sie wird in diesem Buch aus folgenden Gründen noch erwähnt:

- Sie stellt die Grundlage für die 12. AMG-Novelle dar (Übernahme der Guten Klinischen Praxis in das deutsche Arzneimittelgesetz).
- Aufgrund einer Übergangsregelung kann der Sponsor eine begonnene klinische Prüfung noch bis 31. Januar 2025 nach der EU-Direktive durchführen. Bis zu diesem Zeitpunkt gelten für die Durchführung einer KP also parallel die Regularien der EU-Direktive 2001/20/EG und der Verordnung (EU) Nr. 536/2014.
  Zur Angleichung der Rechts- und Verwaltungsvorschriften der EU-Mitgliedstaaten über die Anwendung der Guten Klinischen Praxis bei der Durchführung von klinischen Prüfungen am Menschen wurde im April 2001 die Richtlinie 2001/20/EG des Europäischen Parlaments und des Rates erlassen. Während ICH-GCP als Leitlinie bisher nur empfehlenden Charakter und nationales Recht immer Vorrang hatte, war die Direktive 2001/20/EG verbindlich und musste von den Mitgliedstaaten in nationales Recht umgesetzt werden. Die Übernahme der Richtlinie in das deutsche Arzneimittelrecht erfolgte im Juli 2004 mit der 12. Novellierung des AMG und den damit verbundenen Rechtsverordnungen.

Die Richtlinie 2001/20/EG brachte folgende wesentliche Neuerungen [10–13]):

- Die Einhaltung der Grundsätze der Guten Klinischen Praxis (GCP) ist für alle klinischen Prüfungen mit Humanarzneimitteln im europäischen Raum vorgeschrieben (Präambel 15 und Art. 1).
- Definition „Klinische Prüfung" (Art. 2)
- Definition weiterer wichtiger Begriffe der klinischen Prüfung (Art. 2), z. B.
  - Multizentrische Prüfung
  - Nichtinterventionelle Prüfung (s. auch Präambel 14)
  - Prüferinformation
  - Sponsor
  - Prüfer
  - Hauptprüfer
  - Unerwünschtes Ereignis

- Schutz der Menschenrechte und der Würde der Prüfungsteilnehmer (Präambel 2)
- Schutz der Prüfungsteilnehmer (Art. 3)
  Es wird der „Nutzen für die öffentliche Gesundheit" aufgeführt.
- Besonderer Schutz von Personen, die nicht rechtswirksam in eine klinische Prüfung einwilligen können (Präambel 3, 4, 5)
- Festlegung von Kriterien zum besonderen Schutz von:
  - Minderjährigen als Prüfungsteilnehmer (Art. 4)
  - Nicht einwilligungsfähigen Erwachsenen als Prüfungsteilnehmer (Art. 5)
- Vermeidung von „überholten oder wiederholten" Versuchen (Präambel 6)
- Erstellung einer europäischen Datenbank zur Erfassung aller in der Gemeinschaft durchgeführten klinischen Prüfungen (Präambel 9)
- Vereinfachung und Harmonisierung der Verwaltungsvorschriften der Mitgliedstaaten über klinische Prüfungen (Präambel 10)
- Erforderliche Genehmigung einer klinischen Prüfung durch die Bundesoberbehörde (implizite Genehmigung, explizite Genehmigung) (Präambel 11 und Art. 9)
- Erforderliche zustimmende Bewertung einer klinischen Prüfung durch die EK (Art. 6)
- Einzige Stellungnahme der EK (Art. 7)
  Für multizentrische klinische Prüfungen im Hoheitsgebiet eines einzigen Mitgliedstaats legen die Mitgliedstaaten ein Verfahren fest, wonach für den betreffenden Mitgliedstaat, ungeachtet der Anzahl der EK, eine einzige Stellungnahme abgegeben wird.
- Anmeldung der klinischen Prüfung über die EudraCT-Datenbank (European Clinical Trials Database) (Art. 11)
- Angabe der vergebenen EudraCT-Nummer im Schriftverkehr mit Behörden und EK
- Informationsaustausch durch eine europäische Datenbank (Präambel 9 und Art. 11)
  Auf die europäische Datenbank haben die zuständigen Behörden der Mitgliedstaaten, die Europäische Arzneimittel-Agentur (EMA) und die Kommission Zugriff.
- Informationen an die europäische Datenbank über
  - Inhalt der klinischen Prüfung
  - Beginn
  - Beendigung
- Vorschriften für die Zusammenstellung von Zulassungsunterlagen (Präambel 7)
- Pflichten des Sponsors

  - Einhaltung von GCP
  - Beantragung des Genehmigungsverfahrens (Art. 9)
- Einwilligung der Prüfungsteilnehmer zur Überprüfung von persönlichen Daten durch die zuständigen Behörden (Inspektionen) und die dazu ermächtigten Personen (Präambel 16)
- Verweis auf Richtlinie 95/46/EG (EU-Richtlinie zum Daten- und Informationsschutz) (Präambel 17)
- Gemeinschaftliche Überwachungsverfahren der Mitgliedstaaten für die Pharmakovigilanz (Präambel 18 und Art. 17)
- Anleitungen für Berichte zur Pharmakovigilanz (Art. 18)
  Die Kommission erstellt in Konsultation mit der EMA, den Mitgliedstaaten und den betroffenen Parteien ausführliche Anleitungen für die Erstellung, Prüfung und Vorlage der Berichte über unerwünschte Ereignisse/Nebenwirkungen.
- Bericht des Sponsors über die Sicherheit der Prüfungsteilnehmer einmal jährlich (Art. 17)
- Anforderungen an Prüfpräparate:
  - Herstellung nach der Guten Herstellungspraxis (Präambel 12 und Art. 13)
  - Sachkundige Person (Art. 13)
  - Vorschriften für die Einfuhr von Prüfpräparaten (Art. 13)
  - Besondere Etikettierung der Prüfpräparate (Präambel 13)
  - Kennzeichnung nach Direktive 75/319/EWG (Art. 14)
  - Vereinfachte Bestimmungen für nicht kommerzielle klinische Prüfungen mit zugelassenen Substanzen (Präambel 14)
  - Prüfpräparate und ggf. die zu ihrer Verabreichung verwendeten Vorrichtungen werden vom Sponsor kostenlos zur Verfügung gestellt (Art. 19)

Die EU-Direktive von 2001 diente der Angleichung der Rechts- und Verwaltungsvorschriften der EU-Mitgliedstaaten über die Anwendung der Guten Klinischen Praxis für klinische Prüfungen. Sie musste von den Mitgliedstaaten in nationales Recht umgesetzt werden. Dies erfolgte in Deutschland im Juli 2004 mit der 12. Novellierung des AMG.

Die EU-Direktive von 2001 wurde am 31. Januar 2022 aufgehoben. Seitdem gilt ausschließlich die Verordnung (EU) 536/2014.

2.5 Verordnung (EU) Nr. 536/2014

Die EU-Verordnung Nr. 536/2014 ersetzt die Richtlinie 2001/20/EG. Sie ist nach Funktionalität des EU-Portals seit 31.01.2022 in vollem Umfang gültig.

Für die Durchführung einer bereits begonnenen klinischen Prüfung gilt allerdings noch folgende Übergangsregelung:
Der Sponsor kann bis zum 31.01.2025 die klinische Prüfung nach Richtlinie 2001/20/EG durchführen (Art. 98 Abs. 2 der EU-Verordnung).

Die EU-Verordnung gilt für alle klinischen Prüfungen, aber nicht für nichtinterventionelle Studien.

Die wesentlichen Neuerungen sind ein EU-Genehmigungsdossier und eine EU-Datenbank mit zentralem Portal (Clinical Trials Information System = CTIS) zur Antragstellung für klinische Prüfungen durch den Sponsor. Alle Aktivitäten in Bezug auf eine klinische Prüfung laufen ausschließlich über dieses zentrale Portal (Antragsdossier, Genehmigungsverfahren, Verlauf und Beendigung einer klinischen Prüfung)

2.5.1 Erhoffte Vorteile der Verordnung (EU) 536/2014

- Mit der Direktive 2001/20/EG sollten die Verwaltungsvorschriften für klinische Prüfungen in der EU vereinfacht und harmonisiert werden. Die Erfahrung hatte jedoch gezeigt, dass die Harmonisierung nur z. T. verwirklicht wurde. Die Durchführung einer klinischen Prüfung in mehreren Mitgliedstaaten war nach wie vor schwierig. Mit den neuen Verfahren sollte die Beteiligung möglichst vieler Mitgliedstaaten gefördert werden. Um die Verfahren zur Einreichung eines Antragsdossiers zur Genehmigung klinischer Prüfungen zu vereinfachen, soll nunmehr ein einziges Antragsdossier eingereicht werden, das über ein zentrales Einreichungsportal an alle betroffenen Mitgliedstaaten übermittelt wird.
- Die Fristen für die Bewertung eines Antragsdossiers müssen ausreichen, um das Dossier zu prüfen, zugleich sollen sie aber einen raschen Zugang zu neuen, innovativen Behandlungen sicherstellen.
- Im Genehmigungsverfahren soll die Möglichkeit einer Verlängerung der Fristen vorgesehen werden, damit der Sponsor auf Fragen oder Anmerkungen eingehen kann, die während der Bewertung auftreten.
- Der Sponsor kann seinen Antrag auf Genehmigung einer klinischen Prüfung zurückziehen.
- Er hat aber die Möglichkeit, nach Rücknahme eines Antrags einen neuen Antrag auf Genehmigung einer klinischen Prüfung zu stellen.
- Es wird ein Genehmigungsmechanismus eingerichtet, um die klinische Prüfung nach deren Erstgenehmigung auf zusätzliche Mitgliedstaaten auszuweiten.
- Klinische Prüfungen mit Änderungen, die wesentliche Auswirkungen auf die Sicherheit oder Rechte der Prüfungsteilnehmer oder auf die Zuverlässigkeit der Daten haben, unterliegen einem Genehmigungsverfahren wie bei der Erstgenehmigung.

- Der Inhalt der Antragsdossiers für die Genehmigung einer klinischen Prüfung wird harmonisiert, um sicherzustellen, dass alle Mitgliedstaaten über die gleichen Informationen verfügen.
- Mitgliedstaaten sollen sich bezüglich des Antragsdossiers auf eine in medizinischen Kreisen allgemein verstandene Sprache einigen.
- Bei vielen klinischen Prüfungen besteht im Vergleich zur normalen klinischen Praxis nur ein minimales zusätzliches Risiko für die Sicherheit der Prüfungsteilnehmer. Für diese „minimalinterventionellen" klinischen Prüfungen soll Folgendes gelten:
  - Gleiches Antragsverfahren wie für andere klinische Prüfungen, um die Sicherheit der Prüfungsteilnehmer zu gewährleisten
  - Weniger strenge Regeln hinsichtlich der Überwachung, der Anforderungen an den Inhalt des Master Files und die Rückverfolgbarkeit des Prüfpräparats
- Es gibt Bestimmungen zum Informed Consent (IC) in Notfällen
- Definition des Tages der ersten Handlung zur Rekrutierung eines potenziellen Prüfungsteilnehmers = Tag, an dem die erste Handlung gemäß der im Prüfplan beschriebenen Rekrutierungsstrategie erfolgt, z. B.
  - Tag der Kontaktaufnahme mit einem potenziellen Prüfungsteilnehmer
  - Tag, an dem die Werbung für eine bestimmte klinische Prüfung veröffentlicht wurde
- Hochschulen und andere Forschungseinrichtungen sollen Daten aus klinischen Prüfungen zur Verwendung für künftige wissenschaftliche Forschung sammeln dürfen
- Der Prüfungsteilnehmer muss seine Einwilligung zur Verwendung seiner Daten außerhalb des Prüfplans der klinischen Prüfung erteilen

Aus der Direktive 2001/20/EG wurden viele Punkte übernommen, z. B:

- Einhaltung der ICH-GCP-Guideline
- Ausführliche Bestimmungen zum Schutz der Prüfungsteilnehmer
- Besondere Schutzmaßnahmen für abhängige Personen
- Qualifikation des Arztes
- Details zum IC
- Meldung von schwerwiegenden unerwünschten Ereignissen (SAEs)

2.5.2 Inhalt der EU-Verordnung

Kapitel I

Artikel 1: **Geltungsbereich**

Die Verordnung gilt für alle in der Union durchgeführten klinischen Prüfungen (aber nicht für nichtinterventionelle Studien).

Artikel 2: **Begriffsbestimmungen**

- Prüfpräparat (Nr. 5)
  Ein Arzneimittel, das in einer KP
  - getestet wird
  - als Vergleichspräparat, auch als Placebo, verwendet wird.
- Hilfspräparat (Nr. 8)
  Ein Arzneimittel, das in einer KP
  - entsprechend der Beschreibung im Prüfplan eingesetzt wird
  - nicht als Prüfpräparat verwendet wird

Wichtigstes Kapitel: Kapitel II

Verfahren zur Genehmigung einer Klinischen Prüfung

- Es wird europaweit ein Antrag pro Sponsor gestellt
- Die EKs sind umfassend am Genehmigungsverfahren beteiligt (nationale Ausgestaltung)
- Das Genehmigungsverfahren umfasst 2 Abschnitte:
  - Validierung
    Frist: 10 Tage
  - Bewertung
    Frist: 45 Tage ab Tag der Validierung
- Die nationalen Durchführungsregelungen sind zu beachten (in Deutschland AMG, s. ► Kap. 2.2.6)

Der besseren Übersicht halber werden sowohl der Ablauf des Verfahrens als auch die Fristen tabellarisch dargestellt.

INSTITUTION	AKTIVITÄT	FRIST
EK	Wissenschaftliche und ethische Bewertung der KP nach nationalem Recht	Frist wird durch die Mitgliedstaaten festgelegt, muss vereinbar sein mit Frist für Genehmigungsverfahren
Sponsor	Auswahl eines berichterstattenden Mitgliedstaats	–
Sponsor	Auswahl von betroffenen Mitgliedstaaten	–
Sponsor	Übermittlung eines Antragsdossiers an alle betroffenen Mitgliedstaaten über das EU-Portal	–
Sponsor	Information an alle betroffenen Mitgliedstaaten: Änderung des berichterstattenden Mitgliedstaats	3 Tage nach Übermittlung des Antragsdossiers

Forts. Tab.

INSTITUTION	AKTIVITÄT	FRIST
Berichterstattender Mitgliedstaat	Information an den Sponsor und die an deren betroffenen Mitgliedstaaten über das EU-Portal, dass er der berichterstat tende Mitgliedstaat ist	innerhalb von 6 Tagen nach Einreichung des Antragsdossiers
Betroffene Mitgliedstaaten	Mitteilung von Anmerkungen, die für die Validierung des Antrags von Belang sind	innerhalb von 7 Tagen nach Einreichung des Antragsdossiers
Berichterstattender Mitgliedstaat	Validierung des Antrags (unter Berücksichtigung der von den anderen betroffenen Mitgliedstaaten vorgebrachten Anmerkungen)	innerhalb von 10 Tagen nach Einreichung des Antragsdossiers
Berichterstattender Mitgliedstaat	Information an den Sponsor, ob • beantragte KP in den Geltungsbereich der Verordnung fällt • Antragsdossier vollständig ist	innerhalb von 10 Tagen nach Einreichung des Antragsdossiers
Berichterstattender Mitgliedstaat	Falls keine Information an den Sponsor: • KP fällt in den Geltungsbereich der Verordnung • Antragsdossier ist vollständig	innerhalb von 10 Tagen nach Einreichung des Antragsdossiers
	oder	
Berichterstattender Mitgliedstaat	Information an den Sponsor, dass • beantragte KP nicht in den Geltungsbereich der Verordnung fällt oder • Antragsdossier unvllständig ist	innerhalb von 10 Tagen nach Einreichung des Antragsdossiers
Berichterstattender Mitgliedstaat	Information an den Sponsor, ob der Antrag jetzt korrekt ist	innerhalb von 5 Tagen nach Eingang der Antwort des Sponsors
Berichterstattender Mitgliedstaat	Falls keine Information an den Sponsor: • KP fällt in den Geltungsbereich der Verordnung • Antragsdossier ist vollständig	innerhalb von 5 Tagen nach Eingang der Antwort des Sponsors
Sponsor	Keine Stellungnahme zum Antrag oder Keine Ergänzung des Antragsdossiers → Antrag ist in allen betroffenen Mitgliedstaaten hinfällig	maximal 10 Tage nach Information durch den berichterstattenden Mitgliedstaat
	BEWERTUNGSBERICHT Teil I	
	KP, an denen nur ein Mitgliedstaat beteiligt ist	
Berichterstattender Mitgliedstaat	Erstellung eines Bewertungsberichts (Teil I) mit folgendem Inhalt: • Therapeutischer Nutzen und der Nutzen für die öffentliche Gesundheit • Risiken und Nachteile für den Prüfungsteilnehmer	–

Forts. Tab.

INSTITUTION	AKTIVITÄT	FRIST
	• Herstellung, Einfuhr, Etikettierung von Prüfpräparaten und Hilfspräparaten • Prüferinformation	
Berichterstattender Mitgliedstaat	Schlussfolgerungen des Bewertungsberichts: Durchführung der KP ist • vertretbar • unter Auflagen vertretbar • nicht vertretbar	–
Berichterstattender Mitgliedstaat	Übermittlung von Teil I des Bewertungsberichts inkl. Schlussfolgerung über das EU-Portal an Sponsor	innerhalb von 45 Tagen ab dem Tag der Validierung
Notwendigkeit von zusätzlichen Informationen		
Berichterstattender Mitgliedstaat	Anforderung von zusätzlichen Informationen vom Sponsor	–
Sponsor	Übermittlung von zusätzlichen Informationen an den berichterstattenden Mitgliedstaat	innerhalb von 12 Tagen ab dem Eingang des Informationsersuchens
Berichterstattender Mitgliedstaat	Erstellung eines Bewertungsberichts (Teil I)	innerhalb von 45 Tagen ab dem Tag der Validierung + 31 Tage
Sponsor	Keine zusätzlichen Informationen → Antrag ist hinfällig	innerhalb von 12 Tagen ab dem Eingang des Informationsersuchens
KP, an denen mehr als ein Mitgliedstaat beteiligt ist: Bewertungsverfahren umfasst 3 Phasen		
Berichterstattender Mitgliedstaat	Phase der Erstbewertung: Erstellung der Erstbewertung	innerhalb von 26 Tagen ab dem Tag der Validierung
Betroffene Mitgliedstaaten	Phase der koordinierten Überprüfung: Überprüfung der Bewertung	innerhalb von 12 Tagen nach Abschluss der Phase der Erstbewertung
Berichterstattender Mitgliedstaat	Phase der Konsolidierung: Abschließende Bewertung	innerhalb von 7 Tagen nach Abschluss der Phase der koordinierten Überprüfung
Notwendigkeit von zusätzlichen Informationen		
Berichterstattender Mitgliedstaat	Anforderung von zusätzlichen Informationen vom Sponsor über das EU-Portal	–
Sponsor	Übermittlung von zusätzlichen Informationen an den berichterstattender Mitgliedstaat über	innerhalb von 12 Tagen ab dem Eingang des Informationsersuchens
Berichterstattender Mitgliedstaat	Phase der Erstbewertung: Erstellung der Erstbewertung	innerhalb von 26 Tagen ab dem Eingang der zu sätzlichen Informationen

Forts. Tab.

INSTITUTION	AKTIVITÄT	FRIST
Beetroffene Mitgliedstaaten	Phase der koordinierten Überprüfung: Überprüfung der Bewertung	innerhalb von 12 Tagen ab dem Eingang der zu sätzlichen Informationen
Berichterstattender Mitgliedstaat	Phase der Konsolidierung: Abschließende Bewertung	innerhalb von 7 Tagen nach Abschluss der Phase der koordinierten Überprüfung
Berichterstattender Mitgliedstaat	Erstellung eines Bewertungsberichts (Teil I)	innerhalb von 45 Tagen ab dem Tag der Validierung + 31 Tage Fristverlängerung
Sponsor	Keine zusätzlichen Informationen → Antrag ist in allen betroffenen Mitgliedstaaten hinfällig	innerhalb von 12 Tagen ab dem Eingang des Informationsersuchens
	KP mit neuartigen Therapien	
Berichterstattender Mitgliedstaat	Beratung mit Sachverständigen	innerhalb von 45 Tagen ab dem Tag der Validierung + 50 Tage Fristverlängerung
	BEWERTUNGSBERICHT Teil II	
Betroffene Mitgliedstaaten	Erstellung eines Bewertungsberichts (Teil II) mit Bewertung folgender Punkte: • IC (Einwilligung nach Aufklärung) • Vergütung oder Aufwandsentschädigung der Prüfungsteilnehmer • Rekrutierung von Prüfungsteilnehmern • Datenschutz • Eignung der an der Durchführung einer KP mitwirkenden Personen • Eignung der Prüfstellen • Schadensersatz • Biologische Proben vom Prüfungsteilnehmer (Gewinnung, Lagerung, zukünftige Nutzung)	innerhalb von 45 Tagen ab dem Tag der Validierung
Betroffene Mitgliedstaaten	Übermittlung von Teil II des Bewertungsberichts über das EUPortal an den Sponsor	innerhalb von 45 Tagen ab dem Tag der Validierung
Betroffene Mitgliedstaaten	Schlussfolgerungen des Bewertungsberichts: Durchführung der KP wird • genehmigt • unter Auflagen genehmigt • versagt	-
Betroffene Mitgliedstaaten	Übermittlung der Schlussfolgerungen des Bewertungsberichts über das EU-Portal an den Sponsor	innerhalb von 5 Tagen • ab dem Berichtstag oder • ab dem letzten Tag der Bewertung Der spätere Zeitpunkt ist maßgebend.

Forts. Tab.

INSTITUTION	AKTIVITÄT	FRIST
	Notwendigkeit von zusätzlichen Informationen	
Betroffene Mitgliedstaaten	Anforderung von zusätzlichen Informationen vom Sponsor über das EU-Portal	–
Sponsor	Übermittlung von zusätzlichen Informationen an die betroffenen Mitgliedstaaten über das EU-Portal	innerhalb von 12 Tagen ab dem Eingang des Informationsersuchens
Betroffene Mitgliedstaaten	Fertigstellung des Bewertungsberichts (Teil II)	Innerhalb von 19 Tagen ab dem Eingang der zusätzlichen Informationen vom Sponsor insgesamt innerhalb von 45 Tagen ab dem Tag der Validierung + 31 Tage Fristverlängerung
Sponsor	Keine zusätzlichen Informationen → Antrag ist hinfällig	innerhalb von 12 Tagen ab dem Eingang des Informationsersuchens
Betroffene Mitgliedstaaten	Anforderung von zusätzlichen Informationen nicht mehr statthaft	ab dem Berichtstag
	DISKREPANTE BEWERTUNGEN von berichterstattendem Mitgliedstaat und betroffenen Mitgliedstaaten	
Betroffene Mitgliedstaaten	Ablehnung der Schlussfolgerung des Bewertungsberichts (Teil I) des berichterstattenden Mitgliedstaats ist aus folgenden Gründen möglich: • Prüfungsteilnehmer würde in der KP eine schlechtere Behandlung erhalten als normalerweise im betroffenen Mitgliedstaat der Fall • Verstoß gegen Anforderungen an spezielle AM • Bedenken bezüglich Sicherheit der Prüfungsteilnehmer • Bedenken bezüglich Zuverlässigkeit der Daten	–
Betroffene Mitgliedstaaten	Bei Ablehnung: Übermittlung der Ablehnung inkl. detaillierter Begründung über das EU-Portal an • Kommission • sämtliche Mitgliedstaaten • Sponsor	–
	FAZIT: ENTSCHEIDUNG ÜBER KP	
Betroffene Mitgliedstaaten	Genehmigung der KP	innerhalb von 5 Tagen • ab dem Berichtstag oder • ab dem letzten Tag der Bewertung = Notifizierungstag

Forts. Tab.

INSTITUTION	AKTIVITÄT	FRIST
Betroffene Mitgliedstaaten	Genehmigung der KP unter Auflagen: nur möglich, wenn Auflagen ihrer Art wegen zum Zeitpunkt der Genehmigung nicht erfüllt werden können	innerhalb von 5 Tagen • ab dem Berichtstag oder • ab dem letzten Tag der Bewertung
Berichterstattender Mitgliedstaat	Versagung der KP aufgrund der Bewertung Teil I: Gilt als Versagung der KP für alle betroffenen Mitgliedstaaten.	innerhalb von 5 Tagen • ab dem Berichtstag oder • ab dem letzten Tag der Bewertung
	REKRUTIERUNG VON PRÜFUNGSTEILNEHMERN	
In den betroffenen Mitgliedstaaten	Kein Einschluss von Prüfungsteilnehmern → Genehmigung erlischt jeweils in dem betroffenen Mitgliedstaat.	innerhalb von 2 Jahren ab dem Notifizierungstag
Sponsor	Antrag auf Verlängerung der Genehmigung → Genehmigung erlischt nicht in dem betroffenen Mitgliedstaat.	–
	BESONDERHEITEN	
	ZURÜCKZIEHUNG EINES ANTRAGS	
Sponsor	Zurückziehung eines Antrags: • Nur in allen betroffenen Mitgliedstaaten möglich • Information unter Angabe von Gründen über das EU-Portal	jederzeit
	NEUEINREICHUNG EINES ANTRAGS	
Sponsor	Neueinreichung eines Antrags: • In jedem betroffenen Mitgliedstaat seiner Wahl möglich • Gilt als neuer Antrag auf Genehmigung einer weiteren KP	nach Versagung einer Genehmigung oder nach Zurückziehung eines Antrags
	SPÄTERE HINZUFÜGUNG EINES WEITEREN MITGLIEDSTAATS	
Sponsor	Übermittlung eines Antragsdossiers an den zusätzlichen betroffenen Mitgliedstaat über das EU-Portal	frühestens nach dem Tag der Notifizierung der ursprünglichen Genehmigung
Berichterstattender Mitgliedstaat	falls Bewertung von Teil I: Durchführung der KP wird • genehmigt • unter Auflagen genehmigt → Bewertung gilt als Schlussfolgerung des zusätzlichen betroffenen Mitgliedstaats.	–
Zusätzlicher betroffener Mitgliedstaat	Ablehnung der Bewertung von Teil I durch den berichterstattenden Mitgliedstaat	–

Forts. Tab.

INSTITUTION	AKTIVITÄT	FRIST
Zusätzlicher betroffener Mitgliedstaat	Übermittlung der Ablehnung der Bewertung von Teil I inkl. detaillierter Begründung über das EU-Portal an • Kommission • sämtliche Mitgliedstaaten • Sponsor	–
Zusätzlicher betroffener Mitgliedstaat	Erstellung eines Bewertungsberichts (Teil II)	innerhalb von 52 Tagen ab dem Tag der Einreichung des Antragsdossiers
Zusätzlicher betroffener Mitgliedstaat	Information an den Sponsor über das EU-Portal: Durchführung der KP wird • genehmigt • unter Auflagen genehmigt • versagt	innerhalb von 52 Tagen ab dem Tag der Einreichung des Antragsdossiers
	Notwendigkeit von zusätzlichen Informationen	
Zusätzlicher betroffener Mitgliedstaat	Anforderung von zusätzlichen Informationen vom Sponsor über das EU-Portal, jedoch nur für sein Hoheitsgebiet	Verlängerung der Bewertungsfrist um höchstens 31 Tage
Sponsor	Übermittlung von zusätzlichen Informationen an die betroffenen Mitglied staaten über das EU-Portal	innerhalb von 12 Tagen ab dem Eingang des Informationsersuchens
Zusätzlicher betroffener Mitgliedstaat	Fertigstellung des Bewertungsberichts (Teil II)	innerhalb von 19 Tagen ab dem Eingang der zu sätzlichen Informationen vom Sponsor insgesamt innerhalb von 52 Tagen ab dem Tag der Einreichung des Antrags dossiers + 31 Tage Fristverlängerung

Eine wesentliche Änderung zur Direktive 2001/20/EG bzw. zur GCP-Verordnung wurde bezüglich der Archivierung von Prüfungsunterlagen vorgenommen:

Kapitel VIII

Artikel 58: **Archivierung des Master File über die klinische Prüfung**

- Der Inhalt des Master Files muss von Prüfer und Sponsor nach Beendigung der klinischen Prüfung mindestens 25 Jahre lang aufbewahrt werden, soweit in anderen Rechtsvorschriften der Europäischen Union nicht ein längerer Zeitraum vorgeschrieben ist.
- Die Patientenakten der Prüfungsteilnehmer werden jedoch gemäß dem nationalen Recht aufbewahrt.

2.6 Arzneimittelgesetz (AMG)

2.6.1 Historische Entwicklung des AMG

Das Gesetz über den Verkehr mit Arzneimitteln (AMG) vom 25. August 1976 galt zunächst für Human- und Tierarzneimittel, seit Januar 2022 betrifft es jedoch ausschließlich Humanarzneimittel. Seit 1976 wurden in den Folgejahren Modifikationen vorgenommen, die als „Novellen" oder „Gesetze zur Änderung arzneimittelrechtlicher und anderer Vorschriften" berücksichtigt wurden.

Besonders bedeutsam sind die Änderungen in Art. 1 und 2 des „Vierten Gesetzes zur Änderung arzneimittelrechtlicher und anderer Vorschriften (4. AMG-Änderungsgesetz, 4. AMGÄndG) vom 20. Dezember 2016. Dieses Gesetz diente der Umsetzung der EU-Verordnung Nr. 536/2014 über klinische Prüfungen am Menschen und zur Aufhebung der Richtlinie 2001/20/EG.

Die aktuelle Version des AMG bei Drucklegung dieses Buches lautet „Arzneimittelgesetz in der Fassung der Bekanntmachung vom 12. Dezember 2005 (BGBl. I S. 3394), das zuletzt durch Artikel 7 des Gesetzes vom 27. März 2024 (BGBl. 2024 I Nr. 109) geändert worden ist".

2.6.2 Zweck des AMG

Das AMG regelt alle Belange des Umgangs mit Arzneimitteln. Zweck dieses Gesetzes ist es, im Interesse einer ordnungsgemäßen Arzneimittelversorgung der Bevölkerung für die Sicherheit im Verkehr mit Arzneimitteln, insbesondere für die Qualität, Wirksamkeit und Unbedenklichkeit der Arzneimittel, zu sorgen (AMG § 1).

Das AMG ist für klinische Prüfungen in Deutschland bindendes Gesetz.

Die Aussagen des AMG in Bezug auf klinische Prüfungen sind zumeist grundsätzlicher Natur und lassen Spielraum für Interpretationen offen. Zur Präzisierung der im AMG dargestellten Inhalte diente daher bisher die GCP-Rechtsverordnung, die allerdings bereits am 31.01.2022 außer Kraft gesetzt worden ist. Im Zusammenhang mit der Übergangsregelung der Verordnung (EU) 536/2014 gelten bis zum 31. Januar 2025 nur noch wenige Ausnahmen für die Durchführung einer KP.

2.6.3 Relevante Paragrafen des AMG für klinische Prüfungen

Für klinische Prüfungen am Menschen sind insbesondere die folgenden Abschnitte des AMG relevant:

Erster Abschnitt: Begriffsbestimmungen

§ 2 Arzneimittelbegriff

Arzneimittel sind Stoffe und Zubereitungen aus Stoffen, die zur Anwendung im oder am menschlichenKörper bestimmt sind, zur

- Heilung von Krankheiten oder krankhaften Beschwerden (*kausale Therapie*)

- Linderung (*symptomatische Therapie*)
- Verhütung (*Prophylaxe*)
- Wiederherstellung, Korrektur oder Beeinflussung von physiologischen Funktionen (z. B. *Substitutionstherapie*)
- Erstellung einer medizinischen Diagnose (Diagnostik)

Als Arzneimittel gelten Gegenstände, die ein Arzneimittel enthalten oder auf die ein Arzneimittel aufgebracht ist, und die vorübergehend oder dauernd mit dem Körper in Berührung gebracht werden.

Arzneimittel im Sinne dieses Gesetzes sind nicht:

- Tierarzneimittel
- Veterinärmedizintechnische Produkte
- Lebensmittel
- Kosmetische Mittel
- Tabakerzeugnisse
- Biozid-Produkte
- Futtermittel
- Medizinprodukte (s. ▶ Kap. 15 Medizinprodukte)
- Organe zur Übertragung auf menschliche Empfänger

Seit der 15. AMG-Novelle von 2009 gilt die „Zweifelsfall-Regelung", d. h. Erzeugnisse sind auch dann Arzneimittel, wenn nur ein kleiner Teil der Inhaltsstoffe pharmakologisch wirksam ist.

§ 3 Stoffbegriff

Stoffe im Sinne des Gesetzes sind:

- Chemische Elemente und chemische Verbindungen sowie deren natürlich vorkommenden Gemische und Lösungen
- Pflanzen, Pflanzenteile und Pflanzenbestandteile, Algen, Pilze und Flechten in bearbeitetem oder unbearbeitetem Zustand
- Körperteile, Körperbestandteile und Stoffwechselprodukte von Mensch und Tier in bearbeitetem oder unbearbeitetem Zustand sowie Tierkörper, auch von lebenden Tieren
  Somit gelten nach AMG § 3 Körperteile, wie z. B. Knochen, Knorpel, Sehnen, Faszien, Haut, Gefäße und Knochenmark, die zur Transplantati on verwendet werden, als Arzneimittel.
  Ausnahmen sind nach AMG § 2 Abs. 3 Nr. 8:
  Organe im Sinne des § 1a Nr. 1 des Transplantationsgesetzes = TPG [14]. Folglich gelten nicht als Arzneimittel: Herz, Leber, Niere, Lunge, Bauchspeicheldrüse, Darm und Augenhornhäute, wenn sie zur Übertragung auf andere Menschen bestimmt sind.

- Mikroorganismen einschließlich Viren sowie deren Bestandteile oder Stoffwechselprodukte

§ 4 Sonstige Begriffsbestimmungen

In diesem Paragrafen sind folgende Begriffe definiert:

- Fertigarzneimittel (Abs. 1)
- Blutzubereitungen (Abs. 2)
- Sera (Abs. 3)
- Impfstoffe (Abs. 4)
- Allergene (Abs. 5)
- Radioaktive Arzneimittel (inkl. Vorstufen und Generatoren) (Abs. 8)
- Arzneimittel für neuartige Therapien (Abs. 9)
  - Gentherapeutika
  - Somatische Zelltherapeutika
  - Biotechnologisch bearbeitete Gewebeprodukte
  - Xenogene Arzneimittel (Abs. 21)
- Homöopathische Arzneimittel (Abs. 26)
- Pflanzliche Arzneimittel (Abs. 29)
- Anthroposophische Arzneimittel (Abs. 33)

Anmerkung:

Für Arzneimittel für neuartige Therapien, die als individuelle Zubereitung für einen einzelnen Patienten verschrieben, die nicht routinemäßig hergestellt oder die in einer Einrichtung der Krankenversorgung unter der Verantwortung eines Arztes angewendet werden, gelten Sondervorschriften (z. B. Genehmigung des Arzneimittels anstelle einer Zulassung) (AMG § 4b).

Für die klinische Prüfung sind in § 4 weiterhin folgende Begriffsbestimmungen von Bedeutung:

- Klinische Prüfung (Abs. 23 Satz 1)
  ist eine solche nach Verordnung (EU) Nr. 536/2014 Art. 2 Abs. 2 Nr. 2, also eine klinische Studie, die mindestens eine der folgenden Bedingungen erfüllt:
  - Zuweisung des Prüfungsteilnehmers zu einer Behandlungsstrategie, die nicht der normalen klinischen Praxis entspricht
  - Anwendung von diagnostischen oder Überwachungsverfahren, die über die normale klinische Praxis hinausgehen
  - Entscheidung für das Prüfpräparat wird zusammen mit der Entscheidung getroffen, den Prüfungsteilnehmer in die klinische Studie aufzunehmen
- Nichtinterventionelle Studie (Abs. 23 Satz 2)
  Dies ist eine klinische Studie, die keine klinische Prüfung ist.

Anmerkung:
Die Definition von BfArM/PEI ist wesentlich detaillierter:
Nichtinterventionelle Studien sind reine Beobachtungsstudien. Es dürfen keine zusätzlichen, d. h. über die übliche therapeutische Praxis hinausgehenden Diagnose- oder Überwachungsverfahren beim Patienten im Beobachtungsplan vorgeschrieben werden. Solche Verfahren, wie z. B. Blutentnahmen, sind in diesen Studien nur dann gestattet, wenn sie im Rahmen der üblichen Therapie als Einzelentscheidung des Arztes für notwendig erachtet werden [15].

- Unbedenklichkeitsstudie nach der Zulassung (Abs. 34)
  Eine Unbedenklichkeitsstudie ist jede Studie zu einem zugelassenen Arzneimittel, die durchgeführt wird, um ein Sicherheitsrisiko zu ermitteln, zu beschreiben oder zu quantifizieren, das Sicherheitsprofil eines Arzneimittels zu bestätigen oder die Effizienz von Risikomanagement-Maßnahmen zu messen.
- Sponsor (Abs. 24)
  Eine Person, ein Unternehmen, eine Einrichtung oder eine Organisation, die die Verantwortung für die Einleitung, das Management und die Aufstellung der Finanzierung einer klinischen Prüfung übernimmt.
- Prüfer (Abs. 25 Satz 1)
  Eine für die Durchführung einer klinischen Prüfung an einer Prüfstelle verantwortliche Person.
- Hauptprüfer (Abs. 25 Satz 2)
  Ein Prüfer, bei dem es sich um den verantwortlichen Leiter eines Prüferteams handelt, das die klinische Prüfung an einer Prüfstelle durchführt.

  Anmerkung:
  Der früher häufig verwendete Begriff „Leiter der klinischen Prüfung" oder LKP wird weder im AMG noch in der EU-VO 536/2014 erwähnt und sollte deshalb auch nicht mehr verwendet werden.
- Nutzen-Risiko-Verhältnis (Abs. 28)
  Bewertung der positiven therapeutischen Wirkungen des Arzneimittels im Verhältnis zum Risiko
- Nebenwirkungen (Abs. 13 Satz 1)
  Nebenwirkungen sind schädliche und unbeabsichtigte Reaktionen auf das Arzneimittel.
- Schwerwiegende Nebenwirkungen (Abs. 13 Satz 2)
  Nebenwirkungen, die tödlich oder lebensbedrohend sind, eine stationäre Behandlung oder Verlängerung einer stationären Behandlung erforderlich machen, zu bleibender oder schwerwiegender Behinderung, Invalidität, kongenitalen Anomalien oder Geburtsfehlern führen.
- Unerwartete Nebenwirkungen (Abs. 13 Satz 3)
  Nebenwirkungen, deren Art, Ausmaß oder Ausgang von der Fachinformation des Arzneimittels abweichen.

- Pharmakovigilanz-System (Abs. 38)
  Ein System, das der Inhaber der Zulassung und die zuständige Bundesoberbehörde anwenden, um den im Abschnitt Pharmakovigilanz des AMG (Abschnitt 10) aufgeführten Aufgaben und Pflichten nachzukommen. Es dient der Überwachung der Sicherheit zugelassener Arzneimittel und der Entdeckung sämtlicher Änderungen des Nutzen-Risiko-Verhältnisses.
- Pharmakovigilanz-Stammdokumentation (Abs. 39)
  Eine detaillierte Beschreibung des Pharmakovigilanz-Systems, das der Inhaber der Zulassung auf eines oder mehrere zugelassene Arzneimittel anwendet.
- Risikomanagementsystem (Abs. 36)
  Dieses System umfasst Tätigkeiten im Bereich der Pharmakovigilanz und Maßnahmen, durch die Risiken im Zusammenhang mit einem Arzneimittel ermittelt, beschrieben, vermieden oder minimiert werden sollen; dazu gehört auch die Bewertung der Wirksamkeit derartiger Tätigkeiten und Maßnahmen.
- Risikomanagementplan (Abs. 37)
  Eine detaillierte Beschreibung des Risikomanagementsystems.
- Rekonstitution (Abs. 31)
  Die Überführung eines Fertigarzneimittels in seine anwendungsfähige Form unmittelbar vor seiner Anwendung gemäß den Angaben der Packungsbeilage oder im Rahmen der klinischen Prüfung nach Maßgabe des Prüfplans.
  Anmerkung:
  Als Konsequenz für Ärzte und Prüfer ergibt sich:
  Wer lediglich Fertigarzneimittel der „Rekonstitution" unterzieht, d. h. die Überführung eines Fertigarzneimittels in seine anwendungsfähige Form unmittelbar vor seiner Anwendung gemäß den Angaben der Packungsbeilage oder im Rahmen der klinischen Prüfung durchführt, bedarf keiner Erlaubnis und unterliegt auch keiner Anzeigepflicht. Arzneimittel, die zur klinischen Prüfung bestimmt sind, unterliegen, soweit es sich nicht nur um eine Rekonstitution handelt, nach wie vor der Herstellungserlaubnis nach AMG § 13.
- EU-Portal (Abs. 42)
  Das auf EU-Ebene eingerichtete und unterhaltene Portal für die Übermittlung von Daten und Informationen im Zusammenhang mit klinischen Prüfungen.

Zweiter Abschnitt: Anforderungen an die Arzneimittel

§ 7 Radioaktive und mit ionisierenden Strahlen behandelte Arzneimittel

Es ist verboten, radioaktive Arzneimittel in den Verkehr zu bringen. Durch Rechtsverordnung kann das Inverkehrbringen radioaktiver Arzneimittel zugelassen werden, wenn dies nach dem jeweiligen Stand der wissenschaftlichen Erkenntnisse zu medizinischen Zwecken geboten und für die Gesundheit unbedenklich ist.

Anmerkung:

Werden im Rahmen klinischer Prüfungen radioaktive Arzneimittel angewendet, sind die Strahlenschutzverordnung [16] und die Verordnung über radioaktive oder mit ionisierenden Strahlen behandelte Arzneimittel (AMRadV) [17] zu beachten. Für radioaktive Prüfungen muss vom Bundesamt für Strahlenschutz eine Genehmigung eingeholt werden: „Wer zum Zweck der medizinischen Forschung radioaktive Stoffe oder ionisierende Strahlung am Menschen anwenden möchte, bedarf dafür einer Genehmigung" [18].

§ 9 Der Verantwortliche für das Inverkehrbringen

- Arzneimittel, die im Geltungsbereich des AMG in den Verkehr gebracht werden, müssen gekennzeichnet sein mit dem Namen oder der Firma und der Anschrift des pharmazeutischen Unternehmers.
  Anmerkung:
  Dies gilt nicht für Arzneimittel, die zur klinischen Prüfung bei Menschen bestimmt sind. Hier muss die Kennzeichnung diese Angaben nicht unbedingt auf dem Arzneimittel tragen, sondern die Angaben können auch in einer separaten Dokumentation enthalten sein.
  Die Kennzeichnung von Prüf- und Hilfspräparaten ist ausführlich in der Verordnung (EU) 536/2014 im Anhang VI beschrieben.
- Arzneimittel dürfen im Geltungsbereich des AMG nur durch einen pharmazeutischen Unternehmer in den Verkehr gebracht werden, der seinen Sitz hat
  - im Geltungsbereich des AMG, d. h. in Deutschland
  - in einem Mitgliedstaat der Europäischen Union
  - in einem Vertragsstaat des Abkommens über den Europäischen Wirtschaftsraum

Anmerkung:

Für den Import von Studienmedikation aus Mitgliedstaaten der Europäischen Gemeinschaft und den Vertragsstaaten des Abkommens über den Europäischen Wirtschaftsraum ist demnach lediglich das GMP-Zertifikat über die Herstellung der Prüfpräparate erforderlich. Für Importe aus anderen Ländern (s. AMG § 72a) muss die zuständige Behörde des Herstellungslands durch ein Zertifikat bestätigen, dass die Arzneimittel entsprechend den anerkannten Grundregeln für die Herstellung und die Sicherung ihrer Qualität hergestellt wurden.

§ 10a Kennzeichnung von Prüf- und Hilfspräparaten für klinische Prüfungen bei Menschen

- Kennzeichnung von Prüf- und Hilfspräparaten für klinische Prüfungen in deutscher Sprache
- Bei Angaben zusätzlich in einer anderen Sprache müssen beide Sprachversionen inhaltsgleich sein.

Dritter Abschnitt: Herstellung von Arzneimitteln

§ 13 Herstellungserlaubnis

- Wer Arzneimittel gewerbs- oder berufsmäßig zum Zweck der Abgabe an andere herstellen will, bedarf einer Erlaubnis der zuständigen Behörde.
  Anmerkung:
  Studienmedikation zur Anwendung am Menschen darf demnach nur dann freigegeben werden, wenn der Hersteller von der zuständigen Landesbehörde eine Herstellungserlaubnis besitzt und ein Freigabezertifikat (GMP-Statement) erstellt wurde. Analog müssen Ärzte oder Apotheker, die Prüfpräparate zu Studienzwecken herstellen, im Besitz einer von der zuständigen Behörde erteilten produktspezifischen Herstellungserlaubnis sein.
- Die Herstellungserlaubnis darf versagt werden, wenn nicht mindestens eine Person mit der erforderlichen Sachkenntnis (Sachkundige Person) vorhanden ist (AMG § 14).
- Einer Erlaubnis bedarf nicht
  - der Inhaber einer Apotheke für die Rekonstitution oder das Abpacken einschließlich der Kennzeichnung von Arzneimitteln, die zur klinischen Prüfung bestimmt sind, sofern dies dem Prüfplan entspricht
  - der Träger eines Krankenhauses, soweit er Arzneimittel abgeben darf, für die Rekonstitution oder das Abpacken einschließlich der Kennzeichnung von Arzneimitteln, die zur klinischen Prüfung bestimmt sind, sofern dies dem Prüfplan entspricht
- Teilweise außerhalb der Betriebsstätte des Arzneimittelherstellers kann durchgeführt werden:
  - Die Herstellung von Arzneimitteln zur klinischen Prüfung am Menschen in einer beauftragten Apotheke
  - Die Änderung des Verfalldatums von Arzneimitteln zur klinischen Prüfung am Menschen in einer Prüfstelle durch eine beauftragte Person des Herstellers, sofern diese Arzneimittel ausschließlich zur Anwendung in dieser Prüfstelle bestimmt sind

Diese Personen bedürfen keiner eigenen Erlaubnis, wenn geeignete Räume und Einrichtungen vorhanden sind und gewährleistet ist, dass die Herstellung und Prüfung nach dem Stand von Wissenschaft und Technik erfolgt und die Sachkundige Person ihre Verantwortung wahrnehmen kann.

§ 19 Verantwortungsbereiche

- Die Sachkundige Person ist dafür verantwortlich, dass jede Charge des Arzneimittels entsprechend den Vorschriften hergestellt und geprüft wurde.
- Sie hat die Einhaltung dieser Vorschriften für jede Arzneimittelcharge vor deren Inverkehrbringen zu bescheinigen.

Anmerkung:

Im Rahmen klinischer Prüfungen trifft dies für die Prüfmedikation zu.

Vierter Abschnitt: Zulassung der Arzneimittel

§ 24b Zulassung eines Generikums, Unterlagenschutz

- Bei einem Generikum kann ohne Zustimmung des Vorantragstellers auf die Unterlagen einschließlich der Sachverständigengutachten des Arzneimittels des Vorantragstellers (Referenzarzneimittel) Bezug genommen werden, sofern
  - das Referenzarzneimittel seit mindestens 8 Jahren zugelassen ist oder
  - vor mindestens 8 Jahren zugelassen wurde
- Dies gilt auch für eine Zulassung in einem anderen Mitgliedstaat der Europäischen Union.
- Ein Generikum, das gemäß dieser Bestimmung zugelassen wurde, darf frühestens nach Ablauf von 10 Jahren nach Erteilung der ersten Genehmigung für das Referenzarzneimittel in den Verkehr gebracht werden. Dieser Zeitraum wird auf höchstens 11 Jahre verlängert, wenn der Inhaber der Zulassung innerhalb von 8 Jahren seit der Zulassung die Erweiterung der Zulassung um eines oder mehrere neue Anwendungsgebiete erwirkt, die von bedeutendem klinischem Nutzen im Vergleich zu bestehenden Therapien beurteilt werden.
- Die Zulassung als Generikum erfordert, dass das betreffende Arzneimittel
  - die gleiche Zusammensetzung der Wirkstoffe nach Art und Menge aufweist
    Die verschiedenen Salze, Ester, Ether, Isomere, Mischungen von Isomeren, Komplexe oder Derivate eines Wirkstoffs gelten als ein und derselbe Wirkstoff.
    Falls sich ihre Eigenschaften erheblich hinsichtlich Wirksamkeit oder Unbedenklichkeit unterscheiden, müssen vom Antragsteller ergänzende Unterlagen vorgelegt werden.
  - die gleiche Darreichungsform wie das Referenzarzneimittel aufweist
    Verschiedene orale Darreichungsformen mit sofortiger Wirkstofffreigabe gelten als ein und dieselbe Darreichungsform.
  - die Bioäquivalenz durch Bioverfügbarkeitsstudien nachgewiesen wurde
- Der Antragsteller ist nicht verpflichtet, Bioverfügbarkeitsstudien vorzulegen, wenn er auf sonstige Weise nachweist, dass das Generikum die nach dem Stand der Wissenschaft für die Bioäquivalenz relevanten Kriterien erfüllt.
- Es sind die Ergebnisse von geeigneten vorklinischen oder klinischen Studien vorzulegen, wenn
  - das Arzneimittel nicht die Anforderungen eines Generikums erfüllt
  - die Bioäquivalenz nicht durch Bioäquivalenzstudien nachgewiesen werden kann
  - eine Änderung gegenüber dem Referenzarzneimittel vorgenommen wurde bezüglich
    - o Wirkstoff
    - o Anwendungsgebiet

- Stärke
- Darreichungsform
- Verabreichungsweg

- Falls das Referenzarzneimittel von der zuständigen Behörde eines anderen Mitgliedstaats zugelassen wurde, hat der Antragsteller im Antragsformular diesen Mitgliedstaat anzugeben.
  Die zuständige Bundesoberbehörde ersucht in diesem Fall die zuständige Behörde des anderen Mitgliedstaats, binnen eines Monats folgende Informationen zu übermitteln:
  - Eine Bestätigung, dass das Referenzarzneimittel genehmigt ist oder wurde
  - Die vollständige Zusammensetzung des Referenzarzneimittels
- Im Falle der Genehmigung des Referenzarzneimittels durch die Europäische Arzneimittel-Agentur ersucht die zuständige Bundesoberbehörde diese um die entsprechenden Unterlagen.

§ 26 Arzneimittelprüfrichtlinien

- Das Bundesministerium wird ermächtigt, durch Rechtsverordnung Anforderungen an Angaben, Unterlagen und Gutachten sowie deren Prüfung durch die zuständige Bundesoberbehörde zu regeln. Diese Anforderungen werden als Arzneimittelprüfrichtlinien im Bundesanzeiger bekannt gemacht (z. B. Notwendigkeit von Bioäquivalenzprüfungen für manche Substanzen).
- Die Vorschriften müssen dem jeweils gesicherten Stand der wissenschaftlichen Erkenntnisse entsprechen und sind laufend anzupassen (z. B. sind Tierversuche durch andere Prüfverfahren zu ersetzen, wenn dies nach dem Stand der wissenschaftlichen Erkenntnis vertretbar ist).

§ 29 Anzeigepflicht

- Der Inhaber der Zulassung hat der zuständigen Bundesoberbehörde unverzüglich alle neuen Informationen mitzuteilen, die die Beurteilung des Nutzens und der Risiken des betreffenden Arzneimittels beeinflussen könnten. Hierzu gehören:
  - Sowohl positive als auch negative Ergebnisse von klinischen Prüfungen
  - Ergebnisse von Studien, die sich nicht nur auf die in der Zulassung genannten, sondern auf alle Indikationen und Bevölkerungsgruppen beziehen können
  - Angaben über eine Anwendung des Arzneimittels, die über die Bestimmungen der Zulassung hinausgeht
- Der Inhaber der Zulassung ist bei Arzneimitteln, die zur Anwendung beim Menschen bestimmt sind, verpflichtet, die zuständige Bundesoberbehörde und die Europäische Arzneimittel-Agentur zu informieren, falls neue oder veränderte Risiken bestehen oder sich das Nutzen-Risiko-Verhältnis von Arzneimitteln geändert hat.

Sechster Abschnitt: Schutz des Menschen bei der klinischen Prüfung

Die AMG §§ 40–42 sind die zentralen Paragrafen des AMG für die klinische Prüfung. Sie beschreiben die allgemeinen und besonderen Voraussetzungen, unter denen eine Studie überhaupt begonnen und durchgeführt werden darf. Die Verordnung (EU) Nr. 536/2014 ist in diese Paragraphen übernommen worden und damit in nationales Recht implementiert worden. Darüber hinaus spezifiziert das AMG die in Deutschland gültigen Ausführungsregelungen.

§ 40 Verfahren zur Genehmigung einer klinischen Prüfung

- Beginn einer klinischen Prüfung (KP) von Arzneimitteln bei Menschen nur nach Genehmigung durch die zuständige Bundesoberbehörde (BOB) gemäß Verordnung (EU) Nr. 536/2014
- Antrag auf Genehmigung einer KP ist über das EU-Portal in deutscher oder englischer Sprache einzureichen
- Validierung durch die BOB mit Stellungnahme der zuständigen EK
  Frist: 10 Tage
- Bewertung
  Frist: 45 Tage nach Validierung
  - Teil I (europäisch):
    Von BOB unter maßgeblicher Berücksichtigung der EK sind zu bewerten:
    - Ist KP eine minimalinterventionelle KP?
    - Therapeutischer Nutzen und Nutzen für die öffentliche Gesundheit
    - Risiken und Nachteile für Prüfungsteilnehmer
    - Herstellung/Einfuhr/Kennzeichnung für Prüf-/Hilfspräparate
    - Prüferinformation
    - Pharmazeutische Qualität (nur BOB)
  - Teil II (national):
    Von der EK sind zu bewerten:
    - Einwilligung nach Aufklärung
    - Entschädigung und Schadensersatz
    - Rekrutierung
    - Geeignetheit mitwirkender Personen/Stellen
    - Übereinstimmung Datenschutz-Richtlinie
    - Biologische Proben
- Stellungnahme der EK
  - Votum mit Begründung
  - BOB muss Stellungnahme der EK maßgeblich berücksichtigen
- Ein einziger Bescheid der BOB
  - Ergebnis des Bescheids:
    - Genehmigung

    - o Genehmigung unter Auflagen
    - o Versagen der Genehmigung
  - Bezugnahme auf Bewertungsberichte in englischer Sprache möglich
  - Bescheid wird von der BOB über EU-Portal an den Sponsor übermittelt
- Bescheid
  - ist Verwaltungsakt, BOB ist Klagegegner
  - eine einzige Gebühr

(Weitere Details zum Genehmigungsverfahren s. ▶ Kap. 2.5)

Das Verfahren zur Genehmigung einer KP ist auch in einer Verfahrensverordnung festgelegt worden.

Die „Verordnung über das Verfahren zur Zusammenarbeit der Bundesoberbehörden und der registrierten Ethik-Kommissionen bei der Bewertung von Anträgen auf Genehmigung von klinischen Prüfungen mit Humanarzneimitteln (Klinische Prüfung-Bewertungsverfahren-Verordnung – KPBV)" des Bundesministeriums für Gesundheit wurde nach Stellungnahme verschiedener Institutionen (z. B. der Bundesärztekammer und des Arbeitskreises Medizinischer Ethik-Kommissionen) am 12.07.2017 verabschiedet [19]

§ 40a Allgemeine Voraussetzungen für die klinische Prüfung

- Sponsor oder Vertreter des Sponsors muss in einem Mitgliedstaat der EU oder im Europäischen Wirtschaftsraum ansässig sein
- Studienteilnehmer darf nicht auf gerichtliche oder behördliche Anordnung in einer Anstalt untergebracht sein
- Versicherung für den Studienteilnehmer, die auch Leistungen gewährt, wenn kein anderer für den Schaden haftet
  - Versicherung mit zugelassenem Geschäftsbetrieb in der EU oder im Europäischen Wirtschaftsraum
  - Umfang der Versicherung muss in angemessenem Verhältnis zu den Risiken stehen, mindestens 500 000 Euro pro Studienteilnehmer
- Besondere Bestimmungen für die Versicherung
  - Bei minimalinterventioneller klinischer Prüfung keine Versicherung notwendig, wenn anderweitige Versicherung für Prüfer und Sponsor besteht
  - Bei xenogenen Arzneimitteln Versicherung von Drittrisiken erforderlich
- Klinische Prüfung eines Arzneimittels, das aus einem gentechnisch veränderten Organismus oder einer Kombination von gentechnisch veränderten Organismen besteht oder solche enthält, nur dann, wenn unvertretbare schädliche Auswirkungen nicht zu erwarten sind auf
  - Gesundheit Dritter
  - Umwelt
- Durchführung der KP in einer geeigneten Einrichtung

§ 40b Besondere Voraussetzungen für die klinische Prüfung

- Aufklärung des Prüfungsteilnehmers (oder des gesetzlichen Vertreters) durch den Prüfer oder durch ein Mitglied des Prüfungsteams (bei KP: Arzt, bei zahnmedizinischer Prüfung: Zahnarzt)
- Für minderjährige Prüfungsteilnehmer gilt:
  - Für einen Minderjährigen, der in der Lage ist, Wesen, Bedeutung und Tragweite der klinischen Prüfung zu verstehen, ist zusätzlich zu der schriftlichen Einwilligung des gesetzlichen Vertreters auch die schriftliche Einwilligung des Minderjährigen erforderlich.
  - Bei einem Minderjährigen, der nach Erreichen der Volljährigkeit nicht einwilligungsfähig ist, ist keine gruppennützige klinische Prüfung erlaubt (s. auch [20]).
- Bei einem nicht einwilligungsfähigen Prüfungsteilnehmer gilt:
  - IC des gesetzlichen Vertreters
  - Information an die nicht einwilligungsfähige Person in einer deren intellektuellen Fähigkeiten angemessenen Form
  - Berücksichtigung des Willens einer nicht einwilligungsfähigen Person, die Teilnahme an der KP zu verweigern oder zu beenden
  - Keine finanziellen Anreize (außer Ersatz von Unkosten)
  - KP an nicht einwilligungsfähigen Prüfungsteilnehmer ist unerlässlich und aussagekräftige Daten können nicht an einwilligungsfähigen Personen erhoben werden
  - KP hat als Indikation das Krankheitsbild, an der die nicht einwilligungsfähige Person leidet
  - Wissenschaftliche Gründe für die Erwartung, dass die KP
    - o einen direkten Nutzen für die nicht einwilligungsfähige Person haben wird
    - o einen Nutzen für die repräsentierte Bevölkerungsgruppe, zu der der betroffene nicht einwilligungsfähige Prüfungsteilnehmer gehört, zeigt
      Eine gruppennützige klinische Prüfung muss allerdings in direktem Zusammenhang mit dem lebensbedrohlichen oder zu Invalidität führenden klinischen Zustand der nicht einwilligungsfähigen Person stehen.
    - o im Vergleich zur Standardbehandlung nur ein minimales Risiko und eine minimale Belastung bedeuten
  - Es muss eine Patientenverfügung vorliegen.
  - Prüfungsteilnehmer wird so weit wie möglich in den Einwilligungsprozess einbezogen (s. auch [21]).

- Für KP in Notfällen gilt:
  - IC kann nach Einschluss des Prüfungsteilnehmers in die KP erfolgen unter folgenden Bedingungen:
    - o Prüfungsteilnehmer ist aufgrund eines plötzlichen lebensbedrohlichen oder plötzlichen schwerwiegenden Gesundheitszustands nicht in der Lage, im Voraus den IC zu erteilen.
    - o Es gibt wissenschaftliche Gründe für die Erwartung, dass der Prüfungsteilnehmer einen direkten klinisch relevanten Nutzen durch die KP hat.
    - o Es ist nicht möglich, innerhalb der für die Behandlung zur Verfügung stehenden Zeit im Voraus den IC des gesetzlichen Vertreters einzuholen.
    - o Prüfer bescheinigt, dass der Prüfungsteilnehmer zuvor keine Einwände gegen die Teilnahme an der KP geäußert hat.
    - o KP steht in direktem Zusammenhang mit dem klinischen Zustand des Prüfungsteilnehmers und kann ausschließlich in Notfallsituationen durchgeführt werden.
    - o KP bedeutet im Vergleich zur Standardbehandlung nur ein minimales Risiko und eine minimale Belastung.
  - Nach einer Intervention muss IC unverzüglich eingeholt werden
    - o für nicht einwilligungsfähige Personen und Minderjährige beim gesetzlichen Vertreter
    - o für andere Prüfungsteilnehmer beim Prüfungsteilnehmer oder bei seinem gesetzlichen Vertreter
- Prüfungsteilnehmer müssen im Detail über den Datenschutz aufgeklärt werden.
- Einrichtung einer Kontaktstelle, die dem Prüfungsteilnehmer oder seinem gesetzlichen Vertreter weitere Informationen erteilen kann, bei der (nach § 77) zuständigen Bundesoberbehörde

Als nationale Schutzregelungen in Deutschland sind zu berücksichtigen:

- Keine KP bei Prüfungsteilnehmern, die in einer Anstalt untergebracht sind
  - auf gerichtliche Anordnung
  - auf behördliche Anordnung (z. B. Kinder in Heimen)
- Keine Cluster-Prüfungen

§ 40c Verfahren bei Hinzufügung eines Mitgliedstaates, bei Änderungen sowie bei Bewertungsverfahren

- §§ 40–40b gelten entsprechend bei
  - späterem Hinzufügen eines zusätzlichen betroffenen Mitgliedstaats der EU
  - Genehmigung einer wesentlichen Änderung einer KP

- In die Bewertungsverfahren der Mitgliedstaaten wird die Bewertung der zuständigen EK einbezogen.
- Änderungen einer von der zuständigen Bundesoberbehörde genehmigten KP mit gentechnischen Arzneimitteln darf der Sponsor nur nach Genehmigung durch die zuständige Bundesoberbehörde vornehmen. Der Antrag auf Genehmigung ist zu begründen.

§ 40d Besondere Pflichten des Prüfers, des Sponsors und der zuständigen Bundesoberbehörde

- Bei KP mit gentechnischen Arzneimitteln gilt:
  - Sponsor und Prüfer treffen alle Maßnahmen, die zum Schutz der Gesundheit nicht betroffener Personen und der Umwelt vor unmittelbarer Gefahr geboten sind.
  - Der Prüfer unterrichtet den Sponsor unverzüglich über etwaige schädliche Auswirkungen auf die Gesundheit nicht betroffener Personen und die Umwelt.
  - Der Sponsor teilt der zuständigen Bundesoberbehörde unverzüglich alle ihm bekannt gewordenen neuen Informationen über Gefahren für die Gesundheit nicht betroffener Personen und für die Umwelt mit.
  - Der Sponsor informiert die zuständige Bundesoberbehörde unmittelbar nach Abschluss der klinischen Prüfung über die Ergebnisse bzgl. Gefahren für die menschliche Gesundheit oder die Umwelt.
  - Die zuständige Bundesoberbehörde unterrichtet die Öffentlichkeit über
    - o den hinreichenden Verdacht einer Gefahr für die Gesundheit Dritter oder für die Umwelt
    - o die Rücknahme, die Widerrufung oder das befristete Ruhen der Genehmigung für eine KP oder eine Änderung der Bedingungen für die KP

§ 41 Stellungnahme der Ethik-Kommission

- Stellungnahme der EK muss ein klares Votum (Zustimmung oder Ablehnung) bzgl. der Durchführung der KP sowie eine Begründung enthalten
- EK kann
  - eigene wissenschaftliche Erkenntnisse verwerten
  - Sachverständige hinzuziehen
  - Gutachten von Sachverständigen anfordern
- EK muss bei KP mit xenogenen Arzneimitteln oder Gentherapeutika
  - Sachverständige hinzuziehen
  - Gutachten anfordern
- Stellungnahme der EK ist von den zuständigen Bundesoberbehörden bei der Genehmigung maßgeblich zu berücksichtigen

Bei Abweichung der Bundesoberbehörde von dem Votum der EK ist schriftliche Begründung der BOB gegenüber der EK erforderlich.

§ 41a Registrierungsverfahren für Ethik-Kommissionen

- Ein Votum für eine KP dürfen nur öffentlich-rechtliche Ethik-Kommissionen (EK) erteilen, die nach Landesrecht für die Prüfung und Bewertung klinischer Prüfungen bei Menschen zuständig und registriert sind.
- Der Antrag auf Registrierung ist beim Bundesinstitut für Arzneimittel und Medizinprodukte (BfArM) zu stellen.
- Das BfArM genehmigt im Einvernehmen mit dem Paul-Ehrlich-Institut den Antrag auf Registrierung, wenn folgende Voraussetzungen durch geeignete Unterlagen nachgewiesen werden:
  - Die erforderliche aktuelle wissenschaftliche Expertise der Mitglieder sowie der externen Sachverständigen
  - Die interdisziplinäre Zusammensetzung der EK unter Beteiligung von
    - mindestens einem Juristen
    - einer Person mit wissenschaftlicher oder beruflicher Erfahrung auf dem Gebiet der Ethik in der Medizin
    - einer Person mit Erfahrung auf dem Gebiet der Versuchsplanung und Statistik (Biometriker)
    - 3 Ärzten, die über Erfahrungen in der klinischen Medizin verfügen, davon ein Facharzt für klinische Pharmakologie oder für Pharmakologie und Toxikologie
    - einem Laien
  - Die Zusammensetzung der EK im Hinblick auf das Geschlecht
    - Der EK gehören weibliche und männliche Mitglieder an.
    - Bei der Auswahl der Mitglieder und externen Sachverständigen werden Frauen und Männer gleichermaßen berücksichtigt.
  - Eine Geschäftsordnung, die verpflichtende Regelungen zur Arbeitsweise der EK trifft, z. B. Regelungen zu
    - Geschäftsführung
    - Vorsitz
    - Vorbereitung von Beschlüssen
    - Beschlussfassung
    - Ehrenamtlichkeit und Verschwiegenheitspflicht der Mitglieder und der externen Sachverständigen
  - Eine Geschäftsstelle mit qualifiziertem Personal
  - Eine sachliche Ausstattung, die es ermöglicht
    - kurzfristig Abstimmungsverfahren durchzuführen
    - fristgerecht Stellungnahmen und Bewertungsberichte zu erstellen

- Die EK holt zu jedem Antrag Unabhängigkeitserklärungen (d. h. keine finanziellen oder persönlichen Interessen) der beteiligten Mitglieder und externen Sachverständigen ein.
- Registrierte Ethikkommissionen teilen dem BfArM Änderungen, die die Voraussetzungen der Registrierung betreffen, unverzüglich mit.
- Das BfArM kann im Einvernehmen mit dem Paul-Ehrlich-Institut
  - das Ruhen der Registrierung anordnen
  - die Registrierung aufheben
- Das BfArM veröffentlicht eine Liste der registrierten EK im Bundesanzeiger.
  - Veröffentlichung von personenbezogenen Daten nur mit Einwilligung der jeweiligen Person
  - Regelmäßige Aktualisierung der Liste

§ 41b Verfahrensordnung und Geschäftsverteilungsplan

- Das Bundesministerium erstellt eine Verfahrensordnung über die Zusammenarbeit der Bundesoberbehörden und der registrierten EK bei der Genehmigung von KP [19]
- In der Verfahrensordnung werden festgelegt:
  - Einzelheiten des Registrierungsverfahrens (z. B. Konkretisierung der Anforderungen)
  - Fristen für die Stellungnahmen der registrierten EK
  - Feste Gebührensätze oder Rahmensätze jeweils nach dem Personal- und Sachaufwand für die Stellungnahmen und Bewertungsberichte der registrierten EK
  - Kriterien für einen Geschäftsverteilungsplan einschließlich der für die Verteilung der zu bearbeitenden Anträge maßgeblichen Faktoren (z. B. Kapazitäten der EK, bisheriges Arbeitsvolumen der EK)
  - Zuständigkeiten, vom Sponsor zusätzliche Informationen anzufordern
- Gemäß § 41 Abs. 2 wurde von den bis zum 30. September 2017 registrierten Ethik-Kommissionen (oder einer von ihnen benannte Stelle) ein gemeinsamer Geschäftsverteilungsplan erstellt.
  - Der Geschäftsverteilungsplan ist jährlich zum 1. Januar zu aktualisieren
  - Veröffentlichung des jeweils aktuellen Geschäftsverteilungsplan durch das BfArM
  - Veröffentlichung von personenbezogenen Daten nur mit Einwilligung der jeweiligen Person

§ 41c Verordnungsermächtigung

- Das Bundesministerium wird ermächtigt, eine Bundes-EK beim BfArM und beim Paul-EhrlichInstitut einzurichten, wenn dies erforderlich ist, um die Bearbeitung der Verfahren sicherzustellen [22,23].

- Für die Bundes-EK, die registriert ist, gelten die oben angegebenen Vorgaben.

§ 42 Korrekturmaßnahmen

- Die zuständige Bundesoberbehörde kann folgende Korrekturmaßnahmen ergreifen:
  - Rücknahme der Genehmigung einer KP
  - Ruhen der Genehmigung:
    - o Wenn die Voraussetzungen für die KP bei Genehmigung nicht vorlagen
  - Widerruf der Genehmigung:
    - o Wenn die Voraussetzungen für die KP nicht mehr vorliegen
    - o Wenn die Gegebenheiten der KP nicht mit dem Genehmigungsantrag übereinstimmen
    - o Wenn Zweifel an der Unbedenklichkeit der KP bestehen
    - o Wenn Zweifel an der wissenschaftlichen Grundlage der KP bestehen
  - Aufforderung an den Sponsor, Aspekte der KP zu ändern
- Die zuständige EK nimmt vor der Entscheidung der zuständigen Bundesoberbehörde Stellung, es sei denn, es ist Gefahr im Verzug.
- Bei Rücknahme oder Widerruf der Genehmigung darf die KP nicht fortgesetzt werden.
- Die zuständige Bundesoberbehörde kann sofortige Unterbrechung der KP anordnen.
- Widerspruch und Anfechtungsklage gegen die Korrekturmaßnahmen haben keine aufschiebende Wirkung.

§ 42a Datenschutz

- Personenbezogene Daten sind vor Übermittlung durch den Prüfer oder durch den Sponsor unter Verwendung des Identifizierungscodes der betroffenen Person zu pseudonymisieren.

§ 42b Veröffentlichung der Ergebnisse klinischer Prüfungen

- Pharmazeutische Unternehmer, die im Geltungsbereich dieses Gesetzes ein Arzneimittel in den Verkehr bringen, das der Pflicht zur Zulassung oder Genehmigung für das Inverkehrbringen unterliegt, haben Berichte über alle Ergebnisse konfirmatorischer klinischer Prüfungen in Drittstaaten zum Nachweis der Wirksamkeit und Unbedenklichkeit (Phase-III-Studien) der zuständigen Bundesoberbehörde zur Eingabe in die Datenbank zur Verfügung zu stellen.
- Diese Berichte müssen innerhalb von 6 Monaten nach Erteilung der Zulassung oder der Genehmigung oder einer Änderung, soweit die Änderung auf konfirmatorischen klinischen Prüfungen beruht, zur Verfügung gestellt werden.

- Für die Berichte gilt:
  - Sie müssen enthalten:
    - o Alle Ergebnisse der klinischen Prüfungen (günstige und ungünstige)
    - o Aussagen zu nachträglichen wesentlichen Prüfplanänderungen
    - o Information über Unterbrechungen
    - o Information über Abbrüche
  - Sie müssen gemäß den Anforderungen der Guten Klinischen Praxis abgefasst werden.
  - Sie dürfen keine personenbezogenen, insbesondere patientenbezogenen Daten enthalten.
    Ausnahmen:
    - o Name und Anschrift des pharmazeutischen Unternehmers oder des Sponsors
    - o Name und der Anschrift von Prüfärzten
  - Bericht kann in deutscher oder englischer Sprache verfasst sein.

§ 42c Inspektionen

- Die zuständige Bundesoberbehörde führt folgende Inspektionen durch:
  - Inspektionen zur Überprüfung
    - o der Übereinstimmung der KP mit den Angaben und Unterlagen der Genehmigung
    - o den Angaben eines Zulassungsantrags
    - o den Ergebnissen einer KP
  - Inspektionen in Drittstaaten
  - Inspektionen zur Überprüfung der Meldepflicht
- Die zuständige Behörde der Länder führt alle anderen Inspektionen zur Überwachung der Einhaltung der Verordnung (EU) Nr. 536/2014 durch.
- Die Bundesoberbehörde hat zur Durchführung der Inspektion folgende Befugnisse:
  - Geschäftsräume, Betriebsräume, auch Wohnräume zu den üblichen Geschäftszeiten zu betreten
  - Unterlagen einzusehen
  - Abschriften oder Kopien anzufertigen, soweit es sich nicht um personenbezogene Daten von Patienten handelt
  - Auskünfte zu verlangen
- Die zuständige Behörde hat zur Durchführung der Inspektion ebenfalls diese Befugnisse.
- Auch Sachverständige, soweit sie die mit der Überwachung beauftragten Personen begleiten, dürfen Geschäftsräume betreten.

Zehnter Abschnitt: Beobachtung, Sammlung und Auswertung von Arzneimittelrisiken

§ 62 Organisation des Pharmakovigilanz-Systems der zuständigen Bundesoberbehörde

Die zuständige Bundesoberbehörde hat bezüglich der Pharmakovigilanz folgende Aufgaben:

- Sie hat zur Verhütung einer Gefährdung der Gesundheit, die bei der Anwendung von Arzneimitteln auftretenden Risiken, insbesondere
  - Nebenwirkungen
  - Wechselwirkungen mit anderen Mitteln
  - Risiken durch gefälschte Arzneimittel oder gefälschte Wirkstoffe
  - potenzielle Risiken für die Umwelt (bei Tierarzneimitteln)

  zentral zu erfassen, auszuwerten und die zu ergreifenden Maßnahmen zu koordinieren.
- Sie wirkt dabei zusammen mit
  - der Weltgesundheitsorganisation
  - der Europäischen Arzneimittel-Agentur
  - den Arzneimittelbehörden anderer Länder
  - den Gesundheits- und Veterinärbehörden der Bundesländer
  - den Arzneimittelkommissionen der Kammern der Heilberufe
  - nationalen Pharmakovigilanz-Zentren
  - anderen Stellen, die bei der Durchführung ihrer Aufgaben Arzneimittelrisiken erfassen
- Sie kann die Öffentlichkeit über Arzneimittelrisiken und beabsichtigte Maßnahmen informieren.
- Sie betreibt ein Pharmakovigilanz-System.
- Sie führt regelmäßig Audits ihres Pharmakovigilanz-Systems durch und erstattet der Europäischen Kommission alle 2 Jahre Bericht.
- Sie erfasst alle Verdachtsfälle von Nebenwirkungen, von denen sie Kenntnis erlangt.
  - Meldungen von Patienten und Angehörigen der Gesundheitsberufe können in jeder Form erfolgen.
  - Meldungen von Inhabern der Zulassung nach § 63c erfolgen elektronisch.
- Die zuständige Bundesoberbehörde hat bei Arzneimitteln zur Anwendung bei Menschen
  - jeden ihr gemeldeten und im Inland aufgetretenen Verdachtsfall einer schwerwiegenden Nebenwirkung innerhalb von 15 Tagen
  - jeden ihr gemeldeten und im Inland aufgetretenen Verdachtsfall einer nicht schwerwiegenden Nebenwirkung innerhalb von 90 Tagen elektro-

nisch an die EudraVigilance-Datenbank und erforderlichenfalls an den Inhaber der Zulassung zu übermitteln.

- Sie kontrolliert die Verwaltung der Mittel für die Tätigkeiten im Zusammenhang mit der Pharmakovigilanz, damit ihre Unabhängigkeit bei der Durchführung dieser Pharmakovigilanz-Tätigkeiten gewahrt bleibt.
- Sie trifft in Zusammenarbeit mit der Europäischen Arzneimittel-Agentur bei Arzneimitteln zur Anwendung bei Menschen folgende Maßnahmen:
  - Sie überwacht die Ergebnisse von Maßnahmen zur Risikominimierung.
  - Sie beurteilt Aktualisierungen des Risikomanagementsystems.
  - Sie wertet Daten in der EudraVigilance-Datenbank aus, um zu ermitteln, ob es neue oder veränderte Risiken gibt und ob das Nutzen-Risiko-Verhältnis von Arzneimitteln davon beeinflusst wird.
- Sie kann in Betrieben und Einrichtungen, die Arzneimittel herstellen oder in den Verkehr bringen oder klinisch prüfen (bzw. beauftragten Unternehmen), die Sammlung und Auswertung von Arzneimittelrisiken und die Koordinierung notwendiger Maßnahmen überprüfen.
- Zu diesem Zweck können Beauftragte der zuständigen Bundesoberbehörde im Benehmen mit der zuständigen Behörde
  - Betriebs- und Geschäftsräume zu den üblichen Geschäftszeiten betreten
  - Auskünfte verlangen
- Sie erstellt einen Bericht über die Inspektion.
- Sie übermittelt den Bericht an die entsprechenden Betriebe und Einrichtungen zur Stellungnahme.
- Sie weist den Zulassungsinhaber auf bei der Inspektion festgestellte Mängel hin und gibt ihm Gelegenheit zur Stellungnahme, falls der Zulassungsinhaber die Anforderungen des Pharmakovigilanz-Systems nicht erfüllt.
- Die zuständige Bundesoberbehörde informiert in solchen Fällen
  - die zuständigen Behörden anderer Mitgliedstaaten
  - die Europäische Arzneimittel-Agentur
  - die Europäische Kommission

§ 63a Stufenplanbeauftragter

- Wer als pharmazeutischer Unternehmer Fertigarzneimittel in den Verkehr bringt, hat eine in einem Mitgliedstaat der Europäischen Union ansässige Qualifizierte Person mit der erforderlichen Sachkenntnis und der zur Ausübung ihrer Tätigkeit erforderlichen Zuverlässigkeit (Stufenplanbeauftragter) zu beauftragen, die folgende Aufgaben hat:
  - Ein Pharmakovigilanz-System einzurichten und zu führen
  - Bekannt gewordene Meldungen über Arzneimittelrisiken zu sammeln und zu bewerten
  - Die notwendigen Maßnahmen zu koordinieren

Anmerkung:
Im Rahmen klinischer Prüfungen spielt der Stufenplan(beauftragte) nach bisheriger Praxis nur dann eine Rolle, wenn es sich um eine Prüfung mit einem zugelassenen Arzneimittel handelt. Auf EU- bzw. ICH-Ebene entspricht der Stufenplanbeauftragte dem „Pharmakovigilanz-Beauftragten" bzw. der „Qualified Person for Pharmacovigilance".

§ 63b Allgemeine Pharmakovigilanz-Pflichten des Inhabers der Zulassung

Der Inhaber der Zulassung ist zu folgenden Aufgaben verpflichtet:

- Ein Pharmakovigilanz-System einzurichten und zu betreiben
- Bei Arzneimitteln für den Menschen anhand seines Pharmakovigilanz-Systems
  - sämtliche Informationen wissenschaftlich auszuwerten
  - Möglichkeiten der Risikominimierung und -vermeidung zu prüfen
  - erforderlichenfalls unverzüglich Maßnahmen zur Risikominimierung und -vermeidung zu ergreifen
- Sein Pharmakovigilanz-System regelmäßig in angemessenen Intervallen Audits zu unterziehen.
  - Er hat dabei die wichtigsten Ergebnisse in seiner Pharmakovigilanz-Stammdokumentation zu vermerken.
  - Er muss sicherstellen, dass Maßnahmen zur Mängelbeseitigung ergriffen werden.
  - Wenn die Maßnahmen zur Mängelbeseitigung vollständig durchgeführt sind, kann der Vermerk gelöscht werden.
- Eine Pharmakovigilanz-Stammdokumentation zu führen und diese auf Anfrage zur Verfügung zu stellen
- Ein Risikomanagementsystem für jedes einzelne Arzneimittel zu betreiben, das nach dem 26. Oktober 2012 zugelassen worden ist
- Die Ergebnisse von Maßnahmen zur Risikominimierung zu überwachen, die Teil des Risikomanagementplans sind
- Das Risikomanagementsystem zu aktualisieren
- Pharmakovigilanz-Daten zu überwachen, um zu ermitteln, ob es neue Risiken gibt, sich bestehende Risiken verändert haben oder sich das Nutzen-Risiko-Verhältnis von Arzneimitteln geändert hat
- Keine die Pharmakovigilanz betreffenden Informationen öffentlich bekannt zu machen, ohne vorherige oder gleichzeitige Mitteilung an
  - die zuständige Bundesoberbehörde
  - die Europäische Arzneimittel-Agentur
  - die Europäische Kommission

- Er stellt sicher, dass solche Informationen in objektiver und nicht irreführender Weise dargelegt werden.

§ 63f Allgemeine Voraussetzungen für nichtinterventionelle Unbedenklichkeitsstudien

- Für nichtinterventionelle Unbedenklichkeitsstudien, die vom Inhaber der Zulassung auf eigene Veranlassung durchgeführt werden, gilt:
  - Sie sind der zuständigen Bundesoberbehörde anzuzeigen.
  - Die zuständige Bundesoberbehörde kann vom Inhaber der Zulassung das Protokoll und die Fortschrittsberichte anfordern.
  - Der Inhaber der Zulassung hat innerhalb eines Jahres nach Abschluss der Datenerfassung der zuständigen Bundesoberbehörde den Abschlussbericht zu übermitteln.
- Für nichtinterventionelle Unbedenklichkeitsstudien, die vom Inhaber der Zulassung aufgrund einer Auflage durchgeführt werden, gilt das Verfahren nach § 63g.
- Die Durchführung von Unbedenklichkeitsstudien ist nicht zulässig, wenn
  - durch sie die Anwendung eines Arzneimittels gefördert werden soll
  - sich Vergütungen an die Durchführenden in ihrer Art und Höhe nicht auf den Zeitaufwand und die angefallenen Kosten beschränken
  - ein Anreiz für eine bevorzugte Verschreibung oder Empfehlung bestimmter Arzneimittel entsteht

  Veränderungen bzgl. dieser Informationen sind innerhalb von 4 Wochen nach jedem Quartalsende zu übermitteln.
- Der Inhaber der Zulassung hat Unbedenklichkeitsstudien unverzüglich anzuzeigen bei
  - der Kassenärztlichen Bundesvereinigung
  - dem Spitzenverband Bund der Krankenkassen
  - dem Verband der Privaten Krankenversicherung e. V.
- Die Anzeige muss folgende Angaben enthalten:
  - Ort
  - Zeit
  - Ziel
  - Protokoll der Prüfung
  - Namen der beteiligten Ärzte
  - Lebenslange Arztnummern der beteiligten Ärzte
- Bei nichtinterventionellen Unbedenklichkeitsstudien, die vom Inhaber der Zulassung auf eigene Veranlassung durchgeführt werden, muss die Anzeige, sofern beteiligte Ärzte Leistungen zu Lasten der gesetzlichen Krankenversicherung erbringen, zusätzlich folgende Angaben bzw. Unterlagen enthalten:

- Höhe der jeweils an die Ärzte tatsächlich geleisteten Entschädigungen
- Namentliche Zuordnung der Entschädigung zu den beteiligten Ärzten
- Angabe der lebenslangen Arztnummer
- Eine Darstellung des Aufwands für die beteiligten Ärzte
- Eine Begründung für die Angemessenheit der Entschädigung
- Eine Ausfertigung der mit ihnen geschlossenen Verträge

- Innerhalb eines Jahres nach Abschluss der Datenerfassung müssen folgende Angaben elektronisch übermittelt werden:
  - Anzahl der insgesamt beteiligten Ärzte
  - Anzahl der pro Arzt beteiligten Patienten
  - Anzahl der insgesamt beteiligten Patienten
  - Art und Höhe der pro Arzt insgesamt geleisteten Entschädigungen
  - Art und Höhe der insgesamt geleisteten Entschädigungen

§ 63g Besondere Voraussetzungen für angeordnete nichtinterventionelle Unbedenklichkeitsstudien

- Vor Durchführung einer angeordneten nichtinterventionellen Unbedenklichkeitsstudie hat der Inhaber der Zulassung den Entwurf des Studienprotokolls vorzulegen:
  - Der zuständigen Bundesoberbehörde,
    wenn es sich um eine Prüfung handelt, die nur im Inland durchgeführt wird.
  - Dem Ausschuss für Risikobewertung im Bereich der Pharmakovigilanz,
    wenn es sich um eine Prüfung handelt, die in mehreren Mitgliedstaaten der Europäischen Union durchgeführt wird.
- Eine angeordnete nichtinterventionelle Unbedenklichkeitsstudie darf nur begonnen werden, wenn der Protokollentwurf genehmigt wurde
  - durch die zuständigen Bundesoberbehörden,
    wenn es sich um eine Prüfung handelt, die nur im Inland durchgeführt wird.
  - durch den Ausschuss für Risikobewertung im Bereich der Pharmakovigilanz,
    wenn es sich um eine Prüfung handelt, die in mehreren Mitgliedstaaten der Europäischen Union durchgeführt wird.

  Der zuständigen Bundesoberbehörde muss hierbei der Protokollentwurf vorliegen.
- Die Frist für die Genehmigung der Prüfung beträgt 60 Tage.
- Eine Genehmigung ist zu versagen, wenn
  - die Anwendung des Arzneimittels gefördert werden soll

- die Ziele mit dem Studiendesign nicht erreicht werden können
- es sich um eine klinische Prüfung handelt

- Nach Beginn einer angeordneten nichtinterventionellen Unbedenklichkeitsstudie hat der Inhaber der Zulassung wesentliche Änderungen des Protokolls vor deren Umsetzung genehmigen zu lassen von
  - der zuständigen Bundesoberbehörde,
    wenn es sich um eine Prüfung handelt, die nur im Inland durchgeführt wird.
  - dem Ausschuss für Risikobewertung im Bereich der Pharmakovigilanz, wenn es sich um eine Prüfung handelt, die in mehreren Mitgliedstaaten der Europäischen Union durchgeführt wird.
- Anschließend erfolgt eine Unterrichtung der zuständigen Bundesoberbehörde über die genehmigten Änderungen, wenn die Unbedenklichkeitsstudie sowohl im Inland als auch in mehreren Mitgliedstaaten der Europäischen Union durchgeführt wird.
- Nach Abschluss einer angeordneten nichtinterventionellen Unbedenklichkeitsstudie muss der Abschlussbericht zusammen mit einer Kurzdarstellung der Studienergebnisse innerhalb von 12 Monaten nach Abschluss der Datenerfassung elektronisch übermittelt werden (wenn nicht durch die zuständige Stelle auf die Vorlage verzichtet wurde)
  - an die zuständige Bundesoberbehörde,
    wenn es sich um eine Prüfung handelt, die nur im Inland durchgeführt wird.
  - an den Ausschuss für Risikobewertung im Bereich der Pharmakovigilanz, wenn es sich um eine Prüfung handelt, die in mehreren Mitgliedstaaten der Europäischen Union durchgeführt wird.

§ 63k Ausnahmen

- Die Regelungen des 10. Abschnitts des AMG (Pharmakovigilanz) finden keine Anwendung auf Arzneimittel, die im Rahmen einer klinischen Prüfung als Prüfpräparate eingesetzt werden.

Elfter Abschnitt: Überwachung

§ 64 Durchführung der Überwachung

- Betriebe und Einrichtungen, die Arzneimittel
  - herstellen
  - prüfen
  - lagern
  - verpacken
  - in den Verkehr bringen
  - sonst mit ihnen Handel treiben
  - entwickeln

- klinisch prüfen
- einer Rückstandsprüfung unterziehen

unterliegen der Überwachung durch die zuständige Behörde.

Dies gilt ebenso für den Erwerb oder die Anwendung eines Arzneimittels, das zur Vornahme eines Schwangerschaftsabbruchs zugelassen ist.

- Der Überwachung unterliegen auch
  - der Sponsor einer klinischen Prüfung
  - der Vertreter des Sponsors
  - Personen oder Personenvereinigungen, die Arzneimittel für andere sammeln

  Anmerkung:

  Unter die Überwachung fallen demnach alle an einer klinischen Prüfung Beteiligten, d. h. der Sponsor, alle Auftragnehmer wie Prüfzentren, Auftragsforschungsinstitute, medizinische oder analytische Laboratorien für die Analyse von biologischen Proben, Einrichtungen, in denen die Daten von klinischen Prüfungen ausgewertet und archiviert werden etc.
- Bei der Überwachung sind auch die Regelungen des Transfusionsgesetzes [24] und des Transplantationsgesetzes [14] zu beachten.
- Die mit der Überwachung beauftragten Personen müssen diese Tätigkeit hauptberuflich ausüben.

  Anmerkung:

  Die Überwachung liegt im Verantwortungsbereich der zuständigen Aufsichtsbehörde. Inspektionen können sowohl durch Inspektoren der Bundesoberbehörden (BfArM oder PEI) als auch durch nachrangige Behörden, z. B. Regierungspräsidien, durchgeführt werden.
- Die zuständige Behörde kann Sachverständige beiziehen.
- Die zuständige Behörde soll Angehörige der zuständigen Bundesoberbehörde als Sachverständige beteiligen, soweit es sich handelt um:
  - Blutzubereitungen
  - Gewebe und Gewebezubereitungen
  - Radioaktive Arzneimittel
  - Gentechnisch hergestellte Arzneimittel
  - Sera
  - Impfstoffe
  - Allergene
  - Arzneimittel für neuartige Therapien
  - Xenogene Arzneimittel
  - Wirkstoffe oder andere Stoffe, die menschlicher, tierischer oder mikrobieller Herkunft sind

  - Wirkstoffe oder andere Stoffe, die auf gentechnischem Wege hergestellt werden
- Die zuständige Behörde muss sich davon überzeugen, dass folgende Vorschriften beachtet werden:
  - Vorschriften über den Verkehr mit Arzneimitteln (AMG)
  - Vorschriften über die Werbung auf dem Gebiet des Heilwesens
  - Vorschriften des Transfusionsgesetzes
  - Vorschriften des Transplantationsgesetzes
  - Vorschriften über das Apothekenwesen
- Die zuständige Behörde muss in angemessenen Zeitabständen und in angemessenem Umfang sowie erforderlichenfalls auch unangemeldet Inspektionen vornehmen und wirksame Folgemaßnahmen festlegen.
- Besichtigungen sollten i. d. R. alle 2 Jahre vorgenommen werden bei Betrieben und Institutionen, welche
  - der Herstellungserlaubnis (§ 13)
  - der Erlaubnis für die Be- oder Verarbeitung, Konservierung, Prüfung, Lagerung oder das Inverkehrbringen von Gewebe oder Gewebezubereitungen (§ 20c)
  - der Einfuhrerlaubnis (§ 72)
  - der Einfuhrerlaubnis für Gewebe und bestimmte Gewebezubereitungen (§ 72b)

  unterliegen.
- Die Inspektionen können auch auf Ersuchen
  - eines anderen Mitgliedstaats
  - der Europäischen Kommission
  - der Europäischen Arzneimittel-Agentur

  durchgeführt werden.
- Die zuständige Behörde kann einen Hersteller in einem Land, das nicht Mitgliedstaat der Union oder Vertragsstaat des Abkommens über den Europäischen Wirtschaftsraum ist, auffordern, sich einer Inspektion nach den Vorgaben der Europäischen Union zu unterziehen.
- Die zuständige Behörde erstellt einen Bericht über die Inspektion.
- Die zuständige Behörde teilt den überprüften Betrieben, Einrichtungen oder Personen den Inhalt des Berichtsentwurfs mit und gibt ihnen vor dessen endgültiger Fertigstellung Gelegenheit zur Stellungnahme.
- Führt die Inspektion nach Auswertung der Stellungnahme zu dem Ergebnis, dass die Betriebe, Einrichtungen oder Personen den gesetzlichen Vorschriften nicht entsprechen, so wird diese Information in die Datenbank nach § 67a eingegeben.

- Führt eine Inspektion zur Überprüfung der Guten Herstellungspraxis oder der Guten Vertriebspraxis nach Auswertung der Stellungnahme zu dem Ergebnis, dass die Betriebe, Einrichtungen oder Personen den gesetzlichen Vorschriften entsprechen, so wird innerhalb von 90 Tagen nach einer Inspektion ein Zertifikat ausgestellt.

  Für das Zertifikat gilt:
  - Die Gültigkeitsdauer des Zertifikats soll 3 Jahre nicht überschreiten.
  - Das Zertifikat ist zurückzunehmen, wenn nachträglich bekannt wird, dass die Voraussetzungen nicht vorgelegen haben.
  - Das Zertifikat ist zu widerrufen, wenn die Voraussetzungen nicht mehr gegeben sind.
  - Die Angaben über die Ausstellung, die Versagung, die Rücknahme oder den Widerruf des Zertifikats sind in eine Datenbank nach § 67a einzugeben.
- Die mit der Überwachung beauftragten Personen sind befugt:
  - Geschäftsräume, aber auch Wohnräume zu besichtigen

    Anmerkung:

    Das Grundrecht des Art. 13 des Grundgesetzes auf Unverletzlichkeit der Wohnung wird insoweit eingeschränkt.
  - Unterlagen über klinische Prüfungen einzusehen
  - Abschriften oder Fotokopien anzufertigen (mit Ausnahme von personenbezogenen Daten von Patienten)
  - Ausdrucke oder Kopien von Datenträgern, auf denen Unterlagen gespeichert sind, anzufertigen oder zu verlangen (mit Ausnahme von personenbezogenen Daten von Patienten)
  - Alle erforderlichen Auskünfte zu verlangen
  - Vorläufige Anordnungen zu treffen, wenn es zur Verhütung von dringenden Gefahren erforderlich ist
- Der zur Auskunft Verpflichtete kann die Auskunft auf Fragen verweigern, deren Beantwortung ihn selbst oder einen seiner Angehörigen der Gefahr strafrechtlicher Verfolgung oder eines Verfahrens wegen Ordnungswidrigkeiten aussetzen würde.

§ 66 Duldungs- und Mitwirkungspflicht

- Wer der Überwachung unterliegt, ist verpflichtet, die Maßnahmen bei der Überwachung
  - zu dulden
  - die in der Überwachung tätigen Personen bei der Erfüllung ihrer Aufgaben zu unterstützen

Anmerkung:

Um die vorgeschriebene Überwachung durchführen zu können, müssen alle Prüfeinrichtungen einer klinischen Studie (einschließlich der Prüfer) vor Beginn der zuständigen Bundesoberbehörde und den lokalen Behörden angezeigt werden (Details s. AMG § 67).

§ 67 Allgemeine Anzeigepflicht

- Betriebe und Einrichtungen, die Arzneimittel
  - entwickeln
  - herstellen
  - klinisch prüfen
  - prüfen
  - lagern
  - verpacken
  - einführen
  - in den Verkehr bringen
  - oder sonst mit ihnen Handel treiben

  haben dies vor der Aufnahme der Tätigkeiten der zuständigen Behörde anzuzeigen (§ 67 Abs. 1 Satz 1)
- In der Anzeige sind anzugeben (§ 67 Abs. 1 Satz 5)
  - Art der Tätigkeit
  - Betriebsstätte
- Nachträgliche Änderungen sind ebenfalls anzuzeigen (§ 67 Abs. 3).
- Die Absätze 1–3 gelten nicht für klinische Prüfungen mit Arzneimitteln, die in den Anwendungsbereich der Verordnung (EU) Nr. 536/2014 fallen (§ 67 Abs. 4).

Anmerkung:

Auf folgende Diskrepanz muss hingewiesen werden:

Klinische Prüfungen

- Da für klinische Prüfungen grundsätzlich die Verordnung (EU) Nr. 536/2014 anzuwenden ist, entfällt die Anzeigepflicht
  - an die zuständige Bundesoberbehörde
    Alle Informationen laufen über das EU-Portal.
  - an die lokalen Behörden
- Es ist allerdings nicht klar, welche Betriebe und Einrichtungen, die Arzneimittel klinisch prüfen, dann noch der Anzeigepflicht unterliegen sollen, wenn für alle KP die Verordnung (EU) Nr. 536/2014 gültig ist.
- Da die lokalen Behörden aber Inspektionen durchführen müssen (AMG § 64), ist es erforderlich, dass sie Kenntnis von den jeweiligen Prüfzentren erlangen. Wie dies erfolgen soll, ist im AMG nicht unter § 67 Allgemeine Anzei-

genpflicht, sondern erst im § 68 Mitteilungs- und Unterrichtungspflichten beschrieben:

> *„Die für die Durchführung [des AMG] zuständigen Behörden und Stellen des Bundes und der Länder haben sich [...] die für den Vollzug des Gesetzes zuständigen Behörden, Stellen und Sachverständigen mitzuteilen, [...]"*

- Auch nach Auskunft des BfArM erfolgt die Information an die zuständigen lokalen Behörden, welche KP durch welchen Sponsor und an welchen Prüfzenten durchgeführt werden, durch engen Erfahrungsaustausch zwischen der Bundesoberbehörde und den lokalen zuständigen Behörden.
  Dadurch ist die Durchführung von Inspektionen gewährleistet.

Für Anwendungsbeobachtungen bzw. nichtinterventionelle Studien gilt wie bisher (§ 67 Abs. 6):

Wer Untersuchungen durchführt, die dazu bestimmt sind, Erkenntnisse bei der Anwendung zugelassener oder registrierter Arzneimittel zu sammeln, hat dies unverzüglich anzuzeigen:

- Der zuständigen Bundesoberbehörde,
- Der Kassenärztlichen Bundesvereinigung
- Dem Spitzenverband Bund der Krankenkassen
- Dem Verband der Privaten Krankenversicherung e. V.
- Die Anzeige muss folgende Angaben enthalten:
  - Ort
  - Zeit
  - Ziel
  - Beobachtungsplan
- Die Anzeige muss für die Kassenärztliche Bundesvereinigung und für den Spitzenverband Bund der Krankenkassen zusätzlich folgende Angaben enthalten:
  - Namen der beteiligten Ärzte
  - Lebenslange Arztnummern der beteiligten Ärzte
  - Betriebsstättennummer
  - Praxisadresse
- Die Anzeige muss, sofern beteiligte Ärzte Leistungen zu Lasten der gesetzlichen Krankenversicherung erbringen, zusätzlich folgende Angaben bzw. Unterlagen enthalten:
  - Art und Höhe der tatsächlich geleisteten Entschädigungen
  - Darstellung des Aufwands für die beteiligten Ärzte
  - Begründung für die Angemessenheit der Entschädigung
  - Eine Ausfertigung der mit den Ärzten geschlossenen Verträge

- Entschädigungen, die an Ärzte für ihre Beteiligung an Anwendungsbeobachtungen geleistet werden, sind nach ihrer Art und Höhe so zu bemessen, dass kein Anreiz für eine bevorzugte Verschreibung oder Empfehlung bestimmter Arzneimittel entsteht.
- Veränderungen der genannten Informationen sind innerhalb von 4 Wochen nach jedem Quartalsende zu übermitteln.
- Innerhalb eines Jahres nach Abschluss der Datenerfassung müssen folgende Angaben elektronisch übermittelt werden:
  - Anzahl der insgesamt beteiligten Ärzte
  - Anzahl der pro Arzt beteiligten Patienten
  - Anzahl der insgesamt beteiligten Patienten
  - Art und Höhe der pro Arzt geleisteten Entschädigungen
  - Art und Höhe der insgesamt geleisteten Entschädigungen
- Innerhalb eines Jahres nach Abschluss der Datenerfassung muss der zuständigen Bundesoberbehörde ein elektronischer Abschlussbericht nach elektronischen Formatvorgaben übermittelt werden.
- Der Sponsor muss personenbezogene Daten vor ihrer Übermittlung unter Verwendung des Identifizierungscodes der betroffenen Person pseudonymisieren (AMG § 42a Datenschutz).
- Die zuständige Bundesoberbehörde muss an sie übermittelte Abschlussberichte über ein Internetportal der Öffentlichkeit zur Verfügung stellen.

Für Unbedenklichkeitsprüfungen gelten die Bestimmungen des AMG § 63f und g.

§§ 68, 69 Mitteilungs- und Unterrichtungspflichten, Maßnahmen der zuständigen Behörden

- Die für die Durchführung des AMG zuständigen Behörden und Stellen des Bundes und der Länder haben sich
  - den für den Vollzug des Gesetzes zuständigen Behörden, Stellen und Sachverständigen mitzuteilen
  - bei Zuwiderhandlungen und bei Verdacht auf Zuwiderhandlungen gegen Vorschriften des Arzneimittelrechts, Heilmittelwerberechts oder Apothekenrechts für den jeweiligen Zuständigkeitsbereich unverzüglich zu unterrichten und bei der Ermittlungstätigkeit gegenseitig zu unterstützen
- Die für die Durchführung des AMG zuständigen Behörden und Stellen des Bundes und der Länder
  - erteilen der zuständigen Behörde eines anderen Mitgliedstaates der Europäischen Union oder der Europäischen Arzneimittel-Agentur auf begründetes Ersuchen Auskünfte und übermitteln die erforderlichen Urkunden und Schriftstücke, soweit dies für die Überwachung der Einhaltung der arzneimittelrechtlichen, heilmittelwerberechtlichen und

apothekenrechtlichen Vorschriften oder zur Verhütung oder zur Abwehr von Arzneimittelrisiken erforderlich ist

- überprüfen alle von der ersuchenden Behörde eines anderen Mitgliedstaates mitgeteilten Sachverhalte und teilen ihr das Ergebnis der Prüfung mit.

Anmerkung:

Falls durch die zuständige Überwachungsbehörde Zuwiderhandlungen gegen das AMG festgestellt werden, muss die Überwachungsbehörde andere zuständige Behörden unverzüglich unterrichten und sie bei der Ermittlungstätigkeit unterstützen. Die zuständigen Behörden treffen Anordnungen zur Beseitigung festgestellter Verstöße und zur Vermeidung künftiger Verstöße.

Wenn beim Sponsor, bei einer CRO oder bei einem an der klinischen Prüfung beteiligten Prüfer von der zuständigen Überwachungsbehörde eine Inspektion durchgeführt wurde, wird der Inspektionsbericht mit den empfohlenen Anordnungen den jeweils an der Studie Beteiligten in Kopie übermittelt. Angeordnete Maßnahmen müssen unverzüglich befolgt werden.

Fünfzehnter Abschnitt: Bestimmung der zuständigen Bundesoberbehörden und sonstige Bestimmungen

§ 77 Zuständige Bundesoberbehörde

Die Zuständigkeit der Bundesoberbehörden ist in AMG § 77 geregelt:

- Das Bundesinstitut für Arzneimittel und Medizinprodukte (BfArM) ist die zuständige Bundesoberbehörde (für klinische Prüfungen), es sei denn, dass das Paul-Ehrlich-Institut zuständig ist.
- Das Paul-Ehrlich-Institut (PEI) ist zuständig für:
  - Sera
  - Impfstoffe
  - Blutzubereitungen
  - Knochenmarkzubereitungen
  - Gewebezubereitungen und Gewebe
  - Allergene
  - Arzneimittel für neuartige Therapien
  - Xenogene Arzneimittel
  - Gentechnisch hergestellte Blutbestandteile

Siebzehnter Abschnitt: Straf- und Bußgeldvorschriften

§§ 95, 96, 97 Strafvorschriften, Bußgeldvorschriften

Im Folgenden sind exemplarisch die wichtigsten Verstöße im Rahmen klinischer Prüfungen aufgeführt.

Mit *Freiheitsstrafe bis zu einem Jahr oder mit Geldstrafe* wird bestraft, wer:

- Ohne Erlaubnis ein Arzneimittel herstellt

- Arzneimittel ohne die nach § 72a erforderliche Bestätigung oder Bescheinigung aus Ländern, die nicht Mitgliedstaaten der Europäischen Union oder andere Vertragsstaaten des Abkommens über den Europäischen Wirtschaftsraum sind, in den Geltungsbereich dieses Gesetzes verbringt oder einführt (Prüfmuster aus Drittstaaten)
- Die KP ohne die Genehmigung durch die zuständige Bundesoberbehörde beginnt
  (Verstoß gegen § 40 Abs. 1)
- Die KP durchführt, wenn die Person, bei der die klinische Prüfung durchgeführt werden soll (betroffene Person) auf gerichtliche oder behördliche Anordnung in einer Anstalt untergebracht ist
  (Verstoß gegen § 40a Satz 1 Nr. 2)
- Die KP durchführt, wenn keine Versicherung abgeschlossen wurde
  (Verstoß gegen § 40a Satz 1 Nr. 3)
- Eine KP mit xenogenen Arzneimitteln durchführt, wenn keine Versicherung abgeschlossen wurde
  (Verstoß gegen § 40a Satz 2 Nr. 3)
- Eine KP mit einem Arzneimittel durchführt, das aus einem gentechnisch veränderten Organismus oder einer Kombination von gentechnisch veränderten Organismen besteht oder solche enthält, wenn unvertretbare schädliche Auswirkungen die Gesundheit Dritter zu erwarten sind
  (Verstoß gegen § 40a Satz 1 Nr. 4a)
- Eine KP mit einem Arzneimittel durchführt, wenn folgende Voraussetzungen nicht erfüllt sind, die in der Verordnung (EU) 536/2014 in Art. 50 und im Anhang I Nr. 67 gefordert werden:
  Schriftliche Erklärung des Leiters der Prüfstelle oder einer anderen zuständigen Person,
  - mit Bestätigung der Eignung der klinischen Einrichtung für die Art und Verwendung des Prüfpräparats
  - mit Beschreibung, inwiefern
    - o geeignete Einrichtungen und Geräte zur Verfügung stehen
    - o geeignetes Personal zur Verfügung steht
    - o geeignetes Fachwissen vorhanden ist

    (Verstoß gegen § 40a Satz 1 Nr. 5)

  Eine KP bei einem Minderjährigen durchführt, der in der Lage ist, das Wesen, die Bedeutung und die Tragweite der klinischen Prüfung zu erkennen und seinen Willen hiernach auszurichten, ohne schriftliche Einwilligung des Minderjährigen zusätzlich zu der schriftlichen Einwilligung, die sein gesetzlicher Vertreter erteilt hat, (Verstoß gegen § 40b Abs. 3)
- Eine KP mit einer Person durchführt, die nicht in der Lage ist, Wesen, Bedeutung und Tragweite der klinischen Prüfung zu erkennen und ihren Willen hiernach auszurichten, wenn folgende Voraussetzung nicht erfüllt ist, die

in der Verordnung (EU) 536/2014 in Art. 31 Abs. 1 lit. c gefordert werden: Der ausdrücklicher Wunsch dieser Person,

- nicht an der klinischen Prüfung teilnehmen zu wollen,
- die Teilnahme zu irgendeinem Zeitpunkt zu beenden,

wird nicht berücksichtigt.
(Verstoß gegen § 40b Abs. 4 Satz 2)

- Eine gruppennützige KP (KP mit ausschließlichem Nutzen für die repräsentierte Bevölkerungsgruppe), mit einer volljährigen Person durchführt, die nicht in der Lage ist, Wesen, Bedeutung und Tragweite der klinischen Prüfung zu erkennen und ihren Willen hiernach auszurichten, wenn die betroffene Person nicht schriftlich nach ärztlicher Aufklärung festgelegt hat, dass sie in bestimmte, zum Zeitpunkt der Festlegung noch nicht unmittelbar bevorstehende gruppennützige klinische Prüfungen einwilligt
(Verstoß gegen § 40b Abs. 4 Satz 3)
- Eine gruppennützige KP bei Minderjährigen durchführt
(Verstoß gegen § 40b Abs. 4 Satz 9).
- Eine klinische Prüfung in Notfällen durchführt, wenn folgende Voraussetzungen der Verordnung (EU) Nr. 536/2014 Art. 35 nicht vorliegen:
  - Aufgrund der Dringlichkeit der Situation, die sich aus einem plötzlichen lebensbedrohlichen oder einem anderen plötzlichen schwerwiegenden Gesundheitszustand ergibt, ist der Prüfungsteilnehmer nicht in der Lage, im Voraus eine Einwilligung nach Aufklärung zu erteilen und Informationen über die KP zu erhalten.
  - Es gibt wissenschaftliche Gründe für die Erwartung, dass die Teilnahme des Prüfungsteilnehmers an der KP unter Umständen einen direkten klinisch relevanten Nutzen für den Prüfungsteilnehmer zur Folge hat, mit dem eine nachweisbare gesundheitsbezogene Verbesserung erreicht wird, die das Leiden des Prüfungsteilnehmers lindert und/oder seine Gesundheit verbessert, oder mit dem die Diagnose seiner Krankheit ermöglicht wird.
  - Es ist nicht möglich, innerhalb der für die Behandlung zur Verfügung stehenden Zeit im Vorfeld dem gesetzlichen Vertreter alle Informationen bereitzustellen und eine vorherige Einwilligung nach Aufklärung von diesem einzuholen.
  - Der Prüfer bescheinigt, dass der Prüfungsteilnehmer nach seiner Kenntnis zuvor keine Einwände gegen die Teilnahme an der KP geäußert hat.
  - Die klinische Prüfung steht in direktem Zusammenhang mit dem klinischen Zustand des Prüfungsteilnehmers, das die Einholung der Einwilligung nach Aufklärung des Prüfungsteilnehmers oder seines gesetzlichen Vertreters nach Aufklärung und die Bereitstellung der Informationen innerhalb der für die Behandlung zur Verfügung stehenden Zeit unmöglich macht, und die KP kann aufgrund ihrer Art ausschließlich in Notfallsituationen durchgeführt werden.

- Die KP ist im Vergleich zur Standardbehandlung seiner Krankheit nur ein minimales Risiko und eine minimale Belastung für den Prüfungsteilnehmer (Verstoß gegen § 40b Abs. 5).

- Gegen die Verordnung (EU) Nr. 536/2014 verstößt, indem er
  - ein Antragsdossier nicht richtig oder nicht vollständig übermittelt (§ 96 Abs. 21a)
  - gegen allgemeine Bestimmungen des Art. 28 verstößt:
    - o Der erwartete Nutzen für die Prüfungsteilnehmer oder für die öffentliche Gesundheit rechtfertigt die vorhersehbaren Risiken und Nachteile (Art. 28 Abs. 1a).
    - o Die Prüfungsteilnehmer oder gesetzliche Vertreter haben eine Einwilligung nach Aufklärung erteilt (Art. 28 Abs. 1c).
    - o Die klinische Prüfung ist so geplant, dass sie mit möglichst wenig Schmerzen, Beschwerden, Angst und allen anderen vorhersehbaren Risiken für die Prüfungsteilnehmer verbunden ist und sowohl die Risikoschwelle als auch das Ausmaß der Belastung im Prüfplan eigens definiert und ständig überprüft werden (Art. 28 Abs. 1e).
- eine KP mit Minderjährigen durchführt, wenn die zusätzlichen Voraussetzungen nicht erfüllt sind (Art. 32 Abs. 1)
- eine KP mit schwangeren oder stillenden Frauen durchführt, wenn die zusätzlichen Voraussetzungen nicht erfüllt sind (Art. 33)

Ordnungswidrig handelt,

- wer eine der in § 96 bezeichneten Handlungen fahrlässig begeht
- wer Berichte nicht, nicht richtig, nicht vollständig oder nicht rechtzeitig zur Verfügung stellt
  (Verstoß gegen § 42b Abs. 1).

§ 148 Übergangsvorschrift

- Für KP, für die der Antrag auf Genehmigung vor dem Tag des Inkrafttretens des 4. AMG-Änderungsgesetzes eingereicht wurde, können das Arzneimittelgesetz und die GCP-Verordnung noch bis zum 31. Januar 2025 angewendet werden.
  Anmerkung:
  Dies bedeutet:
  Alle KP, die noch nach altem Recht begonnen wurden, müssen bis zum 31. Januar 2025 abgeschlossen sein.
  Für KP, die bis zu diesem Zeitpunkt noch nicht abgeschlossen sind, gelten die Bestimmungen der Verordnung (EU) 536/2014 und die entsprechenden Änderungen des AMG.
- Für KP, die nicht in den Anwendungsbereich der Verordnung (EU) Nr. 536/2014 fallen (nichtinterventionelle Studien), sind das Arzneimittelgesetz und die GCP-Verordnung in der jeweils an dem Tag vor dem Inkrafttreten dieser

Vorschrift geltenden Fassung bis zu 8 Jahre (bis zum 23. Dezember 2029) weiter anzuwenden.

Für begonnene klinische Prüfungen ergibt sich bis zum 31. Januar 2025 somit die Situation, dass folgende §§ des AMG in der vorhergehenden Version (AMG in der Fassung der Bekanntmachung vom 12. Dezember 2005, das durch das 4. AMG-Änderungsgesetz geändert worden ist) weiter angewendet werden können:

§ 40 Allgemeine Voraussetzungen der klinischen Prüfung

Die klinische Prüfung darf nur durchgeführt werden, wenn

- die betroffene Person *(der Prüfungsteilnehmer)*
  - volljährig ist
  - in der Lage ist, Wesen, Bedeutung und Tragweite der klinischen Prüfung zu erkennen
  - nach Aufklärung eine schriftliche Einwilligung hierzu erteilt hat *(Informed Consent)*
    Kann die betroffene Person nicht schreiben, kann in Ausnahmefällen statt der geforderten schriftlichen Einwilligung eine mündliche Einwilligung in Anwesenheit von mindestens einem Zeugen erteilt werden. Der Zeuge muss bei der Information der betroffenen Person einbezogen gewesen sein, darf keine bei der Prüfstelle beschäftigte Person und kein Mitglied der Prüfgruppe sein. Die mündlich erteilte Einwilligung ist schriftlich zu dokumentieren, zu datieren und von dem Zeugen zu unterschreiben.
  - über Zweck und Umfang der Erhebung und Verwendung personenbezogener Daten, insbesondere von Gesundheitsdaten informiert worden ist
  - nicht in einer Anstalt untergebracht ist
- die klinische Prüfung
  - in einer geeigneten Einrichtung durchgeführt wird
  - von einem angemessen qualifizierten Prüfer verantwortlich durchgeführt wird
    Anmerkung zur Qualifikation des Prüfers:
    Bereits in der ICH-GCP-Leitlinie von 1997 wurde gefordert, dass die EK die Qualifikation des Prüfers beurteilen soll.
    Seit Inkrafttreten der 12. Novelle des Arzneimittelgesetzes im August 2004 war es gesetzlich vorgeschrieben, dass die Qualifikation von Prüfern in klinischen Prüfungen von den zuständigen EK bewertet werden muss. Der Vorstand der Bundesärztekammer hat daher am 19. April 2013 eine Curriculare Fortbildung beschlossen. Dieser Beschluss erfolgte auf Empfehlung der Ständigen Konferenz der Geschäftsführungen und der Vorsitzenden der EK der Landesärztekammern sowie des Arbeitskreises Medizinischer Ethik-Kommissionen in der Bundesrepublik Deutschland e. V. Der Grundlagenkurs soll Teilnehmern die erforderlichen ethischen und rechtlichen Grundlagen sowie Fertigkeiten für die ordnungsgemäße

Durchführung klinischer Prüfungen mit Studienteilnehmern (gesunde Probanden bzw. Patienten) vermitteln. Der Kurs richtet sich an approbierte Ärzte, die noch nicht als Prüfer/Stellvertreter oder Mitglied einer Prüfgruppe tätig waren. Der Aufbaukurs und der Auffrischungskurs richten sich an Ärzte, die verantwortlich klinische Prüfungen durchführen. Die Inhalte der Kurse wurden 2023 im Hinblick auf die Erfordernisse der Verordnung (EU) Nr. 536/2014 aktualisiert.

- von einem Prüfer mit mindestens zweijähriger Erfahrung in der klinischen Prüfung von Arzneimitteln geleitet wird.
  Für den Prüfer gilt weiterhin:
  - Er bestimmt angemessen qualifizierte Mitglieder der Prüfgruppe.
  - Er hat sie anzuleiten.
  - Er hat sie zu überwachen.
  - Er hat ihnen die für ihre Tätigkeit im Rahmen der Durchführung der klinischen Prüfung erforderlichen Informationen zur Verfügung zu stellen (insbesondere Prüfplan und Prüferinformation).
  - Er hat mindestens einen Stellvertreter mit vergleichbarer Qualifikation zu benennen.

- jeder Prüfer durch einen für die pharmakologisch-toxikologische Prüfung verantwortlichen Wissenschaftler informiert worden ist über die Ergebnisse der pharmakologisch-toxikologischen Prüfung und die voraussichtlichen Risiken der klinischen Prüfung
- eine Versicherung besteht (Probandenversicherung)
  Ausnahmen:
  Für klinische Prüfungen mit zugelassenen Arzneimitteln ist keine Versicherung erforderlich, wenn
  - die Anwendung gemäß den in der Zulassung festgelegten Angaben erfolgt
  - Risiken und Belastungen durch zusätzliche Untersuchungen oder durch den Therapievergleich gering sind
  - eine anderweitige Versicherung für Prüfer und Sponsor besteht
- für die medizinische Versorgung der betroffenen Person ein Arzt oder bei zahnmedizinischer Behandlung ein Zahnarzt verantwortlich ist

Für die Aufklärung gilt:

Es muss eine detaillierte Information erfolgen, und zwar:

Information über die klinische Prüfung

- Die betroffene Person ist durch einen Prüfer, der Arzt oder bei zahnmedizinischer Prüfung Zahnarzt ist, oder durch ein Mitglied der Prüfgruppe, das Arzt oder bei zahnmedizinischer Prüfung Zahnarzt ist, aufzuklären über Wesen, Bedeutung, Risiken und Tragweite der klinischen Prüfung und über ihr Recht, die Teilnahme an der klinischen Prüfung jederzeit zu beenden.

- Der betroffenen Person ist eine allgemein verständliche Aufklärungsunterlage auszuhändigen.
- Der betroffenen Person ist Gelegenheit zu einem Beratungsgespräch mit einem Prüfer oder einem Mitglied der Prüfgruppe zu geben.
- Die betroffene Person ist darüber zu informieren, dass eine Einwilligungserklärung zur Teilnahme an der klinischen Prüfung jederzeit gegenüber dem Prüfer oder einem Mitglied der Prüfgruppe schriftlich oder mündlich widerrufen werden kann, ohne dass dadurch Nachteile entstehen.

Information über Daten aus der klinischen Prüfung

- Die betroffene Person ist über Zweck und Umfang der Erhebung und Verwendung personenbezogener Daten zu informieren.
- Sie ist insbesondere darüber zu informieren, dass die erhobenen Daten
  - zur Überprüfung der ordnungsgemäßen Durchführung der klinischen Prüfung zur Einsichtnahme bereitgehalten werden für Beauftragte des Sponsors und die Überwachungsbehörde
  - zum Zwecke der wissenschaftlichen Auswertung pseudonymisiert weitergegeben werden an den Sponsor bzw. an eine von diesem beauftragte Stelle
  - im Falle eines Antrags auf Zulassung pseudonymisiert weitergegeben werden an den Antragsteller und die für die Zulassung zuständige Behörde
  - zu unerwünschten Ereignissen pseudonymisiert weitergegeben werden an den Sponsor, die zuständige Bundesoberbehörde und die Europäische Datenbank (durch die zuständige Bundesoberbehörde)
- Die Einwilligung bezüglich der Erhebung von Daten aus einer klinischen Prüfung ist unwiderruflich.
- Im Falle eines Widerrufs dürfen die gespeicherten Daten in bestimmten Fällen weiterhin verwendet werden.
- Die Daten werden bei den genannten Stellen für bestimmte Fristen gespeichert.
- Nicht mehr benötigte Daten sind unverzüglich zu löschen.
- Personenbezogene Daten sind nach Ablauf von bestimmten Fristen zu löschen (unter Berücksichtigung von Aufbewahrungsfristen).

Für die Versicherung gilt:

- Sie muss bei einer Versicherungsgesellschaft abgeschlossen werden, die zum Geschäftsbetrieb zugelassen ist
  - in einem Mitgliedstaat der Europäischen Union
  - in einem anderen Vertragsstaat des Abkommens über den Europäischen Wirtschaftsraum

- Der Umfang muss in einem angemessenen Verhältnis zu den Risiken der klinischen Prüfung stehen.
- Die Versicherungsleistung muss für den Fall des Todes oder der dauernden Erwerbsunfähigkeit mindestens 500 000 Euro betragen.
- Bei Leistung aus der Versicherung erlischt ein Anspruch des Studienteilnehmers auf Schadensersatz.

  Für eine klinische Prüfung an Minderjährigen gelten folgende Voraussetzungen:
- Das Arzneimittel muss zum Erkennen oder zum Verhüten von Krankheiten bei Minderjährigen bestimmt sein.
- Die Anwendung des Arzneimittels muss nach den Erkenntnissen der medizinischen Wissenschaft bei Minderjährigen medizinisch indiziert sein, um Krankheiten zu erkennen oder vor Krankheiten zu schützen.
- Die klinische Prüfung an Erwachsenen darf keine ausreichenden Prüfergebnisse erwarten lassen.
- Die Einwilligung
  - ist nur wirksam, wenn sowohl der gesetzliche Vertreter als auch der Minderjährige Gelegenheit zu einem Beratungsgespräch hatten
  - wird durch den gesetzlichen Vertreter abgegeben
  - muss dem Willen des Minderjährigen entsprechen

    Erklärt der Minderjährige, nicht an der klinischen Prüfung teilnehmen zu wollen, so ist dies zu beachten.
  - erfolgt zusätzlich durch den Minderjährigen, wenn dieser in der Lage ist, Wesen, Bedeutung und Tragweite der klinischen Prüfung einzusehen
- Die klinische Prüfung darf nur durchgeführt werden, wenn sie für den Minderjährigen mit möglichst wenig Belastungen und anderen vorhersehbaren Risiken verbunden ist.
- Vorteile mit Ausnahme einer angemessenen Entschädigung dürfen nicht gewährt werden.
- Es muss für den Minderjährigen und den gesetzlichen Vertreter eine Kontaktstelle bei der jeweils zuständigen Bundesoberbehörde eingerichtet werden.

§ 41 Besondere Voraussetzungen der klinischen Prüfung

Für klinische Prüfungen an Patienten (Personen, die an einer Krankheit leiden, zu deren Therapie das zu prüfende Arzneimittel angewendet werden soll) gilt:

- Die Anwendung des zu prüfenden Arzneimittels muss indiziert sein, um das Leben des Patienten zu retten, die Gesundheit des Patienten wiederherzustellen oder das Leiden des Patienten zu lindern.
- Die klinische Prüfung muss für die Gruppe der Patienten, die an der gleichen Krankheit leiden, mit einem direkten Nutzen verbunden sein.
- Kann die Einwilligung wegen einer Notfallsituation nicht eingeholt werden

- darf eine Behandlung unter folgenden Bedingungen umgehend erfolgen:
  - o um das Leben der betroffenen Person zu retten
  - o um ihre Gesundheit wiederherzustellen
  - o um ihr Leiden zu erleichtern
- ist die Einwilligung zur weiteren Teilnahme einzuholen, sobald dies möglich und zumutbar ist

Für klinische Prüfungen an Minderjährigen gilt:

- Die Anwendung des zu prüfenden Arzneimittels muss indiziert sein, um das Leben des Minderjährigen zu retten, die Gesundheit wiederherzustellen oder das Leiden zu lindern.
- Die klinische Prüfung muss für die Gruppe der Minderjährigen, die an der gleichen Krankheit leiden, mit einem direkten Nutzen verbunden sein.
- Die Forschung muss für die Bestätigung von anderweitig gewonnenen Daten unbedingt erforderlich sein.
- Die Forschung muss sich auf einen klinischen Zustand beziehen, unter dem der betroffene Minderjährige leidet.
- Die Forschung darf für die betroffene Person nur mit einem minimalen Risiko und einer minimalen Belastung verbunden sein.

Die klinische Prüfung darf unter besonderen Voraussetzungen auch bei geschäftsunfähigen oder in der Geschäftsfähigkeit eingeschränkten volljährigen Patienten durchgeführt werden.

- Die Anwendung des zu prüfenden Arzneimittels muss indiziert sein, um
  - das Leben des Patienten zu retten
  - die Gesundheit des Patienten wiederherzustellen
  - das Leiden des Patienten zu lindern
- Die Forschung muss sich unmittelbar auf einen lebensbedrohlichen oder sehr geschwächten klinischen Zustand beziehen.
- Die Forschung muss für die Bestätigung von anderweitig gewonnenen Daten unbedingt erforderlich sein.
- Die klinische Prüfung muss für die betroffene Person mit möglichst wenig Belastungen und anderen vorhersehbaren Risiken verbunden sein (im Prüfplan Definition von Belastungsgrad und Risikoschwelle, ständige Überwachung des Risikos durch den Prüfer).
- Die klinische Prüfung darf nur durchgeführt werden, wenn die begründete Erwartung besteht, dass der Nutzen der Anwendung des Prüfpräparats für die betroffene Person die Risiken überwiegt oder keine Risiken mit sich bringt.
- Es gelten hierbei besondere Regelungen für die Einwilligung: Die Einwilligung

- wird durch den gesetzlichen Vertreter oder Bevollmächtigten abgegeben, nachdem er entsprechend aufgeklärt worden ist
- muss dem mutmaßlichen Willen des Geschäftsunfähigen entsprechen
- ist nur wirksam, wenn ein Beratungsgespräch stattgefunden hat

§ 42b Veröffentlichung

Pharmazeutische Unternehmer haben Berichte über alle Ergebnisse konfirmatorischer klinischer Prüfungen zum Nachweis der Wirksamkeit und Unbedenklichkeit (Phase-III-Studien) der zuständigen Bundesoberbehörde zur Eingabe in die Datenbank innerhalb von 6 Monaten nach Erteilung der Zulassung zur Verfügung zu stellen.

Bei einer klinischen Prüfung mit einem bereits zugelassenen Arzneimittel hat der Sponsor der zuständigen Bundesoberbehörde die Ergebnisse der klinischen Prüfung innerhalb eines Jahres nach ihrer Beendigung zur Verfügung zu stellen.

Für die Berichte gilt:

- Sie müssen enthalten:
  - Alle Ergebnisse der klinischen Prüfungen (günstige und ungünstige)
  - Aussagen zu nachträglichen wesentlichen Prüfplanänderungen
  - Information über Unterbrechungen
  - Information über Abbrüche
- Sie müssen gemäß den Anforderungen der Guten Klinischen Praxis abgefasst werden.
- Sie dürfen keine personenbezogenen, insbesondere patientenbezogenen Daten enthalten.

Ausnahmen:

- Name und Anschrift des pharmazeutischen Unternehmers oder des Sponsors
- Namen und Anschriften der nach Bundesdatenschutzgesetz einwilligenden Prüfer

2.7 GCP-Verordnung

2.7.1 Historische Entwicklung

- Die Verordnung über die Anwendung der Guten Klinischen Praxis bei der Durchführung von klinischen Prüfungen mit Arzneimitteln zur Anwendung am Menschen (GCP-Verordnung – GCP-V) diente im Wesentlichen der Umsetzung der Richtlinie 2001/20/EG des Europäischen Parlaments und des Rates vom 4. April 2001 zur Angleichung der Rechts- und Verwaltungsvorschriften der Mitgliedstaaten über die Anwendung der Guten Klinischen Praxis bei der Durchführung von klinischen Prüfungen mit Humanarzneimitteln.

- Diese Richtlinie wurde durch die EU-Verordnung 536/2014 ersetzt, die am 31. Januar 2022 in Kraft getreten ist. Als EU-Verordnung stellt diese unmittelbar geltendes Recht in allen EU-Mitgliedstaaten dar.
- Die GCP-V wurde mit Inkrafttreten der EU-Verordnung 536/2014 außer Kraft gesetzt.
- Übergangsvorschriften
  - Klinische Prüfungen, die sich am 31. Januar 2022 bereits in Durchführung befanden, können bis zum 31. Januar 2025 unter dieser Richtlinie durchgeführt werden.
  - Prüfungen, die länger dauern, müssen bis spätestens zu diesem Stichtag eine neue Genehmigung auf der Basis der EU-Verordnung 536/2014 erlangen.
  - Für Studien, die nicht in den Anwendungsbereich der Verordnung (EU) Nr. 536/2014 fallen (nichtinterventionelle Studien), ist die GCP-Verordnung in der jeweils an dem Tag vor dem Inkrafttreten dieser Vorschrift geltenden Fassung bis zum 23. Dezember 2029 weiter anzuwenden.

2.7.2 Zweck der GCP-Verordnung

- Zweck dieser Verordnung ist die Einhaltung der Guten Klinischen Praxis bei der Planung, Durchführung, Dokumentation und Berichterstattung von klinischen Prüfungen am Menschen. Dadurch wird gewährleistet:
  - Der Schutz der Rechte, der Sicherheit und des Wohlergehens der betroffenen Person (Studienteilnehmer)
  - Die Glaubwürdigkeit der Ergebnisse der klinischen Prüfung
- Bei klinischen Prüfungen mit Arzneimitteln, die aus einem gentechnisch veränderten Organismus oder einer Kombination von gentechnisch veränderten Organismen bestehen oder solche enthalten, wird zusätzlich gewährleistet:
  - Der Schutz der Gesundheit nicht betroffener Personen
  - Der Schutz der Umwelt

2.7.3 Inhalt der GCP-Verordnung

In der GCP-Verordnung sind folgende Punkte ausführlich beschrieben, die während der Übergangsregelung durchaus noch relevant sind:

- Anforderungen an Prüfpräparate
  - Herstellung und Einfuhr von Prüfpräparaten
  - Kennzeichnung von Prüfpräparaten
  - Entblindung
- Anzeige-, Dokumentations- und Mitteilungspflichten des Prüfers
- Dokumentations- und Mitteilungspflichten des Sponsors

- Mitteilungspflichten der zuständigen Bundesoberbehörde
- Inspektionen
- Ordnungswidrigkeiten

Die einzelnen Inhalte sollen hier nicht im Detail abgehandelt warden, da die GCP-Verordnung nur noch während der Übergangsregelung gültig ist.

Die GCP-Verordnung ist eine Verwaltungsvorschrift, die die Anwendung der Guten Klinischen Praxis bei der Durchführung von klinischen Prüfungen mit Humanarzneimitteln sowie die Anwendung der Guten Herstellungspraxis für Humanarzneimittel regelt. Sie ist nur noch während einer Übergangsregelung gültig.

2.8 Datenschutz-Grundverordnung (DS-GVO) und Bundesdatenschutzgesetz (BDSG)

2.8.1 Historische Entwicklung

Die Verordnung (EU) 2016/679 (Verordnung (EU) 2016/679 des Europäischen Parlaments und des Rates vom 27. April 2016 zum Schutz natürlicher Personen bei der Verarbeitung personenbezogener Daten, zum freien Datenverkehr und zur Aufhebung der Richtlinie 95/46/EG (Datenschutz-Grundverordnung)) trat am 25. Mai 2018 in Deutschland in Kraft.

Mit dem gleichen Datum wurde auch die Neufassung des Bundesdatenschutzgesetzes in Kraft gesetzt (Bundesdatenschutzgesetz vom 30. Juni 2017 (BGBl. I S. 2097), das zuletzt durch Artikel 10 des Gesetzes vom 22. Dezember 2023 (BGBl. 2023 I Nr. 414) geändert worden ist).

Die DS-GVO (General Data Protection Regulation, GDPR) stellt unmittelbar geltendes Recht für alle EU-Staaten (sowie Island, Liechtenstein und Norwegen) dar und erfordert somit keine Umsetzung in nationales Recht, wie es bei der alten EU-Datenschutzrichtlinie noch der Fall war. Die DS-GVO enthält jedoch zahlreiche Öffnungsklauseln, die durch nationale Regelungen konkretisiert werden können. Diese ergänzende Funktion wird durch das BDSG übernommen. Das BDSG weist in § 1 Abs. 5 darauf hin, dass seine eigenen Regelungen dann keine Anwendung finden, wenn die DS-GVO in dem Bereich bereits unmittelbar geltende Vorschriften macht.

Im Erwägungsgrund (ErwG) 161 (Einwilligung zur Teilnahme an klinischen Prüfungen) zur DS-GVO wird darauf hingewiesen, dass für die Zwecke der Einwilligung in die Teilnahme an wissenschaftlichen Forschungstätigkeiten im Rahmen klinischer Prüfungen die einschlägigen Bestimmungen der Verordnung (EU) Nr. 536/2014 des Europäischen Parlaments und des Rates gelten sollten.

2.8.2 Inhalt von DS-GVO und BDSG

2.8.2.1 Gegenstand

Gegenstand der DS-GVO sind Vorschriften zum Schutz natürlicher Personen bei der Verarbeitung personenbezogener Daten und zum freien Verkehr solcher Daten (Art. 1 Abs. 1).

2.8.2.2 Ziel

Als Ziel wird der Schutz der Grundrechte und Grundfreiheiten natürlicher Personen und insbesondere deren Recht auf Schutz personenbezogener Daten angegeben (Art. 1 Abs. 2).

2.8.2.3 Besondere Kategorien personenbezogener Daten

- In Art. 9, Abs. 1 wird auf besondere Kategorien personenbezogener Daten hingewiesen, die besonders bei klinischen Prüfungen von Bedeutung sind. Hierzu gehören u. a.
  - Fragen zur rassischen oder ethnischen Herkunft
  - Genetische Daten
  - Biometrische Daten zur eindeutigen Identifizierung einer natürlichen Person
  - Gesundheitsdaten
- Die Verarbeitung solcher Daten ist untersagt, es sei denn, *„die betroffene Person hat in die Verarbeitung der genannten personenbezogenen Daten für einen oder mehrere festgelegte Zwecke ausdrücklich eingewilligt"* (Art. 9 Abs. 2). Die DS-GVO begründet den besonderen Schutz solch sensibler Daten damit, dass *„im Zusammenhang mit ihrer Verarbeitung erhebliche Risiken für die Grundrechte und Grundfreiheiten auftreten können"* (ErwG 51).

2.8.2.4 Verarbeitung personenbezogener Daten

- In Art. 5 DS-GVO werden die Grundsätze für die Verarbeitung personenbezogener Daten dargelegt. Demzufolge müssen personenbezogene Daten
  - auf rechtmäßige Weise, nach Treu und Glauben und in einer für die betroffene Person nachvollziehbaren Weise verarbeitet werden („Rechtmäßigkeit, Verarbeitung nach Treu und Glauben, Transparenz")
  - für festgelegte, eindeutige und legitime Zwecke erhoben werden („Zweckbindung")
  - dem Zweck angemessen und erheblich sowie auf das für die Zwecke der Verarbeitung notwendige Maß beschränkt sein („Datenminimierung")
  - sachlich richtig und erforderlichenfalls auf dem neuesten Stand sein („Richtigkeit")

- in einer Form gespeichert werden, die die Identifizierung der betroffenen Personen nur so lange ermöglicht, wie es für die Zwecke, für die sie verarbeitet werden, erforderlich ist („Speicherbegrenzung")
- in einer Weise verarbeitet werden, die eine angemessene Sicherheit der personenbezogenen Daten gewährleistet („Integrität und Vertraulichkeit")

- Die genannte „Zweckbindung" kann eingeschränkt werden, wenn eine Weiterverarbeitung für im öffentlichen Interesse liegende Archivzwecke, für wissenschaftliche oder historische Forschungszwecke oder für statistische Zwecke vorgesehen ist.
- Diese Ausnahmen werden in Art. 89 DS-GVO erläutert und in § 27 BDSG weiter präzisiert. Demzufolge ist die Verarbeitung besonderer Kategorien personenbezogener Daten im Sinne des Art. 9 Abs. 1 der DS-GVO auch ohne Einwilligung für wissenschaftliche oder historische Forschungszwecke oder für statistische Zwecke zulässig, wenn die Verarbeitung zu diesen Zwecken erforderlich ist und die Interessen des Verantwortlichen an der Verarbeitung die Interessen der betroffenen Person an einem Ausschluss der Verarbeitung erheblich überwiegen.
- Allerdings muss der Verantwortliche angemessene und spezifische Maßnahmen zur Wahrung der Interessen der betroffenen Person vornehmen. Eine Liste solcher geeigneter Maßnahmen wird in § 22 Abs. 2 Satz 2 BDSG dargestellt. Zu den für klinische Prüfungen wichtigen Maßnahmen gehören u. a.
  - Dokumentation, von wem personenbezogene Daten eingegeben, verändert oder entfernt worden sind
  - Sensibilisierung der an Verarbeitungsvorgängen Beteiligten
  - Benennung einer oder eines Datenschutzbeauftragten
  - Beschränkung des Zugangs zu den personenbezogenen Daten innerhalb der verantwortlichen Stelle und von Auftragsverarbeitern
  - Pseudonymisierung personenbezogener Daten

2.8.2.5 Verantwortung für die Einhaltung der o. g. Grundsätze

- Art. 5 Abs. 2 legt die Verantwortung für die Einhaltung der o. g. Grundsätze fest. Der Verantwortliche für jedwede Verarbeitung personenbezogener Daten muss deren Einhaltung nachweisen können („Rechenschaftspflicht").
- Als „Verantwortlicher" wird die natürliche oder juristische Person, Behörde, Einrichtung oder andere Stelle, die allein oder gemeinsam mit anderen über die Zwecke und Mittel der Verarbeitung von personenbezogenen Daten entscheidet, definiert (Art. 4 Abs. 7).

2.8.2.6 Bedingungen, unter denen die Verarbeitung von personenbezogenen Daten rechtmäßig ist

- Die DS-GVO listet in Art. 6, Abs. 1 eine Reihe von möglichen Bedingungen, unter denen die Verarbeitung von personenbezogenen Daten rechtmäßig ist.
- Für klinische Prüfungen ist die unter Punkt „a" aufgeführte Bedingung zutreffend: *„Die betroffene Person hat ihre Einwilligung zu der Verarbeitung der sie betreffenden personenbezogenen Daten für einen oder mehrere bestimmte Zwecke gegeben."*
- Der Verantwortliche muß nachweisen können, dass die betroffene Person in die Verarbeitung ihrer personenbezogenen Daten eingewilligt hat (Art. 7 Abs. 1).
- Die Einwilligung sollte durch eine eindeutige bestätigende Handlung erfolgen, mit der freiwillig, für den konkreten Fall, in informierter Weise und unmissverständlich bekundet wird, dass die betroffene Person mit der Verarbeitung der sie betreffenden personenbezogenen Daten einverstanden ist, etwa in Form einer schriftlichen Erklärung, die auch elektronisch erfolgen kann (ErwG 32 Satz 1).
- Die Einwilligung sollte sich auf alle zu demselben Zweck oder denselben Zwecken vorgenommenen Verarbeitungsvorgänge beziehen.
- Wenn die Verarbeitung mehreren Zwecken dient, sollte für alle diese Verarbeitungszwecke eine Einwilligung gegeben werden (ErwG 32, Satz 4 und 5).
- Die betroffene Person hat das Recht, ihre Einwilligung jederzeit zu widerrufen (Art. 7 Abs. 3).

2.8.3 Rechte der betroffenen Personen

- In Kap. 3 der DS-GVO (Art. 12–23) werden die Rechte der betroffenen Person dargelegt. Hierzu gehören das Recht auf Informationen zu:
  - Namen und die Kontaktdaten des Verantwortlichen
  - Kontaktdaten des Datenschutzbeauftragten
  - Verarbeitungszwecken
  - Kategorien personenbezogener Daten, die verarbeitet werden
  - Empfängern der personenbezogenen Daten
  - ggf. die Absicht des Verantwortlichen, die personenbezogenen Daten an ein Drittland zu übermitteln
  - Dauer der Speicherung
  - Auskunftsrecht seitens des Verantwortlichen
  - Recht auf Berichtigung oder Löschung
  - Recht auf Einschränkung der Verarbeitung
  - Widerspruchsrecht gegen die Verarbeitung
  - Recht auf Datenübertragbarkeit

- Bestehen eines Rechts, die Einwilligung jederzeit zu widerrufen
- Bestehen eines Beschwerderechts bei einer Aufsichtsbehörde

- Die Informationen sollen in präziser, transparenter, verständlicher und leicht zugänglicher Form in einer klaren und einfachen Sprache übermittelt werden; dies gilt insbesondere für Informationen, die sich speziell an Kinder richten.
- Die Übermittlung der Informationen erfolgt schriftlich oder in anderer Form, gegebenenfalls auch elektronisch.

2.8.4 Meldepflicht bei Verletzungen

- Wenn es zu einer Verletzung des Schutzes personenbezogener Daten kommt, muß der Auftragsverarbeiter den Verantwortlichen unverzüglich unterrichten.
- Der Verantwortliche muß die Verletzung binnen 72 Stunden an die zuständige Aufsichtsbehörde melden. Die Meldung enthält zumindest folgende Informationen:
  - Eine Beschreibung der Art der Verletzung des Schutzes personenbezogener Daten, soweit möglich mit Angabe der Kategorien und der ungefähren Zahl der betroffenen Personen, der betroffenen Kategorien und der ungefähren Zahl der betroffenen personenbezogenen Datensätze
  - Den Namen und die Kontaktdaten des Datenschutzbeauftragten
  - Eine Beschreibung der wahrscheinlichen Folgen der Verletzung des Schutzes personenbezogener Daten
  - Eine Beschreibung der von dem Verantwortlichen ergriffenen oder vorgeschlagenen Maßnahmen zur Behebung der Verletzung des Schutzes personenbezogener Daten und ggf. Maßnahmen zur Abmilderung ihrer möglichen nachteiligen Auswirkungen (Art. 33 Abs. 1–3)
- Ebenso besteht eine Verpflichtung zur Benachrichtigung der betroffenen Person durch den Verantwortlichen. Diese geschieht ebenfalls unverzüglich in klarer und einfacher Sprache und enthält mindestens (bis auf den ersten Punkt) die o. g. Informationen und Maßnahmen.
- Die Pflicht zur Benachrichtigung entfällt, wenn durch geeignete technische und organisatorische Maßnahmen kein hohes Risiko für die Rechte und Freiheiten der betroffenen Personen besteht (Art. 34).

2.8.5 Datenschutzbeauftragter

- Der Verantwortliche und der Auftragsverarbeiter benennen auf jeden Fall einen Datenschutzbeauftragten, wenn die Kerntätigkeit des Verantwortlichen oder des Auftragsverarbeiters in der umfangreichen Verarbeitung besonderer Kategorien von Daten gemäß Art. 9 besteht (Art. 37 Abs. 1c).

- Der Datenschutzbeauftragte wird auf der Grundlage seiner beruflichen Qualifikation und insbesondere des Fachwissens benannt, das er auf dem Gebiet des Datenschutzrechts und der Datenschutzpraxis besitzt, sowie auf der Grundlage seiner Fähigkeit zur Erfüllung der ihm obliegenden Aufgaben (Art. 37 Abs. 5 und § 5 BDSG). Das erforderliche Niveau des Fachwissens sollte sich insbesondere nach den durchgeführten Datenverarbeitungsvorgängen und dem erforderlichen Schutz für die von dem Verantwortlichen oder dem Auftragsverarbeiter verarbeiteten personenbezogenen Daten richten (ErwG 97 Satz 3).
- Der Verantwortliche und der Auftragsverarbeiter unterstützen den Datenschutzbeauftragten bei der Erfüllung der ihm obliegenden Aufgaben, indem sie die für die Erfüllung dieser Aufgaben erforderlichen Ressourcen und den Zugang zu personenbezogenen Daten und Verarbeitungsvorgängen sowie die zur Erhaltung seines Fachwissens erforderlichen Ressourcen zur Verfügung stellen (Art. 38 Abs. 2).
- Der Datenschutzbeauftragte arbeitet in vollständiger Unabhängigkeit. Er berichtet unmittelbar der höchsten Managementebene des Verantwortlichen oder des Auftragsverarbeiters und darf wegen der Erfüllung seiner Aufgaben nicht abberufen oder benachteiligt werden (Art. 38 Abs. 3).
- Betroffene Personen können den Datenschutzbeauftragten zu allen mit der Verarbeitung ihrer personenbezogenen Daten und mit der Wahrnehmung ihrer Rechte gemäß dieser Verordnung im Zusammenhang stehenden Fragen zu Rate ziehen (Art. 38 Abs. 4).
- Der Datenschutzbeauftragte unterliegt der Verschwiegenheit und hat zudem ein Zeugnisverweigerungsrecht (Art. 38 Abs. 5 DS-GVO und § 6 Abs. 5 und 6 BDSG).
- Zu den Aufgaben des Datenschutzbeauftragten gehören:
  - Unterrichtung und Beratung des Verantwortlichen oder des Auftragsverarbeiters und der Beschäftigten, die Verarbeitungen durchführen, hinsichtlich ihrer Pflichten nach den gültigen Datenschutzvorschriften der Union bzw. der Mitgliedstaaten
  - Überwachung der Einhaltung der gültigen Datenschutzvorschriften sowie der Strategien des Verantwortlichen oder des Auftragsverarbeiters für den Schutz personenbezogener Daten einschließlich der Zuweisung von Zuständigkeiten, der Sensibilisierung und Schulung der an den Verarbeitungsvorgängen beteiligten Mitarbeiter und der diesbezüglichen Überprüfungen
  - Beratung – auf Anfrage – im Zusammenhang mit der Datenschutz-Folgenabschätzung und Überwachung ihrer Durchführung gemäß Art. 35
  - Zusammenarbeit mit der Aufsichtsbehörde
  - Tätigkeit als Anlaufstelle für die Aufsichtsbehörde in mit der Verarbeitung zusammenhängenden Fragen

- o einschließlich der vorherigen Konsultation gemäß Art. 36, und ggf. Beratung zu allen sonstigen Fragen (Art. 39 Abs. 1)
- Der Datenschutzbeauftragte trägt bei der Erfüllung seiner Aufgaben dem mit den Verarbeitungsvorgängen verbundenen Risiko gebührend Rechnung, wobei er die Art, den Umfang, die Umstände und die Zwecke der Verarbeitung berücksichtigt (Art. 39 Abs. 2).

2.8.6 Datenschutz-Folgenabschätzung (DSFA)

- Risiken für die Rechte und Freiheiten natürlicher Personen – mit unterschiedlicher Eintrittswahrscheinlichkeit und Schwere – können aus einer Verarbeitung personenbezogener Daten hervorgehen, die zu einem physischen, materiellen oder immateriellen Schaden führen könnte. Hierzu gehören die in Art. 9 genannten sensiblen Daten über rassische oder ethnische Herkunft, genetische Daten und Gesundheitsdaten.
- Wenn eine Form der Verarbeitung, insbesondere bei Verwendung neuer Technologien, aufgrund der Art, des Umfangs, der Umstände und der Zwecke der Verarbeitung voraussichtlich ein hohes Risiko für die Rechte und Freiheiten natürlicher Personen zur Folge haben kann, muß der Verantwortliche vorab eine Abschätzung der Folgen der vorgesehenen Verarbeitungsvorgänge für den Schutz personenbezogener Daten durchführen (Art. 35 Abs. 1).
- Der Verantwortliche holt bei der Durchführung einer Datenschutz-Folgenabschätzung den Rat des Datenschutzbeauftragten ein (Art. 35 Abs. 2).
- Eine Datenschutz-Folgenabschätzung ist insbesondere bei einer umfangreiche Verarbeitung besonderer Kategorien von personenbezogenen Daten erforderlich wie in Art. 9 beschrieben (Art. 35 Abs. 3).
- Die Aufsichtsbehörde erstellt eine Liste der Verarbeitungsvorgänge, für die eine Datenschutz-Folgenabschätzung durchzuführen ist, und veröffentlicht diese.
- Die Aufsichtsbehörde übermittelt diese Listen dem Europäischen Datenschutzausschuß (Art. 35 Abs. 4).
- Die Liste (Muss-Liste) ist auf der Homepage der Datenschutzkonferenz (DSK), dem Gremium der unabhängigen deutschen Datenschutzaufsichtsbehörden des Bundes und der Länder, einsehbar (https://www.datenschutzkonferenz-online.de/media/ah/20181017_ah_DSK_DSFA_Muss-Liste_Version_1.1_Deutsch.pdf).
- Die Folgenabschätzung enthält zumindest Folgendes:
  - Eine systematische Beschreibung der geplanten Verarbeitungsvorgänge und der Zwecke der Verarbeitung
  - Eine Bewertung der Notwendigkeit und Verhältnismäßigkeit der Verarbeitungsvorgänge in Bezug auf den Zweck
  - Eine Bewertung der Risiken für die Rechte und Freiheiten der betroffenen Personen:

- Die zur Bewältigung der Risiken geplanten Abhilfemaßnahmen, einschließlich Garantien, Sicherheitsvorkehrungen und Verfahren, durch die der Schutz personenbezogener Daten sichergestellt und der Nachweis dafür erbracht wird, dass diese Verordnung eingehalten wird, wobei den Rechten und berechtigten Interessen der betroffenen Personen und sonstiger Betroffener Rechnung getragen wird (Art. 35 Abs. 7).

- Geht aus einer Datenschutz-Folgenabschätzung hervor, dass die Verarbeitung ein hohes Risiko für die Rechte und Freiheiten natürlicher Personen mit sich bringen würde, und ist der Verantwortliche der Auffassung, dass das Risiko nicht durch vertretbare Mittel eingedämmt werden kann, so sollte die Aufsichtsbehörde vor Beginn der Verarbeitungstätigkeiten konsultiert werden (Art. 36 Abs. 1).
- Falls die Aufsichtsbehörde der Auffassung ist, dass die geplante Verarbeitung gemäß Abs. 1 nicht im Einklang mit dieser Verordnung stünde, insbesondere weil der Verantwortliche das Risiko nicht ausreichend ermittelt oder nicht ausreichend eingedämmt hat, unterbreitet sie dem Verantwortlichen und ggf. dem Auftragsverarbeiter innerhalb eines Zeitraums von bis zu 8 Wochen nach Erhalt des Ersuchens um Konsultation entsprechende schriftliche Empfehlungen. Diese Frist kann unter Berücksichtigung der Komplexität der geplanten Verarbeitung um 6 Wochen verlängert werden.
- Die Aufsichtsbehörde kann, auch wenn sie nicht innerhalb dieser Frist reagiert hat, entsprechend ihren in der Verordnung festgelegten Aufgaben und Befugnissen eingreifen, was die Befugnis einschließt, Verarbeitungsvorgänge zu untersagen (Art. 36 Abs. 2).
- Es sei hier auf den Widerspruch hingewiesen, dass in Art. 39 Abs. 1 der Datenschutzbeauftragte als Anlaufstelle für die Konsultation genannt wird.

2.8.7 Haftung

- Jede Person, der wegen eines Verstoßes gegen die DS-GVO ein materieller oder immaterieller Schaden entstanden ist, hat Anspruch auf Schadensersatz gegen den Verantwortlichen oder gegen den Auftragsverarbeiter (Art. 82 Abs. 1). Die betroffenen Personen sollten einen vollständigen und wirksamen Schadensersatz für den erlittenen Schaden erhalten (ErwG 146 Satz 6).
- Jeder an einer Verarbeitung beteiligte Verantwortliche haftet für den Schaden, der durch eine nicht dieser Verordnung entsprechende Verarbeitung verursacht wurde (Art. 82 Abs 2).
- Ein Auftragsverarbeiter haftet für den durch eine Verarbeitung verursachten Schaden nur dann, wenn er seinen speziell den Auftragsverarbeitern auferlegten Pflichten aus dieser Verordnung nicht nachgekommen ist oder unter Nichtbeachtung der rechtmäßig erteilten Anweisungen des für die Datenverarbeitung Verantwortlichen oder gegen diese Anweisungen gehandelt hat (Art. 82 Abs. 2).

- Der Verantwortliche oder der Auftragsverarbeiter wird von der Haftung gemäß Abs. 2 befreit, wenn er nachweist, dass er in keinerlei Hinsicht für den Umstand, durch den der Schaden eingetreten ist, verantwortlich ist (Art. 82 Abs. 3).

2.8.8 Sanktionen

2.8.8.1 DS-GVO

Die DS-GVO sieht bei Verstößen gegen die Verordnung Geldbußen von bis zu 20 000 000 EUR oder im Fall eines Unternehmens von bis zu 4 % seines gesamten weltweit erzielten Jahresumsatzes des vorangegangenen Geschäftsjahrs vor. Einzelheiten werden im Art. 83 ausgeführt.

2.8.8.2 BDSG

Das BDSG sieht in § 42 zusätzliche Strafvorschriften vor:

> *(1) Mit Freiheitsstrafe bis zu drei Jahren oder mit Geldstrafe wird bestraft, wer wissentlich nicht allgemein zugängliche personenbezogene Daten einer großen Zahl von Personen, ohne hierzu berechtigt zu sein,*
>
> *1. einem Dritten übermittelt oder*
>
> *2. auf andere Art und Weise zugänglich macht*
>
> *und hierbei gewerbsmäßig handelt.*
>
> *(2) Mit Freiheitsstrafe bis zu zwei Jahren oder mit Geldstrafe wird bestraft, wer personenbezogene Daten, die nicht allgemein zugänglich sind,*
>
> *1. ohne hierzu berechtigt zu sein, verarbeitet oder*
>
> *2. durch unrichtige Angaben erschleicht*
>
> *und hierbei gegen Entgelt oder in der Absicht handelt, sich oder einen anderen zu bereichern oder einen anderen zu schädigen.*
>
> *(3) Die Tat wird nur auf Antrag verfolgt. Antragsberechtigt sind die betroffene Person, der Verantwortliche, die oder der Bundesbeauftragte und die Aufsichtsbehörde.*

Die DS-GVO ist eine EU-Verordnung mit unmittelbarem Gesetzescharakter für alle EU-Mitgliedstaaten.

Das BDSG hingegen ist das nationale deutsche Datenschutzgesetz, das die Bestimmungen der DS-GVO konkretisiert und ergänzt, indem es spezifische Regelungen und Ausnahmen für bestimmte nationale Gegebenheiten bereitstellt, die nicht direkt von der DS-GVO abgedeckt sind.

2.9 Musterberufsordnung

2.9.1 Historische Entwicklung

Die Musterberufsordnung legt die Beschlüsse des 100. Deutschen Ärztetages 1997 zugrunde und wird in wechselnden Abständen modifiziert.

Die letzte Novellierung erfolgte anlässlich des 128. Deutschen Ärztetages 2024 in Mainz.

2.9.2 Inhalt der Musterberufsordnung

Für den Prüfer in der klinischen Forschung haben folgende Paragrafen Bedeutung:

§ 2 Allgemeine ärztliche Berufspflichten

- Ausübung des ärztlichen Berufs nach
  - Gewissen
  - Geboten der ärztlichen Ethik
  - Menschlichkeit
- Keine Anerkennung von Grundsätzen, Vorschriften oder Anweisungen
  - die mit ärztlichen Aufgaben nicht vereinbar sind
  - deren Befolgung er nicht verantworten kann

§ 5 Qualitätssicherung

- Verpflichtung zur Teilnahme an Maßnahmen zur Sicherung der Qualität der ärztlichen Tätigkeit

§ 7 Behandlungsgrundsätze und Verhaltensregeln

- Durchführung jeder medizinischen Behandlung unter Wahrung bzw. Achtung
  - der Menschenwürde
  - der Persönlichkeit
  - des Willens
  - der Rechte des Patienten
  - insbesondere des Selbstbestimmungsrechts

§ 8 Aufklärungspflicht

- Erfordernis der Aufklärung des Patienten zur Behandlung im persönlichen Gespräch
- Aufklärung in verständlicher und angemessener Weise über:
  - Wesen, Bedeutung und Tragweite der Behandlung
  - Risiken der Behandlung
  - Behandlungsalternativen
- Ausreichend Bedenkzeit
- Erfordernis der Einwilligung des Patienten zur Behandlung

§ 9 Schweigepflicht

- Schweigepflicht über das, was ihm in seiner Eigenschaft als Arzt anvertraut oder bekannt geworden ist, auch über den Tod des Patienten hinaus. Dazu gehören auch:
  - schriftliche Mitteilungen des Patienten
  - Aufzeichnungen
  - Untersuchungsbefunde
- Erlaubnis zur Offenbarung, falls Entbindung von der Schweigepflicht erfolgt
- Verpflichtung zur Belehrung der Mitarbeiter über die gesetzliche Pflicht zur Verschwiegenheit
- schriftliche Dokumentation über die Belehrung der Mitarbeiter

§ 10 Dokumentationspflicht

- Dokumentation der getroffenen Maßnahmen
- Für Patienten Gewährung von Einsicht in die sie betreffenden Krankenunterlagen auf Verlangen
- Aufbewahrung von ärztlichen Aufzeichnungen für die Dauer von 10 Jahren nach Abschluss der Behandlung (soweit nicht nach gesetzlichen Vorschriften eine längere Aufbewahrungspflicht besteht)
- Aufbewahrungspflicht gilt auch nach Praxisaufgabe oder Praxisübergabe

§ 15 Forschung

- Als Forschung gilt die Beteiligung an Forschungsvorhaben
  - bei dem in die psychische oder körperliche Integrität eines Menschen eingegriffen wird
  - Körpermaterialien verwendet werden, die sich einem bestimmten Menschen zuordnen lassen
  - Daten verwendet werden, die sich einem bestimmten Menschen zuordnen lassen
  - mit vitalen menschlichen Gameten und lebendem embryonalen Gewebe geforscht wird
- Vor der Durchführung von Forschung am Menschen Verpflichtung zur Beratung über die mit dem Forschungsvorhaben verbundenen berufsethischen und berufsrechtlichen Fragen durch eine bei der Ärztekammer oder bei einer medizinischen Fakultät gebildeten EK
- Bei der Forschung am Menschen Beachtung der Deklaration von Helsinki
- In Publikationen von Forschungsergebnissen Offenlegung der Beziehungen des Arztes/der Ärztin zum Auftraggeber erforderlich

Die Musterberufsordnung enthält Regelungen zur Aufklärung, zur Schweigepflicht und zur Dokumentationspflicht. Auf die Deklaration von Helsinki wird Bezug genommen.

2.10 Internationale Regularien der ICH

Unter ICH können im Internet verschiedene Guidelines zu folgenden Themen aufgerufen werden:

- Quality
- Efficacy
- Safety
- Multidisciplinary Guidelines

Quality Guidelines

STABILITY		
Q1A(R2) - Stability Testing of New Drug Substances and Products	Step 5	6 February 2003
Q1B - Stability Testing : Photostability Testing of New Drug Substances and Products	Step 5	6 November 1996
Q1C - Stability Testing for New Dosage Forms	Step 5	6 November 1996
Q1D - Bracketing and Matrixing Designs for Stability Testing of New Drug Substances and Products	Step 5	7 February 2002
Q1E - Evaluation of Stability Data	Step 5	6 February 2003
Q1F - Stability Data Package for Registration Applications in Climatic Zones III and IV	Withdrawn	–
Q1/Q5C EWG - Targeted Revisions of the ICH Stability Guideline Series	Step 1	–
ANALYTICAL VALIDATION		
Q2(R1) - Validation of Analytical Procedures: Text and Methodology	Step 5	1 November 2005
Q2(R2)/Q14 EWG - Analytical Procedure Development and Revision of Q2 (R1) Analytical Validation	Step 5	1 November 2023
Q2(R2)/Q14 IWG - Training on Validation of Analytical Procedures and Q14: Analytical Procedure Development	–	–
IMPURITIES		
Q3A(R2) - Impurities in New Drug Substances	Step 5	25 October 2006
Q3B(R2) - Impurities in New Drug Products	Step 5	2 June 2006
Q3C(R7) - Maintenance of the Guideline for Residual Solvents	Withdrawn	–
Q3C(R8) - Guideline for Residual Solvents	Step 5	22 April 2021
Q3C(R9) - Guideline for Residual Solvents	Step 5	24 January 2024
Q3C(R10) Maintenance EWG - Maintenance of the Guideline for Residual Solvents	–	–

Forts. Tab.

Q3D - Guideline for Elemental Impurities	Step 5	12 November 2014
Q3D training - Implementation of Guideline for Elemental Impurities	–	–
Q3D(R2) - Guideline for Elemental Impurities	Step 5	26 April 2022
Q3D(R3) Maintenance EWG - Maintenance of the Guideline for Elemental Impurities	–	–
Q3E EWG - Impurity: Assessment and Control of Extractables and Leachables for Pharmaceuticals and Biologics	Step 1	–
REGULATORY ACCEPTANCE		
Q4A - Pharmacopoeial Harmonisation	–	–
Q4B - Evaluation and Recommendation of Pharmacopoeial Texts for Use in the ICH Regions	Step 5	1 November 2007
Q4B Annex 1(R1) - Residue on Ignition/Sulphated Ash General Chapter	Step 5	27 September 2010
Q4B Annex 2(R1) - Test for Extractable Volume of Parenteral Preparations General Chapter	Step 5	27 September 2010
Q4B Annex 3(R1) - Test for Particulate Contamination: Sub-Visible Particles General Chapter	Step 5	27 September 2010
Q4B Annex 4A(R1) - Microbiological Examination of Non-Sterile Products: Microbial Enumeration Tests General Chapter	Step 5	27 September 2010
Q4B Annex 4B(R1) - Microbiological Examination of Non-Sterile Products: Tests for Specified Micro-Organisms General Chapter	Step 5	27 September 2010
Q4B Annex 4C(R1) - Microbiological Examination of Non-Sterile Products: Acceptance Criteria for Pharmaceutical Preparations and Substances for Pharmaceutical Use General Chapter	Step 5	27 September 2010
Q4B Annex 5(R1) - Disintegration Test General Chapter	Step 5	27 September 2010
Q4B Annex 6 - Uniformity of Dosage Units General Chapter	Step 5	13 November 2013
Q4B Annex 7(R2) - Dissolution Test General Chapter	Step 5	11 November 2010
Q4B Annex 8(R1) - Sterility Test General Chapter	Step 5	27 September 2010
Q4B Annex 9(R1) - Tablet Friability General Chapter	Step 5	27 September 2010
Q4B Annex 10(R1) - Polyacrylamide Gel Electrophoresis General Chapter	Step 5	27 September 2010
Q4B Annex 11 - Capillary Electrophoresis General Chapter	Step 5	9 June 2010
Q4B Annex 12 - Analytical Sieving General Chapter	Step 5	9 June 2010
Q4B Annex 13 - Bulk Density and Tapped Density of Powders General Chapter	Step 5	7 June 2012
Q4B Annex 14 - Bacterial Endotoxins Test General Chapter	Step 5	18 October 2012
Q4B FAQs - Frequently Asked Question	–	–

Forts. Tab.

QUALITY OF BIOTECHNOLOGY PRODUCTS		
Q5A(R1) - Viral Safety Evaluation of Biotechnology Products Derived from Cell Lines of Human or Animal Origin	Step 5	1 November 2023
Q5A(R2) EWG - Viral Safety Evaluation of Biotechnology Products Derived from Cell Lines of Human or Animal Origin	Step 4	–
Q5A(R2) IWG - Training on Viral Safety Evaluation of Biotechnology Products Derived from Cell Lines of Human or Animal Origin	–	–
Q5B - Analysis of the Expression Construct in Cells Used for Production of r-DNA Derived Protein Products	Step 5	30 November 1995
Q5C - Quality of Biotechnological Products: Stability Testing of Biotechnological/Biological Products	Step 5	30 November 1995
Q5D - Derivation and Characterisation of Cell Substrates Used for Production of Biotechnological/Biological Products	Step 5	16 July 1997
Q5E - Comparability of Biotechnological/Biological Products Subject to Changes in their Manufacturing Process	Step 5	18 November 2004
SPECIFICATIONS		
Q6(R1) informal WG - Revision of the Specifications Guidelines	–	–
Q6A - Specifications : Test Procedures and Acceptance Criteria for New Drug Substances and New Drug Products: Chemical Substances	Step 5	6 October 1999
Q6B - Specifications : Test Procedures and Acceptance Criteria for Biotechnological/Biological Products	Step 5	10 March 1999
GOOD MANUFACTURING Practice		
Q7 - Good Manufacturing Practice Guide for Active Pharmaceutical Ingredients	Step 5	10 November 2000
Q7 Q&As - Questions and Answers: Good Manufacturing Practice Guide for Active Pharmaceutical Ingredients	Step 5	10 June 2015
PHARMACEUTICAL DEVELOPMENT		
Q8(R2) - Pharmaceutical Development	Step 5	1 August 2009
Q9(R1) - Quality Risk Management	Step 5	18 January 2023
Q9(R1) IWG - 2006-2010 Training on Quality Risk Management	–	–
Q10 - Pharmaceutical Quality System	Step 5	4 June 2008
Q8/9/10 Q&As (R4) - Q8/Q9/Q10 - Implementation	Step 5	11 November 2010
Q11 Q&As - Questions & Answers: Selection and Justification of Starting Materials for the Manufacture of Drug Substances	Step 5	23 August 2017
Q11 - Development and Manufacture of Drug Substances (Chemical Entities and Biotechnological/Biological Entities)	Step 5	1 May 2012

Forts. Tab.

Q11 Q&As - Questions & Answers: Selection and Justification of Starting Materials for the Manufacture of Drug Substances	Step 5	23 August 2017
Q12 - Technical and Regulatory Considerations for Pharmaceutical Product Lifecycle Management	Step 5	20 November 2019
Q12 IWG - Training on Regulatory and Technical Considerations for Pharmaceutical Product Lifecycle Management	–	–
Q13 - Continuous Manufacturing of Drug Substances and Drug Products	Step 5	16 November 2022
Q13 IWG - Training on Continuous Manufacturing of Drug Substances and Drug Products	–	–

Efficacy Guidelines

CLINICAL SAFETY		
E1 - The Extent of Population Exposure to Assess Clinical Safety for Drugs Intended for Long-Term Treatment of Non-Life Threatening Conditions	Step 5	27 October 1994
E2A - Clinical Safety Data Management: Definitions and Standards for Expedited Reporting	Step 5	27 October 1994
E2B(R3) - Clinical Safety Data Management: Data Elements for Transmission of Individual Case Safety Reports (ICSRs)	Step 5	1 November 2012
E2B(R3) EWG/IWG - Electronic Transmission of Individual Case Safety Reports (ICSRs)	Step 5	17 January 2023
E2C(R2) - Periodic Benefit-Risk Evaluation Report	Step 5	17 December 2012
E2C(R2) Q&As - Questions & Answers: Periodic Benefit-Risk Evaluation Report	Step 5	31 March 2014
E2D - Post-Approval Safety Data Management: Definitions and Standards for Expedited Reporting	Step 5	12 November 2003
E2D(R1) EWG - Post-Approval Safety Data: Definitions and Standards for Management and Reporting of Individual Case Safety Reports	Step 3	5 February 2024
E2E - Pharmacovigilance Planning	Step 5	18 November 2004
E2F - Development Safety Update Report	Step 5	17 August 2010
E19 - A Selective Approach to Safety Data Collection in Specific Late-Stage Pre-approval or Post-Approval Clinical Trials	Step 5	27 September 2022
CLINICAL STUDY REPORT		
E3 - Structure and Content of Clinical Study Reports	Step 5	30 November 1995
E3 Q&As (R1) - Questions & Answers: Structure and Content of Clinical Study Reports	Step 5	6 July 2012
DOSE RESPONSE STUDIES		
E4 - Dose-Response Information to Support Drug Registration	Step 5	10 March 1994

Forts. Tab.

ETHNIC FACTORS		
E5(R1) - Ethnic Factors in the Acceptability of Foreign Clinical Data	Step 5	5 February 1998
E5 Q&As (R1) - Questions & Answers: Ethnic Factors in the Acceptability of Foreign Clinical Data	Step 5	2 June 2006
GOOD CLINICAL PRACTICE		
E6(R2) - Good Clinical Practice (GCP)	Step 5	10 November 2016
E6(R3) Annex 2 Sub-group -	–	–
E6(R3) EWG - Good Clinical Practice (GCP)	Step 3	19 May 2023
E7 - Studies in Support of Special Populations: Geriatrics	Step 5	24 June 1993
E7 Q&As - Questions & Answers: Studies in Support of Special Populations : Geriatrics	Step 5	16 July 2010
E8 - General Considerations for Clinical Trials	Step 5	17 July 1997
E8(R1) - General Considerations for Clinical Studies	Step 5	6 October 2021
E9 - Statistical Principles for Clinical Trials	Step 5	5 February 1998
E9(R1) - Addendum: Statistical Principles for Clinical Trials	Step 5	20 November 2019
E10 - Choice of Control Group and Related Issues in Clinical Trials	Step 5	20 July 2000
E11(R1) - Clinical Investigation of Medicinal Products in the Pediatric Population: Guideline and Addendum	Step 5	18 August 2017
E11A EWG - Paediatric Extrapolation	Step 3	4 April 2022
CLINICAL EVALUATION BY THERAPEUTIC CATEGORY		
E12 - Principles for Clinical Evaluation of New Antihypertensive Drugs	–	–
CLINICAL EVALUATION		
E14 - The Clinical Evaluation of QT/QTc Interval Prolongation and Proarrhythmic Potential for Non-Antiarrhythmic Drugs	Step 5	12 May 2005
E14 Q&As (R3) - Questions & Answers: The Clinical Evaluation of QT/QTc Interval Prolongation and Proarrhythmic Potential for Non-Antiarrhythmic Drugs	Step 5	10 December 2015
E14/S7B DG - Questions and Answers: Clinical and Nonclinical Evaluation of QT/QTc Interval Prolongation and Proarrhythmic Potential Discussion Group	–	–
E14/S7B IWG - Questions & Answers: Clinical and Nonclinical Evaluation of QT/QTc Interval Prolongation and Proarrhythmic Potential	Step 5	21 February 2022
E15 - Definitions for Genomic Biomarkers, Pharmacogenomics, Pharmacogenetics, Genomic Data and Sample Coding Categories	Step 5	1 November 2007

Forts. Tab.

E16 - Biomarkers Related to Drug or Biotechnology Product Development: Context, Structure and Format of Qualification Submissions	Step 5	20 August 2010
E17 - General principles for planning and design of Multi-Regional Clinical Trials	Step 5	16 November 2017
E18 - Genomic Sampling and Management of Genomic Data	Step 5	6 September 2017
E20 EWG - Adaptive Clinical Trials	Step 1	–

Safety Guidelines

CARCINOGENICITY STUDIES		
S1A - Need for Carcinogenicity Studies of Pharmaceuticals	Step 5	29 November 1995
S1B - Testing for Carcinogenicity of Pharmaceuticals	Step 5	16 July 1997
S1B(R1) EWG - Testing for Carcinogenicity of Pharmaceuticals	Step 5	4 August 2022
S1C(R2) - Dose Selection for Carcinogenicity Studies of Pharmaceuticals	Step 5	11 March 2008
GENOTOXICITY STUDIES		
S2(R1) - Guidance on Genotoxicity Testing and Data Interpretation for Pharmaceuticals Intended for Human Use	Step 5	9 November 2011
TOXICOKINETICS AND PHARMACOKINETICS		
S3A - Note for Guidance on Toxicokinetics: The Assessment of Systemic Exposure in Toxicity Studies	Step 5	27 October 1994
S3A Q&As - Questions and Answers: Note for Guidance on Toxicokinetics: The Assessment of Systemic Exposure - Focus on Microsampling	Step 5	16 November 2017
S3B - Pharmacokinetics: Guidance for Repeated Dose Tissue Distribution Studies	Step 5	27 October 1994
REPEAT DOSE TOXICITY		
S4 - Duration of Chronic Toxicity Testing in Animals (Rodent and Non Rodent Toxicity Testing)	Step 5	2 September 1998
REPRODUCTIVE TOXICITY		
S5(R2) - Detection of Toxicity to Reproduction for Medicinal Products & Toxicity to Male Fertility	Step 5	1 November 2005
S5(R3) - Revision of S5 Guideline on Detection of Toxicity to Reproduction for Human Pharmaceuticals	Step 5	18 February 2020
S5(R4) Maintenance EWG - Revision of S5 Guideline on Detection of Toxicity to Reproduction for Human Pharmaceuticals	–	–
BIOTECHNOLOGICAL PRODUCTS		
S6(R1) - Preclinical Safety Evaluation of Biotechnology-Derived Pharmaceuticals	Step 5	12 June 2011

Forts. Tab.

SAFETY PHARMACOLOGY STUDIES		
S7A - Safety Pharmacology Studies for Human Pharmaceuticals	Step 5	8 November 2000
S7B - The Non-Clinical Evaluation of the Potential for Delayed Ventricular Repolarization (QT Interval Prolongation) by Human Pharmaceuticals	Step 5	12 May 2005
IMMUNOTOXICOLOGY STUDIES		
S8 - Immunotoxicity Studies for Human Pharmaceuticals	Step 5	15 September 2005
PHARMACEUTICALS		
S9 - Nonclinical Evaluation for Anticancer Pharmaceuticals	Step 5	18 November 2009
S9 Q&As - Questions and Answers: Nonclinical Evaluation for Anticancer Pharmaceuticals	Step 5	27 April 2018
PHOTOSAFETY EVALUATION		
S10 - Photosafety Evaluation of Pharmaceuticals	Step 5	13 November 2013
S11 - Nonclinical Safety Testing in Support of Development of Paediatric Medicines	Step 5	14 April 2020
S12 - Nonclinical Biodistribution Considerations for Gene Therapy Products	Step 5	14 March 2023

Multidisciplinary Guidelines

M1 - MedDRA - Medical Dictionary for Regulatory Activities	Step 5	1 January 1999
M1 PtC WG - MedDRA Points to Consider	–	–
M10 EWG - Bioanalytical Method Validation and Study Sample Analysis	Step 5	24 May 2022
M10 Q&As - Questions and Answers: Bioanalytical Method Validation and Study Sample Analysis	Step 5	16 November 2022
M11 EWG - Clinical electronic Structured Harmonised Protocol (CeSHarP)	Step 3	27 September 2022
M12 EWG - Drug Interaction Studies	Step 3	24 May 2022
M13 EWG - Bioequivalence for Immediate-Release Solid Oral Dosage Forms	Step 3	20 December 2022
M14 EWG - General principles on plan, design, and analysis of pharmacoepidemiological studies that utilize real-world data for safety assessment of medicines	Step 1	–
M2 EWG - Electronic Standards for the Transfer of Regulatory Information	–	–
M3 (R2) - Guidance on Nonclinical Safety Studies for the Conduct of Human Clinical Trials and Marketing Authorisation for Pharmaceuticals	Step 5	11 June 2009

Forts. Tab.

M3 (R2) Q&As (R2) - Questions & Answers: Guidance on Nonclinical Safety Studies for the Conduct of Human Clinical Trials and Marketing Authorisation for Pharmaceuticals	Step 5	15 June 2011
M4 Q&As (R3) - Questions & Answers: Organisation of the Common Technical Document for the Registration of Pharmaceuticals for Human Use	Step 5	10 June 2004
M4(R4) - Organisation Including the Granularity document that provides guidance on document location and paginations	Step 5	15 June 2016
M4E Q&As (R4) - Questions & Answers: CTD on Efficacy	Step 5	10 June 2004
M4E(R2) - CTD on Efficacy	Step 5	15 June 2016
M4Q Q&As (R1) - Questions & Answers: CTD on Quality	Step 5	1 June 2003
M4Q(R1) IWG - Quality	–	–
M4Q(R2) EWG - Revision of M4Q(R1)	–	–
M4S Q&As (R2) - Questions & Answers: CTD on Safety	Step 5	11 November 2003
M4S(R2) - CTD on Safety	Step 5	20 December 2002
M5 - Data Elements and Standards for Drug Dictionaries	–	–
M6 - Virus and Gene Therapy Vector Shedding and Transmission	–	–
M7 - Assessment and Control of DNA Reactive (Mutagenic) Impurities in Pharmaceuticals to Limit Potential Carcinogenic Risk	Step 5	5 June 2014
M7(R1) - Assessment and Control of DNA Reactive (Mutagenic) Impurities in Pharmaceuticals to Limit Potential Carcinogenic Risk	Step 5	1 June 2017
M7(R2) - Assessment and Control of DNA Reactive (Mutagenic) Impurities in Pharmaceuticals to Limit Potential Carcinogenic Risk	Step 5	3 April 2023
M7(R2) Q&As - Assessment and Control of DNA Reactive (Mutagenic) Impurities in Pharmaceuticals to Limit Potential Carcinogenic Risk	Step 5	24 May 2022
M7(R3) Maintenance EWG/IWG - Assessment and Control of DNA Reactive (Mutagenic) Impurities in Pharmaceuticals to Limit Potential Carcinogenic Risk	–	–
M8 eCTD v3.2.2 - Electronic Common Technical Document (eCTD) v3.2.2	Step 5	1 July 2008
M8 eCTD v4.0 - Electronic Common Technical Document (eCTD) v4.0	Step 5	10 December 2015
M8 EWG/IWG - Electronic Common Technical Document (eCTD)	Step 5	6 August 2018
M9 - Biopharmaceutics Classification System-based Biowaivers	Step 5	20 November 2019
M9 Q&As - Q&As on Biopharmaceutics Classification System-based Biowaivers	Step 5	20 November 2019
MIDD DG - Model-Informed Drug Development	–	–

Kerndokumente

WMA Deklaration von Helsinki. Ethische Grundsätze für die medizinische Forschung am Menschen. Verabschiedet von der 18. WMA Generalversammlung, Juni 1964, Helsinki (Finnland), zuletzt revidiert durch die 64. WMA-Generalversammlung im Oktober 2013, Fortaleza (Brasilien); https://www.bundesaerztekammer.de/fileadmin/user_upload/_old-files/downloads/pdf-Ordner/International/Deklaration_von_Helsinki_2013_20190905.pdf

WMA Declaration of Helsinki – Ethical Principles for Medical Research Involving Human Subjects. Adopted by the 18th WMA General Assembly, Helsinki, Finland, June 1964 and amended by the 64th WMA General Assembly, Fortaleza, Brazil, October 2013; https://www.wma.net/policies-post/wma-declaration-of-helsinki-ethical-principles-for-medical-research-involving-human-subjects/

WMA Declaration of Helsinki – Ethical Principles for Medical Research Involving Human Participants, 22nd October 2024; https://www.wma.net/policies-post/wma-declaration-of-helsinki/

Harmonisierte ICH-Leitlinie für die EU, Japan und die USA. Leitlinie zur Guten Klinischen Praxis (CPMP/ICH/135/95) 17. Juli 1996; https://ichgcp.net/storage/pdf/ich-gcp-de.pdf

ICH Topic E6(R1) Guideline for Good Clinical Practice. European Medicines Agency (CPMP/ICH/135/95) July 2002; https://www.ema.europa.eu/en/documents/scientific-guideline/ich-e6-r1-guideline-good-clinical-practice_en.pdf

Guideline for good clinical practice E6(R2) Step 5 European Medicines Agency (EMA/CHMP/ICH/135/1995) 1 December 2016; https://www.ema.europa.eu/en/documents/scientific-guideline/ich-guideline-good-clinical-practice-e6r2-step-5_en.pdf

Leitlinie zur Guten Klinischen Praxis, Harmonisierte ICH-Leitlinie für die EU, Japan und die USA, E6(R2) Addendumtext, Aktuelle E6(R2) Addendum Stufe 4 Version; https://ichgcp.net/de

ICH E6(R3) Guideline on good clinical practice (GCP) Step 2b European Medicines Agency Committee for Human Medicinal Products EMA/CHMP/ICH/135/1995 25 May 2023; https://www.ema.europa.eu/en/documents/scientific-guideline/draft-ich-e6-r3-guideline-good-clinical-practice-gcp-step-2b_en.pdf

Richtlinie 2001/20/EG des Europäischen Parlaments und des Rates vom 4. April 2001 zur Angleichung der Rechts- und Verwaltungsvorschriften der Mitgliedstaaten über die Anwendung der guten klinischen Praxis bei der Durchführung von klinischen Prüfungen mit Humanarzneimitteln (ABl. L 121 vom 1.5.2001, S. 34); geändert durch die Verordnung (EG) Nr. 1901/2006 des Europäischen Parlaments und des Rates vom 12. Dezember 2006; https://eur-lex.europa.eu/LexUriServ/LexUriServ.do?uri=CONSLEG:2001L0020:20070126:DE:PDF

Verordnung (EU) Nr. 536/2014 des Europäischen Parlaments und des Rates vom 16. April 2014 über klinische Prüfungen mit Humanarzneimitteln und zur Aufhebung der Richtlinie 2001/20/EG; https://eur-lex.europa.eu/legal-content/DE/TXT/?uri=CELEX:32014R0536

Arzneimittelgesetz in der Fassung der Bekanntmachung vom 12. Dezember 2005 (BGBl. I S. 3394), das zuletzt durch Artikel 7 des Gesetzes vom 27. März 2024 (BGBl. 2024 I Nr. 109) geändert worden ist; https://www.gesetze-im-internet.de/amg_1976/BJNR024480976.html

Verordnung über die Anwendung der Guten Klinischen Praxis bei der Durchführung von klinischen Prüfungen mit Arzneimitteln zur Anwendung am Menschen (GCP-Verordnung – GCP-V) vom 9. August 2004 (BGBl. I S. 2081), die zuletzt durch Artikel 8 des Gesetzes vom 19. Oktober 2012 (BGBl. I S. 2192) geändert worden ist; https://www.bfarm.de/SharedDocs/Downloads/DE/Arzneimittel/KlinischePruefung/GCP-Verordnung.pdf?__blob=publicationFile

Verordnung (EU) 2016/679 des Europäischen Parlaments und des Rates vom 27. April 2016 zum Schutz natürlicher Personen bei der Verarbeitung personenbezogener Daten, zum freien

Datenverkehr und zur Aufhebung der Richtlinie 95/46/EG (Datenschutz-Grundverordnung); https://eur-lex.europa.eu/legal-content/DE/TXT/?uri=celex%3A32016R0679

Bundesdatenschutzgesetz vom 30. Juni 2017 (BGBl. I S. 2097), das zuletzt durch Artikel 10 des Gesetzes vom 22. Dezember 2023 (BGBl. 2023 I Nr. 414) geändert worden ist (BDGS); https://www.gesetze-im-internet.de/bdsg_2018/BJNR209710017.html

(Muster-)Berufsordnung für die in Deutschland tätigen Ärztinnen und Ärzte – MBO-Ä 1997 –*) in der Fassung des Beschlusses des 128. Deutschen Ärztetages vom 9. Mai 2024 in Mainz; https://www.bundesaerztekammer.de/fileadmin/user_upload/BAEK/Themen/Recht/Musterberufsordnung-AE_09.05.2024.pdf

Literatur

[1] Hohnel B. Die rechtliche Einordnung der Deklaration von Helsinki: Eine Untersuchung zur rechtlichen Grundlage humanmedizinischer Forschung. Diss. Universität Halle-Wittenberg 2004. Frankfurt: Lang; 2005.

[2] Reflection paper on risk based quality management in clinical trials. European Medicines Agency Compliance and Inspection EMA/269011/2013 18 November 2013; https://www.ema.europa.eu/en/documents/scientific-guideline/reflection-paper-risk-based-quality-management-clinical-trials_en.pdf

[3] Oversight of Clinical Investigations — A Risk-Based Approach to MonitoringGuidance for Industry Level 2 Revised Guidance. Food and Drug Administration FDA-2011-D-0597 August 2013, revised 21 November 2022; https://www.fda.gov/media/116754/download

[4] Chalmers I. Lessons from research ethics committees. Lancet. 2002;359:174

[5] Karlberg JP, Speers MA. Reviewing Clinical Trials: A Guide for the Ethics Committee Clinical Trials Centre, The University of Hong Kong, Hong Kong SAR, PR China. Washington: Association for the Accreditation of Human Research Protection Programs; 2010

[6] Wessler I, Burger R, Doppelfeld E. Neuordnung des Verfahrens und der Aufgaben der zuständigen Ethik-Kommissionen. Konzepte des Arbeitskreises der medizinischen Ethik-Kommissionen in der Bundesrepublik nach der 12. AMGNovelle. Bundesgesundheitsbl. 2005;48(2):155–167

[7] ICH Topic E 2 A Clinical Safety Data Management: Definitions and Standards for Expedited Reporting. European Medicines Agency CPMP/ICH/377/95 June 1995; https://www.ema.europa.eu/en/documents/scientific-guideline/international-conference-harmonisation-technical-requirements-registration-pharmaceuticals-human-use-topic-e-2-clinical-safety-data-management-definitions-and-standards-expedited-reporting-step_en.pdf

[8] Curriculare Fortbildungen (Grundlagen-, Aufbau-, Auffrischungs- und Update-Kurse) und FAQ Berlin, 19.10.2023.
Curriculare Fortbildung Grundlagenkurs für Mitglieder eines Prüfungsteams bei klinischen oder sonstigen klinischen Prüfungen oder Leistungsstudien nach den Europäischen Verordnungen (EU) Nr. 536/2014 (Humanarzneimittel), Nr. 2017/745 (Medizinprodukte) oder Nr. 2017/746 (In-vitro-Diagnostika);
Curriculare Fortbildung Aufbaukurs für Prüfer und Hauptprüfer bei klinischen oder sonstigen klinischen Prüfungen und/oder Leistungsstudien nach den Europäischen Verordnungen (EU) Nr. 536/2014 (Humanarzneimittel), Nr. 2017/745 (Medizinprodukte) oder Nr. 2017/746 (In-vitro-Diagnostika);
Curriculare Fortbildung Auffrischungskurs für Mitglieder eines Prüfungsteams bei klinischen und/oder sonstigen klinischen Prüfungen oder Leistungsstudien nach den Eu-

ropäischen Verordnungen (EU) Nr. 536/2014 (Humanarzneimittel), Nr. 2017/745 (Medizinprodukte) oder Nr. 2017/746 (In-vitro-Diagnostika); https://www.bundesaerztekammer.de/themen/medizin-und-ethik/ethikkommissionen-der-landesaerztekammern/curriculare-fortbildungen-pruefer

[9] Guideline on requirements for first-in-man clinical trials for potential high-risk medici nal products, EMA 2007, Georgetown University Library; https://repository.library.georgetown.edu/handle/10822/965415

[10] Geisler I, Hofmann HP, Nickel L. Angleichung der regulatorischen Anforderungen für die klinische Prüfung von Arzneimitteln am Menschen in der EU. Die Richtlinie 2001/20/EG und die diese ergänzende Verordnungen und Empfehlungen: die 12. Novelle zum AMG. Bundesgesundheitsbl. 2005;48(2):141–146

[11] Kreutz G. Klinische Prüfung von Arzneimitteln. Neues europäisches und nationales rechtliches Regelwerk. Bundesgesundheitsbl. 2005;48(5):524–529

[12] Mouton B. Two years later: The impact of the EU Directive. Applied Clinical Trials. 2006;15(8):46–52

[13] Heidenreich K, Möritz A, Löffler H, Oberle-Rolle B. Klinische Prüfungen in Deutschland und der EU im neuen gesetzlichen Umfeld. Bundesgesundheitsbl. 2005;48(4):415–422

[14] Transplantationsgesetz in der Fassung der Bekanntmachung vom 4. September 2007 (BGBl. I S. 2206), das zuletzt durch Artikel 15d des Gesetzes vom 11. Juli 2021 (BGBl. I S. 2754) geändert worden ist; https://www.gesetze-im-internet.de/tpg/TPG.pdf

[15] Gemeinsame Empfehlungen des Bundesinstituts für Arzneimittel und Medizinprodukte und des Paul-EhrlichInstituts zur Anzeige von Anwendungsbeobachtungen nach § 67 Abs. 6 Arzneimittelgesetz und zur Anzeige von nichtinterventionellen Unbedenklichkeitsstudien nach § 63f Arzneimittelgesetz, 15. Dezember 2022; https://www.bfarm.de/SharedDocs/Downloads/DE/Arzneimittel/Zulassung/klin-pr/nichtInterventStud/Gemeinsame-Empfehlungen-zu-AWB-und-PASS.pdf?__blob=publicationFile

[16] Vierte Verordnung zur Änderung der Strahlenschutzverordnung. BGBl. 2024 I Nr. 8 vom 15.01.2024; https://www.recht.bund.de/bgbl/1/2024/8/VO

[17] Verordnung über radioaktive oder mit ionisierenden Strahlen behandelte Arzneimittel in der Fassung der Bekanntmachung vom 19. Januar 2007 (BGBl. I S. 48), die zuletzt durch Artikel 5 der Verordnung vom 29. November 2018 (BGBl. I S. 2034; 2021 I 5261) geändert worden ist; https://www.gesetze-im-internet.de/amradv/BJNR005020987.html

[18] Bundesamt für Strahlenschutz: Ionisierende Strahlung; https://www.bfs.de/DE/themen/ion/anwendung-medizin/forschung/anzeige-genehmigungsverfahren/anzeige-genehmigungsverfahren_node.html

[19] Klinische Prüfung-Bewertungsverfahren-Verordnung. Verordnung über das Verfahren zur Zusammenarbeit der Bundesoberbehörden und der registrierten Ethik-Kommissionen bei der Bewertung von Anträgen auf Genehmigung von klinischen Prüfungen mit Humanarzneimitteln*) (Klinische Prüfung-Bewertungsverfahren-Verordnung – KPBV vom 12. Juli 2017 (BGBl. I S. 2333); https://www.gesetze-im-internet.de/kpbv/BJNR233300017.html

[20] Boos J. Klinische Prüfungen mit Kindern aus der Sicht eines Zentrums. Bundesgesundheitsbl. 2005;48(5):530–535

[21] Eck B. Die Zulässigkeit medizinischer Forschung mit einwilligungsunfähigen Personen und ihre verfassungsrechtlichen Grenzen. Eine Untersuchung der Rechtslage in Deutschland mit rechtsvergleichenden Elementen. Diss. Univ. Heidelberg 2004; veröffentlicht in: Recht & Medizin Band 75,2005

[22] Klinische Studien im Fokus der Politik. Deutsches Ärzteblatt Jg. 120, Heft 47, 24. November 2023

[23] Kritik an Plänen für Aufbau einer Bundesethik-Kommission. Interview mit Prof. A. Lechner. Bayerisches Ärzteblatt 1-2/2024:18

[24] Transfusionsgesetz in der Fassung der Bekanntmachung vom 28. August 2007 (BGBl. I S. 2169), das zuletzt durch Artikel 1a des Gesetzes vom 11. Mai 2023 (BGBl. 2023 I Nr. 123) geändert worden ist. Transfusionsgesetz (TFG); https://www.gesetze-im-internet.de/tfg/

Der letzte Zugriff auf alle Links erfolgte am 25.08.2024

3 Vorbereitung einer klinischen Prüfung

Charlotte Herrlinger

3.1 Prüfungsdokumente

3.1.1 Standard Operating Procedures (SOPs)

3.1.1.1 Definition SOP

Standard Operating Procedure (SOP), zu Deutsch Standardarbeitsanweisung oder Standardvorgehensweise, ist eine Arbeitsanweisung, die das Vorgehen innerhalb eines Arbeitsprozesses beschreibt. Häufig wiederkehrende Arbeitsabläufe werden schriftlich beschrieben, um dem Ausführenden genaue Erläuterungen bezüglich der Durchführung des jeweiligen Arbeitsschritts zu geben.

3.1.1.2 Bedeutung von SOPs im Rahmen der klinischen Prüfung

SOPs haben im Umfeld der ICH-GCP-Guideline eine wichtige Funktion bei der Umsetzung dieser zentralen Leitlinie zur Guten Klinischen Praxis. Streng genommen stellt die GCP-Guideline selbst eine Anweisung zur exakten Durchführung der einzelnen Aktivitäten bei klinischen Prüfungen dar. SOPs dienen aber auch dazu, andere Leitlinien in hausinterne Prozesse einzubeziehen, sodass bei der täglichen Arbeit nicht ständig eine große Anzahl von unterschiedlichen Guidelines konsultiert werden muss.

Ziel von SOPs ist es in erster Linie, die in diesen Dokumenten beschriebenen Arbeitsabläufe für alle Mitarbeiter gleichermaßen nachvollziehbar zu machen. Dies hat folgende Vorteile:

- Die meisten Arbeitsabläufe in der klinischen Forschung sind im Laufe der Zeit so komplex geworden, dass nur noch eine detaillierte und gut durchdachte schriftliche Anweisung in der Lage ist, den Ablauf adäquat wiederzugeben.
- SOPs, deren Arbeitsabläufe sich als erfolgreich erwiesen haben, können weitergegeben, nicht praktikable Arbeitsanweisungen adaptiert bzw. modifiziert werden.
- Für zukünftige Projekte muss das Rad nicht ständig neu erfunden werden.
- Neue Mitarbeiter können in relativ kurzer Zeit mit den für sie relevanten Abläufen vertraut gemacht werden. Im Rahmen der unvermeidlichen natürlichen Mitarbeiterfluktuation kann somit die Kontinuität gewahrt bleiben.

- Aktivitäten, die in gleicher Weise an mehreren Orten ablaufen (z. B. in einem multinationalen Konzern mit vielen Tochtergesellschaften oder im Rahmen multinationaler Prüfungen) können standardisiert werden.

Ein gut organisiertes SOP-System ist nicht nur für global operierende Pharmakonzerne, sondern gerade auch für kleine Biotechnologie-Unternehmen essenziell, um eine qualitativ hochwertige und kosteneffektive Arzneimittelentwicklung sicherzustellen und keine personellen Ressourcen durch Wiederholungsarbeiten zu vergeuden. Der Zeitbedarf, der zu Beginn in die Erstellung von SOPs investiert werden muss, wird später bei der standardisierten effizienten Durchführung der einzelnen Arbeitsschritte bei Weitem wieder wettgemacht. Dennoch ist es wichtig, für die Generierung neuer und die Pflege vorhandener SOPs entsprechende personelle Kapazitäten einzuplanen.

Im Rahmen klinischer Prüfungen sind SOPs hauptsächlich in Firmen der pharmazeutischen Industrie und bei Auftragsforschungsinstituten (CROs) etabliert. Hierzu sind seit Einführung der Guten Klinischen Praxis erhebliche Ressourcen eingesetzt worden, da die Generierung von SOPs zunächst viel Zeit in Anspruch nimmt und damit kostenintensiv ist.

Neben der pharmazeutischen Industrie und den CROs spielen die Prüfer eine wesentliche Rolle in der klinischen Entwicklung von Arzneimitteln und Medizinprodukten. Grundsätzlich wäre es daher sinnvoll, wenn auch Prüfer und Prüfeinrichtungen über SOPs verfügen würden. Hierdurch könnte sichergestellt werden, dass

- ein komplexer Arbeitsablauf jederzeit nachgelesen werden kann
- die Durchführung der einzelnen Aktivitäten nach immer demselben Standard abläuft und kein Interpretationsspielraum mehr bleibt, wodurch die Fehlerquote reduziert wird
- eine korrekte Weitergabe der Information auch bei häufigem Personalwechsel in der jeweiligen Prüfeinrichtung gesichert ist

Die Praxis zeigt jedoch, dass sich SOPs als qualitätssichernde Dokumente in den Prüfzentren i. d. R. noch nicht etabliert haben. Eine Ausnahme sind große Prüfinstitutionen, an denen gleichzeitig mehrere Prüfungen mit unterschiedlichen Anforderungen durchgeführt werden.

Falls also beim Prüfer keine SOPs vorhanden sind, ist darauf zu achten, dass das Prüfprotokoll alle wichtigen Abläufe so detailliert wie möglich festlegt.

3.1.1.3 Allgemeiner Aufbau einer SOP

Jede SOP sollte beschreiben, mit welchem Thema sie sich befasst, welcher Personenkreis angesprochen werden soll, unter welchen Umständen sie in Kraft tritt bzw. wann sie angewandt werden soll, wie die beschriebenen Tätigkeiten durchzuführen sind und warum.

Eine SOP sollte demnach die folgenden Abschnitte enthalten:

1. Kopfzeile

Diese sollte umfassen:

- Titel der SOP
- Abteilung, aus der die SOP stammt
- Eindeutige Kennzeichnung, d. h. Nummer der SOP bzw. Identifizierungscode
- Ggf. Nummer der ursprünglichen SOP, die durch eine neue Version ersetzt wird
- Gültigkeitsdatum, d. h. Datum des Inkrafttretens bzw. Gültigkeit bis zu einem bestimmten Datum
- An der Erstellung der SOP beteiligte Personen:
  - Name des Autors
  - Name der Person, die den Review durchführt
  - Name der Person, die die SOP genehmigt (z. B. Quality Manager oder Abteilungsleiter)

2. Allgemeiner Teil einer SOP

- Zweck der SOP
- Anwendungsbereich, d. h. Personen oder Abteilungen, für die die SOP Gültigkeit hat
- Verantwortlichkeiten
- Literatur
- Appendizes

3. Spezieller Teil einer SOP

- Definition der verwendeten Begriffe
- Beschreibung des Arbeitsablaufs

Folgende Punkte sind zu berücksichtigen:

- SOPs sollten kompakt abgefasst, also nicht zu lang sein, damit die Arbeitsanweisung noch überschaubar bleibt.
- Der Text sollte gut verständlich sein, komplizierte Sätze sollten vermieden werden.
- Durch eindeutige Formulierungen soll Missverständnissen vorgebeugt und der Interpretationsspielraum nach Möglichkeit reduziert werden.
- Die Sprache, in der die SOP geschrieben ist, sollte für alle betroffenen Mitarbeiter die gebräuchliche Sprache sein (also i. d. R. Deutsch für klinische Prüfungen im deutschsprachigen Raum). Im Rahmen internationaler Prüfungen müssen die SOPs zwangsläufig in Englisch erstellt werden (dies ist aber zunehmend auch für nationale Prüfungen in Deutschland der Fall, da sich Englisch als Sprache in der klinischen Forschung etabliert hat).

Somit gilt für eine SOP immer:
So allgemeingültig, eindeutig und kurz wie möglich!

3.1.1.4 Erstellung einer SOP

3.1.1.4.1 Autoren einer SOP

Für die Auswahl des verantwortlichen Autors einer SOP gibt es 2 Möglichkeiten.

1. Ein SOP-Autor innerhalb der Abteilung oder der Firma:
   Es wird ein Mitarbeiter innerhalb der Abteilung oder der Firma ernannt, der für alle Arbeitsabläufe die SOPs erstellt. Dieses Vorgehen funktioniert allerdings nur dann, wenn die betroffenen Arbeitsgebiete überschaubar sind und kein allzu großes Spezialwissen erfordern. Bei komplizierten Arbeitsabläufen hingegen hat das System eines einzigen SOP-Autors Defizite.
2. Mehrere SOP-Autoren für jeweils unterschiedliche Arbeitsabläufe:
   Sobald das Umfeld zu groß und komplex wird, ist die Möglichkeit 1 nicht mehr praktikabel. Hier sollte ein anderer Ansatz favorisiert werden: Das vorhandene Know-how der Mitarbeiter wird dadurch genutzt, dass die Mitarbeiter die sie betreffenden SOPs selbst schreiben. Dieses Vorgehen hat folgende Vorteile:
   - Der Mitarbeiter, der eine SOP für seinen eigenen Arbeitsbereich schreibt, weiß selbst am besten, wie die Arbeitsabläufe im Detail gestaltet sind.
   - Er wird am ehesten feststellen, ob eine SOP praktikabel bzw. praxisnah ist.
   - Das Vorgehen erhöht die Compliance des Mitarbeiters, der sich nach der jeweiligen SOP richten soll, da er sich mit der SOP identifizieren kann.
   - Er kann am besten erkennen, wann eine Überarbeitung erforderlich ist. Der betroffene Mitarbeiter ist daher auch für die SOP-Pflege geeignet.
   - Die Autorenschaft wird auf viele Schultern verteilt. Somit können mehrere SOPs parallel erstellt bzw. überarbeitet werden. Dies schließt nicht aus, dass andere Mitarbeiter/Vorgesetzte ebenfalls Ideen und gewisse Vorgaben einbringen können.

Im Bereich der klinischen Prüfungen kommen folgende Mitarbeiter als Autoren in Betracht:

- Basis-SOP (Erstellung einer SOP, Aktualisierung einer SOP):
  Erstellung durch Mitarbeiter der Abteilung Quality Assurance
- SOPs zur Erstellung von Investigator's Brochure, Prüfplänen und Patienteninformation, Abschlussberichten:
  Erstellung durch Mitarbeiter der Abteilung Medical Writing
- SOPs zur Erstellung des Prüfbogens (CRF):
  Erstellung durch Mitarbeiter der Abteilung Medical Writing und Data Management

- SOPs für die Durchführung des Monitorings:
  Erstellung durch Monitore (Monitore sollten also ihre eigenen SOPs zur Beschreibung des Monitorings schreiben. Keiner weiß so gut wie der Monitor selbst, was bei den Monitoraktivitäten erforderlich bzw. zwingend vorgeschrieben und was praktikabel ist. Zumindest sollte aber sichergestellt sein, dass Monitore in den Prozess des Reviews einbezogen werden.)

3.1.1.4.2 Ablauf der Erstellung einer SOP

Von der Erstellung bis zur Einführung einer SOP sind folgende Schritte notwendig:

- Erstellung der SOP, d. h. Dokumentation durch den Autor
- Review bzw. Prüfung der SOP durch eine zweite Person
- Genehmigung bzw. Freigabe der SOP
- Unterzeichnung der SOP durch alle an der Erstellung Beteiligten
- Verteilung der SOP
- Information und Schulung der Betroffenen
- Änderungsmanagement

Nach Erstellung der SOP durch den Autor sollten die von einer Standardarbeitsanweisung betroffenen Mitarbeiter die Gelegenheit erhalten, die SOP vor ihrem Inkrafttreten zu lesen und zu kommentieren. So werden meist schon im Vorfeld Ungenauigkeiten, Unstimmigkeiten und mangelnde Praktikabilität ausgeräumt. Eine rasch notwendige Überarbeitung der SOP kann dadurch vermieden werden.

Sobald die SOP finalisiert und freigegeben ist, muss eine adäquate Verteilung sichergestellt werden. Diese kann auf unterschiedliche Weise realisiert werden:

- Jeder Mitarbeiter erhält eine individuelle Papierversion ausgehändigt.
- Die SOP wird elektronisch mithilfe eines Dokumentenmanagementsystems verteilt.

Nachdem alle Mitarbeiter die SOP erhalten haben, muss eine umfassende Schulung stattfinden. Diese wird meist durch die Abteilung Quality Assurance durchgeführt. Neue oder überarbeitete SOPs müssen vorgestellt und ihre Handhabung und die Implikationen bewusst gemacht werden. Die hierfür aufgewandte Zeit ist gut investiert.

Eine intensive Schulung ist insbesondere für Mitarbeiter von Auftragsforschungsinstituten notwendig, da CROs gelegentlich nach den SOPs des jeweiligen Sponsors arbeiten und sich daher bei jedem neuen Projekt flexibel den neuen Standards anpassen müssen.

Für das Änderungsmanagement (Wer soll wann welche SOP überarbeiten und aktualisieren?) sollte eine spezielle Arbeitsanweisung erstellt werden. Eine SOP ist als lebendes Dokument zu betrachten. Sie ist ständig an sich ändernde Gegebenheiten (intern oder extern) anzupassen.

3.1.1.5 Inhalte einer SOP

Grundsätzlich sollen SOPs von externen und internen Standards abgeleitet werden. Hierzu zählen:

- Nationale Gesetze
- Internationale Regularien
- Guidelines
- Spezielle interne Gegebenheiten, die für das jeweilige Arbeitsgebiet relevant sind

SOPs sollten für alle standardisierbaren Arbeitsabläufe bzw. Tätigkeiten existieren.

3.1.1.5.1 Basis-SOP

Die Basis-SOP beschreibt die Generierung von SOPs selbst, z. B. das Layout, die Nummerierung, die Form, das System der Überarbeitung. Sinnvollerweise wird diese SOP als erstes erstellt, da sich alle anderen SOPs nach diesem Template richten müssen.

3.1.1.5.2 SOP des Sponsors oder der CRO

Im Rahmen der klinischen Entwicklung beim Sponsor können unterschiedliche Prozesse durch eine Arbeitsanweisung standardisiert werden. SOPs können sich mit folgenden Arbeitsgebieten befassen:

- Allgemeine Themen
  - Erstellung eines klinischen Entwicklungsplans
  - Aktionsplan für klinische Prüfungen
  - Erstellung des Budgets für klinische Prüfungen
  - Zugriffsrechte auf Datenbanken
- Erstellung und Freigabe von Prüfdokumenten
  - Investigator's Brochure
  - Prüfplan
  - Amendments zum Prüfplan
  - Patienteninformation
  - Patienteneinverständniserklärung
  - CRF
- Prüfmedikation
  - Bestellung, Freigabe, Versand
  - Drug Accountability
  - Rücknahme, Vernichtung der Prüfmedikation und deren Dokumentation

  - Randomisierung
  - Prozedere bei Entblindung
- Selektion von Personen und Institutionen (Auswahl und Zusammenarbeit)
  - CRO
  - Statistiker
  - Prüfer
  - Klinische Labors, Zentrallabor
  - Analytisches Labor
- Vorbereitung einer klinischen Prüfung
  - Berechnung des Prüferhonorars
  - Verträge mit Prüfern (Prüfervereinbarung)
  - Abschluss einer Probandenversicherung
  - Beantragung der Genehmigung einer klinischen Prüfung gemäß Verordnung (EU) Nr. 536/2014
  - Beantragung eines zustimmenden Votums für eine klinische Prüfung bei der EK gemäß Verordnung (EU) Nr. 536/2014
  - Anmeldung einer Prüfung bei den lokalen Behörden
- Durchführung einer klinischen Prüfung
  - Erstellung eines Monitoringplans
  - Monitoring-Visits
  - Originaldatenverifizierung
  - Plausibilitätskontrolle der CRF-Daten
  - EDV-gestützte Plausibilitätsprogramme
- Drug Safety, Pharmakovigilanz
  - Dokumentation von unerwünschten Ereignissen (AEs)
  - Bearbeitung von schwerwiegenden unerwünschten Ereignissen (SAEs)
  - Meldung von SUSARs
  - Auswertung von Sicherheitsdaten
  - Erstellung des Development Safety Update Reports (DSUR)
- Auswertung einer klinischen Prüfung
  - Erstellung des Statistical Analysis Plan (SAP)
  - Datenmanagement
  - Datenbereinigung
  - Statistische Auswertung
- Beendigung einer klinischen Prüfung
  - Abmeldung einer Prüfung bei lokalen Behörden
  - Abschlussbericht, Summary Report an die Behörden

  - Publikation
  - Archivierung
- Qualitätssicherung und -kontrolle
  - Organisation des Qualitätssicherungssystems
  - Veranlassung von Audits

Am Beispiel einer SOP für die Erstellung eines CRF soll erläutert werden, welche weitreichenden Folgen eine solche Arbeitsanweisung auf ein Gesamtprojekt im Rahmen der klinischen Forschung haben kann:

Üblicherweise wird für jede klinische Prüfung auf der Basis des jeweiligen Prüfplans ein CRF neu generiert. Zumeist muss hierbei im Laufe der klinischen Entwicklung einer Substanz mit unterschiedlichen Autoren gerechnet werden. Dies bedeutet, dass Form und Inhalt des CRF und somit die Art der Datenerhebung bei den verschiedenen Phasen der klinischen Prüfung stark variieren können. Ist für das Zulassungsdossier eine Auswertung der Sicherheitsparameter geplant, die im Rahmen aller klinischer Prüfungen erhoben wurden, so kann dies im Extremfall durch unterschiedliche CRF-Strukturen unmöglich gemacht oder zumindest doch erheblich erschwert werden, sodass keine valide Aussage getroffen werden kann.

Zur Generierung einer SOP für die Erstellung eines CRF ist es also notwendig zu wissen, welche Parameter in der Gesamtentwicklung benötigt werden und wie sich diese Parameter standardisieren lassen. Die CRF-Seiten, die die Erhebung der Sicherheitsparameter enthalten, können durchaus projektübergreifend standardisiert werden, da die Sicherheitsparameter für jede klinische Prüfung mehr oder minder einheitlich sind: Vitalparameter, Laborparameter, unerwünschte Ereignisse. Dies gilt auch für die Dokumentation der demografischen Daten, der Ein- und Ausschlusskriterien, der Begleitmedikation, des individuellen vorzeitigen Prüfungsendes und oft auch der routinemäßigen Erhebung der Anamnese.

Existiert eine hausinterne CRF-SOP, so ist für den Monitor der Übergang von einer Prüfung zur nächsten oder von einem Projekt auf ein anderes wesentlich erleichtert, da die CRF nach dem gleichen Prinzip konstruiert sind. Somit kann das Monitoring nach der Einarbeitungsphase sehr viel effektiver und zeitsparender durchgeführt werden. Weiterhin sind die Dateneingabe und -verarbeitung erleichtert (standardisiert), da die Daten immer in der gleichen oder einer ähnlichen Form erscheinen.

Die Beschreibung der Wirksamkeitsparameter hingegen ist substanz- und indikationsbezogen und lässt sich allenfalls innerhalb eines Projekts standardisieren.

In der Zusammenarbeit zwischen Sponsor und CRO können solche Informationen (zur Vereinheitlichung bestimmter Arbeitsvorgänge) auch untereinander ausgetauscht werden.

3.1.1.5.3 SOPs des Prüfers

Der einzelne Prüfer verfügt i. d. R. nicht über eigene SOPs, sodass Prüfer-SOPs derzeit noch die Ausnahme sind. Sie finden sich fast ausschließlich in großen Prüfzentren, die viele klinische Prüfungen durchführen sowie an Kliniken, an denen ein Koordinierungszentrum für klinische Prüfungen eingerichtet ist.

Die SOPs des Prüfers befassen sich in Bezug auf klinische Prüfungen im Großen und Ganzen mit ähnlichen Themen wie die Sponsor-SOPs, nur eben aus Sicht und entsprechend den Bedürfnissen der Prüfeinrichtung.

- Allgemeine Themen
  - Organisation klinischer Prüfungen im Zentrum
- Vorbereitung einer klinischen Prüfung
  - Anmeldung der Prüfung in der Klinik
  - Prüfervereinbarung
  - Zusammenstellung der Prüfgruppe
- Durchführung einer klinischen Prüfung
  - Patientenaufklärung
  - Ablauf des Monitorings
  - Originaldatenkontrolle
  - Plausibilitätskontrolle
  - Erhebung von Daten
  - Datenkorrekturen
  - Dokumentation und Kontrolle der Prüfmedikation (Drug Accountability) [1]
  - Dokumentation der Rückgabe der Prüfmedikation
  - Vernichtung der Restmedikation
- Auswertung einer klinischen Prüfung
  - Datenmanagement
  - Vorbereitung der Daten zur Auswertung
  - Computervalidierung
- Pharmakovigilanz
  - Dokumentation
  - Berichterstattung von schwerwiegenden unerwünschten Ereignissen an den Sponsor
- Beendigung einer klinischen Prüfung
  - Beendigung einer klinischen Prüfung in der Prüfeinrichtung
  - Kontrolle des Abschlussberichts
  - Publikation

- Archivierung nach GCP
- Qualitätssicherung und -kontrolle
  - Verhalten bei Audits und Inspektionen
  - Kompatibilität von Qualitätssicherungssystemen des Sponsors mit dem der Prüfeinrichtung
  - Wechsel des Prüfers und Übergabe des Projekts

Prüfer können auch selbst Prüfungen initiieren (dies findet man v. a. im universitären Bereich und auch bei Arbeitsgruppen, die sich mit bestimmten Indikationen befassen). Für diese Prüfer-initiierten Prüfungen (Investigator Initiated Trials, IIT) [2] werden die gleichen SOPs zum Thema „Prüfungsvorbereitung" und „Auswertung der Prüfungsergebnisse" notwendig wie für den Sponsor beschrieben.

Nur eine sorgfältig vorbereitete Prüfung mit einem Prüfplan, der dem aktuellen Stand der Wissenschaft entspricht, der alle regulatorischen Anforderungen berücksichtigt, der von der Prüfeinrichtung als praktikabel beurteilt sowie durch die zuständige Behörde und die zuständige EK nach EU-Verordnung 536/2014 akzeptiert wurde, kann zusammen mit einem sachgerechten Monitoring aussagekräftige und reproduzierbare Prüfungsergebnisse liefern. Eine in diesem Sinne schlecht vorbereitete Prüfung kann auch durch perfektes Monitoring nicht zu validen Resultaten führen.

Daher ist, besonders unter Berücksichtigung der hohen Kosten und der großen Zahl von Patienten, die im Rahmen der klinischen Prüfungen durchaus auch Risiken ausgesetzt sein können, eine umfassende Beschreibung aller Prüfungsaktivitäten durch SOPs essenziell.

3.1.2 Prüferinformation

3.1.2.1 Definition Prüferinformation

Die Prüferinformation (Investigator's Brochure, IB) ist eine Zusammenstellung der präklinischen und klinischen Daten zu einem bzw. mehreren Prüfpräparat(en), die für eine klinische Prüfung am Menschen relevant sind (ICH-GCP Punkt 1.36).

3.1.2.2 Zweck der Prüferinformation

Die Prüferinformation soll dem Prüfer und allen an der Prüfung beteiligten Personen = den Mitgliedern der Prüfgruppe die notwendigen Informationen zur Verfügung stellen, um den Prüfplan verstehen und eine Nutzen-Risiko-Bewertung vornehmen zu können.

3.1.2.3 Anforderungen an die Prüferinformation

Die Prüferinformation soll eine prägnante und objektive Darstellung der Informationen zum Prüfpräparat sein und keine Werbung enthalten. Der Umfang ist abhängig vom Entwicklungsstadium des Prüfpräparats, d. h. je weiter sich das Prüfpräparat in der klinischen Entwicklung befindet, desto umfangreicher wird das Dokument sein. Eine Aktualisierung sollte mindestens einmal pro Jahr erfolgen, evtl. auch häufiger, bei Bekanntwerden neuer relevanter Daten, z. B. wenn sich im Rahmen des Development Safety Update Report (DSUR) neue Safety-Aspekte ergeben.

3.1.2.4 Inhalt der Prüferinformation

Die Prüferinformation enthält allgemeine Informationen, die für die Erstellung aller Prüferinformationen gültig sind, sowie spezielle Informationen, die individuell für das jeweilige Prüfpräparat zusammengestellt werden müssen (ICH-GCP Punkt 7.3).

Allgemeine Informationen

- Die Titelseite sollte folgende Informationen enthalten:
  - Name des Sponsors
  - Kennzeichnung des Prüfpräparats
  - Forschungsnummer
  - Chemische Bezeichnung oder generischer Name
  - Handelsname (falls zulässig)
  - Nummer der Version
  - Freigabedatum
  - Verweis auf Nummer und Datum der vorhergehenden Version
- Geheimhaltungsabkommen

  Die Prüferinformation stellt ein vertrauliches Dokument für den Prüfer und seine Mitarbeiter dar.

Spezielle Informationen zum Prüfpräparat

- Inhaltsverzeichnis
- Zusammenfassung aller Informationen über das Prüfpräparat
- Einleitung
  - Chemische Bezeichnung
  - Wirksame Bestandteile
  - Pharmakologische Stoffklasse
  - Erwartete Vorteile des Prüfpräparats innerhalb der Stoffklasse
  - Erwartete Indikationen
- Physikalische, chemische und pharmazeutische Eigenschaften des Prüfpräparats
  - Alle Bestandteile
  - Strukturformel

  - Strukturelle Ähnlichkeit mit anderen bekannten Substanzen
  - Physikalische Eigenschaften
  - Chemische Eigenschaften
  - Pharmazeutische Eigenschaften
  - Darreichungsform
- Präklinische Studien
  - Pharmakologie
  - Sicherheitspharmakologie
  - Toxikologie
  - Pharmakokinetik
- Klinische Prüfungen
  Jeweils zusammenfassende Übersicht über
  - Pharmakodynamik
  - Pharmakokinetik
  - Dosis-Wirkung-Beziehung
  - Wirksamkeit
  - Sicherheit
  - Vorsichtsmaßnahmen, Überwachungsmaßnahmen
  - Erfahrungen mit dem Handelspräparat
    - Länder, in denen eine Zulassung besteht
    - Länder, in denen keine Zulassung erteilt wurde
    - Länder, in denen das Prüfpräparat vom Markt genommen wurde
    - Unerwünschte Arzneimittelwirkungen
- Anleitungen für den Prüfer („Guidance for the Investigator")
  - Interpretation und Bewertung aller verfügbaren Daten
  - Konsequenzen aus den verfügbaren Daten für die aktuelle klinische Prüfung
  - Diskussion von Publikationen zu verwandten Produkten
  - Übergreifendes Ziel dieser Anleitungen: Es muss für den Prüfer eine Nutzen-Risiko-Bewertung möglich sein.

Falls sich das Prüfpräparat bereits im Verkehr befindet, kann die Information der Prüfer auch erfolgen durch

- Packungsbeilage
- Fachinformation

(Ausgenommen sind klinische Prüfungen für eine neue Indikation, auch wenn das Prüfpräparat bereits für eine andere Indikation zugelassen ist.)

3.1.3 Prüfplan

3.1.3.1 Definition Prüfplan

Prüfplan (Prüfprotokoll, Protocol) ist ein Dokument, welches Zielsetzung, Planung, Methodik, statistische Überlegungen und Organisation einer klinischen Prüfung beschreibt (Verordnung EU Nr. 536/2014, Kap. I Art. 2 Abs. 2 Nr. 22)

Der Begriff schließt nachfolgende Fassungen und Änderungen des Prüfplans ein.

3.1.3.2 Zweck eines Prüfplans

Ein Prüfprotokoll ist notwendig, um die Fragestellung, das Ziel, die Ein- und Ausschlusskriterien, die Methodik und die Auswertungsstrategie schriftlich festzulegen. Nur so ist es möglich, dass der Prüfer die Prüfung korrekt und für andere reproduzierbar durchführen und der Monitor danach die Prüfungsdurchführung überprüfen kann.

Besonders für multizentrische Prüfungen stellt ein Prüfplan sicher, dass alle Prüfer nach exakt den gleichen Methoden vorgehen, um vergleichbare und valide Ergebnisse zu erzielen.

3.1.3.3 Aufbau eines Prüfplans

Der Aufbau und der grundsätzliche Inhalt eines Prüfplans sind in der ICH-GCP-Leitlinie Punkt 6 vorgegeben. Wesentliche Bestandteile sind die Gliederung, eine Kurzfassung (Synopsis) sowie ein Ablaufdiagramm (Flow Chart). Details sollten in einer SOP des Sponsors beschrieben sein.

Nach ICH-GCP sollte ein Prüfplan folgende Themen umfassen (ICH-GCP Punkt 6):

Allgemeine Informationen

- Informationen zum Prüfplan
  - Titel des Prüfplans
  - Datum
  - Prüfplan-Nummer des Sponsors
  - Falls zutreffend: Projekt-Nummer der CRO
- Namen, Adressen und Telefonnummern von
  - Sponsor
  - Personen, die im Namen des Sponsors zur Unterzeichnung von Prüfplan und Prüfplanänderungen berechtigt sind
  - Medizinischen Experten
  - Ansprechpartnern bei der CRO
  - Prüfer (bei einer monozentrischen klinischen Prüfung)
  - Coordinating Investigator (bei multinationalen klinischen Prüfungen)

  - Klinischem Labor
  - Anderen beteiligten medizinischen oder technischen Abteilungen (z. B. Histologie, Genetik, Statistik)
- Die Namen und Adressen von Prüfern und Prüfzentren werden auf einem zusätzlichen Blatt aufgelistet.

Hintergrundinformationen

- Prüfpräparat
  - Bezeichnung
  - Beschreibung
- Zusammenfassung der bisherigen Beobachtungen aus
  - Präklinischen Studien
  - Klinischen Prüfungen
- Nutzen-Risiko-Beurteilung
  Begründung für
  - Art der Anwendung
  - Darreichungsform
  - Dosierung
  - Dosierungsschema
  - Behandlungsdauer
- Erklärung, dass die klinische Prüfung durchgeführt wird gemäß
  - Prüfplan
  - Gesetzlichen Bestimmungen
  - GCP
- Literatur

Zielsetzung und Zweck der Prüfung Prüfdesign

- Art des Designs
  (z. B. sequenzielles Design, Crossover-Design, Parallelgruppen-Design)
- Zielparameter
  - Hauptzielparameter
  - Nebenzielparameter
- Maßnahmen zur Vermeidung von Verzerrungen
  - Randomisierung
  - Verblindung
- Prüfmedikation
- Zeitliche Dauer
  - Behandlungsdauer
  - Gesamte Dauer der Teilnahme einschließlich Nachbeobachtung

- Abbruchkriterien
  - für den einzelnen Prüfungsteilnehmer
  - für die gesamte Prüfung
- Kontrolle des Verbleibs der Prüfmedikation
- Beschreibung der Randomisierung und Entblindung
- Definition von Originaldaten in den CRF

Prüfungsteilnehmer

- Einschlusskriterien
- Ausschlusskriterien
- Kriterien für die vorzeitige Beendigung der Behandlung
- Ersatz von Prüfungsteilnehmern
- Nachbeobachtung von vorzeitig ausgeschiedenen Prüfungsteilnehmern

Behandlung der Prüfungsteilnehmer

- Prüfpräparate
- Zulässige Medikation bzw. Behandlung einschließlich Notfallmedikation
- Nicht zulässige Medikation bzw. Behandlung
- Verfahren zur Kontrolle der Compliance

Wirksamkeit

- Parameter für die Wirksamkeit
- Methoden und Zeitpunkte für die Erhebung der Wirksamkeitsparameter

Sicherheit

- Parameter für die Sicherheit
- Methoden und Zeitpunkte für die Erhebung der Sicherheitsparameter
- Abfrage von unerwünschten Ereignissen
- Abfrage von interkurrenten Erkrankungen
- Nachbeobachtung von unerwünschten Ereignissen

Statistik (Details ▶ Kap. 13)

- Stichprobenumfang
  - Fallzahlschätzung für die Prüfung
  - Anzahl Prüfungsteilnehmer pro Prüfzentrum (Multizenterprüfungen)
- Signifikanzniveau
- Power des Tests
- Statistische Methoden
- Zeitpunkt von Zwischenauswertungen, falls geplant
- Umgang mit fehlenden oder zweifelhaften Daten

- Abweichungen von der ursprünglichen statistischen Planung
- Definition des Auswertungsverfahrens:
  Auswertung
  - aller randomisierten Prüfungsteilnehmer
  - der mit Prüfmedikation behandelten Prüfungsteilnehmer
  - der per protocol abgeschlossenen Prüfungsteilnehmer
  - der auswertbaren Prüfungsteilnehmer (z. B. Auswertung der Sicherheitsdaten)

Zugang zu Originaldaten

Qualitätssicherung

Umgang mit Daten

Publikation

Ethik

Versicherung

Finanzierung
(dieser Punkt kann hier auch entfallen, z. B. mit Verweis auf ein anderes Dokument, den Prüfervertrag)

3.1.3.4 Inhaltliche Aspekte eines Prüfplans

Klinische Prüfparameter

Die innerhalb einer klinischen Prüfung erhobenen Prüfparameter (Prüfvariablen) umfassen:

- Wirksamkeitsparameter
- Sicherheitsparameter
- Pharmakokinetikparameter

Welche Parameter im Einzelnen erhoben werden, hängt von der Phase der klinischen Prüfung, der Fragestellung der Prüfung, der zu untersuchenden Substanz sowie der Indikation ab.

- In einer Phase-I-Prüfung stehen die Sicherheitsparameter und die Pharmakokinetik im Vordergrund. Pharmakodynamische Effekte bzw. die dazugehörigen Parameter können nur dann untersucht werden, wenn die Substanz auch beim Gesunden den entsprechenden Effekt zeigt.
- Erst in späteren Prüfungsphasen wie den Phasen II und III gewinnen die Wirksamkeitsparameter an Bedeutung, während die Sicherheitsparameter begleitend erhoben werden.
- In der Phase IV kann das primäre Interesse wieder ganz auf dem Sicherheitsprofil liegen, sodass Wirksamkeitsparameter in den Hintergrund treten.

Wirksamkeitsparameter

Begrifflich ist zunächst zu unterscheiden zwischen

- Wirkung (Effect bzw. Activity) als der Gesamtheit von Veränderungen (z. B. Pharmakodynamik in Phase I) und
- Wirksamkeit (Efficacy) als therapeutische (erwünschte) Effekte bei der Behandlung einer Krankheit (z. B. Wirksamkeit in Phase-III-/Phase-IV-Prüfungen)

Wirksamkeitsparameter werden eingeteilt in

- primäre Wirksamkeitsparameter (Zielparameter) und
- sekundäre Wirksamkeitsparameter (Begleitparameter)

In der Regel werden pro Prüfung ein primärer und mehrere sekundäre Wirksamkeitsparameter definiert.

Der primäre Parameter dient dazu, die Hauptfragestellung, d. h. die Hypothese der Prüfung, zu untersuchen. Für den Zielparameter wird aus der Literatur oder aus der Erfahrung mit der Prüfsubstanz in vorangegangenen Prüfungen eine bestimmte Größe in Bezug auf die Wirksamkeit oder Erfolgswahrscheinlichkeit angenommen und hiermit eine Fallzahlschätzung für die durchzuführende klinische Prüfung vorgenommen (auf der Basis einer bestimmten Irrtumswahrscheinlichkeit).

In manchen Prüfungen ist es notwendig, 2 primäre Wirksamkeitsparameter zu verwenden, z. B. weil sowohl der akute wie der Langzeitheilerfolg in einer Prüfung interessieren. In diesem Fall muss eine sog. Adaptation der Irrtumswahrscheinlichkeit (alpha-Korrektur) erfolgen mit einer entsprechenden Einflussnahme auf die Fallzahlberechnung, oder es müssen von statistischer Seite her andere Vorkehrungen bezüglich der statistischen Tests getroffen werden, die diese Mehrfachtestung berücksichtigen (z. B. geordnete Hypothesen).

Der *primäre Wirksamkeitsparameter* wird mithilfe von statistischen Testverfahren ausgewertet. Es wird ermittelt, ob das Prüfungsergebnis statistisch signifikant ist (z. B. p-Wert $< 0{,}05$). Für die sekundären Parameter kann zwar ebenfalls, allerdings nur explorativ, der zugehörige p-Wert angegeben werden, jedoch werden diese Variablen zumeist nur deskriptiv beschrieben (Mittelwert, Median etc.).

Der primäre Wirksamkeitsparameter kann je nach Krankheitsbild und der zu untersuchenden Substanz relativ eindeutig definiert sein, wie z. B. der Blutzuckerspiegel nach Behandlung mit einem Antidiabetikum, die Gehstrecke bei Patienten mit arteriosklerotischer Erkrankung der Beine, die thrombolytische Wirkung eines Medikaments gegen Thrombose oder die Eliminierung eines Bakteriums bei der Behandlung eines Harnwegsinfekts.

Wenn jedoch bei der zugrunde liegenden Erkrankung kein direkter Messparameter existiert, kann die Definition eines primären Parameters relativ schwierig sein. Dies ist z. B. der Fall bei der fortgeschrittenen Arteriosklerose der Beine, bei deren Behandlung sowohl die Vermeidung von Amputationen, die Abheilung von Hautläsionen sowie die Lebensqualität eine Rolle spielen, bei Patienten mit einem Infekt, bei dem sich die Keimelimination nicht direkt verfolgen lässt, sowie bei psychiatrischen Krankheitsbildern, bei denen versucht werden muss, den Behandlungserfolg mithilfe von psychometrischen Tests, Scores (Zuordnung von Zahlenwerten zu bestimmten Ausprägungen eines Krankheitsbilds) oder ähnlichen Hilfsmitteln zu ermitteln. Solche „Hilfsparameter" bezeichnet man auch als Surrogatparameter (z. B. Messung eines Laborparameters, der mit der Überlebenszeit bei einer lebensbedrohlichen Erkrankung korreliert, statt mit der Überlebenszeit selbst).

Die *sekundären Wirksamkeitsparameter* dienen dazu, weitere Aussagen über den Krankheitsverlauf zu erhalten. So wäre z. B. eine Keimelimination (primärer Parameter) bei dem erwähnten Harnwegsinfekt anders einzuschätzen, wenn der sekundäre Parameter „Fiebertage" keinen Einfluss der Therapie erkennen lässt. Den sekundären Parametern kommt insbesondere bei exploratorischen Phase-II-Prüfungen eine besondere Bedeutung zu, da man in der Phase II noch wenig Kenntnisse über die betreffende Substanz besitzt und möglichst viele unterschiedliche Variablen untersuchen möchte, um in der Phase III die Wirksamkeit der Substanz mit dem bestmöglichen Parameter zu belegen. Selbst bei wenig innovativen Substanzen können sich durch sekundäre Parameter in einer Phase-II-Prüfung Hinweise auf Produktvorteile ergeben, die dann in einer Phase-III-Prüfung konfirmatorisch nachgewiesen werden müssen.

Aber auch in der Phase III haben die sekundären Parameter ihre Berechtigung, da sie die Aussage des primären Parameters unterstützen sollen. Ist dies nicht der Fall, so gestaltet sich allerdings die Bewertung des Prüfergebnisses schwierig.

Bei der Auswahl von Wirksamkeitsparametern ist auf folgende Kriterien zu achten:

Sie müssen

- klinisch relevant bei der zu untersuchenden Indikation sein
- gut messbar sein
- in Leitlinien von Fachgesellschaften anerkannt sein

Bei der Auswahl völlig neuer Parameter (z. B. neuer Scores) gilt:

Sie müssen

- valide sein, d. h. tatsächlich das messen, was sie messen sollen
- reliabel, d. h. zuverlässig reproduzierbar sein, d. h. bei mehrmaliger Messung den gleichen oder zumindest einen nahezu übereinstimmenden Wert angeben

Der zusätzliche Aufwand für die Validierung im Hinblick auf Zeit und Budget ist bei der Planung der Prüfung zu berücksichtigen.

Stehen bei Phase-I-Prüfungen (z. B. mit Zytostatika) pharmakodynamische Fragestellungen im Vordergrund, so muss der Prüfungsleiter sicherstellen, dass die angewendeten Methoden auch dazu geeignet sind, diese adäquat zu beantworten. Eventuell sind neue Methoden aufzubauen oder etablierte Methoden zu verbessern.

Sollen laborchemische Untersuchungen als Zielparameter für die Wirksamkeit eingesetzt werden, ist die Auswahl der Methode entscheidend.

Für viele Hormone und Enzyme gibt es Assays verschiedener Sensitivität und Spezifität. Solche, die im klinischen Gebrauch erfolgreich angewendet werden, können aber bei einer Arzneimittelprüfung versagen. Denn hier werden meist Unterschiede und nicht absolute Werte gemessen. Es kann daher u. U. nützlich sein, verschiedene Assays in einem Vorversuch zu prüfen.

Bei Wirksamkeitsparametern spielt auch die Auswahl des Messzeitpunktes eine wichtige Rolle. Beim primären Parameter wird i. d. R. nur ein Wert (z. B. zur Bildung der Differenz vorher/nachher) zur Signifikanzberechnung herangezogen (es sei denn, dass bei der Planung der Prüfung eine Adaptation der Irrtumswahrscheinlichkeit vorgenommen wird oder spezielle statistische Verfahren angewendet werden). Bei der Wahl eines falschen Messzeitpunkts oder einer falschen Therapiedauer (z. B. zu kurze Therapiedauer, wenn die Substanz erst nach längerer Latenzzeit eine Wirkung entfaltet) kann eine Prüfung möglicherweise nicht den erwarteten Erfolg zeigen. Zusätzlich muss der gewählte Zeitpunkt auch klinisch relevant sein (z. B. ist die Vermeidung einer Amputation innerhalb von 4 Wochen nach Therapie einer fortgeschrittenen Arteriosklerose der Beine klinisch irrelevant, da die meisten Amputationen erst in einem Zeitraum von 6 Monaten notwendig werden). Auch die Tageszeit mit Berücksichtigung eines maximalen Wirkungseintritts kann von Bedeutung sein.

Die Anzahl der sekundären Parameter sollte auf ein adäquates Maß beschränkt werden. Zu viele Parameter und Messzeitpunkte führen i. d. R. nur zu einer unübersehbaren Datenmenge, nicht aber zu einer größeren Sicherheit bei der Interpretation der Untersuchungsergebnisse.

Sicherheitsparameter

Sicherheitsparameter dienen zusammen mit den Wirksamkeitsparametern dazu, während des Prüfungsverlaufs sowie am Ende der Prüfung eine Nutzen-Risiko-Bewertung durchführen zu können.

Eine gute Wirksamkeit der Substanz ist nur dann nützlich, wenn nicht gleichzeitig ein unzumutbares Sicherheitsrisiko besteht. Welches Nutzen-Risiko-Verhältnis letztlich zu verantworten ist, ist eine ärztliche Entscheidung. Sie richtet sich nach dem zu behandelnden Krankheitsbild sowie der bereits etablierten Therapie. Bei der Behandlung von banalen Befindlichkeitsstörungen dürfen keine schweren unerwünschten Arzneimittelreaktionen auftreten. In der Onkologie wird man in der Hoffnung auf eine lebensverlängernde Wirkung bei der Therapie mit Zytostatika auch gravierende Nebenwirkungen in Kauf nehmen. Existiert bereits eine anerkannte, effektive und gut verträgliche Therapie, so muss sich die neue Therapie daran messen. Die Nutzen-Risiko-Bewertung muss negativ ausfallen, wenn die Sicherheitsparameter bei gleicher Wirksamkeit ein größeres Risiko der neuen Therapie im Vergleich zur etablierten erkennen lassen. Anders stellt sich die Situation bei schweren Krankheitsbildern, wie z. B. bei einigen onkologischen Erkrankungen, dar, bei denen die „etablierte" Therapie in ihrer Wirkung nicht den gewünschten Erfolg zeigt oder schlecht verträglich ist. Hier wird man bei der Nutzen-Risiko-Bewertung einer neuen Substanz möglicherweise mehr unerwünschte Begleiterscheinungen tolerieren, wenn eine klinisch bessere Wirksamkeit der neuen Therapie erwartet werden kann.

Eine Reihe von *Standard-Sicherheitsparametern* ist etabliert und wird in klinischen Prüfungen routinemäßig verwendet. Dazu zählen die Vitalparameter (Blutdruck, Herzfrequenz, EKG, Atemfrequenz, Körpertemperatur etc.), Laborparameter (hämatologische Parameter, Gerinnung, Enzyme, Elektrolyte) und die Dokumentation von unerwünschten Ereignissen. Nach Feststellung, welche Parameter durch die Substanz beeinflusst werden, wird man sich in der weiteren Substanzentwicklung eher auf diese Parameter konzentrieren. Bei einer kreislaufwirksamen Substanz wird man daher während der Prüfung häufiger Herzfrequenz und Blutdruck messen, wohingegen die Leberenzyme nicht so oft kontrolliert werden müssen.

Bei der Bestimmung von Laborparametern in Multizenterprüfungen sollte eine kritische Abwägung der Vor- und Nachteile von lokalen Laborinstituten gegenüber einem Zentrallabor vorgenommen werden. Lokale Labors bieten den Vorteil, dass die Messwerte rasch zur Verfügung stehen können, was manche medizinische Entscheidungen erleichtert. Andererseits gibt es für den Fall, dass jedes einzelne Prüfzentrum ein eigenes Labor hat, mit dem es kooperiert, eine Fülle von unterschiedlichen Nachweisverfahren und Normalwertbereichen für die jeweiligen Laborparameter. Zwar gibt es Methoden, um solche Unterschiede wieder zu vereinheitlichen, jedoch kann die Interpretation der Ergebnisse erschwert sein. Hier erweist sich die Kooperation mit einem Zentrallabor als hilfreich. Im Rahmen einer Prüfung schicken alle Zentren ihre Proben an ein Labor, das die gesamte Analytik und Auswertung übernimmt. Auf diese Weise erhält man homogenere Daten.

Zu den Standard-Sicherheitsparametern werden je nach Substanzklasse und Indikation noch *spezielle Parameter* hinzugefügt (z. B. endokrinologische Parameter). Hierzu zählen auch Abfragen nach speziellen, substanzspezifischen unerwünschten Wirkungen, die sich aus dem pharmakologischen Profil der Substanz herleiten.

Grundsätzlich bestehen 2 verschiedene Möglichkeiten zur Dokumentation von unerwünschten Ereignissen in klinischen Prüfungen.

- Spontanbericht

  Der Prüfer dokumentiert die unerwünschten Ereignisse als Freitext entsprechend der Spontanmeldung des Patienten. Die Abfrage der unerwünschten Ereignisse wird in diesem Fall durch eine allgemein formulierte Frage wie „Haben Sie im Verlauf der Therapie irgendwelche unerwünschten Wirkungen bemerkt?" o. Ä. eingeleitet. Diese Dokumentationsart hat den Vorteil, dass dem Patienten nicht vorgegebene unerwünschte Arzneimittelwirkungen einsuggeriert werden. Andererseits können mögliche Vorkommnisse eher übersehen werden. Daher fällt bei dieser Art der Befragung die Häufigkeit von unerwünschten Ereignissen geringer aus.

- Gezielte Befragung

  Dem Prüfer wird ein vorformulierter Fragebogen zur Verfügung gestellt, der die bereits bekannten bzw. bei der Substanz zu erwartenden unerwünschten Arzneimittelwirkungen auflistet. Treten die entsprechenden Symptome auf, kann der Prüfer sie systematisch in der Liste markieren. Dies schränkt die Möglichkeit ein, dass ein Ereignis vergessen wird. Allerdings kann dies zur Folge haben, dass eine Erwartungshaltung im Hinblick auf festgeschriebene unerwünschte Ereignisse bei Patient und Arzt erzeugt wird. Die Häufigkeit der berichteten Ereignisse ist demnach meist höher als bei Variante 1. Natürlich muss der Prüfer auch hier die Möglichkeit der Dokumentation von Symptomen haben, die nicht im Fragebogen enthalten sind.

Auch bei Sicherheitsparametern spielt die Reihenfolge der Untersuchungen eine Rolle, insbesondere, wenn bei klinischen Prüfungen der Phase I eine Sicherheitsvariable der Hauptzielparameter der Prüfung ist. Es ist bekannt, dass sich die einzelnen Messungen gegenseitig beeinflussen können und auch durch Gegebenheiten der Prüfung verändert werden (z. B. hat die Ruhezeit Einfluss auf Herzfrequenz und Blutdruck). Häufig wird in Prüfprotokollen die gleichzeitige Durchführung von EKG-Ableitungen und Blutdruckmessungen, Angaben zu unerwünschten Wirkungen und Blutabnahmen gefordert. Es ist dann zu entscheiden, welcher der Hauptzielparameter ist. Dieser sollte exakt zu der angegebenen Zeit gemessen werden. Die anderen Messungen sollten zeitlich so festgelegt sein, dass eine Beeinflussung des Zielparameters ausgeschlossen werden kann. Somit muss abhängig von der Art der Prüfung die Reihenfolge der Messungen festgelegt werden.

Beispiel: Bei Spezialprüfungen, in denen der Einfluss der Prüfmedikation auf den Herzrhythmus im Vordergrund steht, hat die Ableitung des EKG die größte Bedeutung. Bei Pharmakokinetik-Prüfungen hingegen haben die Blutabnahmen höchste Priorität und müssen exakt zu den im Prüfplan definierten Zeiten erfolgen, wohingegen in solchen klinischen Prüfungen die Sicherheitsparameter nicht zeitkritisch sind.

Der Zeitpunkt der Untersuchung von Sicherheitsparametern richtet sich primär nach dem pharmakologischen Profil der Substanz und dem Prüfdesign. Eine Substanz A, die ihre Kreislaufwirksamkeit kurz nach Gabe entfaltet, legt eine frühe Messung von Herzfrequenz und Blutdruck nahe, während die Entwicklung von gastrointestinalen Nebenwirkungen, die bei einer Substanz B erst einige Stunden nach Verabreichung erwartet werden, einen entsprechend späteren Untersuchungszeitpunkt notwendig macht.

Das Prüfdesign hat insofern Einfluss auf die Messung der Sicherheitsparameter, als die Messzeitpunkte realistisch und machbar sein müssen. Bei Phase-I-Prüfungen muss z. B. beachtet werden, dass der Abstand zwischen den Messungen ausreichend ist und nicht zu viele Prüfungsteilnehmer an ein und demselben Messzeitpunkt untersucht werden, da es sonst zu Engpässen bei Geräten und beim betreuenden Personal kommen kann. Die erforderliche Zeit zur Durchführung einer Messung muss ebenfalls berücksichtigt werden, um Überschneidungen mit den nachfolgenden Messzeitpunkten zu vermeiden. Auch bei Phase-II- und Phase-III-Prüfungen ist auf eine realistische Vorgabe bezüglich der Messzeitpunkte zu achten. Eine Messung, die bei ambulanten Patienten 6 Stunden nach der abendlichen Einnahme der Medikation erfolgen soll und vom Patienten nicht selbst durchgeführt werden kann, ist nicht praktikabel. Auch Messungen, die der Patient selbst vornehmen soll, sind während der Nacht nur schwer möglich.

Bei der Bewertung des Sicherheitsprofils einer Substanz ist dem Umstand Rechnung zu tragen, dass invasive Methoden, die in der Prüfung angewandt werden (z. B. Legen von Venen-Kathetern), unerwünschte Ereignisse auslösen können, die nicht auf die Prüfmedikation, sondern auf die Intervention zurückzuführen sind.

Ein weiterer bedeutsamer Faktor bei der Sicherheitsbewertung des Prüfmedikaments ist das Auftreten spontaner Ereignisse (z. B. Grippe, Knochenbrüche beim Sport), die von der Medikation offensichtlich völlig unabhängig sind. Eine Placebo-Kontrolle in einer doppelblinden Prüfung ist dazu geeignet, den Anteil der nicht substanzbedingten Ereignisse abschätzen zu können. Allerdings muss auch hier die Erwartungshaltung des über die zu erwartenden „Nebenwirkungen" aufgeklärten Patienten berücksichtigt werden. Die unter Placebo am häufigsten beobachteten Symptome sind Kopfschmerzen und sonstige unspezifische Symptome wie Schwindel und Missempfindungen.

Pharmakokinetik

Wichtige Messgrößen der Pharmakokinetik sind:

c_{max}	Maximale, d. h. höchste gemessene Konzentration
t_{max}	Zeitpunkt, zu dem die höchste Konzentration gemessen wurde
$t_{1/2}$	Zeitpunkt, zu dem die Konzentration im Vergleich zu t_{max} wieder auf die Hälfte gesunken ist, auch Halbwertzeit genannt
AUC	Area Under the Curve, Fläche unter der Konzentration-Zeit-Kurve
Peak Level	Spitzenspiegel (c_{max})
Trough Level	Talspiegel (niedrigster gemessener Wert)

Pharmakogenetik

Seit einigen Jahren gewinnt ein weiterer Aspekt im Rahmen von klinischen Prüfungen zunehmend an Bedeutung: die Pharmakogenetik. Diese umfasst alle erblich bedingten Unterschiede in den Wirkungen von Arzneistoffen, deren Ursache ein genetisch manifester Polymorphismus in den betreffenden Individuen ist [3]. Hierunter versteht man ein vererbbares Merkmal, das in der Gesamtbevölkerung mit mindestens 2 phänotypischen Ausprägungen auftritt. Die unterschiedliche Enzymausstattung von Probanden und Patienten kann bei gleicher Dosis der Prüfmedikation zu unterschiedlicher Wirkung bzw. zum Auftreten von unerwünschten Ereignissen führen.

Als pharmakogenetische Techniken, also Methoden zur Bestimmung der individuellen Enzymaktivität, sind die Phänotypisierung und die Genotypisierung bekannt. Als Substrate zur Phänotypisierung kommen sog. High-Clearance-Arzneimittel zum Einsatz, von denen der Metabolismus vollständig aufgeklärt ist und möglichst nur von einem einzigen spezifischen Enzym abhängt. Aus dem Verhältnis von Ausgangssubstanz zu Metabolit(en) wird die sog. Metabolisierungsrate (Metabolic Ratio, MR) ermittelt. Die individuelle Zuordnung zu den einzelnen Gruppen (Ultra Rapid, Extensive, Intermediate oder Poor Metabolizer) ergibt sich direkt aus der Lage innerhalb der Populationsverteilung sowie den literaturbekannten Daten einer Kontrollgruppe.

Im Gegensatz zur Phänotypisierung erfolgt bei der Genotypisierung die Bestimmung der individuellen Enzymaktivität nicht durch eine einzige direkte Messung der Aktivität, sondern durch Sequenzanalytik des codierenden Gens sowie dessen regulatorischer Bereiche. Die Einteilung zu einer bestimmten phänotypischen Aktivitätsgruppe erfolgt dann anhand eines Analogieschlusses zu vorhergehenden Korrelationsprüfungen.

Praktisch bedeutet das, dass ein Medikament bei einem Patienten mit hoher enzymatischer Aktivität rasch seine Wirkung verliert und weniger häufig unerwünschte Begleiterscheinungen auftreten, da der Wirkstoff rasch abgebaut wird. Ein Patient mit „langsamen" Enzymen hat i. d. R. länger höhere Blutspiegel, woraus sich eine länger anhaltende Wirksamkeit, aber möglicherweise auch länger anhaltende Nebenwirkungen ergeben können. Unterschiede ergeben sich auch bezüglich der p450-Aktivität.

3.1.3.5 Erstellung des Prüfplans, Feasibility der Prüfung

Der erste Schritt bei der Erarbeitung des Prüfprotokolls ist die Erstellung einer Synopse. Diese sollte bereits so ausgefeilt sein, dass sie ohne Probleme in ein Protokoll umgesetzt werden kann. Das Prüfprotokoll wird idealerweise von einem Arzt aus dem jeweiligen Indikationsgebiet erstellt, der entweder intern beim Sponsor oder extern bei einer CRO oder als freier Mitarbeiter tätig ist.

Eine wissenschaftliche Beratung durch einige an der Prüfung teilnehmende Prüfer sollte auf alle Fälle erfolgen, damit der Prüfplan nicht nur die nach ICH-GCP gestellten wissenschaftlichen Anforderungen, sondern auch medizinische Aspekte und v. a. die praktische Durchführbarkeit der klinischen Prüfung am Prüfzentrum (Klinik oder Arztpraxis) berücksichtigt. Es empfiehlt sich im Vorfeld klinischer Prüfungen auch eine (kostenpflichtige) Beratung durch die Bundesoberbehörde (BfArm bzw. PEI) oder ein Scientific Advice bei der EMA [4].

3.1.3.6 Probleme des Prüfplans

Bedauerlicherweise werden Prüfpläne häufig am „grünen Tisch" von Theoretikern ohne Kenntnis der realen Situation in Klinik oder Praxis erstellt, sodass sich bei der Durchführung der Prüfung erhebliche Probleme ergeben können.

Folgende Punkte im Prüfplan können problematisch sein und unerwünschte Konsequenzen haben:

- Langatmige Hinweise zu rechtlichen und ethischen Aspekten
  Seitenlange allgemeine Erläuterungen zu rechtlichen bzw. ethischen Belangen, zu GCP und Qualitätssicherung in den ersten Kapiteln des Prüfplans führen häufig dazu, dass der Prüfer abgeschreckt wird, das Interesse verliert und die wichtigen Punkte im weiteren Verlauf des Prüfprotokolls, z. B. Einschluss- und Ausschlusskriterien, Durchführung der Prüfung und Umgang mit der Prüfmedikation, nicht mehr gründlich liest. Es kann auch geschehen, dass der Prüfer seine gegebene Zusage zur Teilnahme an der Prüfung zurückzieht. Weiterhin ist es möglich, dass der Prüfer dem (nur oberflächlich gelesenen) Prüfplan zwar zugestimmt hat, der Monitor jedoch beim Initiierungsbesuch – Study Initiation Visit mit genauer Besprechung des Prüfprotokolls feststellen muss, dass der Prüfer wichtige Punkte nicht kennt und nicht bedacht hat. Manchmal stellt sich dann heraus, dass das betreffende Prüfzentrum die Prüfung unter den vorgegebenen Kriterien gar nicht durchführen kann.
- Zu viele Fragestellungen in einer Prüfung

  Es muss immer klar sein, was das primäre Ziel einer Prüfung und welches der Hauptzielparameter ist, auf dem alle statistischen Überlegungen zur Fallzahl basieren. Eine eindeutige Aussage, ob das Prüfungsziel erreicht wurde, ist sonst nicht möglich.
- Ungenaue Einschlussdiagnosen

  Ein Einschlusskriterium bezüglich der zu untersuchenden Indikation ohne konkrete Angabe zu Ursache, Schweregrad und Beurteilungsmaßstab des Zielsymptoms (wie International Classification of Diseases, ICD), kann nicht zur Selektion eines definierten, einheitlichen und vergleichbaren Patientenguts führen.
  Beispiel: Herzinsuffizienz ohne Angabe des NYHA-Stadiums; Leukämie ohne Angabe, ob akut, chronisch, myeloisch oder lymphatisch
- Zu viele oder widersprüchliche Einschluss- bzw. Ausschlusskriterien

  Auch zu viele und sich manchmal sogar widersprechende Einschluss- und Ausschlusskriterien erschweren häufig die Auswahl geeigneter Patienten.
  Beispiel: Koronare Herzerkrankung als Einschlusskriterium und Hypertonie als Ausschlusskriterium, da die eine Erkrankung die Ursache für die andere sein kann.
- Nicht realistische Einschlusskriterien

  Klinische Prüfungen, die laut Prüfplan Patienten mit seltenen Merkmalen verlangen, führen im günstigsten Fall zu einer deutlichen Verzögerung der Patientenrekrutierung, im ungünstigsten Fall werden die erforderlichen Fallzahlen niemals erreicht. Weiterhin besteht das Problem, dass die Vorgaben von den Prüfern nicht beachtet werden, um überhaupt Patienten einzuschließen. Hierdurch häufen sich die Prüfplanabweichungen.

Beispiel: Völlig unbehandelte (medikamentennaive) Patienten mit schweren Erkrankungen

- Zu häufige Untersuchungszeitpunkte

  Solche Prüfpläne sind oft überladen oder enthalten wissenschaftlich zwar erstrebenswerte, aber in der Praxis nicht realisierbare Anforderungen.
  Beispiel: Röntgenuntersuchung oder CT bei rheumatischen Erkrankungen alle 4 Wochen

- Nicht praktikable Untersuchungsanordnungen oder Anweisungen für Prüfstelle oder Patient

  Hier spielen v. a. zeitliche Aspekte eine Rolle: Untersuchungstermine, die im Tagesablauf nicht möglich sind oder Untersuchungen, die den physiologischen Gegebenheiten widersprechen.
  Beispiel: Berufstätige Patienten können häufig Visiten am Vormittag nicht wahrnehmen. Ebenso wird es problematisch sein, einen ambulanten Patienten morgens nüchtern zur Blutentnahme einzubestellen und gleich anschließend eine Ergometerbelastung durchzuführen.

Fazit

Vor Finalisierung sollte ein Prüfprotokoll immer auf solche Fallstricke hin überprüft werden. Der Monitor muss den Prüfplan nicht nur inhaltlich genau kennen und verstehen, sondern er sollte potenzielle Probleme im Voraus erkennen können. Hierzu sollte er dann den Prüfern mündlich oder besser per Merkblatt Erläuterungen geben.

3.1.3.7 Freigabe und Unterzeichnung des Prüfplans

Ein Prüfplan sollte erst dann freigegeben werden, wenn er in Aufbau, Inhalt und Praktikabilität schlüssig ist und einen Qualitätscheck durch die Abteilung Quality Assurance durchlaufen hat. Erst nach erfolgter Freigabe kann der Prüfplan als Teil des Antragsdossiers gemäß Verordnung (EU) Nr. 536/2014 über das EU-Portal eingereicht werden.

Das Prüfprotokoll muss von folgenden Verantwortlichen unterschrieben werden:

- Vom Vertreter des Sponsors (meist der wissenschaftliche Projektleiter, ggf. auch der Leiter der Abteilung Klinische Forschung oder der Medical Director)
- Von dem für die statistische Planung verantwortlichen Biometriker
- Von dem für pharmakokinetische Untersuchungen verantwortlichen Analytiker (wenn die Pharmakokinetik ein Hauptteil der Prüfung ist, z. B. Phase I)
- Von allen Prüfern (die Prüfer unterzeichnen allerdings nicht das Original-Protokoll, sondern bestätigen auf einer Extraseite, dass sie den Prüfplan gelesen und verstanden haben und sich verpflichten, die Prüfung gemäß Prüfprotokoll durchzuführen.)

3.1.3.8 Verteilung des Prüfplans

3.1.3.8.1 Sponsor

Der Original-Prüfplan in der finalen Version (einschließlich evtl. Anhänge = Appendizes) wird im Trial Master File (TMF) des Sponsors aufbewahrt. Arbeitskopien für die an der Prüfung beteiligten Mitarbeiter dürfen angefertigt werden. Allerdings sollte dokumentiert werden, wie viele Kopien an welche Mitarbeiter ausgehändigt wurden, um im Falle von erforderlichen Prüfplan-Amendments den Austausch zu erleichtern.

3.1.3.8.2 Auftragsforschungsinstitut (CRO)

Wenn ein Auftragsforschungsinstitut mit der Prüfungsdurchführung und dem Monitoring beauftragt wurde, muss auch dort die endgültige Version des Prüfplans im offiziellen Projektordner vorliegen.

3.1.3.8.3 Monitor

Selbstverständlich benötigt jeder beteiligte Monitor den Prüfplan als Arbeitsgrundlage.

3.1.3.8.4 Prüfer

Jeder Prüfer erhält vor Prüfungsbeginn den endgültigen Prüfplan zusammen mit den übrigen Prüfungsunterlagen. Die Unterschriftsseite des Prüfprotokolls (oder ein entsprechendes Dokument, siehe ► Kap. 3.1.3.7) muss vom Prüfer als Zeichen seiner Akzeptanz unterschrieben an den Sponsor übergeben oder zurückgesandt werden (IGH-GCP 4.5.1). Eventuell vorher ausgehändigte Protokollentwürfe müssen vom Monitor eingesammelt und vernichtet werden, um Verwechslungen mit der aktuellen Version zu vermeiden. Der Prüfplan wird im Prüfungsordner des Prüfzentrums (Investigator File) abgelegt.

3.1.3.8.5 Weitere interne und externe Stellen

Auch weitere an der Durchführung einer Prüfung beteiligte Stellen, wie z. B. die Abteilung Pharmakovigilanz oder ein externer Pharmakovigilanzbeauftragter, alle Mitglieder eines Data Safety Monitoring Boards, eine externe Biometrie-Abteilung oder ein Zentrallabor, müssen den Prüfplan zur Verfügung gestellt bekommen.

3.1.3.9 Amendment zum Prüfplan

Für alle nach der offiziellen Freigabe des Prüfplans erfolgten Änderungen muss schriftlich eine Prüfplanänderung erstellt werden.

Grundsätzlich unterscheidet man nichtsubstanzielle und substanzielle = wesentliche Änderungen.

Zu den ***nichtsubstanziellen Änderungen*** (Administrative Change) zählen

- Korrektur von Rechtschreibfehlern
- Änderungen von Anschriften und Telefonnummern

Substanzielle Änderungen sind (Verordnung (EU) 536/2014 Kap. I Art. 2 Abs. 2 Nr. 13)

- Änderungen, die sich auf die Sicherheit oder die Rechte der betroffenen Personen auswirken
  Beispiel: Einführung von invasiven Untersuchungsverfahren
- Änderungen, die Auswirkungen auf die Zuverlässigkeit und Belastbarkeit der gewonnenen Daten haben (und damit die wissenschaftliche Aussagekraft der Prüfungsergebnisse beeinflussen)
  Beispiel: Erhöhung der Fallzahl
- Änderungen, die die Durchführung der Prüfung wesentlich verändern
  - Wechsel des Hauptprüfers an einer Prüfstelle
  - Hinzufügen einer Prüfstelle
    (Verordnung (EU) Nr. 536/2014, Kap. III, Art. 15)
- Änderungen, die die Qualität oder Unbedenklichkeit der Prüfpräparate beeinträchtigen
  Beispiel: Änderung der Hilfsstoffe der Prüfmedikation
- Änderungen in der Risikobewertung für die Gesundheit nicht betroffener Personen oder für die Umwelt im Rahmen von klinischen Prüfungen mit Arzneimitteln aus gentechnisch veränderten Organismen

Die 3. Bekanntmachung zur klinischen Prüfung von Arzneimitteln am Menschen [5] gibt im Kap. VII eine detaillierte Übersicht von genehmigungspflichtigen ***substanziellen Änderungen***:

1. Nachträgliche Änderungen der Angaben zur pharmazeutischen Qualität Änderungen von Daten zur Qualität des Prüfpräparats im IMPD:
   - Import des Prüfpräparats
   - Name oder Code eines Prüfpräparats
   - Primärpackmittel
   - Wirkstoffhersteller
   - Herstellungs-/Syntheseverfahren des Wirkstoffs
   - Wirkstoffspezifikation
   - Herstellungsverfahren des Prüfpräparats
   - Freigabe- oder Laufzeitspezifikation des Prüfpräparats
   - Spezifikation von Hilfsstoffen, die die Produktperformance beeinflussen können
   - Verwendbarkeitsfrist inkl. Anbruchstabilität
   - Gravierende Änderungen der Formulierung

- Lagerungsbedingungen
- Prüfverfahren für den Wirkstoff
- Prüfverfahren für das Prüfpräparat
- Prüfverfahren nicht monografierter Hilfsstoffe

Nur wenn die geänderten Aspekte durch die Beschreibung im IMPD weiterhin abgedeckt sind, ist hierfür keine Genehmigung erforderlich.

2. Nachträgliche Änderungen der Angaben zu präklinischen Untersuchungen
   - Ergebnisse neuer präklinischer Untersuchungen, soweit sie eine Änderung der Risikobewertung erfordern
   - Neue Interpretation von Ergebnissen aus bereits eingereichten präklinischen Untersuchungen, soweit durch sie eine Änderung der Risikobewertung erforderlich wird
3. Nachträgliche Änderungen der Angaben zu klinischen Untersuchungen
   - Sicherheitsrelevante Ergebnisse aus klinischen Prüfungen oder der Anwendung des Prüfpräparats am Menschen
   - Sicherheitsrelevante Ergebnisse neuer klinisch-pharmakologischer Untersuchungen oder neue Interpretation von Daten bereits durchgeführter klinisch-pharmakologischer Untersuchungen
   - Sicherheitsrelevante Ergebnisse neuer klinischer Prüfungen oder neue Interpretation der Ergebnisse bereits durchgeführter klinischer Prüfungen
   - Änderungen der Prüferinformation, die einen Einfluss auf die Einstufung von Verdachtsfällen unerwarteter schwerwiegender Nebenwirkungen nach sich ziehen können
4. Nachträgliche Änderungen des Prüfplans (die sich ergeben, weil bei der Durchführung der Prüfung gemäß ursprünglichem Prüfplan Probleme aufgetreten sind)
   - Prüfdesign
   - Ein- bzw. Ausschlusskriterien
     Beispiel: Altersbeschränkung auf 65 Jahre
   - Wirksamkeitsnachweis
     Beispiel: Untersuchungsparameter entfallen oder sollen neu hinzukommen
   - Sicherheitsparameter
   - Anzahl und Schema der Probennahmen
     Beispiel: Häufigere Blutabnahmen
   - Änderungen der Abbruchkriterien, sowohl für den einzelnen Teilnehmer als auch für die gesamte klinische Prüfung
   - Änderung des im Prüfplan definierten Endes der klinischen Prüfung

5. Nachträgliche Änderungen der Organisation der klinischen Prüfung
   - Wechsel des Prüfers in monozentrischen klinischen Prüfungen
   - Wechsel des Sponsors oder dessen Vertreters
   - Wechsel eines beteiligten Auftragsforschungsinstitutes (CRO)

Substanzielle Änderungen müssen grundsätzlich immer vor der Implementierung nach dem Verfahren gemäß Verordnung (EU) Nr. 536/2014 bewertet und genehmigt werden.

Ehe eine substanzielle Änderung vom Prüfer umgesetzt werden kann, ist also die Genehmigung nach dem EU-Verfahren abzuwarten.

Die Prüfer erhalten das Amendment zusammen mit der Genehmigung zur Ablage im Prüferordner. Von entscheidender Bedeutung für die erfolgreiche weitere Durchführung der Prüfung ist allerdings, dass alle Prüfplanänderungen im Detail vom Monitor mit dem Prüfer besprochen werden.

3.1.4 Patienteninformation, Informed-Consent-Formular

3.1.4.1 Schriftliche Patienteninformation

Die Patienteninformation bildet für jeden Patienten die Grundlage zur Entscheidung über seine Einwilligung zur Prüfungsteilnahme. Sie muss folgende Anforderungen erfüllen:

- So kurz wie möglich
- So ausführlich wie nötig, d. h. es müssen alle von ICH-GCP geforderten Informationen enthalten sein
- Verständlich, d. h. keine medizinische Fachsprache
- In der Landessprache des jeweiligen Patienten

3.1.4.1.1 Inhalt der schriftlichen Patienteninformation

Welche Informationen in der Patientenaufklärung enthalten sein müssen, ist detailliert in ICH-GCP Punkt 4.8.10 aufgeführt. Hierzu gehören folgende Punkte:

- Hinweis, dass die klinische Prüfung Teil eines Forschungsvorhabens ist
- Evtl. experimentelle Gesichtspunkte der klinischen Prüfung
- Zweck der klinischen Prüfung
- Behandlung(en) während der klinischen Prüfung und die Wahrscheinlichkeit für eine randomisierte Zuteilung zu einer Behandlung
- Vorgehensweise bei der klinischen Prüfung
  (Art und Umfang der Untersuchungen, einschließlich aller invasiver Verfahren)
- Verpflichtungen des Prüfungsteilnehmers
  (z. B. Führen eines Tagebuches, Compliance)
- Potenzielle Risiken und Unannehmlichkeiten

- Zu erwartender Nutzen
(Sofern für den Prüfungsteilnehmer kein klinischer Nutzen zu erwarten ist, muss er darauf aufmerksam gemacht werden.)
- Andere (alternative) Behandlungen oder Behandlungsverfahren, sowie deren Nutzen und Risiken
- Entschädigung, die dem Prüfungsteilnehmer im Falle einer Schädigung zur Verfügung steht
- Sofern zutreffend, das vorgesehene Entgelt für die Teilnahme an der klinischen Prüfung (Honorar für Probanden)
- Sofern zutreffend, die zu erwartenden Auslagen des Prüfungsteilnehmers durch die Teilnahme an der klinischen Prüfung
- Hinweis, dass die Teilnahme an der klinischen Prüfung freiwillig ist
- Hinweis, dass der Prüfungsteilnehmer seine Teilnahme jederzeit verweigern oder aus der klinischen Prüfung ausscheiden kann, ohne dass ihm dadurch Nachteile entstehen
- Hinweis, dass bestimmten autorisierten Personen (Monitor, Auditor, EK, Behörden) direkter Zugang zu den medizinischen Originalaufzeichnungen zu Prüfungszwecken gewährt wird, ohne dabei die Vertraulichkeit der Daten des Prüfungsteilnehmers zu verletzen, und Hinweis, dass der Prüfungsteilnehmer den Zugang zu seinen Daten gestattet
- Hinweis, dass die Aufzeichnungen, anhand derer der Prüfungsteilnehmer identifiziert werden kann, vertraulich behandelt werden und bei Publikationen die Identität des Prüfungsteilnehmers vertraulich bleibt
- Hinweis, dass der Prüfungsteilnehmer über neue Informationen, die für seine weitere Teilnahme relevant sein könnten, in Kenntnis gesetzt wird
- Kontaktadressen, z. B. Name und Anschrift des Sponsors, Ansprechpartner (Prüfer) im Zentrum mit Telefonnummer, Versicherungsgesellschaft
- Gründe für den Abbruch der Prüfung
- Voraussichtliche Dauer der Teilnahme des Prüfungsteilnehmers an der klinischen Prüfung
- Anzahl der Prüfungsteilnehmer

3.1.4.1.2 Aufbewahrung der schriftlichen Patienteneinverständniserklärung

Das unterschriebene Original verbleibt beim Prüfer für evtl. Behördeninspektionen oder Audits und muss als essenzielles Prüfungsdokument für eine bestimmte Zeit archiviert werden.

Bezüglich der *Frist für die Archivierung* gilt:

- Nach der Verordnung (EU) Nr. 536/2014 beträgt die Archivierungsfrist 25 Jahre.
- Nach ICH-GCP Punkt 4.9.5 sollten essenzielle Dokumente beim Prüfer mindestens bis 2 Jahre nach der letzten Genehmigung eines Zulassungsantrags

in einer ICH-Region aufbewahrt werden und solange, bis keine schwebenden oder in Erwägung gezogenen Zulassungsanträge in einer ICH-Region mehr vorliegen, oder bis zum Ablauf von mindestens 2 Jahren nach der formellen Einstellung der klinischen Entwicklung des Prüfpräparats. Die Unterlagen sollten jedoch für eine längere Zeit aufbewahrt werden, falls dies aufgrund der geltenden gesetzlichen Bestimmungen oder gemäß einer Vereinbarung mit dem Sponsor gefordert wird.

Dementsprechend gilt die gesetzliche Regelung nach der Verordnung (EU) Nr. 536/2014.

3.1.4.2 Ablauf des Informed Consent

Alle Aspekte, die Sponsor und Prüfer im Rahmen des Informed Consent berücksichtigen müssen, sind im AMG unter § 40b, in ICH-GCP Punkte 4.8.1–4.8.15 sowie in der Verordnung (EU) Nr. 536/2014 im Kap. V (Schutz der Prüfungsteilnehmer und Einwilligung nach Aufklärung) im Detail aufgeführt.

Die Einwilligung nach Aufklärung läuft in mehreren Stufen ab:

- Nach einem orientierenden Hinweis auf die klinische Prüfung muss die Patienteninformation zunächst in Schriftform vom Prüfer an den Patienten ausgehändigt werden.
- Anschließend müssen die Inhalte der Patienteninformation mündlich erläutert werden.
- Der Patient muss Gelegenheit haben, Fragen zu stellen.
- Dem Patienten muss ausreichend Zeit für seine Entscheidung eingeräumt werden.
- Die Einwilligung des Patienten zur Teilnahme an der Prüfung wird durch die Unterschrift von Patient und aufklärendem Prüfer unter das Einwilligungsformular abgeschlossen.

Darüber hinaus sollte die Unterschrift des Patienten unter die Einverständniserklärung die Erlaubnis des Patienten einschließen, dass der Prüfer den Hausarzt des Patienten über dessen Prüfungsteilnahme unterrichten darf. Wichtig ist, dass ein potenzieller Prüfungsteilnehmer die Einverständniserklärung nicht nur unterschreibt, sondern auch in seiner Handschrift datiert. Auf diesen Umstand wird der Monitor bei der Überprüfung der Einverständniserklärungen besonders achten.

Alle Abläufe des Informed Consent müssen vom Prüfer in der Krankenakte des betreffenden Prüfungsteilnehmers dokumentiert werden.

- Datum der Übergabe der schriftlichen Patienteninformation
- Datum der mündlichen Aufklärung
- Evtl. Kurzprotokoll über die Fragen des Prüfungsteilnehmers
- Dauer der Bedenkzeit
- Datum der Unterzeichnung des Informed-Consent-Formulars

- Vermerk in der Krankenakte, dass der Prüfungsteilnehmer an einer (zu spezifizierenden) Prüfung teilnimmt

Sollten die Aufklärung und Prüfungsaktivitäten am gleichen Tag stattfinden, ist auch die Angabe der Uhrzeit für die jeweilige Aktivität zu empfehlen.

Spezielle Regelungen für den Informed Consent sind bei Minderjährigen und bei einwilligungsunfähigen oder eingeschränkt einwilligungsfähigen Patienten zu beachten.

3.1.5 Prüfbogen (Case Record Form, Case Report Form, CRF)

3.1.5.1 Definition Prüfbogen

Ein Prüfbogen bzw. Patientendokumentationsbogen (Case Record Form, Case Report Form, CRF) ist ein geschriebenes oder ein auf einem optischen Datenträger befindliches oder ein elektronisch gespeichertes Dokument, in dem alle gemäß Prüfplan erforderlichen Informationen dokumentiert werden, die dem Sponsor zu jedem Prüfungsteilnehmer zu berichten sind (ICH-GCP 1.11).

3.1.5.2 Inhalt des CRF

Der generelle Aufbau des CRF muss den Anforderungen von ICH-GCP entsprechen und sollte mit allen wichtigen Einzelheiten in den SOPs des Sponsors bzw. der CRO vorgegeben sein.

- Demografische Daten
- Anamnese
- Begleiterkrankungen
- Begleitmedikation
- Untersuchungsbefunde bei jeder Visite
- Medikamenteneinnahme
- Unerwünschte Ereignisse

Der spezielle, prüfungsspezifische Inhalt des CRF spiegelt das Prüfprotokoll wider und enthält in der Reihenfolge der zu absolvierenden Visiten den jeweiligen Untersuchungsablauf.

Auch alle für den Prüfer relevanten Hinweise zu Dokumentation und Korrektur sowie wichtige Hinweise für die Untersuchungstermine (z. B. dass der Patient zu einer speziellen Zeit kommen muss, nüchtern sein soll oder seine Prüfmedikation erst nach dem Arzttermin einnehmen darf) und Erläuterungen zu speziellen Untersuchungstechniken sollten als „Hinweise" oder „Checkfragen" eingefügt sein. Diese „Hinweise" sollten sich jedoch auf die für die Prüfung relevanten Punkte bzw. kritische Abläufe beschränken, sodass das CRF nicht zu umfangreich wird.

Demnach besteht ein Prüfbogen zum einen aus Feldern, in welche der Prüfer die Untersuchungsbefunde eintragen kann und die später durch das Datenmanagement in der Datenbank erfasst werden, und zum anderen aus Hinweisen bzw. Kontrollfragen.

3.1.5.3 Anforderungen an das CRF

Ein gut konzipierter Prüfbogen erfüllt folgende Anforderungen:

- Er sollte möglichst alle Inhalte des Prüfplans mit vorgegebenen Fragen abdecken, die der Prüfer nur ankreuzen muss. Freitext sollte nach Möglichkeit vermieden werden und nur für sehr individuelle Inhalte wie Begleiterkrankungen, Begleitmedikation und unerwünschte Ereignisse vorgesehen sein.
- Die Vorschriften des Datenschutzes (Pseudonymisierung) müssen beachtet werden (Bundesdatenschutzgesetz § 27).
  - Das CRF sollte für jeden Patienten nur die Identifizierung durch Patientennummer und Zentrumsnummer, nicht aber die Patienteninitialen vorsehen.
  - Ob die Angabe des Geburtsdatums des Patienten mit Tag, Monat und Jahr im CRF den Datenschutz verletzt und nur das Geburtsjahr angegeben werden sollte, wird immer noch kontrovers diskutiert. Die meisten Sponsoren in Deutschland bevorzugen aus Datenschutzgründen mittlerweile die Angabe des Geburtsjahres anstelle des Geburtsdatums.
- Es müssen Vorgaben für den Prüfer gemacht werden, wie Felder auszufüllen sind, wenn
  - Informationen nicht bekannt sind (Abkürzung n. k. = not known)
  - Informationen nicht zutreffen (Abkürzung n. a. = not applicable) etc.
- Die äußere Form des CRF sollte ansprechend sein.
- Das CRF sollte nicht zu umfangreich sein, sondern durch gut durchdachte Anordnung der Felder Seiten einsparen.
  Beispiel: Die Formblätter für unerwünschte Ereignisse (AEs) sollten nicht für jede einzelne Visite vorgesehen sein. Bei jedem Besuchstermin sollte nur eine kurze Abfrage nach AEs eingebaut sein, wohingegen ein Sammelblatt für alle AEs (meist auf der vorletzten Seite des CRF-Ordners) die entsprechenden Informationen kompakt aufnehmen kann.

3.1.5.4 Äußere Form des CRF

3.1.5.4.1 Papier-CRF (Details ▶ Kap. 13)

Obwohl mittlerweile in den meisten Prüfungen das elektronische CRF (eCRF) der Standard ist, hat das Papier-CRF zumindest für kleine Prüfungen mit wenigen Prüfungsteilnehmern immer noch seine Berechtigung. Die Seiten des CRF (außer Blättern, die nur Hinweise für den Prüfer enthalten) werden üblicherweise auf Durchschreibpapier (NCR-Papier) gedruckt, sodass Durchschriften des Original-Deckblatts beim Prüfer verbleiben können und bei evtl. Verlust des Originalblatts die Daten nicht vollständig verloren sind. Auch ist es auf diese Weise möglich, bei multinationalen Prüfungen die Texte zu den Datenfeldern auf den einzelnen Durchschriften in verschiedenen Sprachen zu drucken.

3.1.5.4.2 eCRF (Details ▶ Kap. 13)

Werden die Daten elektronisch erfasst (eCRF, ePEN-Methode), wird die Validierung des Systems zur Datenerhebung zwingend erforderlich [6]. Die Validierung selbst wird i. d. R. von IT-Fachpersonal durchgeführt. Das eCRF muss vor der Freigabe auf Brauchbarkeit getestet werden. Für den Monitor (und speziell auch für die Prüfer) muss im Rahmen der Nutzung von neuen Technologien eine umfangreiche Schulung stattfinden. Nur durch ein gutes Training ist es dem Monitor möglich, etwaige Probleme, die am Prüfzentrum bei der Benutzung des Systems auftreten, beheben zu können und bei zentralem Monitoring den risikobasierten Datenabgleich vornehmen zu können.

3.1.5.5 Erstellung und Freigabe des CRF

Das Template des Patientendokumentationsbogens, der vom Prüfer für jeden Prüfungsteilnehmer auszufüllen ist, wird von geschulten Mitarbeitern des Sponsors erstellt. Beim Papier-CRF ist dies i. d. R. die Abteilung Medical Writing, evtl. unter Mithilfe des Monitors und der Biometrie-Abteilung. Beim eCRF wird das Template üblicherweise vom Datenmanagement erstellt und anschließend vom Projektmanager, dem Trial-Assistant und dem Medical Monitor kontrolliert. Eine Kontrolle durch einen Mediziner ist in jedem Fall notwendig, um z. B. die Untersuchungen und die Auswertungsparameter auf Korrektheit zu überprüfen. Ebenso wie der Prüfplan muss der Muster-Prüfbogen auch eine Qualitätskontrolle durchlaufen. Hierbei wird das CRF auf Inhalt, Vollständigkeit und SOP-Konformität sowie insbesondere auf Übereinstimmung mit dem Prüfprotokoll überprüft. Die jeweilige Vorgehensweise sollte schriftlich festgehalten sein, üblicherweise auf entsprechenden Formblättern gemäß SOP. Anschließend wird der Patientendokumentationsbogen von den Verantwortlichen offiziell freigegeben.

3.1.6 Prüfungsordner

In jeder klinischen Prüfung sind 2 Arten von Prüfungsordnern zu unterscheiden.

- Prüfordner des Sponsors
- Prüfordner des Prüfers

Die Struktur beider Ordner richtet sich nach den Vorgaben für die essenziellen Dokumente zur Durchführung einer klinischen Prüfung nach ICH-GCP Kap. 8.

3.1.6.1 Prüfordner des Sponsors (Trial Master File, TMF)

3.1.6.1.1 Definition Trial Master File

Unter Trial Master File versteht man den Prüfordner des Sponsors, in welchem die ordnungsgemäße und vollständige Ablage aller essenziellen Dokumente nach ICH-GCP Kap. 8 sowie der prüfungsrelevanten Dokumente erfolgt, die während einer bestimmten Prüfung generiert werden (Verordnung (EU)

Nr. 536/2024 Kap. VIII Art. 57). Eine SOP sollte Form und Inhalt des Prüfordners festlegen.

Mittlerweile hat sich auch beim Prüfordner des Sponsors ein Wandel vollzogen: Es werden zunehmend elektronische TMF (eTMF) verwendet.

3.1.6.1.2 Zweck des Trial Master Files

Der Trial Master File soll einen detaillierten Überblick über die gesamte Prüfung geben. Er dient als Archivierungsgrundlage während und nach Beendigung einer klinischen Prüfung. Da der Trial Master File selbst bei Monozenterprüfungen schon mehrere Ordner umfasst, bei großen Multizenterprüfungen aber ein riesiges Volumen annehmen kann, empfiehlt sich eine intensive Pflege, d. h. eine zeitnahe Ablage aller anfallenden Schriftstücke in den dafür vorgesehenen Registern. Dies hat während des Prüfungsverlaufs den Vorteil, dass ein schneller Zugang zu wichtigen Prüfdokumenten für alle autorisierten Personen jederzeit gewährleistet ist. Nur so ist es möglich, eine korrekte Prüfungsdurchführung nachweisen zu können, falls beim Sponsor ein Audit oder eine Inspektion durchgeführt wird.

Nach Beendigung der klinischen Prüfung hält sich bei regelmäßiger Einordnung der Dokumente der Archivierungsaufwand in Grenzen.

3.1.6.1.3 Inhalt des Trial Master Files

Zu den Bestandteilen dieses Ordners gehören nach ICH-GCP:

Prüfungsdokumente

- Prüferinformation (Investigator's Brochure)
- Ggf. Aktualisierung der Prüferinformation
- Dossier (Investigational Medicinal Product Dossier, IMPD)
- Prüfplan mit Unterschriften
- Ggf. Prüfplanänderungen (Amendments)
- Muster-Prüfbogen (Muster-CRF)
- Ggf. Überarbeitung des CRF
- Patientendokumente
  - Patienteninformation, Probandeninformation (Muster)
  - Formblatt zur Einwilligungserklärung (einschließlich aller erforderlichen Übersetzungen)
  - Patiententagebuch
  - Weitere schriftliche Informationen für die Patienten
- Ggf. Überarbeitung der Patientendokumente
- Aktueller Versicherungsnachweis (i. d. R. jährlich neues Zertifikat) [7,8]
- Dokumente zur Prüfmedikation
  - Herstellungserlaubnis

- GMP-Zertifikat
- Analysenzertifikat
- Ggf. Analysenzertifikat für neue Chargen der Prüfpräparate
- Freigabezertifikat
- Muster der Prüfmusteretikettierung (Labeling)
- Bei multinationalen Prüfungen alle verwendeten Etiketten zum Nachweis, dass nationale Anforderungen beachtet wurden
- Import-/Exportlizenz
- Gebrauchsanweisungen zum Prüfmustergebrauch (Handhabung der Prüfpräparate)
- Versandnachweise der Prüfmedikation
- Nachweis des Verbleibs der Prüfmedikation (Drug Accountability)

- Randomisierungsliste

  Bei doppelblinden Prüfungen wird die geöffnete Randomisierungsliste erst nach offizieller Entblindung der Prüfung integriert.
- Decodierungsverfahren bei doppelblinden Prüfungen
- Dokumente für Prüfungsmaterial (z. B. Geräte)
  - Gebrauchsanweisungen zum Gebrauch von Prüfungsmaterialien (z. B. von Test-Kits, Umgang mit Geräten)
  - Versandnachweise von Prüfungsmaterialien
- Finanzielle Vereinbarung zwischen Sponsor und anderen Kooperationspartnern

Regulatorische Dokumente

- Behörden und EK
  - Genehmigung gemäß Verordnung (EU) Nr. 536/2014
  - Ggf. Genehmigung für Amendments gemäß Verordnung (EU) Nr. 536/2014
  - Meldung/Anzeige der Prüfung bei den zuständigen lokalen Behörden gemäß AMG § 67

Dokumente der verantwortlichen Personen der klinischen Prüfung

- Sponsor
  - Liste mit Mitgliedern des Projektteams
  - Curricula Vitae der Mitglieder des Projektteams
- Consultant
  - Finanzielle Vereinbarung zwischen Sponsor und Consultant
  - Curriculum Vitae des Consultants
  - Korrespondenz

- CRO
  - Finanzielle Vereinbarung zwischen Sponsor und CRO
  - Curricula Vitae der an der Prüfung beteiligten Mitarbeiter der CRO
  - Liste der in der Prüfung verwendeten SOPs
  - Korrespondenz
- Prüfer
  - Finanzielle Vereinbarung zwischen Sponsor und Prüfer bzw. Institution (Prüfervertrag)
  - Curricula Vitae und weitere Qualifikationsnachweise der Prüfer in den jeweiligen Zentren
  - Curricula Vitae und weitere Qualifikationsnachweise der jeweiligen Stellvertreter
  - Anforderungsprofil für die Mitglieder der Prüfgruppe
  - Liste aller Mitglieder der Prüfgruppe mit Angabe, zu welchen Tätigkeiten innerhalb der Prüfung sie befugt sind, mit Unterschrift und Initialen der Personen (Authorisation List, List of Responsibilities, Task Allocation List)
  - Liste der gescreenten Probanden bzw. Patienten
  - Liste der eingeschlossenen Probanden bzw. Patienten
  - Verwendungsnachweis der Prüfpräparate (Drug-Accountability-Dokumentation)
  - Dokumentation der Entsorgung der Prüfpräparate, falls im Prüfzentrum entsorgt
  - Monitoring-Berichte (Monitoring Reports)
    - o Monitoring-Bericht vor Beginn der klinischen Prüfung (Site Selection Visit)
    - o Monitoring-Bericht zu Beginn der klinischen Prüfung (Study Initia tion Visit)
    - o Monitoring-Berichte während der klinischen Prüfung (Routine Monitoring Visits)
    - o Monitoring-Bericht bei Beendigung der klinischen Prüfung (Study Closure Visit)
  - Telefonnotizen, Besprechungsnotizen, Korrespondenz
  - Audits im Prüfzentrum (On-Site-Audits)
- Labors
  - Finanzielle Vereinbarung zwischen Sponsor und Labors
  - Normalwerttabellen der involvierten Labors
  - Ggf. Aktualisierung der Normalwerttabellen der involvierten Labors im Prüfungsverlauf

- Qualitätskontrollzertifikate zum Nachweis der Qualität des Labors (Ringzertifikat)
- Ggf. Aktualisierung der Qualitätskontrollzertifikate
- Übersicht über Proben (Blut-, Gewebeproben etc.) für den Fall, dass Re-Analysen notwendig werden
- Korrespondenz

Dokumente zur Arzneimittelsicherheit

- Dokumentation von Serious Adverse Events (SAEs)
  - Primärmeldungen des Zentrums
  - Aufarbeitung, Bewertungen der Fälle
- Meldung von SUSARs gemäß Verordnung (EU) Nr. 536/2014 Kap. VII Art. 42 an die EudraVigilance-Datenbank
- Mitteilungen von Änderungen im Sicherheitsprofil an Prüfer
  Beispiel: Häufung von SAEs
- Dokumentation zur Decodierung
  (Dokumentation aller vorgenommenen Entblindungen)
- Jährliche Berichte (Annual Safety Reports) an die Agentur gemäß Verordnung (EU) Nr. 536/2014 Kap. VII Art. 43

Verblindung, Entblindung

- Falls noch praktiziert: Dokumentation über alle ausgegebenen Notfallkuvert-Sätze und die geöffneten Notfallkuverts zum Nachweis, dass die Prüfung unter verblindeten Bedingungen durchgeführt wurde
- Ansonsten: Dokumentation über zentrale Entblindung

CRF (sofern noch in Papierform)

Originale der ausgefüllten CRFs aller Zentren mit Correction Lists, Dokumentation über Datenänderungen

Datenmanagement

- Dokumentation, wie viele/welche Patienten für die Prüfung in Betracht gezogen wurden
- Dokumentation, warum welche Patienten nicht aufgenommen wurden (Hinweis auf Selektion)

Statistik

Zusammenfassung, Auswertung und Bewertung der Prüfung, Schlussfolgerungen

Abschlussbericht Qualitätskontrolle

Audit-Zertifikate aller durchgeführten Audits

3.1.6.2 Prüfungsordner des Prüfers (Investigator File)

3.1.6.2.1 Definition Investigator File

Nach Verordnung (EU) Nr. 536/2014 Kap. VIII Art. 57 wird auch der Prüfungsordner des Prüfers als „Master File" bezeichnet.

Anmerkung:

Zur besseren Abgrenzung wird hier weiterhin der Begriff „Investigator File" verwendet.

Unter Investigator File versteht man den Prüfungsordner im Prüfzentrum, in welchem wie beim Sponsor die Ablage aller essenziellen Dokumente nach ICH-GCP Kap. 8 erfolgt. Allerdings ist der Prüferordner von deutlich geringerem Umfang als der Prüfungsordner des Sponsors, da er neben den für alle Zentren gültigen Prüfdokumenten (wie z. B. Prüfplan) nur die Dokumentation der jeweiligen Prüfstelle enthält.

3.1.6.2.2 Zweck des Investigator Files

Der Investigator File soll einen Überblick über den Prüfungsverlauf im jeweiligen Prüfzentrum geben. Bei einem Audit oder einer Inspektion kann der Prüfer damit nachweisen, wie die Prüfung an seiner Prüfstelle durchgeführt wurde.

3.1.6.2.3 Inhalt des Investigator Files

Der Investigator File enthält neben den wichtigen Dokumenten, die mit denen des Sponsors identisch sind, zusätzliche Schriftstücke, die nicht im Trial Master File des Sponsors) enthalten sind, z. B.

- Maßnahmen zur Rekrutierung von Probanden bzw. Patienten, z. B. Flyer und Zeitungsanzeigen

Einige Dokumente sind ausschließlich im Investigator File abzulegen, da sie aus datenschutzrechtlichen Gründen nicht im Trial Master File des Sponsors archiviert werden dürfen (der Monitor darf diese Dokumente zwar einsehen und überprüfen, aber auf keinen Fall hiervon Kopien anfertigen).

- Patientenidentifikationsliste, d. h. die Zuordnung von Patientennummern zum vollen Namen des Probanden bzw. Patienten
- Unterschriebene Original-Einverständniserklärungen aller Probanden bzw. Patienten dieses Zentrums
- Originaldaten, wie z. B. Kopien aus elektronischen Patientenakten, Patientendateikarten

Zu den Bestandteilen des Investigator Files gehören nach ICH-GCP demnach

Prüfdokumente

- Prüferinformation (Investigator's Brochure)
- Ggf. Aktualisierung der Prüferinformation
- Prüfplan mit Unterschriften

- Ggf. Prüfplanänderungen (Amendments)
- Muster-Prüfbogen (Muster-CRF)
- Ggf. Überarbeitung des CRF
- Patientendokumente
  - Patienteninformation, Probandeninformation (Muster)
  - Formblatt zur Einwilligungserklärung (einschließlich aller erforderlichen Übersetzungen)
  - Patiententagebuch
  - Weitere schriftliche Informationen für die Patienten
  - Zeitungsanzeigen zur Rekrutierung von Prüfungsteilnehmern
- Ggf. Überarbeitung der Patientendokumente
- Aktueller Versicherungsnachweis (i. d. R. jährlich neues Zertifikat)
- Dokumente zur Prüfmedikation
  - Gebrauchsanweisungen zum Prüfmustergebrauch
  - Versandnachweise der Prüfmedikation
  - Verwendungsnachweis der Prüfpräparate (Drug-Accountability-Dokumentation)
- Notfallkuverts, falls noch praktiziert
- Dokumente für Prüfungsmaterial (z. B. Geräte)
  - Gebrauchsanweisungen zum Gebrauch von Prüfungsmaterialien (z. B. von Test-Kits, Umgang mit Geräten)
  - Versandnachweise von Prüfungsmaterialien

Regulatorische Dokumente

- Behörden und Ethik-Kommission (EK)
  - Genehmigung gemäß Verordnung (EU) Nr. 536/2014
  - Meldung/Anzeige der Prüfung bei der lokalen Behörde gemäß AMG § 67

Individuelle Dokumente des jeweiligen Prüfzentrums

- Prüfer
  - Finanzielle Vereinbarung zwischen Sponsor und Prüfer bzw. Institution (Prüfervertrag)
  - Ggf. finanzielle Vereinbarung zwischen CRO und Prüfer bzw. Institution
  - Curriculum Vitae und weitere Qualifikationsnachweise des Prüfers
  - Curriculum Vitae und weitere Qualifikationsnachweise des Stellvertreters
  - Anforderungsprofil für die Mitglieder der Prüfgruppe
  - Liste aller Mitglieder der Prüfgruppe mit Angabe, zu welchen Tätigkeiten innerhalb der Prüfung sie befugt sind, mit Unterschrift und Initialen der Personen (Authorisation List, List of Responsibilities, Delegation Log, Task Allocation List)

- Unterschriebene Einwilligungserklärungen
- Liste mit den Identifizierungscodes der Prüfungsteilnehmer
- Liste der gescreenten Probanden bzw. Patienten
- Liste der eingeschlossenen Probanden bzw. Patienten
- Verwendungsnachweis der Prüfpräparate (Drug-Accountability-Dokumentation), ausgefülltes Formular [1]
- Dokumentation der Entsorgung der Prüfpräparate, falls im Prüfzentrum entsorgt
- Liste der aufbewahrten Körperflüssigkeiten oder Gewebeproben
- Telefonnotizen, Besprechungsnotizen, Korrespondenz mit Sponsor

- Labor
  - Normalwerttabellen des involvierten Labors einschließlich evtl. Änderungen dieser Tabellen im Prüfungsverlauf
  - Ggf. Aktualisierung der Normalwerttabellen des involvierten Labors im Verlauf der Prüfung
  - Qualitätskontrollzertifikate zum Nachweis der Qualität des Labors (Ringzertifikat)
  - Ggf. Aktualisierung der Qualitätskontrollzertifikate
  - Ggf. finanzielle Vereinbarung zwischen Prüfer und Labor
  - Übersicht über Proben (Blut-, Gewebeproben etc.) für den Fall, dass Re-Analysen notwendig werden
  - Korrespondenz

Dokumente zur Arzneimittelsicherheit

- Dokumentation von SAEs
  - Primärmeldungen des Zentrums sowie Aufarbeitung, Bewertungen der Fälle
  - Kopie der Meldung des Sponsors von Suspected Unexpected Serious Adverse Reactions (SUSARs) an Behörden, EK entsprechend den nationalen Anforderungen
  - Mitteilungen von Änderungen im Sicherheitsprofil durch den Sponsor Beispiel: Häufung von SAEs
- Regelmäßige Berichte an Behörden und EK (Annual Safety Reports)

Auswertung der Prüfung

- Kopien der ausgefüllten CRF des Zentrums mit Unterschrift und Datum
- Kopien der Dokumentation von Korrekturen auf den Prüfbogen

Datenmanagement

- Dokumentation, wie viele/welche Patienten für die Prüfung in Betracht gezogen wurden und warum sie nicht aufgenommen wurden (Hinweis auf Selektion)

- Falls noch praktiziert: Dokumentation über alle ausgegebenen Notfallkuvert-Sätze und die geöffneten Notfallkuverts zum Nachweis, dass die Prüfung unter verblindeten Bedingungen durchgeführt wurde

Statistik Prüfungsabschluss

- Zusammenfassung, Auswertung und Bewertung der Prüfung, Schlussfolgerungen
- Kopie des Abschlussberichts

Fazit

Die Prüfungsordner sollen die Prüfungsdurchführung erleichtern und überwachenden Institutionen/Personen (Auditoren, Behörden) das Nachvollziehen einer klinischen Prüfung sowie die Bewertung, ob eine Prüfung gemäß ethischen, wissenschaftlichen und regulatorischen Vorgaben durchgeführt wurde, ermöglichen.

Zu den Prüfungsdokumenten, die für eine klinische Prüfung relevant sind, zählen die Standardarbeitsanweisungen (SOPs) für den Sponsor, die CRO und den Prüfer, die Prüferinformation (IB), der Prüfplan einschließlich der Prüfplanänderungen (Amendments), die schriftliche Patienteninformation sowie der Prüfbogen (Case Record Form, Case Report Form), der zunehmend in elektronischer Form verwendet wird. Die essenziellen Dokumente zur Durchführung einer klinischen Prüfung, die in den Prüfungsordnern (Trial Master File des Sponsors, Investigator File des Prüfers) enthalten sein müssen, sind in ICH-GCP Kap. 8 detailliert beschrieben.

3.2 Prüfmedikation

3.2.1 Definition

Unter der Prüfmedikation (Investigational Medicinal Product, IMP) versteht man ein Arzneimittel (die Darreichungsform eines wirksamen Bestandteils), das in einer klinischen Prüfung getestet oder als Vergleichspräparat, auch als Placebo, verwendet wird (Verordnung (EU) Nr. 536/2014 Art. 2 Abs. 2 Nr. 5).

Hierunter fällt auch ein bereits zugelassenes Produkt, wenn es in anderer Form (andere Darreichungsform oder Verpackung) als zugelassen verwendet oder bereitgestellt oder für ein nicht zugelassenes Anwendungsgebiet oder zum Erhalt weiterer Informationen über ein zugelassenes Anwendungsgebiet verwendet wird (ICH-GCP 1.33).

Bei der in klinischen Prüfungen verwendeten Prüfmedikation handelt es sich also um

- nicht zugelassene Arzneimittel (Testpräparate in Phasen I–III)

- zugelassene Arzneimittel (Vergleichspräparate in Phasen II und III, Testpräparate in Phase-IV-Prüfungen)

Im Unterschied zu diesen IMP können in klinischen Prüfungen auch Non-Investigational Medicinal Products (NIMP) zur Anwendung kommen. Hierunter fallen Präparate, die nicht das Ziel der Untersuchung sind, z. B. Rescue Medication (Medikation zur Linderung von Beschwerden bei Placebo-Patienten), Challenge Agents (Substanzen, die eine physiologische Reaktion auslösen sollen, z. B. Allergene für den Prick-Test) oder Begleitmedikation, die in der Prüfung systematisch verabreicht wird.

3.2.2 SOPs für die Prüfmedikation

Der Sponsor sollte zur Standardisierung aller Abläufe und Verfahren, welche die Prüfmedikation betreffen, SOPs erstellen. Hierbei sind folgende Vorgänge relevant:

- Herstellung
- Etikettierung
- Verpackung
- Drug Accountability

3.2.3 Herstellung und Abgabe der Prüfmedikation

3.2.3.1 Regularien

Die Herstellung, die Freigabe sowie die Einfuhr von Prüfpräparaten ist in der Arzneimittel- und Wirkstoffherstellungsverordnung (AMWHV) und in der Verordnung (EU) Nr. 536/2014 Kap. IX geregelt.

Der Sponsor muss sicherstellen, dass

- die Herstellung und Prüfung des Prüfpräparats den Angaben des Dossiers zum Prüfpräparat entspricht, das gemäß der Verordnung (EU) Nr. 536/2014 zur Genehmigung der klinischen Prüfung eingereicht wurde
- die Herstellungsbetriebe und Prüflaboratorien für diese Tätigkeiten geeignet sind
- die Herstellungsbetriebe und Prüflaboratorien zur Ausübung dieser Tätigkeiten berechtigt sind

3.2.3.2 Zeitliche Planung

Bei der zeitlichen Planung einer klinischen Prüfung sollte bedacht werden, dass die Herstellung der Prüfmedikation zumeist einen zeitkritischen Schritt darstellt. Dies betrifft schon eine routinemäßige Produktion der Medikation mit Herstellung von Matching Placebos bei doppelblinden Prüfungen, insbesondere aber alle klinischen Prüfungen, die spezielle Anforderungen an die Prüfmedikation stellen, z. B. Double-Dummy-Techniken oder besondere Verpackungsarten.

Hierbei können sich folgende Probleme ergeben:

- Es sind besondere Werkzeuge oder Techniken notwendig, um z. B. Matching Placebos herzustellen, sodass sich eine eigene Produktion schwierig gestaltet.
- Auf der Handelsware von Comparators befinden sich geschützte Aufdrucke (auf der Tablette/Kapsel), die nicht nachgeahmt werden dürfen.
- Werden die Placebos beim Originalhersteller der Handelsware bestellt, kann es, wie die Erfahrung zeigt, oftmals zu Lieferschwierigkeiten kommen.
- Die eigene Produktion ist ausgelastet, sodass aus zeitlichen Gründen ein Outsourcing der Prüfmusterherstellung erforderlich ist.
- Es muss aus technischen Gründen ein Auftragsinstitut für die Prüfmusterherstellung gesucht werden, wobei der Zeitbedarf für die Selektion eines geeigneten Instituts, Vertragsgestaltung, Unterzeichnung der Verträge, Audit des Lohnherstellers sowie das Warten auf geeignete Slots für die Herstellung einzuplanen ist.
- Stabilitätsdaten müssen abgewartet werden.
- Die Bestellung von besonderen Packmitteln kann zeitintensiv sein.
- Bei multinationalen Prüfungen erfordert das korrekte Labeling der Prüfmedikation mit Beachtung der unterschiedlichen länderspezifischen Anforderungen einen hohen Zeitbedarf.

Aus all diesen Gründen ist es notwendig, den Bereich Produktion bereits in einem sehr frühen Planungsstadium der Prüfung mit einzubeziehen, um einen rechtzeitigen Prüfungsstart zu gewährleisten.

3.2.4 Etikettierung

3.2.4.1 Allgemeine Anforderungen an die Etikettierung

An die Etikettierung von Prüfpräparaten sind folgende Anforderungen zu stellen:

Die Kennzeichnung muss

- den Schutz der betroffenen Personen sicherstellen
- die Identifizierung, Rückverfolgbarkeit und Prüfung des Arzneimittels ermöglichen
- eine ordnungsgemäße Verwendung des Arzneimittels gewährleisten
- gut lesbar sein
- allgemein verständlich und in deutscher Sprache sein (AMG § 10a, Abs. 1).
- inhaltsgleich für beide Sprachversionen sein, falls Kennzeichnung zusätzlich zum deutschen Text noch in einer anderen Sprache wiedergegeben wird (AMG § 10a, Abs. 2).
- auf dauerhafte Weise angegeben sein

3.2.4.2 Inhaltliche Anforderungen an die Etikettierung

3.2.4.2.1 Nicht zugelassene Prüfpräparate und nicht zugelassene Hilfspräparate (EU-Verordnung 536, Kap. X Art. 66 Abs. 1)

Diese müssen auf der äußeren Umhüllung und der Primärverpackung mit folgenden Angaben gekennzeichnet sein:

- Ansprechpartner oder an der KP mitwirkenden Personen
- Identifizierung der KP
- Identifizierung des Arzneimittels
- Verwendung des Arzneimittels

Eine Liste der erforderlichen Angaben findet sich in der Verordnung (EU) 536/2014 im Anhang VI.

3.2.4.2.2 Zugelassene Prüfpräparate und zugelassene Hilfspräparate

Diese müssen auf der äußeren Umhüllung und der Primärverpackung ebenfalls mit folgenden Angaben gekennzeichnet sein (EU-Verordnung 536, Kap. X Art. 67):

- Ansprechpartner oder an der KP mitwirkenden Personen
- Identifizierung der KP
- Identifizierung des Arzneimittels
- Verwendung des Arzneimittels

Weitere Details hierzu sind in der Verordnung (EU) 536/2014 im Anhang VI Abschnitt C angegeben.

Alternativ kann aber auch eine Etikettierung nach der Richtlinie 2001/83/EG erfolgen:

- Name des Arzneimittels, gefolgt von der gebräuchlichen Bezeichnung, wenn das Arzneimittel nur einen einzigen Wirkstoff enthält und der Name eine Phantasiebezeichnung ist; gibt es für ein Arzneimittel mehrere pharmazeutische Formen und/oder verschiedene Stärken, so sind die pharmazeutische Form und/oder die Stärke (ggf. für Säuglinge, Kinder oder Erwachsene) im Namen des Arzneimittels anzugeben.
- Qualitative und quantitative Zusammensetzung an Wirkstoffen nach Dosierungseinheit oder je nach Form der Verabreichung für ein bestimmtes Volumen oder Gewicht unter Verwendung der gebräuchlichen Bezeichnungen
- Pharmazeutische Form und Inhalt nach Gewicht, Volumen oder Dosierungseinheiten
- Verzeichnis der Arzneiträgerstoffe mit bekannter Wirkungsweise
  Bei injizierbaren Mitteln, topischen Zubereitungen oder Augentropfen sind jedoch alle Wirkstoffe anzugeben.
- Art und erforderlichenfalls Weg der Verabreichung

- Besondere Warnhinweise, wonach Arzneimittel außerhalb der Reichweite von Kindern aufzubewahren sind
- Besondere Warnhinweise, wenn diese bei dem betreffenden Arzneimittel geboten sind
- Unverschlüsseltes Verfalldatum (Monat/Jahr)
- Ggf. besondere Vorsichtsmaßnahmen für die Aufbewahrung
- Ggf. besondere Vorsichtsmaßnahmen für die Beseitigung von nicht verwendeten Arzneimitteln oder der davon stammenden Abfallmaterialien
- Name und Anschrift des Inhabers der Genehmigungen für das Inverkehrbringen
- Nummer der Genehmigung für das Inverkehrbringen
- Nummer der Herstellungscharge
- Verwendungszweck bei Arzneimitteln zur Selbstmedikation

In welcher Sprache die Angaben auf dem Etikett abgefasst sein müssen, bestimmt der betroffene Mitgliedstaat. Ein Arzneimittel kann auch in mehreren Sprachen etikettiert werden (EU-Verordnung 536, Kap. X Art. 69).

3.2.4.3 Nachträgliche Verlängerung der Verwendbarkeit

Wenn die Dauer der Verwendbarkeit nachträglich verlängert werden soll, ist ein zusätzliches Etikett auf dem Behältnis und ggf. auf der äußeren Umhüllung anzubringen, welches das neue Verfalldatum oder das Datum der Nachtestung sowie die Chargenbezeichnung aufweist. Mit dem Etikett darf das frühere Datum, nicht aber die bereits vorhandene Chargenbezeichnung, überdeckt werden.

3.2.4.4 Empfehlungen für die Praxis

Es ist ratsam, für die verschiedenen Verpackungsformen, die erfahrungsgemäß bei einer Patientenpackung notwendig werden, farblich unterschiedliche Etiketten zu verwenden, z. B. für

- Umkarton
- Packung für die einzelnen Visiten, d. h. Medikation ausreichend für einen bestimmten Zeitraum bis zur nächsten Visite
- Tagespackung, falls mehrmal tägliche Einnahme

Dies erleichtert dem Prüfer und dem Patienten v. a. in komplexen Prüfungen die Orientierung und vermeidet Fehler bei der Medikationsausgabe.

- Um die korrekte Zuordnung der Medikation zu den Patienten gemäß der Randomisierungsliste zu dokumentieren, hat es sich als hilfreich erwiesen, auf den Medikationspaketen Abreißetiketten mit der Patientennummer anzubringen und bei Ausgabe der Packung das jeweilige Abreißetikett in das korrespondierende CRF einzukleben. Der Monitor kann dann beim Monitorbesuch eindeutig überprüfen, ob die Medikation korrekt ausgegeben wurde.

Dieses Vorgehen ist geeignet, die Aufmerksamkeit des Prüfers in Bezug auf die Medikamentenausgabe zu sensibilisieren und Fehlzuweisungen aufzudecken.

- Der Monitor, der die Gegebenheiten vor Ort in der Klinik oder Praxis am besten kennt, sollte an der Erstellung des Designs der Prüfmedikation mitwirken und damit zur optimalen Gestaltung der Medikation beitragen. Auf diese Weise kann der Sponsor verhindern, dass die Aufmachung der Medikation nur „am grünen Tisch" entschieden wird und praxisfern ist.

3.2.5 Verpackung

Der Sponsor ist dafür verantwortlich, dass das/die Prüfpräparat(e) so verpackt sind, dass Kontamination und unannehmbare Qualitätseinbußen während Transport und Lagerung vermieden werden (ICH-GCP Punkt 5.13.3).

3.2.6 Drug Accountability

Sowohl Sponsor und Prüfer als auch der Monitor haben Verpflichtungen in Bezug auf die Drug Accountability [1].

- Der Sponsor muss Aufzeichnungen führen über
  - den Versands der Prüfmedikation an den Prüfer
  - die Empfangsbestätigung für die Prüfmedikation vom Prüfer
  - (ICH-GCP Punkt 5.14.4b)
- Sobald sich die Prüfpräparate im Prüfzentrum befinden, trägt der Prüfer die Verantwortung für die korrekte Verwendung der Medikation. Der Verbleib der Prüfmedikation muss von der Bestellung bis zur Rücknahme und Vernichtung der unverbrauchten Prüfpräparate, auch der vom Patienten zurückgebrachten Medikationsreste und der leeren Behältnisse, lückenlos dokumentiert werden (ICH-GCP 4.6.3).
- Der Prüfer muss dokumentieren
  - die Ausgabe der Prüfmedikation an den Patienten
  - die Rücknahme der Prüfmedikation vom Patienten
  - die Entsorgung bzw. Vernichtung der Prüfmedikation am Zentrum oder beim Sponsor
- Der Monitor ist für die Überprüfung der Drug Accountability verantwortlich (ICH-GCP Punkt 5.18.4c).

3.2.7 Handhabung der Prüfmedikation

3.2.7.1 Anforderungen von Seiten des Prüfers

Bei Prüfmedikation, die ausschließlich vom Prüfer appliziert wird (z. B. bei Phase-I-Prüfungen), kommt es hauptsächlich darauf an, dem Arzt die Handhabung der Medikation zu erleichtern. Dies gilt insbesondere dann, wenn der einzelne

Patient pro Behandlungstag oder Behandlungsphase unterschiedliche Medikationseinheiten erhalten soll. Diese müssen leicht erkennbar sowie eindeutig in der Beschriftung sein, um Verwechslungen zu vermeiden.

Bei parenteraler Applikation, d. h. intravenöser oder intramuskulärer Gabe, muss der Prüfer vom Sponsor eindeutige Anweisungen im Hinblick auf geeignete Flüssigkeiten und Verfahrensanweisungen zur Rekonstitution (bei Trockensubstanzen) und Infusionsvorrichtungen erhalten (s. auch ICH-GCP Punkt 5.13.2).

Die Art der Verpackung sollte dem Prüfer die Möglichkeit geben, dem Patienten ggf. nur Teile einer größeren Medikationspackung auszuhändigen. Das hat den Vorteil, dass die Einnahme besser überwacht werden kann, und der Patient auch durch die zur Neige gehende Medikation an die nächste Kontrolluntersuchung erinnert wird.

3.2.7.2 Anforderungen von Seiten des Monitors

Auch für den Monitor muss die Gestaltung der Prüfmedikation so beschaffen sein, dass sie ihm ein effizientes Monitoring erlaubt. Schließlich muss der Monitor kontrollieren, ob zu jeder Visite die richtige Verpackungseinheit abgegeben wurde, von welchem Prüfungsteilnehmer wie viel Medikation verbraucht und wie viel unbenutzt zurückgegeben wurde. Dies hat auch Auswirkungen auf die Gestaltung des CRF, der Fragen zur Anwendung der Prüfmedikation enthalten muss.

3.2.7.3 Anforderungen von Seiten des Patienten

Bei einer ambulanten Behandlung des Patienten soll die Prüfmedikation in besonderer Weise an die Bedürfnisse des Patienten angepasst sein. Folgende Faktoren sollten berücksichtigt werden:

- Das Medikament soll einfach einzunehmen, aufzutragen etc. sein.
- Eine Tablette muss gut teilbar sein, um auch dann eine exakte Dosierung zu ermöglichen, wenn aufgrund der Dosierungsanweisung nur die Hälfte der Tablette eingenommen werden soll.
- Die Anweisungen zur Einnahme sollten einfach und gut verständlich sein.
- Die Anweisungen zur Einnahme müssen die Häufigkeit der Einnahme (1-mal täglich oder 2-mal täglich), den Zeitpunkt der Einnahme (morgens, mittags oder abends) sowie den zeitlichen Bezug zu den Mahlzeiten (nüchtern oder mit dem Essen) präzise beschreiben.
- Die Verpackung soll ansprechend sein und den Eindruck vermitteln, dass es sich um eine professionelle Therapie wie bei einer zugelassenen Medikation handelt und nicht um ein „Testpräparat".
- Es empfiehlt sich, jeder Prüfmedikation eine dem Beipackzettel ähnliche Information für den Patienten beizulegen. Auf diese Weise können Angaben zur Art der Einnahme, zur Dosierung, zum Einnahmezeitpunkt etc. dem Pa-

tienten nochmals erläutert werden. Alle angeführten Maßnahmen dienen dazu, die Patienten-Compliance zu fördern.

Compliance des Patienten

Unter Compliance versteht man in Bezug auf klinische Prüfungen die Einhaltung sämtlicher prüfungsbezogener Anforderungen, der Guten Klinischen Praxis (GCP) sowie der geltenden gesetzlichen Bestimmungen (ICH-GCP 1.15). Speziell in Bezug auf die Prüfmedikation bedeutet Compliance die Fähigkeit und die Bereitschaft des Patienten, die Anweisungen zur Dosierung, zum Dosierungsintervall, zur Therapiedauer etc. genau einzuhalten.

Es ist bekannt, dass die Compliance bei ambulanter Behandlung des Patienten, die in der Mehrzahl der klinischen Prüfungen vorgesehen ist, eher gering ist. Ein Großteil der dem Patienten zugedachten Medikation wird gar nicht eingenommen bzw. appliziert. Dies kann durch ein wenig ansprechendes Äußeres der Medikationsverpackung noch verstärkt werden. Je geringer aber die Compliance des Patienten ist, seine Medikation einzunehmen, desto geringer ist die Gesamtdosis an Wirkstoff, die er erhält. Dies hat erhebliche Auswirkungen auf die Wirksamkeit der zu untersuchenden Substanz. So ist es durchaus möglich, dass eine Prüfung nicht die Wirksamkeit eines Prüfpräparats zeigen kann, weil der Patient die verordnete Prüfmedikation nicht ordnungsgemäß eingenommen hat. Die Akzeptanz der Prüfmedikation durch den Patienten ist demnach ein wichtiger Faktor für die Compliance und entscheidet über Erfolg oder Misserfolg einer klinischen Prüfung.

Unter der Prüfmedikation versteht man die Testsubstanz sowie Substanzen, die in einer klinischen Prüfung als Referenz verwendet werden (Placebo, aktive Vergleichssubstanzen). Als Regularien sind für Prüfmuster die Arzneimittel- und Wirkstoffherstellungsverordnung sowie GMP (Good Manufacturing Practice) zu beachten. Der Verbleib der Prüfmedikation muss lückenlos dokumentiert werden (Drug Accountability).

3.3 Randomisierung und Entblindung

3.3.1 Definition Randomisierung

Randomisierung (Randomisation) ist das Verfahren der Zuordnung von Prüfungsteilnehmern zu Behandlungs- oder Kontrollgruppen, wobei die Zuordnung nach einem Zufallsmechanismus vorgenommen wird, um Verzerrungen zu vermeiden (ICH-GCP 1.48; [9]).

3.3.2 Randomisierungsverfahren

3.3.2.1 Randomisierungsliste

Die Zuordnung wird auf der sog. Randomisierungsliste vorgenommen. Vor Beginn einer Prüfung, insbesondere auch vor Beginn der Verpackung der Prüfmedikation, wird z. B. von der Abteilung Biometrie per Zufallsgenerator eine Liste generiert, auf der alle Prüfungsteilnehmer nach dem Zufallsprinzip einer bestimmten Behandlung entsprechend den Vorgaben der Prüfung zugeordnet werden (je nach Anzahl der Behandlungsarme Behandlung A oder B oder C etc.). Um eine ungleiche Patientenanzahl pro Behandlungsarm zu vermeiden, wenn z. B. Patienten aus der Prüfung ausscheiden oder ein ganzes Prüfzentrum ausfällt oder geschlossen werden muss, empfiehlt sich eine Blockrandomisierung, wobei innerhalb eines Blocks die Anzahl der Patienten pro Behandlungsgruppe gleich ist. Beispiel: 3 Behandlungsgruppen, Blockrandomisierung zu 6 Patienten. Jeder Block enthält dann 2 Patienten der Gruppe A, 2 Patienten der Gruppe B und 2 Patienten der Gruppe C.

Die Randomisierungsliste wird lediglich der Abteilung, die die Prüfmedikation verpackt, zur Verfügung gestellt. Sie darf bei einer doppelblinden Prüfung von keiner an der Prüfung beteiligten Person (Abteilung Klinische Forschung, Monitore, Prüfer und Study Nurses) eingesehen werden. Aus diesem Grund müssen Vorkehrungen getroffen werden, um die Randomisierung bzw. den Prüfungscode vor Zugriff zu schützen. Die Liste wird aus diesem Grund in einem versiegelten Umschlag aufbewahrt und erst bei Auswertung der Prüfung wieder freigegeben. Dies gilt allerdings nur bei doppelblinden Prüfungen mit unterschiedlichen Medikationen; bei einfachblinden oder offenen, randomisierten Prüfungen sind die Vorkehrungen nicht erforderlich.

3.3.2.2 Interactive Voice Response System (IVRS)

Bei dieser Methode wird die Randomisierung über ein interaktives sprachliches System vorgenommen. Hat der Prüfer einen geeigneten Patienten für die Prüfung identifiziert, wird ihm über dieses System mitgeteilt, welcher Patientennummer (und damit welchem Behandlungsarm) der Patient zugeordnet werden soll. Die Anwendung eines solchen Systems muss gut beschrieben sein. Der Prüfer sollte auch eine entsprechende Schulung erhalten.

3.3.2.3 Interactive Web Response System (IWRS)

Hier erfolgt die Randomisierung ähnlich wie bei IVRS, nur über ein interaktives System im Internet.

3.3.3 Verfahren zur Entblindung

3.3.3.1 Notfallcode, Notfallkuverts

Im Notfall kann es erforderlich sein, die Zuordnung eines bestimmten Patienten zu kennen. Diese Situation ist gegeben, wenn bei Auftreten eines schwerwiegenden unerwünschten Ereignisses eine spezifische Behandlung (z. B. Antidot) durchgeführt werden muss, sodass die Kenntnis notwendig ist, welche Prüfmedikation (Verum oder Placebo bzw. Comparator-Substanz) der Patient erhalten hat. Eine weitere Notwendigkeit liegt bei SUSARs vor, die Meldepflichten des Sponsors an die Behörden und an die EK zur Folge haben. Auch in diesem Fall ist es wichtig, ob der Patient überhaupt eine wirkstoffhaltige Medikation oder nur Placebo verabreicht bekam. Aus dem Etikett der Prüfmedikation lässt sich die entsprechende Information nicht entnehmen. Es ist aber problematisch, für die spezifische Information des Prüfpräparats eines Patienten die Randomisierungsliste zu öffnen, da sie Informationen über die Zuordnung aller Prüfungsteilnehmer enthält und daher die Verblindung der gesamten Prüfung aufgehoben wäre. Daher müssen bei doppelblinden Prüfungen Vorkehrungen getroffen werden, die dem Prüfer im Notfall eine Entblindung bzgl. des Einzelpatienten ermöglichen, die Gesamtprüfung aber im verblindeten Zustand belassen und auch eine zufällige, ungewollte Entblindung vermeiden. Hier bietet der Notfallcode eine adäquate Lösung.

Der Notfallcode, auch Randomisierungscode oder Medikationscode genannt, enthält die Information über die Medikationszuordnung eines einzelnen Probanden bzw. Patienten. Dieser Code wird für jeden Prüfungsteilnehmer gesondert in einem Notfallkuvert aufbewahrt. Diese Decodierungskuverts (Decoding Envelopes) werden meist in mehrfacher Ausgabe pro Patient hergestellt, sodass mehrere Personen die Möglichkeit haben, im Notfall die tatsächliche Behandlungszuordnung eines Patienten zu erfahren. Ein Satz der Notfallkuverts wird selbstverständlich dem Prüfer zur Verfügung gestellt. Ein weiteres Set muss beim Sicherheitsbeauftragten des Sponsors bzw. in der Abteilung Pharmakovigilanz hinterlegt werden. Auch die Mitglieder des Data Safety Monitoring Board sollten die Notfallkuverts erhalten, um in der Lage zu sein, bei einer Häufung von SUSARs die notwendigen Entscheidungen über einen evtl. Abbruch der Prüfung treffen zu können.

Auf jeden Fall muss die notwendige Information schnell verfügbar sein. Erreicht ein ambulanter Patient im Notfall seinen Prüfer nicht, kann sich der ihn behandelnde Arzt direkt an den Sponsor wenden, um seine Behandlung zu erfragen.

Die versiegelten Notfallkuverts werden spätestens zusammen mit den Prüfmustern ausgegeben und während des Monitorings daraufhin überprüft, ob sie noch unversehrt sind und ob die erforderliche Öffnung eines Kuverts ordnungsgemäß dokumentiert wurde. Nach Beendigung der Prüfung werden alle Sätze der Notfallkuverts wieder eingesammelt und mit den Prüfungsunterlagen archiviert.

Bei geöffneten Umschlägen oder fehlenden Kuverts muss eine schriftliche Begründung vorliegen, die datiert und von der Person abzuzeichnen ist, die den Code geöffnet hat. Bei einem Audit oder einer Inspektion durch eine Behörde kann durch die ungeöffneten Kuverts nachgewiesen werden, dass die Prüfung tatsächlich unter verblindeten Bedingungen durchgeführt und nicht mithilfe der Notfallkuverts vorzeitig entblindet wurde. Daher muss aus der Prüfungsdokumentation im Trial Master File hervorgehen, wie viele Sätze Notfallkuverts produziert, an wen sie verteilt und wann sie wieder eingesammelt wurden. Auf keinen Fall dürfen die Notfallkuverts am Prüfungsende vom Prüfer aus „akademischem Interesse“ geöffnet werden, um den Code der von ihm behandelten Patienten zu erfahren, ein Fall, der v. a. in wenig prüfungserfahrenen Zentren ab und zu vorkommt. Sind in einem Zentrum korrekterweise oder versehentlich viele Notfallkuverts geöffnet worden, so besteht die Gefahr, dass die gesamte klinische Prüfung bei Einreichung zum Zulassungsverfahren nicht mehr als doppelblinde Prüfung anerkannt wird.

Das Verfahren mit Notfallkuverts wird allerdings kaum mehr praktiziert.

3.3.3.2 Entblindung mittels IVRS und IWRS

Wird im Rahmen einer klinischen Prüfung die Randomisierung über ein IVRS oder IWRS durchgeführt, so wird eine Notfallentblindung am Zentrum i. d. R. ebenfalls über dieses System vorgenommen. Es ist auch zu überlegen, ob unterschiedliche Zugangsniveaus eingesetzt werden, um z. B. die Entblindung eines Patienten nur über den Prüfer und seinen Stellvertreter und nicht durch Mitglieder der Prüfgruppe (entsprechend geschützt durch einen speziellen Zugang und ein Passwort) am Zentrum zuzulassen. Auch in einer IVRS- oder IWRS-randomisierten Prüfung sollte beim Sponsor ein Satz an Notfallkuverts vorliegen, die bei Systemausfall geöffnet werden können.

3.3.4 Vorgehen bei notwendiger Entblindung

Bei einem schwerwiegenden unerwünschten Ereignis (SAE) wird im Prüfzentrum nach Entscheidung des behandelnden Prüfers, also keinesfalls routinemäßig, das Notfallkuvert des betreffenden Patienten geöffnet bzw. die entsprechende Information über die Identität der Behandlung beim Sponsor angefragt (zentrale Entblindung). Eine Öffnung ist nur dann sinnvoll, wenn die einzuleitenden Gegenmaßnahmen des Prüfers von der tatsächlichen Behandlungszuordnung des Patienten abhängen. Hat diese Information keinen Einfluss auf das weitere Vorgehen des Prüfers, so sollte das Kuvert nicht geöffnet werden. Auf dem Kuvert oder im CRF muss die Möglichkeit einer Dokumentation vorgesehen sein, wobei folgende Informationen notwendig sind:

- Name der Person, die den Code des Patienten gebrochen hat
- Zeitpunkt der Entblindung
- Grund für die Entblindung

Liegt ein geöffnetes Notfallkuvert vor, ist es Aufgabe des Monitors, die Dokumentation auf dem Notfallkuvert zu überprüfen sowie zu kontrollieren, ob die Informationen zu dem entsprechenden SAE adäquat dokumentiert und gemeldet sind (Eintrag im CRF, Ausfüllen des SAE-Meldebogens, fristgerechte Weiterleitung des Meldebogens an den Sponsor innerhalb von 24 Stunden). Weiterhin müssen therapeutische Maßnahmen, ggf. Abbruch der Prüfung bei dem Patienten, vermerkt sein.

Unter Randomisierung versteht man die zufällige Zuordnung von Prüfungsteilnehmern zu Behandlungs- oder Kontrollgruppen. Gebräuchliche Verfahren zur Randomisation sind die Randomisierungsliste, IVRS sowie IWRS (Interactive Voice bzw. Web Response System). Eine Entblindung der Randomisierung bei Auftreten eines schwerwiegenden unerwünschten Ereignisses sollte nur dann vorgenommen werden, wenn die einzuleitenden Therapiemaßnahmen des Prüfers von der tatsächlichen Behandlungszuordnung des Patienten abhängen.

3.4 Etablierung von qualitätssichernden Verfahren

3.4.1 Risikobasiertes Qualitätsmanagement

Die revidierte Leitlinie für die Gute Klinische Praxis = Guideline for Good Clinical Practice E6(R2), die am 14. Juli 2017 in Kraft getreten ist, verpflichtet den Sponsor im Addendum 5.0 dazu, ein System zu implementieren, um die Qualität in allen Phasen der klinischen Prüfung zu managen. Dieses System sollte besonderes Augenmerk auf den Schutz der Prüfungsteilnehmer und die Zuverlässigkeit der Prüfungsergebnisse richten und risikobasiert sein [10]. Erforderlich sind hierfür:

- Konzeption von
  - effizienten Prüfplänen
  - Verfahren für die Datenerfassung und -verarbeitung
- Sammlung von Informationen, die für Entscheidungsfindungen essenziell sind
- Methoden zur Gewährleistung der klinischen Prüfungsqualität in angemessenem Verhältnis zu den Risiken und der Bedeutung der klinischen Prüfung
- Vermeidung von unnötiger Komplexität der klinischen Prüfung
- Vermeidung von unnötiger Datenerfassung

Im Einzelnen umfasst das risikobasierte Qualitätsmanagement folgende Schritte:

- Identifizierung von kritischen Prozessen und Daten
- Risikoidentifizierung
- Risikobewertung
- Risikokontrolle
- Risikokommunikation mit Mitarbeitern, die an Qualitätsmanagementaktivitäten beteiligt oder davon betroffen sind
- Risikoüberprüfung in regelmäßigen Abständen
- Risikoberichterstattung im klinischen Prüfungsbericht

Details zum risikobasierten Qualitätsmanagement sind in ▶ Kap. 2.3.2.2.1 ausführlich beschrieben.

3.4.2 Risikobasierter Monitoringplan

Die Guideline for Good Clinical Practice E6(R2) verlangt vom Sponsor auch bezüglich des Monitorings von klinischen Prüfungen ein risikoorientiertes Vorgehen anzuwenden (Addendum zu 5.18.3.). Hierzu ist ein Monitoringplan aufzustellen, der den Schutz der Prüfungsteilnehmer und die spezifischen Datenintegritätsrisiken der klinischen Prüfung berücksichtigt [11–13].

Der Monitoringplan sollte folgende Punkte beinhalten:

- Monitoringstrategie
- Begründung für die Verwendung bestimmter Monitoringmethoden
  - Vor-Ort-Monitoring
  - Zentrales Monitoring
  - Kombination von Vor-Ort-Monitoring und zentralem Monitoring
- Monitoringaufgaben aller beteiligten Parteien
- Überwachung kritischer Daten und Prozesse
- Hinweis auf geltende Praktiken und Verfahren während der klinischen Prüfung
- Hinweis auf Verfahren, die keine routinemäßige klinische Praxis sind und zusätzliche Schulungen erfordern

Eine ausführliche Erläuterung zum risikobasierten Monitoringplan findet sich ebenfalls in ▶ Kap. 2.3.2.2.1.

3.5 Personen und Institutionen, die die Prüfung durchführen und kontrollieren

3.5.1 Bestimmung des Monitors

Siehe ▶ Kap. 4.

3.5.2 Bestimmung einer CRO

Siehe ▶ Kap. 4 und ICH-GCP 5.2.

3.5.3 Selektion der Prüfer

Siehe ▶ Kap. 4.

3.6 Regulatorische Voraussetzungen vor Beginn einer klinischen Prüfung

Vor Beginn einer klinischen Prüfung müssen folgende regulatorische Voraussetzungen erfüllt werden:

- Abschluss einer Probandenversicherung (AMG § 40a Abs. 3)
- Beantragung der Genehmigung für die klinische Prüfungen gemäß Verordnung (EU) Nr. 536/2014 Kap. II
- Beantragung der zustimmenden Bewertung einer EK gemäß Verordnung (EU) Nr. 536/2014 Kap. II Art. 4 Satz 2

Erst wenn alle regulatorischen Voraussetzungen erfüllt sind, darf mit der klinischen Prüfung begonnen werden.

3.6.1 Probandenversicherung

Eine Versicherung für alle Prüfungsteilnehmer einer klinischen Prüfung (sowohl für Probanden als auch für Patienten) ist gesetzlich vorgeschrieben (AMG § 40a Satz 1 Nr. 3, [8]).

Für diese Versicherung gelten folgende Anforderungen:

- Die Versicherung muss bei einem Versicherer abgeschlossen werden, der zum Geschäftsbetrieb zugelassen ist
  - in einem Mitgliedstaat der EU
  - in einem Vertragsstaat des Abkommens über den Europäischen Wirtschaftsraum
- Der Umfang der Versicherung muss in einem angemessenen Verhältnis zu den mit der klinischen Prüfung verbundenen Risiken stehen
- Bei Tod oder dauernder Erwerbsunfähigkeit eines Prüfungsteilnehmers müssen mind. 500 000 Euro zur Verfügung stehen
- Soweit Entschädigung aus der Versicherung geleistet wird, erlischt ein Anspruch auf Schadensersatz
- Da die verschiedenen Versicherungsgesellschaften in ihren Versicherungsbedingungen unterschiedliche Regelungen haben, ist es wichtig, im Vorfeld der klinischen Prüfung mit dem Versicherer folgende Fragen abzuklären:
  - Welche Ereignisse müssen der Versicherungsgesellschaft gemeldet werden?
    Einige Versicherer legen nur Wert auf die Meldung von kausal durch die Prüfmedikation hervorgerufenen Ereignissen (schwerwiegende Arzneimittelwirkungen), machen jedoch z. T. eine Ausnahme beim Ereignis „Tod", das unabhängig vom Kausalzusammenhang gemeldet werden muss. Andere Versicherer erwarten umgehend eine Meldung aller schwerwiegenden unerwünschten Ereignisse – unabhängig vom Kausalzusammenhang.

- Innerhalb welcher Frist muss die Meldung erfolgen?
  Hier gibt es unterschiedliche Zeitangaben von 24, 48 oder 72 Stunden.
- Auf welchem Weg muss die Meldung erfolgen?
  Meldung per Fax, per E-Mail?
- Muss für die Meldung eine Entblindung des Randomisierungscodes erfolgt sein?
  Bei Prüfungen, in denen viele schwerwiegende Ereignisse beobachtet werden, die laut Versicherer alle entblindet werden müssen, kann der doppelblinde Charakter der Prüfung gefährdet sein.

Eine Versicherung ist nach AMG nicht erforderlich bei minimalinterventionellen klinischen Prüfungen, wenn:

- die Prüfpräparate (außer Placebo) zugelassenen sind
- die Anwendung gemäß den in der Zulassung festgelegten Angaben erfolgt
- die Verwendung der Prüfpräparate eine evidenzbasierte Anwendung darstellt, die durch veröffentlichte wissenschaftliche Erkenntnisse über Sicherheit und Wirksamkeit dieser Prüfpräparate untermauert ist
- die zusätzlichen diagnostischen Verfahren nur ein minimales zusätzliches Risiko bzw. eine minimale zusätzliche Belastung für die Prüfungsteilnehmer darstellen
- eine anderweitige Versicherung für Prüfer und Sponsor besteht (AMG § 40a Satz 3)

3.6.2 EudraCT-Datenbank

- Durch die Verordnung (EU) 536/2014 hat sich das Verfahren geändert:
  Seit dem 31. Januar 2023 müssen alle Erstanträge für klinische Studien in der Europäischen Union (EU)/im Europäischen Wirtschaftsraum (EWR) über das Informationssystem für klinische Studien (CTIS) eingereicht werden.
- Die Nutzung der EudraCT-Datenbank ist nun beschränkt auf:
  - die Durchführung von Änderungen an Anträgen auf klinische Prüfungen in der EU/im EWR, für die die Ersteinreichung vor dem 31. Januar 2023 erfolgte und die vor dem 31. Januar 2025 abgeschlossen werden sollen
  - das Hochladen von Drittlanddateien von Prüfungen, die ausschließlich außerhalb der EU/des EWR durchgeführt wurden und Teil eines pädiatrischen Prüfkonzepts (PIP) und/oder in den Anwendungsbereich von Art. 46 der Kinderarzneimittelverordnung (EG) Nr. 1901/2006 fallen (sog. Drittlanddateien)
  - die Aktualisierung des EudraCT-Prüfstatus durch die zuständigen nationalen Behörden für alle Prüfungen, die vor dem 31. Januar 2025 abgeschlossen werden sollen
  - die Einreichung von Ergebnissen von EudraCT-Studien durch Sponsoren (siehe unter EudraCT Öffentliche Website)

3.6.3 Genehmigung der klinischen Prüfung

3.6.3.1 Zuständigkeit der Bundesoberbehörden gemäß AMG

Die Zuständigkeit der Bundesoberbehörden in Deutschland ist in AMG § 77 geregelt:

- Das Paul-Ehrlich-Institut (PEI) ist zuständig für Sera, Impfstoffe, Blut-, Knochenmark- und Gewebezubereitungen, Gewebe, Allergene sowie für Arzneimittel für neuartige Therapien (ATMP).
- Das Bundesinstitut für Arzneimittel und Medizinprodukte (BfArM) ist für alle anderen Prüfpräparate zuständig.

3.6.3.2 Antragstellung gemäß Verordnung (EU) Nr. 536/2014

- Der Sponsor verfasst einen Antrag, der vom Sponsor selbst oder einem Vertreter des Sponsors zu unterzeichnen ist.
- Das Antragsdossier umfasst folgende Inhalte
  (eine detaillierte Anweisung, welche Inhalte im Antragsdossier enthalten sein müssen, findet sich in der Verordnung (EU) Nr. 536/2014 im Anhang I):
  - Anschreiben

    Bis auf wenige Ausnahmen dürfen im Anschreiben keine Angaben wiederholt warden, die bereits im EU-Antragsformular enthalten sind.
    (Details siehe Anhang I B Nr. 7)
  - EU-Antragsformular
  - Prüfplan

    An den Prüfplan gemäß Verordnung (EU) 536/2014 werden ähnliche Anforderungen wie nach ICH-GCP Kap. 6 gestellt, die in ▶ Kap. 3.2.3.3 ausführlich dargestellt werden.
    Auf eine Wiederholung der einzelnen Punkte wird an dieser Stelle verzichtet.
    Details zu den Anforderungen der Verordnung (EU) 536/2014 an den Prüfplan sind in der Verordnung im Anhang I Abschnitt D Nr. 14–24 aufgelistet.
  - Prüferinformation
  - Unterlagen zur Konformität des Prüfpräparats mit der guten Herstellungspraxis
  - Prüfpräparate-Dossier
  - Unterlagen zum Hilfspräparat
  - Wissenschaftliche Beratung und pädiatrisches Prüfkonzept
  - Etikettierung der Prüfpräparate
  - Verfahren zur Rekrutierung der Prüfungsteilnehmer

    Hier müssen Angaben für jeden betroffenen Mitgliedsstaat gemacht warden.

- Prüfungsteilnehmer-Information, Einwilligung nach Aufklärung und Verfahren zur Einholung der Einwilligung nach Aufklärung

  Auch hier werden Angaben für jeden betroffenen Mitgliedsstaat gefordert.
- Eignung des Prüfers

  Diese ist ebenfalls für jeden betroffenen Mitgliedsstaat separat zu beschreiben.
- Nachweis einer Versicherung oder sonstiger Deckung für Schadensersatz

  Für jeden betroffenen Mitgliedsstaat einzeln anzugeben.
- Finanzielle und sonstige Vereinbarungen

  Für jeden betroffenen Mitgliedsstaat ebenfalls gesondert anzugeben.
- Nachweis der Zahlung von Gebühren

  Angaben für jeden betroffenen Mitgliedsstaat
- Nachweis, dass die Daten in Einklang mit dem Datenschutzvorschriften der EU verarbeitet werden

3.6.3.3 Genehmigungsverfahren gemäß Verordnung (EU) Nr. 536/2014

3.6.3.3.1 Erstmalige Genehmigung

Procedere der Genehmigung

Die Genehmigung einer klinischen Prüfung nach der Verordnung (EU) Nr. 536/ 2014 Kap. II ist bezüglich Verfahren und Fristen detailliert im ▶ Kap. 2.5 dargestellt.

Korrekturmaßnahmen bezüglich der Genehmigung

Folgende Maßnahmen sind möglich:

- Rücknahme der Genehmigung, wenn bekannt wird, dass Voraussetzungen für die Genehmigung nicht vorlagen
  (AMG § 42 Abs. 2 Satz 1)
- Befristetes Ruhen der Genehmigung
  (AMG § 42 Abs. 2 Satz 2)
- Widerruf der Genehmigung, wenn Voraussetzungen für die Genehmigung nicht mehr vorliegen
  (AMG § 42 Abs. 3)

Ist die Genehmigung einer KP zurückgenommen, ruht sie befristet oder ist sie widerrufen, darf die KP nicht fortgesetzt werden.

3.6.3.3.2 Genehmigung von nachträglichen Änderungen (Amendments)

Nachträgliche substanzielle Änderungen – Amendments (im Unterschied zu den nicht genehmigungspflichtigen Administrative Changes) darf der Sponsor nur vornehmen, wenn diese Änderungen zuvor gemäß Verordnung (EU) Nr. 536/2014 Kap. III genehmigt wurden.

Zu den wesentlichen Änderungen zählen z. B.

- Änderung des Hauptprüfers an einer Prüfstelle
- Hinzufügen einer Prüfstelle
  (EU-Verordnung 536/2014 Kap. III Art. 15)
- Verlängerung der Haltbarkeit, falls im ursprünglich genehmigten IMPD kein Plan vorgelegt wurde, in dem beschrieben wird, nach welchen Kriterien die Haltbarkeit der Prüfpräparate in der laufenden Studie verlängert werden kann [14].

Bezüglich Verfahren und Fristen bei nachträglichen Änderungen wird auf ► Kap. 2.5 verwiesen.

3.6.4 Beteiligung der Ethik-Kommission

3.6.4.1 Beteiligung der Ethik-Kommission gemäß Verordnung (EU) Nr. 536/2014

- Für die Durchführung einer klinischen Prüfung ist neben der behördlichen Genehmigung eine zustimmende Bewertung durch eine EK erforderlich.
- Dieses Verfahren wird ebenfalls über das Portal CTIS eingeleitet.
- Solange ein positives Votum der EK nicht schriftlich vorliegt, darf die klinische Prüfung nicht begonnen werden.

3.6.4.2 Bewertung durch die Ethik-Kommission gemäß 4. AMG-Änderungsgesetz

3.6.4.2.1 Registrierung von EK

- Eine Bewertung eines Antrags auf Genehmigung einer klinischen Prüfung dürfen nur solche EK vornehmen, die registriert sind (AMG § 41a, beschrieben auch in ► Kap. 2.6.2)
- Daher müssen die EK beim BfArM einen Antrag auf Registrierung stellen.
- Dieser Antrag wird vom BfArM im Einvernehmen mit dem PEI genehmigt, wenn bestimmte Voraussetzungen erfüllt sind (AMG § 41a Abs. 3).

3.6.4.2.2 Verfahrensordnung, Geschäftsverteilungsplan für die EK

- In einer Verfahrensordnung, die vom Bundesministerium erstellt wird, werden bezüglich der Arbeitsweise der registrierten EK folgende Punkte festgelegt:
  - Fristen für die Stellungnahme der EK
  - Gebührensätze für die Stellungnahme
  - Kriterien für einen Geschäftsverteilungsplan

- Die registrierten EK (oder eine von ihnen benannte Stelle) verfassen einen gemeinsamen Geschäftsverteilungsplan.
- Der Geschäftsverteilungsplan ist jährlich zum 1. Januar zu aktualisieren.
- Der jeweils aktuelle Geschäftsverteilungsplan wird vom BfArM veröffentlicht (AMG § 41b Abs. 2).

3.6.4.2.3 Bundes-Ethik-Kommission

Gemäß 4. AMG-Änderungsgesetz kann das Bundesministerium, um die Bearbeitung der Verfahren sicherzustellen, eine Bundes-Ethik-Kommission einrichten:

- beim BfArM
- beim PEI

Der Bundestag hat jedoch am 4. Juli 2024 den Gesetzentwurf der Bundesregierung für ein Medizinforschungsgesetz (20/11561) in der vom Gesundheitsausschuss geänderten Fassung (20/12149) angenommen [15]. Es sind jetzt spezialisierte EK vorgesehen.

3.6.5 Anzeigepflichten

3.6.5.1 Anzeigepflichten vor Beginn der klinischen Prüfung

3.6.5.1.1 Anzeigepflicht des Sponsors

Anzeigepflichten gemäß Verordnung (EU) 536/2014

- Der Sponsor unterrichtet jeden betroffenen Mitgliedstaat über das EU-Portal vom Beginn der klinischen Prüfung in dem betreffenden Mitgliedstaat.
  Frist: Innerhalb von 15 Tagen ab dem Beginn der klinischen Prüfung in dem betreffenden Mitgliedstaat.
- Der Sponsor unterrichtet jeden betroffenen Mitgliedstaat über das EU-Portal von der ersten Visite des ersten Prüfungsteilnehmers in dem betreffenden Mitgliedstaat.
  Frist: Innerhalb von 15 Tagen ab der ersten Visite des ersten Prüfungsteilnehmers in dem betreffenden Mitgliedstaat.
- Der Sponsor unterrichtet jeden betroffenen Mitgliedstaat über das EU-Portal darüber, wann er die Rekrutierung von Prüfungsteilnehmern für eine klinische Prüfung in dem betreffenden Mitgliedstaat beendet.
  Frist: Innerhalb von 15 Tagen ab der Beendigung der Rekrutierung von Prüfungsteilnehmern.
  Wird erneut mit der Rekrutierung von Prüfungsteilnehmern begonnen, erfolgt nochmals eine Meldung.

Anzeigepflichten gemäß AMG

Der Sponsor hat vor Beginn die klinische Prüfung der zuständigen Landesbehörde unter Angabe von sämtlichen Prüfern anzuzeigen (AMG § 67 Abs. 1).

3.6.5.1.2 Anzeigepflicht des Prüfers

Der Prüfer hat vor Beginn die klinische Prüfung der zuständigen Landesbehörde anzuzeigen (AMG § 67 Abs. 1).

Der Prüfer kann die Durchführung der Anzeige an den Sponsor delegieren und muss dies entsprechend dokumentieren.

3.6.5.2 Anzeigepflichten nach Beendigung einer klinischen Prüfung

Diese werden im ► Kap. 5 beschrieben.

Zu den regulatorischen Voraussetzungen vor Beginn einer klinischen Prüfung zählen der Abschluss einer Probandenversicherung, die Genehmigung durch eine Behörde und das Votum einer Ethik-Kommission. Bei klinischen Prüfungen, die nach der Verordnung (EU) Nr. 536/2014durchgeführt werden, erfolgt sowohl der Genehmigungsprozess durch die Behörde als auch die Bewertung durch die EK über das EU-Portal CTIS. Die für die klinische Prüfung zuständige EK muss registriert sein und wird nach einem Geschäftsverteilungsplan bestimmt.

Nach deutschem Recht (AMG § 67) besteht eine Anzeigepflicht für klinische Prüfungen durch den Sponsor und Prüfer.
Gemäß Verordnung (EU) Nr. 536/2014 sind allerdings die Anzeige bei der Bundesbehörde durch den Sponsor sowie die Anzeige des Beginns und der Beendigung der Prüfung bei den Landesbehörden durch den Sponsor in Vertretung des Prüfers entfallen.

Kerndokumente

Verordnung (EU) Nr. 536/2014 des Europäischen Parlaments und des Rates vom 16. April 2014 über klinische Prüfungen mit Humanarzneimitteln und zur Aufhebung der Richtlinie 2001/20/EG, ABl. L 158/1;
https://eur-lex.europa.eu/legal-content/DE/TXT/PDF/?uri=CELEX:32014R0536

Regulation (EU) No 536/2014 of the European Parliament and of the Council of 16 April 2014 on clinical trials on medicinal products for human use, and repealing Directive 2001/20/EC;
https://eur-lex.europa.eu/legal-content/EN/TXT/?uri=celex%3A32014R0536l

Clinical trials - Regulation EU No 536/2014 European Commission Public Health;
https://health.ec.europa.eu/medicinal-products/clinical-trials/clinical-trials-regulation-eu-no-5362014_en

ICH Topic E6(R1) Guideline for Good Clinical Practice Note for Guidance on Good Clinical Practice (CPMP/ICH/135/95) July 2002; https://www.ema.europa.eu/en/documents/scientific-guideline/ich-e6-r1-guideline-good-clinical-practice_en.pdf

Leitlinie zur Guten Klinischen Praxis, Harmonisierte ICH-Leitlinie für die EU, Japan und die USA, E6(R2) Addendumtext; https://ichgcp.net/de

Guideline for good clinical practice E6(R2) Step 5, EMA/CHMP/ICH/135/1995 Committee for Human Medicinal Products, 1 December 2016; https://www.ema.europa.eu/en/documents/scientific-guideline/ich-guideline-good-clinical-practice-e6r2-step-5_en.pdf

ICH E6(R3) Guideline on good clinical practice (GCP) Step 2b Draft, EMA/CHMP/ICH/135/1995 Committee for Human Medicinal Products, 25 May 2023; https://www.ema.europa.eu/en/documents/scientific-guideline/draft-ich-e6-r3-guideline-good-clinical-practice-gcp-step-2b_en.pdf

ICH Reflection on GCP Renovation: Modernization of ICH E8 and Subsequent Renovation of ICH E6, 12 January 2017; http://www.ich.org/ichnews/newsroom/read/article/ich-reflection-on-gcp-renovation-modernization-of-ich-e8-and-subsequent-renovation-of-ich-e6.html

Viertes Gesetz zur Änderung arzneimittelrechtlicher und anderer Vorschriften. BGBl. Nr. 63 vom 23.12.2016; https://www.bgbl.de/xaver/bgbl/start.xav?start=%2F%2F*[%40attr_id%3D%27bgbl116s3048.pdf%27]#__bgbl__%2F%2F*%5B%40attr_id%3D%27bgbl116s3048.pdf%27%5D__1708205850403

Arzneimittelgesetz in der Fassung der Bekanntmachung vom 12. Dezember 2005 (BGBl. I S. 3394), das zuletzt durch Artikel 1 des Gesetzes vom 19. Juli 2023 (BGBl. 2023 I Nr. 197) geändert worden ist; https://www.gesetze-im-internet.de/amg_1976/BJNR024480976.html

Bundesdatenschutzgesetz vom 25. Mai 2018; https://www.gesetze-im-internet.de/bdsg_2018/

Verordnung (EG) Nr. 1901/2006 des Europäischen Parlaments und des Rates vom 12. Dezember 2006 über Kinderarzneimittel und zur Änderung der Verordnung (EWG) Nr. 1768/92, der Richtlinien 2001/20/EG und 2001/83/EG sowie der Verordnung (EG) Nr. 726/2004 (Text von Bedeutung für den EWR);
https://eur-lex.europa.eu/legal-content/DE/TXT/?uri=CELEX%3A32006R1901

EudraCT European clinical trials database; https://eudract.ema.europa.eu/results-web/

EudraCT public home page; https://eudract.ema.europa.eu/

Verordnung über die Anwendung der Guten Herstellungspraxis bei der Herstellung von Arzneimitteln und Wirkstoffen und über die Anwendung der Guten fachlichen Praxis bei der Herstellung von Produkten menschlicher Herkunft (AMWHV). Arzneimittel- und Wirkstoffherstellungsverordnung vom 3. November 2006 (BGBl. I S. 2523), die zuletzt durch Artikel 3a des Gesetzes vom 9. August 2019 (BGBl. I S. 1202) geändert worden ist;
https://www.gesetze-im-internet.de/amwhv/

Richtlinie 2001/83/EG des Europäischen Parlaments und des Rates vom 6. November 2001 zur Schaffung eines Gemeinschaftskodexes für Humanarzneimittel, ABl. L 311/67 28.11.2001;
https://eur-lex.europa.eu/legal-content/DE/TXT/PDF/?uri=CELEX:32001L0083

Literatur

[1] Dowlman N. Drug accountability in the electronic age. GCP J. 2007;2:12–15

[2] Suvarna V. Investigator initiated trials (IITs) Perspect Clin Res. 2012 Oct-Dec;3(4):119–121

[3] Meyer UA, Zanger UM. Molecular mechanism of genetic polymorphisms of drug metabolism. Ann Rev Pharmacol Toxicol. 1997;37:269–296

[4] Dejas-Eckertz P, Schäffner G. Beratung im Vorfeld klinischer Prüfungen durch die Bundesoberbehörde und Scientific Advice bei der EMEA. Bundesgesundheitsbl. 2005;48 (4):423–428

[5] 3. Bekanntmachung zur klinischen Prüfung von Arzneimitteln am Menschen. Gemeinsame Bekanntmachung des Bundesinstituts für Arzneimittel und Medizinprodukte und des Paul-Ehrlich-Instituts zum Antrag auf Genehmigung einer klinischen Prüfung bei der zuständigen Bundesoberbehörde nach § 40 Abs. 1 Satz 2 Arzneimittelgesetz (AMG) sowie § 7 der Rechtsverordnung nach § 42 Abs. 3 AMG (GCP-V), zur Anzeige nachträglicher Änderungen während der Durchführung klinischer Prüfungen nach § 10 sowie zur Anzeige der Beendigung einer klinischen Prüfung nach § 13 Abs. 8 und 9 dieser Rechtsverordnung vom 10. August 2006;
https://www2.bfarm.de/bekanntmachungen/3bk_kp.pdf

[6] Guidance for Industry – Computerized Systems Used in Clinical Investigations. Bethesda (MD): Food and Drug Administration; 2007

[7] Koyuncu A. Haftungs- und Versicherungsfragen in der Medizinischen Forschung: unter besonderer Berücksichtigung der Probandenversicherung und der Haftung von Ethikkommissionen. Produkt- und Umwelthaftpflicht international. Recht u. Versicherung. 2005;3:86–91

[8] Voit W. Anforderungen des AMG an die Ausgestaltung der Probandenversicherung bei der Durchführung klinischer Studien und ihre Konsequenzen für Sponsor, Prüfer und Ethik-Kommission. PharmR. 2005;8:345 ff.

[9] Altmann DG, Doré CJ. Randomisierung und Vergleich der Ausgangswerte in klinischen Studien. ZaeFQ. 2005;10:629–634

[10] Reflection paper on risk based quality management in clinical trials. EMA/269011/2013. 18 November 2013; https://www.ema.europa.eu/en/documents/scientific-guideline/reflection-paper-risk-based-quality-management-clinical-trials_en.pdf

[11] Risk proportionate approaches in clinical trials Recommendations of the expert group on clinical trials for the implementation of Regulation (EU) No 536/2014 on clinical trials on medicinal products for human use. 25 April 2017; https://health.ec.europa.eu/system/files/2017-08/2017_04_25_risk_proportionate_approaches_in_ct_0.pdf

[12] Guidance for Industry Oversight of Clinical Investigations — A Risk-Based Approach to Monitoring Food and Drug Administration (FDA), 2013;
https://www.fda.gov/downloads/Drugs/Guidances/UCM269919.pdf

[13] SCTO Platforms Guidelines for Risk-Based Monitoring Appendix 3. Februar 2022; https://doi.org/10.54920/SCTO.2022.01

[14] Unterlagen zur Qualität und Herstellung FAQ. Bundesinstitut für Arzneimittel und Medizinprodukte; https://www.bfarm.de/DE/Arzneimittel/_FAQ/Klinische-Pruefung/Pharmazeutische-Qualitaet/Unterlagen/faq-liste.html

[15] Deutscher Bundestag - Gesundheitsausschuss billigt Medizinforschungsgesetz. 03.07.2024; https://www.bundestag.de/presse/hib/kurzmeldungen-1011734

Der letzte Zugriff auf alle Links erfolgte am 16.08.2024.

4 Qualifikation der an einer klinischen Prüfung beteiligten Personen

Doris Greiling, Christoph Ortland

4.1 Qualifikation der Prüfärzte

Basierend auf der Verordnung (EU) Nr. 536/2014 und somit dem Arzneimittelgesetz (AMG) bzw. der Medical Device Regulation (MDR), dem Medizinprodukterecht-Durchführungsgesetz (MPDG) und der DIN EN ISO 14155 muss ein Prüfarzt ausreichend qualifiziert sein, um seine Rolle als solcher ausfüllen zu können. Spezielle Anforderungen in Prüfungen mit Arzneimitteln werden durch GCP, das AMG, die Bundesärztekammer (BÄK) und den Arbeitskreis Medizinischer Ethik-Kommissionen (AKEK) in der Bundesrepublik Deutschland e. V. vorgegeben. Sowohl die Qualifikation durch Aus- und Weiterbildung als auch das spezifische Training müssen durch entsprechende Dokumentation nachgewiesen werden.

Die Dokumentation der Eignung ärztlichen Studienpersonals wird zum einen durch den Sponsor oder die CRO, zum anderen durch die für den Studienantrag zuständige Ethik-Kommission beurteilt. Für Letztere ist es wichtig zu wissen, in welcher Funktion sich die Ärztin oder der Arzt an der Studie beteiligen. Hauptprüfer und Prüfer (Principal Investigator und Investigator) werden individuell durch die Ethik-Kommission auf ihre Eignung überprüft. Für die Eignung ärztlichen (und nicht ärztlichen) Personals ist allein der Prüfer resp. Hauptprüfer zuständig. Die Dokumentation muss somit immer im Prüfarztordner (Investigator Site File, ISF) aufbewahrt werden.

Es ist die in der GCP-Leitlinie niedergelegte Aufgabe und Pflicht des Sponsors, die Eignung der Prüfärzte sowie der Institutionen zu überprüfen. Dies erfolgt i. d. R. anhand derselben Dokumentation, die auch die Ethik-Kommissionen im Rahmen der Eignungsprüfung bewerten, und wird später durch den Qualifikationsbesuch bestätigt. Es ist wichtig zu wissen, dass die Anforderungen der Sponsoren oder CROs durchaus über die Vorgaben der BÄK hinausgehen können. Die Beurteilung der Qualifikation des Prüfarztes durch die zuständige Ethik-Kommission erfolgt i. d. R. auf der Grundlage folgender, mit dem Antrag auf Genehmigung, eingereichter Dokumente:

- Aus- und Weiterbildung und berufliche Erfahrung, besonders auch in klinischen Prüfungen, durch einen aktuellen Lebenslauf
- Bestätigung der Kenntnisse von GCP und nationalen und internationalen gesetzlichen Bestimmungen (AMG, Verordnung (EU) Nr. 536/2014)

Ausreichende Kenntnisse in GCP setzen eine Teilnahme an akkreditierten GCP-Prüferkursen voraus, deren Curricula von der BÄK vorgegeben werden und die mit einer Lernerfolgskontrolle erfolgreich abgeschlossen werden müssen. Ärzte, die Hauptprüfer oder Prüfer werden wollen, müssen zusätzlich zu einem GCP-Grundlagenkurs einen GCP-Aufbaukurs absolvieren. Die Kurse haben jeweils eine Länge von 8 Unterrichtseinheiten à 45 min und können daher gut in einem eintägigen Seminar umgesetzt werden. Die BÄK gibt vor, dass die Kursinhalte durch eine „ausgewogene Kombination geeigneter Unterrichtsmethoden" erfolgen soll. Ein sog. „Blended Learning", bestehend aus einem eLearning und einer physischen oder virtuell durchgeführten Präsenzveranstaltung, kann in Betracht gezogen werden.

Weiterhin muss darauf geachtet werden, dass im Falle von regulatorischen oder gesetzlichen und ethischen Änderungen die Teilnahme an einem GCP-Update-Kurs, ebenfalls nach einem von der BÄK vorgegebenen Curriculum, gefordert werden kann. Bislang wurde die Möglichkeit eines Curriculums für einen Update-Kurs nur für die Verordnung (EU) 536/2014 umgesetzt.

Wenn man mehr als 3 Jahre an keiner klinischen Prüfung teilgenommen hat, empfiehlt die BÄK in ihrem Curriculum die Teilnahme an einem GCP-Auffrischungskurs (Refresher). Es ist für Prüfärzte wichtig, sich bei den Studiensponsoren oder deren CROs zu erkundigen, ob eine regelmäßige Teilnahme an Refreshern (z. B. alle 2 Jahre) erwünscht ist oder ob den Empfehlungen der Bundesärztekammer gefolgt wird.

Das studienspezifische Training beinhaltet z. B. Training auf den Prüfplan, die Prüfarztbroschüre oder Fachinformation und operative Aspekte, wie die Laborprozesse. Die Dokumentation erfolgt im studien- und prüfstellenspezifischen Trainingslog oder z. B. beim Prüfplan durch die Unterschrift auf der Unterschriftenseite.

An Study Nurses delegierte (und als solche im sog. Delegation Log dokumentierte) Aufgaben, wie Probenentnahmen, Einträge im CRF, sollten durch die Qualifikation oder entsprechendes Training abgedeckt sein.

4.2 Qualifikation der Study Nurse

Für Study Nurses oder Studienassistenten gibt es keine offiziell anerkannte Ausbildung. Medizinisch tätiges Fachpersonal, wie Medizinische Fachangestellte oder Krankenschwestern, können sich durch angebotene Kurse weiterbilden oder Tätigkeiten im Job lernen. Weiterbildungsangebote sollten sich idealerweise nach dem von der Bundesärztekammer herausgegebenen „Fortbildungscurriculum für Medizinische Fachangestellte und Arzthelfer/innen „Studienassistenz in Prüfstellen" richten. Persönliche Grundvoraussetzungen einer Study Nurse sind die Fähigkeit, komplexe Abläufe effizient zu bewältigen, Organisationstalent unter z. T. großem Zeitdruck und kommunikative Fähigkeiten.

Gute GCP-Kenntnisse sind wie bei allen in klinischen Prüfungen tätigen Funktionen absolut notwendig. Da es aber an GCP-Kursen, die auf die Bedürfnisse der Study Nurses zugeschnitten sind, mangelt, werden die meisten an den Grundlagenkursen für Prüfärzte teilnehmen. Auch von Study Nurses sollten aktuelle Lebensläufe vorliegen und im Prüfarztordner abgelegt werden. Ebenso wird bei den Study Nurses studienspezifisches Training auf entsprechenden Trainings-Logs dokumentiert.

4.3 Qualifikation des Klinischen Monitors/CRA

Klinische Monitore (Clinical Research Associates, CRAs) werden häufig innerhalb von CROs oder anderen Institutionen in einem mehrwöchigen oder mehrmonatigen Ausbildungsprogramm ausgebildet, auch wenn der Beruf des Klinischen Monitors kein staatlich anerkannter Ausbildungsberuf ist. Voraussetzung für diesen Beruf ist ein naturwissenschaftliches und/oder medizinisches Verständnis, idealerweise erworben durch eine Ausbildung oder ein Studium in einem entsprechenden Bereich. CRAs sollten neben sehr guten Kenntnissen von GCP und den entsprechenden gesetzlichen und regulatorischen Vorgaben ein gutes Verständnis folgender Aspekte haben:

- Medizinische Grundlagen
- Grundlagen der Biometrie/Statistik und Datenmanagement
- Theorie und Praxis von Vorbereitung, Durchführung und Abschluss der klinischen Prüfung, im Allgemeinen und mit besonderem Fokus auf die Tätigkeiten und Verantwortungen des CRA
- Kommunikationstheorien und ausgereifte Kommunikationstechniken zur Interaktion mit Zentrumspersonal und den Ansprechpartnern bei Sponsor/CRO
- Gutes Englisch in Wort und Schrift
- IT-Anwendungen

4.4 Qualifikation des Projektmanagers

Projektmanager in der klinischen Entwicklung bringen i. d. R. einen Studienabschluss in Naturwissenschaften, wie z. B. Biologie oder Pharmazie, mit. Aber auch Personen mit einer entsprechenden Ausbildung und anschließender angemessener Berufserfahrung können in diesen Beruf einsteigen. Eine Weiterbildung zum Projektmanager, z. B. via PMP®-Zertifikat im Institut für Projektmanagement,[1] kann vorteilhaft sein. Umfassende Kenntnisse über alle Phasen des Forschungsprozesses, der gesetzlichen und regulatorischen Anforderungen inkl.

1 https://ifp-duesseldorf.de/

GCP und Führungsqualitäten sind für diese zentrale Position in der klinischen Prüfung ein Muss. Mittlerweile werden auch Weiterbildungen zum Klinischen Projektmanager/Studienmanager angeboten, die sich in Inhalt und Länge z. T. signifikant voneinander unterscheiden, aber es gibt keinen offiziell anerkannten Ausbildungsberuf. Die tägliche Arbeit verlangt einerseits eine Neigung zur Arbeit mit hoher Präzision und Gewissenhaftigkeit, andererseits muss der Überblick, auch von komplexen Aspekten, und die Fähigkeit zur vorausschauenden Arbeit erwartet werden. Aufgrund enger Zeitvorgaben muss ein Projektleiter in der Lage sein, auch unter Stress besonnene Entscheidungen zu treffen. Da viele Studien multinational aufgesetzt werden und die Teams international zusammengesetzt sind, gehören sehr gute Englischkenntnisse in Schrift und Wort und die Anwendung in interkultureller Kommunikation zu den wichtigen Voraussetzungen. Die Bereitschaft zur ständigen Weiterbildung in dem sich ständig entwickelnden Umfeld der klinischen Forschung hat absolute Priorität.

4.5 Qualifikation von weiterem Sponsor-/ CRO-Personal

Die verschiedenen Funktionen, die bei Sponsor und/oder CRO arbeiten, müssen zusätzlich zu ihrer beruflichen Ausbildung solide Kenntnisse in GCP und geltenden Regularien und Gesetzen haben. Ständige Weiterbildung über State of the Art in aktuellen Vorgaben und operationeller Durchführung von klinischen Prüfungen sollte Pflicht sein. Das Training sollte in Trainingsnachweisen und als Teil des Lebenslaufes dokumentiert werden.

Alle an einer klinischen Prüfung beteiligten Personen müssen für die ihnen zugeteilte Aufgabe ausreichend qualifiziert sein. Diese Qualifikation kann durch die Ausbildung, aber auch entsprechendes Training erfolgen, muss aber immer dokumentiert werden.

Kerndokumente

Verordnung (EU) Nr. 536/2014 des Europäischen Parlaments und des Rates vom 16. April 2014 über klinische Prüfungen mit Humanarzneimitteln und zur Aufhebung der Richtlinie 2001/20/EG, Amtsblatt der Europäischen Union L 158/1; https://eur-lex.europa.eu/legal-content/DE/TXT/PDF/?uri=CELEX:32014R0536

Arzneimittelgesetz in der Fassung der Bekanntmachung vom 12. Dezember 2005 (BGBl. I S. 3394), das zuletzt durch Artikel 1 des Gesetzes vom 19. Juli 2023 (BGBl. I Nr. 197) geändert worden ist; https://www.gesetze-im-internet.de/amg_1976/BJNR024480976.html

Medical Device Regulation, MDR. Regulation (EU) 2017/745 of the European Parliament and of the Council of 5 April 2017 on medical devices, amending Directive 2001/83/EC, Regulation (EC) No 178/2002 and Regulation (EC) No 1223/2009 and repealing Council Directives 90/385/EEC and 93/42/EEC; https://eur-lex.europa.eu/legal-content/DE/TXT/?uri=CELEX%3A32017R0745

Gesetz zur Durchführung unionsrechtlicher Vorschriften betreffend Medizinprodukte (Medizinprodukterecht-Durchführungsgesetz - MPDG). Medizinprodukterecht-Durchführungsgesetz vom 28. April 2020 (BGBl. I S. 960), das zuletzt durch Artikel 3f des Gesetzes vom 28. Juni 2022 (BGBl. I S. 938) geändert worden ist;
https://www.gesetze-im-internet.de/mpdg/BJNR096010020.html

DIN EN ISO 14155-1:2009-11, Klinische Prüfung von Medizinprodukten an Menschen - Teil 1: Allgemeine Anforderungen (ISO 14155-1:2003); Deutsche Fassung EN ISO 14155-1:2009;
https://www.beuth.de/de/norm/din-en-iso-14155-1/121053197

Der letzte Zugriff auf alle Links erfolgte am 15.07.2024.

5 Management klinischer Prüfungen mit Arzneimitteln

Doris Greiling, Christoph Ortland

5.1 Generelle Aspekte

Für die Zulassung von Arzneimitteln verlangen die Behörden eine Anzahl von klinischen Prüfungen, in denen ein statistisch signifikanter und klinisch relevanter Effekt mit akzeptabler Sicherheit des neuen Arzneimittels gezeigt bzw. bestätigt wird. Um die Anzahl der Studienteilnehmer zu finden, die für diese Studie notwendig ist, sind oft multinationale Studien notwendig. Aber auch Zulassungsanforderungen können eine Testung des neuen Medikamentes in bestimmten Regionen oder Ländern notwendig machen.

Multinationale Prüfungen werden in der EU nach der neuen Verordnung (EU) Nr. 536/2014 durchgeführt, wobei das Online-Portal CTIS für die Einreichung der Dokumente an die zuständigen Behörden genutzt wird. Wenn andere Staaten beteiligt sind, wie die USA (FDA), werden der Genehmigungsprozess und die Durchführung komplexer, da andere Vorgaben gelten. Daher müssen bei dem Aufsetzen und der Durchführung von Klinischen Prüfungen die Guideline-spezifischen Anforderungen sowie speziellen Anforderungen in den einzelnen Ländern und Regionen in Betracht gezogen werden und deren Einhaltung immer wieder überprüft werden.

5.2 Projektmanagement

In einer klinischen Prüfung, v. a. wenn es sich um eine multizentrische oder sogar eine multinationale klinische Prüfung handelt, müssen viele Funktionen und Aktionen unter Berücksichtigung der Einhaltung von Zeitvorgaben, Budget und Qualitätsanforderungen durch den Projektmanager koordiniert und gemanagt werden. In vielen Situationen sollte der Manager aber eher ein Leiter als ein reiner Prozesskoordinator sein und Aspekte auch inhaltlich beurteilen, um das Team dann anzuleiten.

Der Projektmanager muss gute Kenntnisse über die gesetzlichen und regulatorischen Anforderungen und Vorgaben, den generellen Ablauf einer klinischen Prüfung und die inhaltlichen Aufgaben der einzelnen Funktionen haben, um sicherstellen zu können, dass einerseits die Prüfung gut und vor allem realistisch geplant wird, aber andererseits auch im Falle von Abweichungen vom Geplanten und anderen Problemen Lösungsvorschläge erarbeitet und Entscheidungen herbeigeführt werden. Dabei arbeitet der Projektmanager nie isoliert, sondern immer als Teil eines interdisziplinären Teams, das er koordiniert und anleitet, und er ist auch der zentrale Ansprechpartner für alle an der Prüfung involvierten Parteien. Folgende Funktionen/Disziplinen sind u. a. an einer klinischen Prüfung beteiligt:

- Medical Writing, zuständig für das Erstellen des Prüfplans und des Abschlussberichts
- Statistiker/Biometriker, zuständig für die Fallzahlberechnung, die Erstellung der statistischen Hypothese und die statistische Auswertung
- Pharmazeuten, zuständig für die Prüfmusterherstellung, Verpackung, Etikettierung, Freigabe und Distribution
- Anwälte für die Vertragserstellung
- Regulatorische Abteilung für die Einreichung der klinischen Prüfung zur Genehmigung
- Klinische Monitore zur Überprüfung der Arbeit an den Prüfzentren und deren Unterstützung in der Umsetzung des Prüfplans
- Unabhängige Qualitätssicherung, zuständig für Audits

Um die Arbeit so weit wie möglich zu standardisieren, sollten für alle Prozesse sog. Standard Operating Procedures (SOPs) und wenn notwendig detailliertere Arbeitsanleitungen existieren, die besonders die kritischen Schnittstellen beschreiben, sodass jedem seine Verantwortlichkeiten und die abzuarbeitenden Prozesse bewusst sind. Diese Dokumente können dann zum Training des Personals benutzt werden.

Je nach Sponsor und dessen Fähigkeiten bzw. Kapazitäten können einige oder alle diese Aufgaben an Dienstleister, sog. Contract Research Organisations (CROs) delegiert werden. In diesem Falle muss der Projektmanager beim Sponsor die Dienstleister im Zuge der Sponsor Oversight beaufsichtigen und kontrollieren, um die Qualität bei der Umsetzung der Aufgaben zu gewährleisten (s. a. ► Kap. 5.4). Diese Qualitätskontrolle fängt schon bei der Auswahl und Qualifizierung der Dienstleister an, die risikobasiert erfolgen sollte (s. a. ► Kap. 5.3). Eine genaue vertragliche Festlegung der Verantwortlichkeiten gehört zu einem weiteren Schritt des Qualitätsmanagements. Durch Einbindung der Dienstleister in das Team und damit Etablierung einer engen Kommunikation, z. B. basierend auf Status-Updates in regelmäßigen Besprechungen, wird die Sponsor Oversight ebenfalls ausgeübt. All dies sollte selbstverständlich dokumentiert und im Trial Master File (TMF) abgelegt werden.

Je größer die Studie ist, umso größer wird das Team, das der Projektmanager anleiten muss, und umso mehr Aspekte müssen im Auge behalten werden. Dazu werden auf der einen Seite Übersichten entweder in Exceltabellen oder in Datenbanken, z. B. dem sog. Clinical Trial Management System (CTMS), erstellt, um den Fortschritt der Prüfung zu monitorieren, aber auch regelmäßige Besprechungen abgehalten, um sich gegenseitig über den Status und mögliche Probleme zu informieren und entsprechende Lösungen zu erarbeiten. Zusammen mit dem Team muss der Projektmanager die Risiken, deren Status und die geplanten Aktivitäten zur Risiko-Abschwächung regelmäßig überprüfen, bewerten und aktualisieren. Der Projektmanager ist derjenige, der Prioritäten mit dem Team abstimmen und immer abwägen muss, ob Kosten oder eher Zeitvorgaben die Entscheidungen für entsprechende Aktionen beeinflussen. Dazu ist auch eine engmaschige Absprache mit den Stakeholdern der klinischen Prüfung, z. B. beim Sponsor, notwendig.

Eine gute und effiziente Kommunikation ist in dieser komplexen Teamarbeit extrem wichtig, und es ist ratsam, sich im Vorfeld, z. B. in einem Kick-off Meeting, über Kommunikationswege zu einigen und diese Vereinbarungen in einem Kommunikationsplan niederzulegen.

Generell muss der Projektmanager einen Überblick über alle Tätigkeiten haben und wenn notwendig, sich involvieren.

In der **Vorbereitungsphase** sind das im Speziellen:

- Initiierung des Risikomanagements, das die Grundlage für die Erarbeitung der risikobasierten Qualitätsmanagement-Aspekte darstellt
- Planung des Personalbedarfs und eventuell Identifizierung von Bedarf der Einbindung von Dienstleistern
- Selektion und risikobasierte Qualifizierung von Dienstleistern mit abschließender Vertragserstellung mit klarerer Darstellung der Aufgaben und Verantwortlichkeiten der im Vertrag genannten Parteien. Der Vertrag sollte auch die Periode der Archivierung adressieren.
- Planung von Zeitvorgaben und Budget unter Absprache mit dem Team und den Dienstleistern
- Ermittlung eines adäquaten Prüferhonorars, dass den Aufwand bezahlt und damit die Zentren zur guten Arbeit motiviert, aber gleichzeitig nicht zu hoch ist und damit als einziger Motivator dient
- Festlegung des Betrages der Patienten-Aufwandsentschädigung (Phase II-IV-Prüfungen) oder der Prüfungsteilnehmer-Bezahlung in Phase I-Prüfungen.
- Aufsetzen des Sponsor Trial Master File (Sponsor-TMF) zur Aufbewahrung aller essenziellen Dokumente, die zur Rekonstruktion für den Verlauf der Prüfung notwendig sind:
  Heutzutage wird als Inhaltsverzeichnis meist das Referenzmodel des Clinical Data Interchange Standards Consortium (CDISC) benutzt. Dieses Referenzmodel wurde von der Drug Information Association (DIA) in Zusammenarbeit mit Sponsoren, Behörden und Academia entwickelt und weltweit etabliert, um einen Standard für die Ablage der essenziellen Dokumente sowohl in Arzneimittelstudien als auch in Studien mit Medizinprodukten zu schaf-

fen und wurde vor einiger Zeit an CDISC übertragen. Es ist sowohl für Papier-TMF als auch eTMF geeignet und wird fortlaufend aktualisiert. Im Referenzmodel ist auch das Inhaltverzeichnis für den Prüfarztordner (Investigator TMF) enthalten.

- Erstellung von studienspezifischen Trainings-Plänen für die in der Prüfung involvierten Funktionen und Sicherstellung des Trainings
- Aufsetzen von Kick-off Meetings mit dem Team und den Dienstleistern, um alle Personen auf die Studie einzustimmen, Vorgaben und Erwartungen zu besprechen und festzulegen:
  Dem oder den Kick-off Meeting(s) sollte genügend Zeit für Vorbereitung, Durchführung und Nachbereitung eingeräumt werden, damit alle Teammitglieder das gleiche Verständnis über den jeweiligen Arbeitsauftrag, Vereinbarungen für operative Umsetzungen und Zeitvorgaben und Budget haben.
- Aufsetzen von regelmäßigen Besprechungen mit dem Team, inkl. Dienstleister:
  Die Frequenz sollte der Komplexität und der Dauer der Prüfung und der jeweiligen Phase angepasst sein. In der Start-up Phase und Abschlussphase wird man sich häufiger zur Abstimmung treffen müssen als während der Durchführungsphase.
- Erstellung des Prüfplans, auch unter Berücksichtigung der aktuellen nationalen und internationalen Vorgaben und der identifizierten Risiken:
  Die entsprechenden Experten, wie Biometriker und Mediziner, aber eventuell auch klinische Monitore und Patienten, sollten in die Erstellung einbezogen werden, um sicherzustellen, dass sich der Prüfplan sowohl am Prüfzentrum als auch vom Patienten gut umsetzen lässt. In Zukunft wird es die ICH M11-Leitlinie geben, mit der ein Template für den Prüfplan und technische Spezifikationen eingeführt werden, um sicherzustellen, dass Prüfpläne in konsistenter Weise erstellt werden. So soll außerdem ein harmonisierter Datenaustausch mit den Aufsichtsbehörden erfolgen können.
- Erstellung von Patientendokumenten, wie Einwilligungserklärung, Tagebücher, Fragebögen und Anzeigentexte, falls zutreffend in den Landessprachen:
  In multinationalen Studien sollte jeweils ein englischer Master-Text entwickelt werden, der als Vorlage für die nationalen Dokumente gilt. Bei Dokumenten wie Einwilligungserklärungen sollten die nationalen Vorgaben berücksichtigt werden, z. B. Vorgaben der Ethik-Kommissionen bzgl. Inhalts und Textpassagen, aber auch Vorgaben bzgl. Notwendigkeit einer Einwilligungserklärung für die Partnerin eines Studienteilnehmers im Falle einer Schwangerschaft. In Deutschland gibt es ein vom Arbeitskreis Medizinischer Ethik-Kommissionen in der Bundesrepublik Deutschland e. V. (AKEK) empfohlene Software zur standardisierten Erstellung von verständlichen, ethisch-rechtlich korrekten Unterlagen, das sog. Electronic Tool for Informed Consent documents (eTIC). eTIC steht allen Interessierten unter https://

etic.med.tum.de zur Verfügung. Fragebögen in anderen Sprachen benötigen eine Lizenz und, wenn nicht vorhanden, eine validierte Übersetzung, was in den Zeitvorgaben und im Budget berücksichtigt werden muss.

- Auswahl der Länder (falls zutreffend) und der Hauptprüfer/Prüfzentren aufgrund der Ergebnisse einer Machbarkeitsstudie:
  In der Machbarkeitsstudie sollte den Hauptprüfern so viel Information wie zu dem frühen Zeitpunkt möglich, z. B. in Form einer Synopse und der Prüfarztbroschüre/Fachinformation zur Verfügung gestellt werden, sodass diese eine auf Fakten beruhende Entscheidung treffen können, ob diese Prüfung in ihrem Land und ihrem Zentrum durchführbar ist und ob sie an dieser teilnehmen wollen. Die Machbarkeitsstudie wird meist anhand eines Fragebogens durchgeführt, in dem entscheidungsbeeinflussende Aspekte abgefragt werden.
- Erstellen und Verhandlung der Verträge mit Prüfärzten und Kliniken, inkl. des Prüfer-Honorars und einer Beschreibung der klaren Aufgabenverteilung.
  Um den Vertragsabschluss zu vereinfachen und beschleunigen, haben verschiedene in der klinischen Forschung tätige Verbände und Organisationen Orientierungshilfe in Form von Mustervertragsklauseln erstellt, die zu dem Zeitpunkt der Erstellung dieses Buches gerade finalisiert werden.
- Aufsetzen eines Treffens mit dem Personal der Prüfstellen, falls zutreffend:
  Dieses Treffen kann virtuell oder auch vor Ort erfolgen. Wenn viele Ländern und/oder Regionen beteiligt sind, können auch mehrere Treffen durchgeführt werden, um Reisezeit zu reduzieren, die verschiedenen Zeitzonen zu berücksichtigen oder um die Gruppengröße so zu gestalten, dass die Erarbeitung von Themen möglich ist. Da dieses Treffen eine gute Gelegenheit zum Training auf den Prüfplan und die verschiedenen operativen Aspekte ist, ist es wichtig, zu überlegen, wer idealerweise an dem Treffen teilnimmt, z. B. nur Prüfärzte oder auch Study Nurses. Ein wichtiger Aspekt des Treffens ist aber auch die Teambildung und der Aufbau einer Motivation für die Durchführung der Prüfung.
- Erstellung des Monitoring Plans basierend auf der Risikobewertung:
  Der Monitoring Plan beschreibt die Strategie des Klinischen Monitorings, also die Zusammensetzung aus Vor-Ort-Besuchen, Remote-Monitoring und ggf. zentralem Monitoring, der Beschreibung der zu überprüfenden Parameter und des Ausmaßes eine Quelldatenabgleiches. Die operative Umsetzung dieser Strategie wird in einem Monitoring Manual oder den Monitoring Guidelines beschrieben. Wenn erwünscht, kann beides aber auch in einem Dokument abgehandelt werden.
- Erstellung von operativen Plänen, wie Kommunikationsplan, Monitoring Manual, Handbücher für die Zentren etc.:
  Auch dies sollte risikobasiert betrachtet werden. Je komplexer eine Prüfung und je größer die Teams sind, desto größer ist der Bedarf an der Erstellung von Dokumenten, in denen Vorgaben für die operative Umsetzung einer Stu-

die gemacht werden. Bei größeren Prüfungen mit entsprechend großen Teams sollte überlegt werden, ob ein sog. Integrated Quality and Risk Management Plan (IQRMP) aufgesetzt wird. Dieser Plan entstammt einem Konzept von TransCelerate und wird als zentrales Dokument angelegt, in dem studienspezifische Aktionen und Prozesse beschrieben werden, die zur Minimierung spezifischer Risiken implementiert wurden. Dabei werden die anderen Dokumente, wie Risiko-Tabelle oder RACT, Monitoring Plan und andere, lediglich referenziert, um redundante Dokumentation zu vermeiden. Da der oben beschriebene Aufwand allerdings hoch ist, können die Ressourcen in kleinen, einfachen Studien ohne große Risiken u. U. besser eingesetzt werden und eine schlankere Dokumentation gewählt werden.

- Sicherstellung, dass Anforderungen der beteiligten Länder an Einreichungsunterlagen zur Genehmigung der Prüfung und Prozesse, wie z. B. Import und Export, falls notwendig, bekannt und das Team darüber informiert bzw. darauf trainiert ist
- Organisation bzw. Erstellung und Einsammeln der für die Einreichung notwendigen Dokumente, inkl. Probandenversicherung
- Organisation der Prüfpräparate- und Studienmaterialien-Bereitstellung, und Vorbereitung von Im- und Export, falls zutreffend:
  Die Etiketten der Prüfpräparate müssen den nationalen Vorgaben entsprechen und müssen entsprechend überprüft werden. Es sollte beachtet werden, dass die Prüfpräparate-Herstellung und Vorbereitung, wie Verpackung, Etikettierung und Freigabe, eine lange Vorlaufszeit von mehreren Monaten haben und dass dieser Zeitbedarf in den Zeitvorgaben berücksichtigt werden muss.
- Organisation von Labor und anderen Testverfahren, inkl. Im- und Export von Proben
- Aktivitäten des Datenmanagements inkl. Erstellung des Datenmanagement-Plans, des (e)CRF inkl. Edit-Checks und „User Acceptance Test" (UAT). In den UAT sollten Anwender wie CRA und Projektmanager involviert sein.
- Aufsetzen eines Randomisierungssystems, evtl. als Teil des CRF oder als Teil eines Interactive x Randomisation System (IxRS) bzw. Interactive Response System (IRT) bzw. Randomsation and Trial Supply System (RTSM):
  IxRS/IRT oder auch RTSM sind dann von Nutzen, wenn es komplexe Randomisierungen oder Stratifizierungen gibt, die Prüfprärate ein kurzes Haltbarkeitsdatum haben und/oder z. B. eine begrenzte Menge der Prüfpräparate vorliegen. Im Falle des kurzen Haltbarkeitsdatums kann die Ware zentral re-labeled werden und der Prozess muss nicht am Zentrum durchgeführt werden. Bei Prüfpräparaten in begrenzter Menge kann durch den computergesteuerten Versand der geplante Überschuss reduziert werden, da die Menge an den Zentren wesentlich genauer anhand der tatsächlichen Rekrutierung angepasst werden kann.

- Etablierung des zentralen Monitorings, falls zutreffend (siehe Monitoring Plan)
- Sicherstellung der zeitgerechten Umsetzung der Aktivitäten der Biometrie inkl. Erstellung des Statistical Analysis Plans (SAP).
- Organisation von Datenüberwachungsgremien, wie z. B. Data (Safety) Monitoring Board (D(S)MB) inkl. Selektion der D(S)MB-Mitglieder, Abschließen von Verträgen und Erstellung der D(S)MB Charter. Diese Charter sollte zusammen mit dem Prüfplan zur Genehmigung der Studie eingereicht werden.
- Aktivitäten der Arzneimittelsicherheit inkl. Erstellung des Safety Management Plans (SMP) mit Beschreibung der Meldewege für SAEs, SUSARs und Schwangerschaften
- Etablieren des Medical Monitoring, d. h. Überprüfung der eingeschlossenen Studienteilnehmer auf Ein- und Ausschlusskriterien, Review von medizinischen Datenlistings auf Trends und Auffälligkeiten, ggf. Unterstützung der Zentren bei Fragen zur Eignung von Studienteilnehmern
- Sicherstellung der Verfügbarkeit aller für den Studienstart erforderlichen Materialen, wie Investigator TMFs, Patientendokumente und Prüfpräparate an den Zentren.
- Qualitätssicherung wie Dokumenten-Review im Vier-Augen-Prinzip und Erstellung eines Audit-Plans, basierend auf dem Risikomanagement.

Während der **Durchführungsphase** sind das:

- Kontinuierliche Kommunikation mit den Teammitgliedern, um den Status zu erfahren und gegen die geplanten Zeitvorgaben, das Budget und die geplanten Ressourcen zu überprüfen:
  bei Abweichungen Erarbeitung von Lösungsvorschlägen und korrigierenden Schritten
- Kontinuierlicher Review der Risiken, um zu beurteilen, ob die bisherige Risikobeurteilung noch gültig ist, die getroffenen Maßnahmen adäquat waren, bisher angenommene Risiken nicht mehr zutreffen oder neue Risiken hinzugekommen sind
- Tracking der Rekrutierung und kontinuierliche Bewertung der Zahlen pro Zentrum und Land gegen die geplanten Zahlen:
  Liegt die Rekrutierung hinter der Planung zurück, müssen Maßnahmen, wie Unterstützung der Rekrutierung mit Werbung, z. B. in Social Media, U-Bahn, auf Webseiten, eingeleitet werden. Die zu verwendeten Texte müssen vorher von den zuständigen Ethik-Kommissionen genehmigt werden. Es kann auch überlegt werden, ob zusätzliche Zentren eröffnet werden sollen. Hierbei muss beachtet werden, dass unter der Clinical Trials Regulation (CTR) die Genehmigung von Amendments mehr Zeit als bisher in Anspruch nimmt, sodass diese Maßnahme idealerweise am Anfang der Studie bei der Initialeinreichung vorbereitet wird, indem zusätzliche Zentren mit eingereicht, aber nicht initiiert werden. Dies erscheint bei klinischen Prüfungen in Indi-

kationen sinnvoll, bei den von vornhinein klar ist, dass der Einschluss von ausreichend Studienteilnehmern schwierig wird. Es muss auch immer überprüft werden, ob Grenzwerte, z. B. die Zahl von Patienten pro Zentrum, nicht überschritten werden, falls dies zu einem statistischen Ungleichgewicht in der Auswertung führen würde. Zum Ende der Rekrutierung muss auch darauf geachtet werden, dass die geplante Patientenzahl nicht signifikant überschritten wird. Dies könnte ansonsten einerseits ein ethisches Problem verursachen, andersseits aber auch eine zusätzliche statistische Analyse notwendig machen, da die höhere Fallzahl zu einer anderen statistischen Power führen könnte.

- Review von Monitoring-Reports und damit Überprüfung der Qualität der Arbeit an den Zentren und der Qualität des klinischen Monitorings
- Sicherstellung, dass die Ergebnisse des zentralen Monitorings, falls vorhanden, adäquat in Aktionen umgesetzt werden, z. B. durch Triggern von zusätzlichen On-site Monitorings oder spezifischen Aktivitäten am Zentrum durch den CRA
- regelmäßige Pflege und Überprüfung des Sponsor TMFs
- Bei notwendigen wesentlichen Änderungen, wie z. B. signifikanten Änderungen im Prüfplan oder der Einverständniserklärung, z. B. aufgrund neuer Sicherheitserkenntnisse, muss der Projektmanager sicherstellen, dass alle betroffenen Dokumente aktualisiert werden und eine entsprechende Einreichung über CTIS erfolgt. Außerdem muss sichergestellt werden, dass die Änderungen nicht umgesetzt werden, bevor die Behördengenehmigung bzw. eine positive Bewertung durch die Ethik-Kommission(en) vorliegen. Idealerweise wird das Studienteam, insbesondere die CRAs, auf die Änderungen trainiert, sodass die CRAs ihrerseits die Zentren detailliert anweisen und trainieren können.
- Bewertung vom Protokollabweichungen und den erstellten CAPA-Plänen in Zusammenarbeit mit dem Team, im Speziellen mit CRA, Mediziner und Biometriker
- Sicherstellung, dass alle Studienmaterialien inkl. der Prüfpräparate in ausreichendem Maße zur Verfügung stehen:
  Sollten Abweichungen bei der Lagerung der Prüfpräparate von den Vorgaben erfolgen, muss dafür gesorgt werden, dass diese bis zur Klärung der Auswirkung dieser Abweichungen in Quarantäne gebracht werden.
- Sicherstellen, dass bei Notwendigkeit einer Verlängerung der Haltbarkeitsdaten der Prüfpräparate die Ware neu gelabelt wird:
  Dies kann zentral im Depot des Herstellers/Lohnherstellers oder am Zentrum erfolgen. Dabei muss darauf geachtet werden, dass GMP und die nationalen Vorgaben bei der Umsetzung des Re-Labelling eingehalten werden.
- Sicherstellung der kontinuierlichen Datenreinigung und Überprüfung der gestellten Nachfragen (Queries):
  Es sollte vermieden werden, dass „unsinnige" Queries erstellt werden, die die

Prüfzentren zusätzlich belasten, aber auch überprüft werden, ob es auf einigen CRF-Seiten Ansammlungen von Queries gibt. Dies könnte auf z. B. eine Schwachstelle im Prüfplan oder eine Unklarheit oder sogar Fehler im CRF hinweisen.

- Sicherstellung des Reviews der medizinischen Listings durch den Medical Monitor, falls erwünscht mit Trendanalyse, medizinische Unterstützung der Zentren bei der Auswahl der Patienten und Unterstützung des Studienteams bei Beurteilung von medizinischen Daten und Auffälligkeiten
- Sicherstellung von Co-Monitorings als Qualitätskontrolle, falls als erforderlich angesehen
- Sicherstellung von Audit (Prüfzentren und/oder intern) wie im Auditplan vorgesehen bzw. im Falle von „For-cause" Audit als Ad-hoc-Aktivität
- Reporting an die Stakeholder

Während der **Abschlussphase** der Prüfung:

- Sicherstellung der Datenbereinigung, inkl. Abgleich verschiedener Datenbanken, falls zutreffend, bis zum geplanten Datenbankschluss
- Organisation des Datenbankschlusses und der Auswertung
- Sicherstellen der Verfügbarkeit aller Dokumente für und von Prüfzentren vor deren Schließung
- Organisation der Erstellung des Abschlussberichts:
  Wenn es sich um eine zulassungsrelevante Prüfung gehandelt hat, werden die Ergebnisse des Abschlussberichts in das Zulassungsdossier integriert und bei der nationalen oder zentralen (EU-)Zulassungsbehörde elektronisch als ein Common Technical Document (CTD) eingereicht. Zusammen mit der Zusammenfassung des Abschlussberichts nach der Verordnung (EU) Nr. 536/2014 muss eine laienverständliche Version dieser Zusammenfassung der Behörde(n)/EK innerhalb eines Jahres nach Studienende (bei pädiatrischen Studien innerhalb von 6 Monaten) vorgelegt werden.
- Nachkommen der Meldepflichten des Sponsors zum Prüfungsende
- Finanzielle Reconciliation mit allen beteiligten Parteien
- Weiterleitung des Studienberichts/der Synopse an Parteien, die sie benötigen
- Zusammenführung der zu archivierenden Unterlagen an einem Ort, falls Papierunterlagen benutzt werden, und Dokumentation der Aufenthaltsorte der einzelnen TMF-Bestandteile.
- Ein letzter Review der zu archivierenden Unterlagen und Archivierung sollte nach den gültigen Vorgaben erfolgen.
  Nach der Verordnung (EU) Nr. 536/2014 muss der TMF in einer Art und Weise archiviert werden, dass der Inhalt zeitnah verfügbar und direkt zugänglich für eventuelle Inspektionen ist. Außerdem müssen Änderungen des Inhaltes des TMFs nachvollziehbar sein. Dies gilt unabhängig von dem benutzten Me-

dium, also Papier oder elektronische Version. Basierend auf der „Guideline on the content, management and archiving of the clinical trial master file (paper and/or electronic)", muss im Falle eines eTMFs ein Audit-Trail mit archiviert werden, sodass der dynamische Charakter des Audit-Trails erhalten bleibt.

5.3 Risikomanagement

Das Monitoring einer klinischen Prüfung sollte in einen umfassenden Qualitätsmanagement-Ansatz eingebunden sein, welches den gesamten Lebenszyklus der klinischen Prüfung abdeckt. Dies ist das Fazit der ADAMON-Studie [1] und damit ganz im Sinne des EMA Reflection Papers aus dem Jahr 2013 [2]. Mit der Revision der GCP-Leitlinie zu ICH E6 (R2) wurde ein komplett neues Kapitel 5.0 „Quality Management" eingefügt, welches strukturiert und chronologisch die Schritte des „Risk based quality managements" (RbQM) zusammenfasst. Diese sind in den Unterkapiteln 5.0.1 bis 5.0.7 beschrieben:

- 5.0.1 Identifikation der kritischen Prozesse und kritischen Daten
- 5.0.2 Risiko-Identifikation
- 5.0.3 Risiko-Bewertung
- 5.0.4 Risiko-Kontrolle
- 5.0.5 Risiko-Kommunikation
- 5.0.6 Risiko-Überprüfung
- 5.0.7 Risiko-Berichterstattung

Qualitätsmanagement im Sinne von GCP ist also Risikomanagement – und dies gilt auch umgekehrt. Risikomanagement soll im Folgenden als planvoller Umgang mit den identifizierten Risiken verstanden werden. Schon allein die Auflistung dieser einzelnen Schritte macht klar, dass Risiko- und Qualitätsmanagement (a) sehr früh im Prozess starten und (b) nicht nur eine isolierte klinische Prüfung betrachten, sondern durchaus auch ein Studienprogramm und bestenfalls die gesamte Entwicklung eines Medikaments. Ein interdisziplinärer Ansatz, der alle an der Medikamentenentwicklung bzw. Studienvorbereitung beteiligten Funktionen einbindet, erscheint vor der Komplexität und Reichweite der Aufgabe sinnvoll und angezeigt. Es erscheint obligat, „kritische Prozesse" vor dem Start einer klinischen Prüfung oder gar eines Studienprogramms systemisch und systematisch zu identifizieren, da diese die Qualität der Studiendurchführung und der Studienergebnisse beeinflussen könnten.

5.3.1 Risikoidentifikation

Die geforderte Identifikation der „kritischen Daten" sollte frühzeitig im Prozess angegangen werden, da sich diese im Studiendesign und in den Zielparametern der klinischen Prüfungen niederschlagen und somit schon den Bogen zur späteren Zulassung (soweit intendiert) schlagen.

Hat man sich auf die kritischen Prozesse und kritischen Daten verständigt, die unter Beobachtung stehen sollten, so muss eine damit verbundene Identifikation der Risiken sowohl auf Systemebene (z. B. bezüglich Personals, Training, SOPs, Ausstattung) als auch auf Projektebene (z. B. Studiendesign, Prüfpräparat, Datenspeicherung) erfolgen. Wie immer bei GCP-relevanten Tätigkeiten, sollten in der Identifikation der Risiken der Blick auf Patientenschutz und Datenqualität im Vordergrund stehen. Wie kann der Sponsor oder die CRO aber im Laufe eines Projektes feststellen, ob ein zuvor identifiziertes Risiko wirklich auftritt, die klinische Prüfung also in ein Risiko hineinläuft? Hierzu ist es wichtig, im Planungsstadium die sog. Key Risk Indikators (KRIs) festzulegen. Ein KRI im Studienverlauf ist als frühes Signal eines erhöhten Risikos zu verstehen. Der KRI bietet dem Sponsor dadurch die Möglichkeit, Risiken während der Studiendurchführung zu beobachten. Dies kann im Idealfall durch kontinuierlich generierte, metrisch messbare Größen erfolgen, die als KRI dienen, oder auch durch die Ergebnisse von Qualitätskontrollen bzw. -sicherung und zentralem Monitoring in Form von statistischen Auswertungen und Trendanalysen. Der KRI ist somit abhängig vom Risiko, welches identifiziert worden ist und nachverfolgt werden soll.

5.3.2 Risikobewertung und Risikomatrix

Die Risikobewertung eines individuellen Projektes oder sogar einer individuellen Prüfstelle kann z. B. anhand einer Risikomatrix erfolgen, in welche die folgenden 3 Größen Einzug finden:

- Eintrittswahrscheinlichkeit (Probability)
- Auswirkungs- oder Schweregrad (Impact)
- Entdeckungswahrscheinlichkeit (Detectability)

Auch diese Bewertung sollte idealerweise, wie schon die Identifizierung, interdisziplinär erfolgen.

Hilfsmittel zur Bewertung werden z. B. von Transcelerate zur Verfügung gestellt. Die Transcelerate BioPharma Inc. ist eine Non-Profit Organisation, die sich zum Ziel gesetzt hat, *„[...] to collaborate across the global biopharmaceutical research and development community to identify, prioritize, design, and facilitate the implementation of solutions designed to drive the efficient, effective and high-quality delivery of new medicines."* [3]. Mit dem „Integrated Quality and Risk Management Plan" (IQRMP) und dem „Risk Assessment and Categorization Tool" (RACT) stehen praktikable Lösungen zur Verfügung, die den Einstieg in die Umsetzung des RbQM erleichtern sollen.

Diese Größen werden im Rahmen der Risikobewertung pro Risiko quantifiziert und ergeben miteinander multipliziert die Risikoprioritätszahl (RPZ, Risk Priority Index, RPI). Oft werden zur Visualisierung der identifizierten Risiken Farbcodes verwendet, die zum Beispiel mit „rot" ein hohes Risiko darstellen, mit „gelb" ein geringes oder sogar mit „grün" kein wesentliches Risiko. Eine Risikomatrix bietet eine schnelle Orientierung, denn aus der RPZ ergeben sich die Folgeaktivitäten und damit verknüpft die Frage, ob eine Beobachtung des identifizierten Risikos ausreichend ist oder der Sponsor frühzeitig Maßnahmen ergreifen muss, um das Risiko zu minimieren (Risikominderung; Risk Mitigation).

Ziel einer Risikokontrollmaßnahme ist es, die identifizierten Risiken auf ein akzeptables Niveau zu reduzieren und sie dann im Studienverlauf zu beobachten. Risikominimierende Maßnahmen sollten strategisch geplant, in den operativen Plänen wie z. B. dem Monitoring-Plan niedergelegt und frühzeitig initiiert werden. Durch die Definition von Toleranzgrenzen und damit verknüpften Alarmen kann individuell pro Risiko festgelegt werden, wann seitens des Sponsors oder der CRO eingegriffen werden muss. Eine kontinuierliche Beobachtung und Überprüfung und eine damit verknüpfte interdisziplinäre Kommunikationsstrategie sind somit von zentraler Wichtigkeit im Studienverlauf. ICH E6 (R2) erwartet vom Sponsor bzw. der CRO, dass dieser sich durch einen periodischen Review der genannten Maßnahmen und Verfestigen der gemachten Erfahrungen in der Organisation kontinuierlich verbessert. Wissen muss erhalten und in der kommenden klinischen Prüfung angewendet und umgesetzt werden.

5.3.3 Risikoüberprüfung und Berichterstattung

Der Prozess der Risikoüberprüfung, der Risikoidentifizierung und -bewertung sollte regelmäßig während der gesamten Studiendauer wiederholt werden. Dabei werden die schon identifizierten Risiken auf Aktualität, die zu treffenden oder schon eingeleiteten Maßnahmen und das Toleranzniveau auf Eignung überprüft und ggf. aktualisiert. Weiterhin wird bewertet, ob neue Risiken hinzugekommen sind. Das Risikomanagement und Abweichungen vom Geplanten sollte im Abschlussbericht beschrieben werden.

5.4 Sponsor Oversight

Ein Sponsor kann eine natürliche oder juristische Person sein, welche die Verantwortung für Organisation, Durchführung oder Finanzierung einer klinischen Prüfung übernimmt.

Die EU-Verordnung (EU) Nr. 516/2014 definiert „Sponsor" als eine Person, ein Unternehmen, eine Einrichtung oder eine Organisation, die bzw. das die Verantwortung für die Einleitung, das Management und die Aufstellung der Finanzierung einer klinischen Prüfung übernimmt (Art. 2, Nr. 14).

Um diese Verantwortlichkeit z. B. bei von der Academia initiierten klinischen Prüfungen auf mehrere Schultern zu verteilen und auch die Rechte auf die Ergebnisse mehreren Parteien zukommen zu lassen, ist mit Einführung der CTR ein sog. Co-Sponsoring möglich. Hierbei gibt es mehr als einen Sponsor, wobei grundsätzlich alle Co-Sponsoren die Verantwortung des Sponsors tragen. Dies bedeutet, dass alle gemeinsam verantwortlich sind. Die Aufgaben- und Verantwortungsverteilung sollte in einem Vertrag schriftlich geklärt werden.

Je nach Größe oder Erfahrung mögen sich Sponsoren aus vielschichtigen Gründen nicht in der Lage sehen, eine klinische Prüfung selbst zu managen und delegieren einige oder alle Aktivtäten an Contract Research Organisations (CROs). Allerdings behält der Sponsor auch in dieser Konstellation die letztendliche Verantwortung für die Durchführung der Klinischen Prüfung und muss daher die Arbeit der CRO(s) im Rahmen der Sponsor Oversight kontrollieren und überwachen.

Die Oversight fängt mit dem Risikomanagement an, da die Selektion und Qualifikation der Dienstleister risikobasiert erfolgen sollte und die Delegation von Aufgaben an andere Parteien außerdem ein Risiko darstellt. Ein signifikanter Teil der Oversight ist die kontinuierliche Einbindung der Dienstleister in die relevanten Aspekte der klinischen Prüfung. Spezielle Aufmerksamkeit sollte auf die Etablierung von Verträgen gelegt werden, in denen alle anfallenden Aufgaben der jeweils verantwortlichen Partei zugeordnet werden. Es sollte auch sehr klar geregelt werden, wie man mit Subkontraktoren des Erstvertragspartners umgeht, da sich die Pflicht zur Sponsor Oversight auch auf diese erstreckt. So sollte der Sponsor möglichst Zugang zu den SOPs der Subkontraktoren erhalten, sodass diese ggf. eingesehen werden können.

Die Details des Ausmaßes der Einbindung in die Studienvorgänge sollte vor Beginn der Prüfung risikobasiert festgelegt und dokumentiert werden, z. B. in einem Sponsor Oversight Plan. Beispiele für die Einbindung in die Studienaktivitäten im Falle der Delegation von Aufgaben im Rahmen einer Full-Service CRO sind:

- Etablierung eines gemeinsamen Verständnisses der Prüfung und v. a. der Aufgabenverteilung durch Teilnahme an einem Kick-off Meeting
- Review und Genehmigung zentraler Dokumente, wie Prüfplan, Einverständniserklärung, Einreichungsantrag
- Review und Genehmigung von operativen Plänen, z. B. Communication Plan, Monitoring Manual, TMF Plan, DMP, SAP, dem Plan zum Management von Protocol Deviations (oft Protocol Deviation Plan genannt)
- Review und Genehmigung des Fragebogens der Machbarkeitsstudie und der daraus resultierenden Prüfzentren-Selektion
- Einbindung in das Training des CRO-Personals und der Prüfzentren
- Freigabe des Medikationsversandes (Regulatory Green Light)
- Freigabe des Screening-Starts an den Prüfzentren
- Überwachung des Studienfortganges durch Statusberichte und Teilnahme an regelmäßigen Meetings
- Review der Monitoring-Berichte und Rückmeldung im Falle von Problemen, wie ungenaue oder nicht detaillierte Beschreibung der Sachlage am Prüfzentrum. Es muss aus dem Bericht erkennbar sein, wie das Zentrum die Stu-

die umsetzt und was sich der Klinische Monitor angeschaut und dabei beobachtet hat.

- Review der Protokollabweichungen und der von der CRO vorgeschlagenen korrektiven und/oder präventiven Aktionen
- kontinuierlicher Datenreview, entweder direkt im CRF und andern Datenplattformen oder innerhalb von zur Verfügung gestellten Listings
- Review der Sicherheitsdaten und Erstellung der jährlichen Sicherheitsberichte, falls nicht durch einen Dienstleister erstellt. Falls letzteres zutrifft, sollte der Sponsor diesen reviewen und freigeben.
- Freigabe der Schließung der Prüfzentren
- Freigabe der Medikationsvernichtung
- Teilnahme an Entwicklung, Review und Freigabe des Abschlussberichtes

5.5 Kommunikation

Da eine effektive und effiziente Kommunikation in Projekten Schlüssel zum Erfolg ist und Probleme in Abläufen oft auf mangelnde Kommunikation zurückzuführen sind, sollte diesem Aspekt besondere Aufmerksamkeit geschenkt werden.

Das Studienteam sollte sich auf bevorzugte Kommunikationswege für die verschiedenen Aspekte in einer Prüfung einigen, wie z. B. reiner Informationsaustausch via E-Mail, Besprechung von dringenden und/oder kritischen Angelegenheiten (mit sofortiger Reaktion/Entscheidung) in Telefon- oder Videogesprächen. Eventuell ist es auch sinnvoll, Regeln für den E-Mail-Gebrauch, wie Einkopieren welcher Personen usw., festzulegen. Diese Einigung sollte idealerweise am Anfang der Prüfung erfolgen, z. B. im Kick-off Meeting, in dem alle Studienteammitglieder über die Studie detailliert informiert werden sollten.

In klinischen Prüfungen arbeiten immer interdisziplinäre Teams aus verschiedenen Funktionen mit den entsprechenden Fachsprachen, u. U. auch verschiedener Nationalitäten mit interkulturellem Hintergrund. Das muss in der Kommunikation berücksichtigt werden, vor allem wenn Zeitdruck herrscht und eventuell verschiedene Aktivitäten parallel vonstattengehen.

Außerdem erscheint es sinnvoll, das Team an Vorgaben für effiziente Besprechungen, wie das Erstellen und Verwenden einer Agenda, Festlegung der notwendigen und optionalen Teilnehmer und Schreiben des Besprechungsprotokolls zu erinnern. Die Frequenz von regelmäßigen Besprechungen innerhalb des Teams zum Austausch von Information und Diskutieren von Problemen und deren Lösungen sollte an die Phase der Prüfung angepasst werden.

Auch die Kommunikation mit den Prüfzentren ist wichtig. Der Hauptkommunikationsweg wird sowohl in der Vorbereitung als auch während der Prüfung der Klinische Monitor/CRA sein. Jedoch kann es sehr hilfreich sein, als Sponsor für

Probleme und Anregungen ein offenes Ohr zu haben. Die Zentren setzen den Prüfplan um und deren Motivation und Kenntnisse sind essenziell, um die Prüfung erfolgreich abzuschließen. Daher kann es von Vorteil sein, dass der Sponsor sich dem Personal der Prüfzentren, z. B. im Rahmen eines Prüfertreffens, vorstellt. Derartige Treffen sind sehr gut geeignet, das Zentrumspersonal auf bestimmte Aspekte der Studie zu trainieren, aber auch, um sich gegenseitig kennenzulernen, und damit die Motivation für die Studiendurchführung zu steigern.

5.6 Abschluss einer Klinischen Prüfung

5.6.1 Datenbankschluss und Auswertung

Nachdem die klinische Phase der Prüfung entweder regulär oder frühzeitig abgeschlossen wurde, wird nach erfolgter Datenreinigung die Datenbank geschlossen und in einem Meeting zur Auswertung der Eignung der Studienteilnehmer für die Per-Protokoll-Analyse (Subject Evaluation oder (Blind) Data Review Meeting) die Daten vor der Entblindung diskutiert. Dieses Meeting sollte sehr gut vorbereitet werden, da besonders in großen Prüfungen u. U. sehr viele Datensätze betrachtet werden müssen. Normalerweise nehmen an diesem Review Datenmanager, Biostatistiker, Mediziner und Projektmanager teil. Die Teilnahme des Lead CRA kann sinnvoll sein, wenn prüfstellen- oder sogar teilnehmerspezifische Situationen individuell diskutiert werden müssen. Danach erfolgt die statistische Auswertung der Daten gemäß SAP. Abweichungen vom SAP müssen begründet und dokumentiert werden. Die Ergebnisse können in einem biometrischen Report dargestellt werden oder direkt in einem integrierten Abschlussbericht erfasst werden.

5.6.2 Schließung der Prüfzentren

Sind alle offenen Fragen bezüglich der an den Zentren erzeugten Daten geklärt, können die Prüfzentren geschlossen werden. Dies erfolgt i. d. R. während eines Vor-Ort-Besuches, dem sog. Close-Out Visit, bei dem Dokumente auf Vollständigkeit überprüft, dem Sponsor fehlende Dokumente übergeben und nicht mehr benötigte Materialen eingesammelt und das Zentrumspersonal unterstützt wird, die Unterlagen des Zentrums zur Archivierung vorzubereiten.

5.6.3 Abmeldung

Die Prüfung muss nach den entsprechenden Regularien bei Behörden und/oder Ethik-Kommissionen abgemeldet werden. In europäischen Ländern wird dies über CTIS unter Berücksichtigung der verschiedenen zu meldenden Meilensteine erfolgen.

Der Sponsor muss dafür sorgen, dass der Abschlussbericht oder die Synopse, je nach Vorgabe der Behörden innerhalb der geforderten Zeitvorgaben entsprechend eingereicht und die Studienergebnisse in irgendeiner Form publiziert werden. Außerdem sollten die Prüfer die Synopse und eine Entblindungsliste für ihre Studienteilnehmer bekommen.

5.6.4 Archivierung

Bevor der Sponsor Trial Master File (TMF) archiviert wird, muss er nochmals abschließend auf Vollständigkeit überprüft werden. Falls der TMF von einer CRO geführt und die Dokumentation vollständig oder in Teilen in Papier vorliegt, sollten diese Dokumente idealerweise an den Sponsor gesandt werden. Auch elektronische Dokumente sollten in einem mit dem Sponsor vereinbarten Dateiformat an diesen überführt werden. Alternativ kann mit der CRO vereinbart werden, dass diese die Aufgabe der Archivierung für den Sponsor übernimmt. Es ist zu beachten, dass die Verantwortung für die Guideline- und rechtskonforme Archivierung dennoch beim Sponsor verbleibt.

Der Sponsor muss somit sicherstellen, dass der TMF so archiviert wird, dass Dokumente im Fall einer Inspektion zeitnah vorgezeigt werden können (Guideline on the content, management and archiving of the clinical trial master file (paper and/or electronic)). Der Aufenthaltsort der Dokumente sollte, wie schon während der Studiendurchführung, in einer einem Inspektor zugänglichen Liste dokumentiert werden. Besonders wichtig ist dies für den Fall, dass Teile der Unterlagen an unterschiedlichen Orten und vielleicht sogar bei verscheidenden Firmen oder Organisationen aufbewahrt werden. Ist es der Fall, dass Teile des TMFs bei anderen Firmen archiviert werden, sollte sich der Sponsor vertraglich versichern lassen, dass er über die Archivierungsperiode Zugang hat bzw. darüber informiert wird, wenn sich am Status der Firma (Umzug, Aufkauf, Insolvenz) etwas ändert. Unabhängig vom Medium, auf dem die Archivierung erfolgt, muss garantiert werden, dass der Zugang zum Archiv kontrolliert ist, und dass Änderungen am TMF dokumentiert werden. Es wird erwartet, dass das der Sponsor für die Archivierung die Funktion eines Archiv-Beauftragen etabliert.

Besonders bei größeren klinischen Prüfungen mit mehreren Zentren und vielleicht sogar Ländern und/oder Regionen kommt dem Projektmanagement eine zentrale Bedeutung zu. Als zentraler Ansprechpartner und die Funktion, die alles zusammenhält und koordiniert, muss der Projektmanager alles im Blick haben und mit Unterstützung des gesamten Teams risikobasiert die Patientensicherheit und die Datenqualität sicherstellen.

Kerndokumente

Verordnung (EU) Nr. 536/2014 des Europäischen Parlaments und des Rates vom 16. April 2014 über klinische Prüfungen mit Humanarzneimitteln und zur Aufhebung der Richtlinie 2001/20/EG, Amtsblatt der Europäischen Union L 158/1;
https://eur-lex.europa.eu/legal-content/DE/TXT/PDF/?uri=CELEX:32014R0536

Regulation (EU) No 536/2014 of the European Parliament and of the Council of 16 April 2014 on clinical trials on medicinal products for human use, and repealing Directive 2001/20/EC; https://eur-lex.europa.eu/eli/reg/2014/536/oj

ICH Topic E6 (R1) Guideline for Good Clinical Practice. Note for Guidance on Good Clinical Practice (CPMP/ICH/135/95) July 2002; https://www.ema.europa.eu/en/documents/scientific-guideline/ich-e6-r1-guideline-good-clinical-practice_en.pdf

Leitlinie zur Guten Klinischen Praxis, Harmonisierte ICH-Leitlinie für die EU, Japan und die USA, E6 (R2) Addendumtext; https://ichgcp.net/de

Guideline for good clinical practice E6 (R2) Step 5, EMA/CHMP/ICH/135/1995 Committee for Human Medicinal Products, 1 December 2016; https://www.ema.europa.eu/en/documents/scientific-guideline/ich-guideline-good-clinical-practice-e6r2-step-5_en.pdf

Literatur

[1] Brosteanu O, Schwarz G, Houben P, Paulus U, Strenge-Hesse A, Zettelmeyer U, Schneider A, Hasenclever D. Risk-adapted monitoring is not inferior to extensive on-site monitoring: Results of the ADAMON cluster-randomised study. Clinical Trials (London, England), 08 Aug 2017, 14(6):584-596;
DOI: 10.1177/1740774517724165 PMID: 28786330 PMCID: PMC5718334

[2] Reflection paper on risk-based quality management in clinical trials, EMA/269011/2013, 18 November 2013

[3] https://www.transceleratebiopharmainc.com/our-mission

Der letzte Zugriff auf alle Links erfolgte am 15.07.2024.

6 Besonderheiten von klinischen Prüfungen mit Arzneimitteln in der Onkologie

Klaus Dommisch

6.1 Einführung und Überblick

In der Onkologie stellen klinische Studien (als Oberbegriff) und klinische Prüfungen einen umfangreichen, bedeutenden und wichtigen Bereich innerhalb der klinischen Forschung dar.

Unter der Obergruppe Klinische Forschung in der Onkologie werden folgende Untergruppen zusammengefasst:

- Klinische Prüfungen: Diese sind definiert als interventionelle, randomisierte und kontrollierte Prüfungen (RCT), es werden dabei 4 Phasen unterschieden (Phasen I–IV).
- Klinische Studien
  - Nichtinterventionelle Prüfungen (NIS)
  - Phase-IV-Prüfungen (nichtinterventionell)
  - Anwendungsbeobachtungen (AWB)
  - Fall-Kontroll-Studien
  - Kohorten-Studien
  - Register-Studien
  - Post-Authorisation Safety Study (PASS)
- Therapieoptimierungsstudien (TOP)
- Allgemeine Beschreibung zur Situation der klinischen Forschung in der Onkologie aus akademischer Sicht (national/international)

Von den klinischen Prüfungen und klinischen Studien müssen die Studien, die im Rahmen der Versorgungsforschung erfolgen, abgegrenzt werden. Die Versorgungsforschung ist eine wichtige Ergänzung zur klinischen Forschung. Durch diese wird die onkologische Versorgung der Betroffenen unter den realen Alltagsbedingungen untersucht und beschrieben.

6.1.1 Klinische Prüfungen als Zertifizierungsbedingung für onkologische Zentren und Organkrebszentren

Im Rahmen der Umsetzung des „Nationalen Krebsplanes" und der damit verbundenen flächendeckenden Entstehung von durch OnkoZert als unabhängiges Institut für Qualitätssicherung und Datenmanagement in der Medizin zertifizierten onkologischen Zentren und Organkrebszentren (die als Prüfzentren in Frage kommen?) hat die Durchführung von onkologischen klinischen Prüfungen und klinischen Studien einen neuen besonders hohen Stellenwert erhalten. Der Mandatsträger für das unabhängige Institut OnkoZert ist die Deutsche Krebsgesellschaft. In den Zertifizierungsbedingungen ist der Nachweis von Forschungsaktivitäten enthalten, die im Rahmen der Zertifizierung bzw. des Überwachungsaudits nach entsprechender Überprüfung anhand quantitativer und qualitativer Kriterien vorgewiesen werden müssen.

Damit wird durch die Zertifizierung einer onkologischen Einrichtung die Forschungsaktivität, auch in klinischen Prüfungen, in relevanten Größenordnungen befördert. Das bedeutet letztlich Wissenszuwachs, Forschungsförderung, verbesserte Patientenversorgung und größere Heilungsquoten.

Für die Zertifizierung von Onkologischen Zentren und Organkrebszentren wird das Einbringen von Primärfällen in klinischen Prüfungen und Studien, bei denen ein entsprechendes Ethikvotum vorhanden ist, gefordert [4].

6.1.2 Qualifiziertes Prüfungsteam

Gleichzeitig entsteht damit die Forderung, dass onkologische Zentren für die Forschungsarbeit in ausreichender Anzahl qualifizierte Mitarbeiter vorhalten. Diese müssen regelmäßig entsprechend zum aktuellen Wissensstand und zu den geforderten Kenntnissen um die gesetzlichen Rahmenbedingungen zur Durchführung von klinischen Prüfungen und klinischen Studien geschult werden. Am besten lässt sich diese Forderung mittels eines an der Einrichtung angesiedelten Studienzentrums umsetzen. Das Zentrum muss mit einer für die Forschungsarbeit kompetenten Leitung, die eine definierte Organisations-, Verantwortungs- und Leitungsstruktur besitzt, ausgestattet sein.

Für die genannten Zentren steht die Durchführung von klinischen Prüfungen der Phase III im Mittelpunkt und nimmt dabei den Hauptanteil bei dieser Arbeit ein.

Aktuelle Untersuchungen haben allerdings gezeigt, dass zum Zeitpunkt 3 von 5 Phase-III-Prüfungen die notwendige Patientenzahl nicht erreichen. Diese Feststellung unterstreicht sowohl die Notwendigkeit der Strukturierung der Studienarbeit als auch die Notwendigkeit zur Qualifizierung der ärztlichen und nicht ärztlichen Mitarbeiter für diese verantwortungsvolle Tätigkeit.

6.2 Klinische Prüfungen

6.2.1 Besonderheiten bei onkologischen Prüfungen

Es gibt viele Besonderheiten bei den klinischen onkologischen Prüfungen, die bei der Durchführung und Patientenrekrutierung zu beachten sind. Nachfolgend werden nur die wichtigsten aufgelistet.

Die Besonderheiten beginnen mit der Rekrutierung und mit der Aufklärung von Patienten für die klinische Prüfung. Die Krebsdiagnose ist eine Diagnose, die bei den meisten Patienten eine Angstreaktion auslöst. Bei bis zu ca. 40 % aller Krebspatienten besteht sogar ein Bedarf an psychoonkologischer Betreuung. Es ist auch eine der Aufgaben des zur Teilnahme aufklärenden Arztes, den Bedarf des Patienten an psychoonkologischer Versorgung zu erkennen und ggf. diese zu veranlassen. Das Hinzuziehen von psychologischer Kompetenz bei der Aufklärung und bei der Rekrutierung von Patienten besonders bei onkologischen klinischen Prüfungen kann sehr hilfreich sein. Die notwendige Compliance der Patienten bei der Durchführung der klinischen Prüfungen kann dadurch auch wesentlich verbessert werden.

Viele Krebskranke haben noch nie etwas von klinischen Prüfungen und klinischen Studien gehört, z. T. sind im Bewusstsein der Betroffenen klinische Prüfungen und Studien am Menschen negativ belegt. Die Gewinnung und Aufklärung von Patienten für onkologische klinische Prüfungen erfordern vom Prüferteam Erfahrungen, ein besonderes empathisches Verhalten und die Einplanung eines adäquaten Zeitfensters für diese sehr wichtigen Arzt-Patienten-Gespräche.

Bei bestimmten und anspruchsvollen klinischen Prüfungen ist es deshalb nicht empfehlenswert, die Aufklärung und die Rekrutierung von diesen Patienten ärztlichen Mitarbeitern des Prüferteams zu übertragen, die noch am Anfang ihres Berufswegs stehen.

Insgesamt wird im Zusammenhang mit onkologischen klinischen Prüfungen (also allen klinischen Prüfungen der Phasen I–IV) nicht nur die gesetzeskonforme Durchführung abverlangt, sondern es wird als Teilnahmekriterium bei anspruchsvollen klinischen Prüfungen der Nachweis von spezifischer Prüfungserfahrung sowohl des Prüfarztes und dessen Stellvertreters als auch der Studienassistenz gefordert.

Ein wesentlicher Unterschied bei klinischen Prüfungen der Phase I oder auch First-in-Man-Studien ist die Notwendigkeit diese Prüfung nicht wie üblich am gesunden Probanden, sondern am Patienten mit der zur Untersuchung anstehenden Krebserkrankung durchzuführen. Dies ist bedingt durch die Toxizität der in der Onkologie normalerweise anzuwendenden Substanzen.

Es wird bei klinischen Prüfungen die neue Substanz bzw. die neue Wirkstoffkombination, die neue Dosierung etc. mit der Standardtherapie verglichen.

Dieser Grundsatz hat sich in letzter Zeit mit den neuen biologischen Substanzen (Biologicals) etwas geändert, sodass hier auch z. T. Phase-I-Prüfungen an gesunden Probanden durchgeführt werden können.

Die Toxizitäten und die damit verbundenen Nebenwirkungen sind meist dosislimitierend. Dies gilt auch nicht mehr so uneingeschränkt, da die neueren Biologicals meist weniger toxisch sind.

Es wurde ein einheitliches System zur Erfassung von Toxizitäten erstellt, sodass die Nebenwirkungsprofile der Substanzen vergleichbar werden (Common Toxicity Criteria (CTC) Version 4 [1]). Es können auch bis auf wenige Ausnahmen keine placebo-kontrollierten klinischen Prüfungen durchgeführt werden, was durch die Prognose und Schwere der Krebserkrankung bedingt ist.

Die Wirksamkeit der Substanzen wird nach genau festgelegten Kriterien evaluiert. Neue Substanzen sollten einen Überlebensvorteil oder zumindest eine Verlängerung der progressionsfreien Zeit bewirken.

In den neu aufgelegten onkologischen klinischen Prüfungen wird zunehmend nach der Lebensqualität unter der zu prüfenden Therapie gefragt und diese mittels der dafür entwickelten Erhebungsbogen evaluiert.

Bei neu aufgelegten klinischen Prüfungen wird zunehmend im Studienprotokoll die nachzuweisende Studienerfahrung als Teilnahmebedingung sowohl für den Prüfarzt als auch für das Studienhilfspersonal (insbesondere für Study Nurses) im für die jeweilige klinische Prüfung angepassten Umfang definiert.

Klinische Prüfungen in der Onkologie werden oft im Rahmen von internationalen klinischen Prüfungen durchgeführt. Hierbei werden – wie bei anderen multinationalen klinischen Prüfungen auch – zunehmend gute bis sehr gute Englischkenntnisse vorausgesetzt. Bei den internationalen Multizenterstudien sind alle Unterlagen zum Ablauf der Prüfung in englischer Sprache, die zentralen vorbereitenden Meetings sind englischsprachig sowie auch die für die klinische Prüfung notwendige Kommunikation und Dokumentation. An mehreren Universitäten werden auf das Prüferteam ausgerichtete Englischkurse angeboten, die bei entsprechendem Bedarf für die erfolgreiche Durchführung der klinischen Prüfung genutzt werden sollten.

6.2.2 Patientennutzen und Stakeholder Involvement

Seitens der Patientenvertretungen wird für künftige Studienprotokolle die Einbeziehung der Erfahrungen und Bedürfnisse der Patienten gefordert. Ebenso wird bei der Interpretation der Ergebnisse von klinischen Prüfungen die Beteiligung von Patientenvertretern verlangt. Das wird insbesondere dann erforderlich, wenn 2 oder mehrere Behandlungsmöglichkeiten miteinander verglichen werden sollen (Comparative Effectiveness Research).

Das sog. Stakeholder Involvement beinhaltet somit, dass Patienten mit ihren Fragestellungen bei klinischen Prüfungen (und bei klinischen Studien insgesamt) einbezogen werden.

Es konnte festgestellt werden, dass Fragestellungen und damit auch die Ergebnisse und Schlussfolgerungen aus klinischen Prüfungen (und klinischen Studien) nicht immer mit den Bedürfnissen der Patienten korrelieren. Erhobene Ergebnisse von klinischen Prüfungen haben mitunter nur einen erkenntnistheoretischen Wert, besitzen aber für die Patienten keinerlei Relevanz.

Durch die Anwendung des Prinzips Stakeholder Involvement werden nicht nur die Mitbestimmung und die Transparenz für Patienten ermöglicht, sondern es steigt auch der Wert von klinischen Prüfungen durch eine verbesserte Umsetzbarkeit der Ergebnisse. So kann und wird sich zukünftig insgesamt die Qualität und die Akzeptanz von Ergebnissen der klinischen Prüfungen (und der klinischen Studien überhaupt) wesentlich verbessern.

Die subjektive Erfahrung mit seiner Erkrankung, und das gilt besonders für die onkologischen Erkrankungen, erlebt nur der Patient selbst. So ist es wichtig, zukünftig mehr diesen subjektiven Faktor bei klinischen Prüfungen und bei klinischen Studien zu berücksichtigen.

In Deutschland hat das Stakeholder Involvement bei der klinischen Forschung und bei der Gestaltung von klinischen Prüfungen sowie von Studien bisher noch keinen breiten Eingang gefunden.

In der Schweiz befasst sich das Institut für komplementäre und integrative Medizin des Universitätsspitals Zürich mittels des Stakeholder-Involvement-Prozesses mit der tumorassoziierten Fatigue, die für die Durchführbarkeit und den Erfolg von Tumorbehandlungen einen erheblichen Einfluss hat.

In den USA existiert seit dem Jahr 2010 das Patient Centers Outcomes Research Institut (PCORI). Dem Institut werden erhebliche Forschungsmittel zur Verfügung gestellt, damit das Stakeholder Involvement Eingang in die klinische Forschung, bei klinischen Prüfungen und bei klinischen Studien findet und dort zukünftig fest mit verankert wird.

Aufgrund der komplexen Problematik von klinischen Prüfungen mit Berücksichtigung von Patienteninteressen können diese sich zeitlich sehr ausdehnen (mit Laufzeiten über viele Jahre).

6.2.3 Solide Tumore und Strahlenschutzverordnung

Für solide Tumore kommen die Response-Evaluation-Criteria-In-Solid-Tumors (RECIST)-Kriterien zur Anwendung, während für hämatologische Erkrankungen unterschiedliche Kriterien je nach Erkrankung gelten. Bildgebende Verfahren wie CT, MRT und PET spielen eine zentrale Rolle in der Evaluierung, Diagnostik und Verlaufskontrolle von Tumoren sowie von malignen Systemerkrankungen. Bei klinischen Prüfungen, bei denen die Frequenz von Bildgebungen mit radiologischen/ionisierenden Strahlen über die Standardfrequenz in der klinischen Routine hinausgehen, gibt es in Deutschland mitunter Probleme, da Studien dann dem Bundesamt für Strahlenschutz (BfS) zur Genehmigung vorgelegt werden müssen, was zumeist eine deutliche Verzögerung für den Beginn der klinischen Prüfung bedeutet und Deutschland letztlich als Forschungsstandort benachteiligt.

In den letzten Jahren konnten gute Erfolge mit den neuen Targeted Therapies (zielgerichtete Therapien) verzeichnet werden. Mit diesen neuen und individualisierten Ansätzen sind die Studien aber auch wesentlich komplexer und damit auch teurer geworden. Die Konzepte für onkologische klinische Prüfungen müssen zukünftig an die anderen und neuen Wirkmechanismen, geringere Toxizitäten der neuen Substanzklassen angepasst werden.

Aufgrund der Schwere und der Komplexität der Krebserkrankungen sowie der offensichtlichen Notwendigkeit, neue erfolgreiche Therapien zu untersuchen, sollten alle Krebspatienten im Rahmen von klinischen Prüfungen bzw. klinischen Studien therapiert werden.

Bei Vorliegen einer zugelassenen onkologischen Therapie mit nachgewiesener Wirksamkeit als Standard wird in der Phase III der klinischen Prüfung die Wirksamkeit des neuen Medikaments gegen den jeweiligen Standard geprüft. Die Mitführung eines Placebo-Arms ist aus ethischen Erwägungen unter diesen Voraussetzungen nicht zulässig.

Die erfolgreiche Durchführung von Studien in der Onkologie setzt ein sehr großes Maß an Erfahrung und Motivation beim gesamten Studienteam voraus.

6.3 Nichtinterventionelle Studien (NIS) in der Onkologie

Die Hersteller von zugelassenen onkologischen Arzneimitteln initiieren i. d. R. die nichtinterventionellen Studien selbst. Zielparameter dieser Studien sind die Erfassung seltener Nebenwirkungen, Sicherheitsaspekte bei der Therapiedurchführung, Beschreibung des Behandlungsverlaufs, Erfassung der Lebensqualität unter der Therapie oder auch Erfassung der Behandlungskosten unter Alltagsbedingungen.

Nichtinterventionelle Studien sind in ihrer Aussagekraft eingeschränkt, weil die Kontrollgruppe fehlt.

Diese werden mitunter als Marketinginstrument missbraucht, um den Bekanntheitsgrad des Präparats und damit den Umsatz zu steigern. Onkologische Arzneimittel zählen außerdem zumeist zu den hochpreisigen Arzneimitteln. Das betrifft insbesondere einen Teil der Anwendungsbeobachtungen (AWB) in der Onkologie. Nicht mit dem Klinikbetreiber bzw. nicht mit dem Arbeitgeber abgestimmte Durchführungen solcher nichtinterventioneller Studien können die dafür verantwortlichen Ärzte und das Studienteam in Schwierigkeiten bringen. Außerdem besteht bei einem laufenden Zertifizierungsverfahren die Gefahr, dass derartige klinische Studien nicht für die nachzuweisende Studienquote anerkannt werden.

Auf der anderen Seite werden interventionelle Prüfungen in der Onkologie an hochbetagten Patienten i. d. R. nicht durchgeführt. Vielfach ist bereits ein Alter über 65 Jahre ein Ausschlusskriterium für klinische Prüfungen.

So erhalten ältere Patienten, die bereits eine eingeschränkte Organfunktion haben oder mit einer Multimorbidität belastet sind, onkologische Präparate, die weder in der Verträglichkeit noch in der Dosierung für diese Patientengruppe geprüft wurden.

Diese Lücken in den Prüfungen der Phasen II und III können durch nichtinterventionelle Studien z. T. geschlossen werden.

Eine große Problematik bei der Durchführung von nichtinterventionellen Studien besteht in der Auswahl der Patienten die – nicht randomisiert – in diese eingeschlossen werden. Die Aussagefähigkeit wird eingeschränkt und es besteht auch die Gefahr der fehlerhaften Interpretation der Ergebnisse.

6.4 Therapieoptimierungsstudien (TOP)

In der Onkologie gibt es häufig sog. Therapieoptimierungsstudien mit einem zugelassenen Prüfpräparat. Bei diesen Studien sollte jeder mitarbeitende Arzt genauer hinschauen, ob es sich um eine interventionelle, randomisierte klinische Prüfung der Phase IV handelt, oder „nur" um eine nichtinterventionelle Studie (NIS, AWB). Bei einer NIS/AWB darf keine Intervention, d. h. keine studienspezifischen Maßnahmen, auch keine Randomisierung, vorgenommen werden. Für eine NIS/AWB gelten geringere gesetzliche Anforderungen als für klinische Prüfungen.

Im Rahmen eines professionellen Studienmanagements wird eine sichere Zuordnung mit der Einhaltung der zutreffenden Gesetzlichkeiten keine Schwierigkeiten bereiten, andererseits ist die sichere Zuordnung ein weiteres Argument dafür, dass heute die Durchführung von klinischen Prüfungen in jeder Hinsicht Professionalität abverlangt.

6.5 Situation der klinischen Forschung in der Onkologie aus akademischer Sicht (national/international)

Das Verhältnis von akademischer zu kommerzieller Arzneimittelforschung ist weit zugunsten der kommerziellen Forschung verschoben. Der akademische Anteil zum Gesamtangebot beträgt aktuell noch nicht einmal 20 %. Es liegt die Annahme nahe, dass die Ergebnisse der kommerziellen Forschung viel häufiger als in der akademischen Forschung zugunsten des neu zu bewertenden Medikaments ausfallen.

Nachfolgend werden auf der Grundlage langjähriger Erfahrung bei der Durchführung klinischer Prüfungen und klinischer Studien Argumente aufgeführt, die diese Annahme berechtigt erscheinen lassen. In jüngster Vergangenheit werden zunehmend die nachfolgenden Kritikpunkte schrittweise reduziert bzw. abgestellt:

1. Initiierung von klinischen Prüfungen/klinischen Studien mit asymmetrischen Studienarmen:
   Das bedeutet, dass der Vergleichsarm hinsichtlich der Vergleichbarkeit zu schwach ist (z. B. Vergleich mit altem Präparat oder mit einem Präparat im unteren Bereich der Dosierung).
2. Schwere unerwünschte Nebenwirkungen oder nicht erwartete Reaktionen auf das Präparat werden als zufällig oder anders bedingt deklariert.
3. Publikation von Ergebnissen nach zu kurzer Beobachtungszeit
4. Publikation von Teilergebnissen, die positive Aussagen vermitteln
5. Auswahl von zur klinischen Prüfung/Studie positiv eingestellten Studienteilnehmern
6. Ergebnisse werden aus kommerzieller Sichtweise interpretiert und kommuniziert.
7. Zur Gewinnung weiterer Daten werden oft Ad-hoc-Analysen durchgeführt: Auf diese Weise gewonnene Daten haben allerdings nur hypothetischen Charakter und müssten für verlässliche Schlussfolgerungen zur korrekten Klärung einer weiterführenden prospektiven klinischen Prüfung zugeführt werden.
8. Fragestellungen, die für die Pharmaindustrie in ihrer Beantwortung negativ ausfallen können, werden der akademischen Forschung mit ihren begrenzten finanziellen Möglichkeiten überlassen.

Als Schlussfolgerung ergibt sich aus den genannten Argumenten die Forderung nach finanzieller Stärkung und Ausweitung der unabhängigen akademischen Forschung. Dadurch könnte von der Qualitätssteigerung bei der Durchführung klinischer Prüfungen/klinischer Studien und einer unabhängigen akademischen Interpretation sowohl das Gesundheitswesen mit seinen onkologischen Versorgungsaufgaben als auch die forschende Pharmaindustrie profitieren.

Bezogen auf eine Erhebung aus dem Jahr 2021 liegt Deutschland weltweit an siebter Stelle bei den klinischen Studien forschender Pharmaunternehmen [5].

In dem Zusammenhang ist im positiven Sinne der Verein Freiwillige Selbstkontrolle für die Arzneimittelindustrie e. V. (FSA), gegründet am 16. Februar 2004 zu nennen. Im Kodex des Vereins sind die korrekten Regeln des lauteren Wettbewerbs und die entsprechenden Regeln in der Zusammenarbeit von pharmazeutischen Unternehmen und Angehörigen der Fachkreise, insbesondere von Ärzten sowohl der Klinikbereiche als auch im niedergelassenen Bereich, enthalten.

2008 hat die FSA einen weiteren Kodex verfasst, dessen Gegenstand das Verhältnis zu den Patientenorganisationen beschreibt. Im Kodex sind Vorgaben zur

Art und Weise der Zusammenarbeit, welche eine vertrauensvolle und ethisch einwandfreie Kooperation sicherstellen soll, enthalten.

Der 2013 verabschiedete Kodex zur Zusammenarbeit mit den Angehörigen der Fachkreise und medizinischer Einrichtungen (FSA-Transparenzkodex) verlangt die Offenlegung der im Rahmen der Zusammenarbeit mit Fachkreisen erbrachten geldwerten Zuwendungen.

6.6 Versorgungsforschung in der Onkologie

Die Versorgungsforschung ist ein Teilgebiet der Gesundheitssystemforschung. Das primäre Ziel der Versorgungsforschung ist das Aufdecken von Über-, Unter- und Fehlversorgung und das Herausfinden des bestmöglichen Behandlungsverfahrens. Sie versteht sich als fachübergreifende Forschung und evaluiert Rahmenbedingungen der Kranken- und Gesundheitsversorgung, erklärt, prüft und entwickelt Versorgungskonzepte unter Alltagsbedingungen. Die Forschungsaktivitäten zielen nicht nur auf eine Verbesserung der Vorsorge, Diagnostik, Therapie, sondern beinhalten auch den Anspruch, die Forschungsergebnisse schneller und effektiver in die medizinische Versorgung zu bringen. Die Translation von Forschungsergebnissen nimmt derzeit noch zu viel Zeit in Anspruch, ein Aspekt, der insbesondere bei onkologischen Erkrankungen eine große Bedeutung für die Betroffenen hat.

Die gegenwärtigen Hauptfelder der Versorgungsforschung bilden sich durch die bestehenden Arbeits- und Fachgruppen des Deutschen Netzwerks Versorgungsforschung e.V. ab: epidemiologische Versorgungsforschung, Gesundheitsökonomie, Lebensqualität, organisationsbezogene Versorgungsforschung, qualitative Methoden, Register und weitere.

Zwischen klinischer Forschung, klinischen Prüfungen und Versorgungsforschung bestehen viele Schnittstellen, die sich in Zukunft weiter entwickeln werden. Auch bei den methodischen Instrumenten (insbesondere in der klinischen Epidemiologie) sind viele Schnittstellen vorhanden. So sind inzwischen z. B. randomisierte klinische Studien in der Versorgungsforschung etabliert (RCT). Versorgungsforschung erhebt den Anspruch evidenzbasiert zu sein.

6.7 Gesundheitspolitische Festlegungen zur Förderung klinischer Prüfungen und klinischer Studien in der Onkologie, Registerdaten

Der Nationale Krebsplan enthält Handlungsfelder und Ziele, die zukünftig sowohl die klinische Forschung als auch die Versorgungsforschung befördern werden. Mit dem Handlungsfeld 2, Ziel 8 wird die flächendeckende Einrichtung von klinischen Krebsregistern festgelegt. Das damit verbundene Krebsfrüherkennungs- und Registergesetz (KFRG) befindet sich zum Zeitpunkt bundesweit in der Umsetzung. Klinische Krebsregister erfassen nicht nur die klinischen und epidemiologischen Daten zu den Krebserkrankungen, sondern bilden auch die Krankheitsverläufe insgesamt ab. An die Basisdatensätze können Module angekoppelt werden, die geeignet sind spezielle Fragestellungen zu beantworten. Die Daten bilden die tatsächliche, aktuelle Versorgung ab und können Aussagen zur Leitlinienadhärenz geben. Sowohl die klinische Forschung als auch die Versorgungsforschung werden durch den generierten Datenpool befördert. Für die biomedizinische Forschung auf dem Gebiet der molekularen Präzisionsmedizin stellen klinische Registerdaten ein wichtiges Instrument dar.

Klinische Krebsregisterdaten sind hervorragend geeignet, um für klinische Prüfungen und klinische Studien sichere Fallzahlplanungen und damit im Vorfeld der Prüfung die Teilnahmemöglichkeit mit Abklärung der Eingangskriterien vorzunehmen.

Ergänzend zu klinischen Prüfungen und klinischen Studien können Aussagen zu Patienten mit ihren Krankheitsverläufen auf der Grundlage der Registerdaten getroffen werden, die in klinischen Prüfungen unterrepräsentiert sind (z. B. hochbetagte, multimorbide Patienten).

Durch die Erfassung der Follow-up-Daten im Register können Verläufe und Therapie über die Zeit der klinischen Prüfung hinaus gewonnen und damit neue Therapieverfahren sicherer bewertet werden.

Letztlich ergeben sich aus der Analyse von Registerdaten vielfach weitere Fragestellungen, die im Rahmen neu aufzulegender klinischer Prüfungen bzw. klinischer Studien geklärt werden müssen.

Mit dem Ziel 10 (Alle Patienten erhalten einen fairen und schnellen Zugang zu nachweislich wirksamen innovativen Krebstherapien.) des Handlungsfelds 3 (Sicherstellung einer effizienten onkologischen Behandlung) im Nationalen Krebsplan wurden Festlegungen zum Stellenwert und zur Notwendigkeit von klinischen Prüfungen/Studien getroffen:

- Förderung der klinischen Prüfung onkologischer Behandlung
- Sicherung einer möglichst raschen Übertragung (Translation) neuer Therapieoptionen aus der Grundlagenforschung über klinische Studien in die Anwendung
- zeitnaher Nachweis der Wirksamkeit neuer Therapieoptionen unter Alltagsbedingungen
- zuverlässige anbieterunabhängige und zeitnahe Bewertung neuer Krebsarzneimittel nach der Zulassung
- Sicherstellung einer evidenzbasierten und wirtschaftlichen Verordnungspraxis
- Nachhaltige Sicherung der Finanzierbarkeit medizinisch notwendiger hochpreisiger Krebsarzneimittel

Zusammenfassend kann festgestellt werden, dass der Stellenwert von klinischen Prüfungen und klinischen Studien in der Onkologie von der Gesundheitspolitik sehr hoch bewertet wird.

Onkologische Erkrankungen stehen nach den Herz-Kreislauf-Erkrankungen als Todesursache an zweiter Stelle.

Hauptsächlich bedingt durch die den demografischen Wandel in Deutschland mit zunehmend höheren Altersdurchschnitt der Bevölkerung wird zukünftig mit einer Erhöhung der Zahl von Krebserkrankungen zu rechnen sein.

Eine aktive Grundlagenforschung verbunden mit einer angemessenen klinischen Forschung mit Schwerpunkt der klinischen Prüfung sowie mit der Versorgungsforschung kann wesentlich dazu beitragen, die Herausforderungen bei der Beherrschung der onkologischen Erkrankungen zukünftig zu bestehen [2,3].

Literatur

[1] Common Toxicity Criteria; https://www.eortc.be/services/doc/ctc/

[2] Bundesministerium für Gesundheit. Nationaler Krebsplan – Handlungsfelder, Ziele und Umsetzungsempfehlungen. 16.01.2018; https://www.bundesgesundheitsministerium.de/fileadmin/Dateien/5_Publikationen/Praevention/Broschueren/Broschuere_Nationaler_Krebsplan.pdf

[3] Deutsche Krebsgesellschaft e. V., 360° Onkologie Ausgabe 02, Juli 2017; https://www.krebsgesellschaft.de/360-grad-onkologie-ausgaben-2017.html

[4] Zertifizierungskommission Onkologische Zentren der DKG und der DKH. Nationales Zertifizierungsprogramm Krebs, 16.01.2017; https://www.onkozert.de/onkologische_zentren.htm

[5] https://www.vfa.de/de/arzneimittel-forschung/forschungsstandort-deutschland/vfa-kearney-der-pharma-innovationsstandort-deutschland-braucht-trendumkehr

Der letzte Zugriff auf alle Links erfolgte am 15.07.2024.

7 Klinische Prüfungen nach der Zulassung von Arzneimitteln

Klaus Dommisch

Nach der Zulassung eines Arzneimittels sind nahezu regelhaft nicht alle wichtigen Fragen bezüglich einer Gesamtbewertung eines Medikaments geklärt.

Die Klärung dieser offenen Fragen ist besonders für die neu zugelassenen Medikamente in der klinischen Praxis mitunter sehr bedeutsam bzw. für den klinischen Einsatz bei den betreffenden Patienten von hoher Relevanz.

Der Grund für das Vorhandensein relevanter offener Fragen nach der Zulassung besteht darin, dass klinische Prüfungen zumeist dahingehend ausgerichtet werden, relevante und valide Daten zur Wirksamkeit und zur Unbedenklichkeit eines Medikamentes zu gewinnen.

Die Arzneimittelbehörden im Zulassungsverfahren nehmen nach diesen Zielkriterien eine entsprechende Überprüfung vor [1].

Klinische Prüfungen zur Zulassung eines Medikamentes werden über einen im Studienprotokoll vermerkten (oft relativ kurzen) Zeitraum mit festgelegten Ein- und Ausschlusskriterien vorgenommen.

Die im Rahmen einer klinischen Prüfung definierte Patientengruppe ist mit den im klinischen Alltag zu behandelnden Patienten nur in sehr eingeschränktem Umfang vergleichbar.

Weiterhin wird die Aussagefähigkeit von klinischen Prüfungen bezüglich der Wirksamkeit mitunter dadurch begrenzt, dass für deren Nachweis Surrogatparameter verwendet werden. Surrogatparameter sind nur Biomarker, welche als Ersatz für klinisch relevante Parameter (z. B. Mortalität, 5-Jahres-Überlebenszeit) genutzt werden und überdies meist nicht ausreichend validiert wurden [2].

So können nach der Zulassung eines Medikaments Daten zu relevanten, den Patienten betreffenden wichtigen Endpunkten noch ausstehen; z. B. zur:

- Mortalität
- Überlebenszeit
- Lebensqualität
- validen Vergleichen zu anderen Therapieverfahren
- Langzeitdaten zur Wirksamkeit und zu Risiken
- Wirksamkeit und Dosierungen für definierte Altersgruppen

- Geschlechtsunterschiede zu Wirksamkeit und Risiken (Gendermedizin/geschlechtssensible Medizin)
- seltene Nebenwirkungen
- seltene Wechselwirkungen mit anderen Arzneimitteln
- Daten zu Nutzen und Risiken von Anwendungen bei bestimmten (mitunter vulnerablen) Patienten (z. B. bei alten multimorbiden Patienten, Kindern, Patienten mit seltenen Erkrankungen oder mit genetischen Besonderheiten)
- ausstehende Bestätigungen bei (notwendiger) beschleunigter Zulassung (z. B. von Covid-Medikamenten)

Mitunter sind die Ergebnisse von Zulassungsstudien aus multizentrischen internationalen klinischen Prüfungen nur auf die entsprechenden Gruppen der Studienteilnehmer beschränkt und nur bedingt auf Menschen mit unterschiedlicher ethnischer Herkunft übertragbar.

In diesem Zusammenhang muss konstatiert werden, dass die biologisch-medizinische Grundlage des Begriffs „Ethnizität" noch zumeist unzureichend erfasst wird. Deshalb spiegeln sich ethnische Besonderheiten bei der Therapiewahl, bei der Behandlungen der entsprechenden Patienten sowie in den medizinischen Leitlinien nicht oder nur sehr begrenzt wider.

Weiter muss aber auch festgestellt werden, dass Patientengruppen bestimmter einzelner Ethnien nicht homogen sind, was durch eine zunehmende Durchmischung der Ethnien bedingt ist.

Mögliche ethnisch bedingte Risiken (Häufung von bestimmten Erkrankungen, von genetischen Besonderheiten und Gendefekten) bei den Studienteilnehmern sollten zukünftig bei der Erarbeitung von Studienprotokollen für Zulassungsstudien mehr Beachtung finden [3,9,11].

Die moderne Medizin entwickelt sich zunehmend in die Richtung einer individualisierten Präzisionsmedizin, bei der neben geschlechtsspezifischen bzw. geschlechtssensiblen Unterschieden eine zunehmende Anzahl von individuellen Einflussfaktoren erfasst wird und nach denen dann die individuelle Therapie ausgerichtet wird. Dieser Entwicklungsprozess wird künftig eine weitere Unterstützung durch moderne KI-Verfahrensprozesse erfahren und auf zukünftig durchzuführende klinische Prüfungen insgesamt Einfluss nehmen.

Nachfolgend wird näher auf den Nutzen und auf die Sinnhaftigkeit von klinischen Prüfungen nach der Zulassung eines Medikaments eingegangen.

Die häufig insbesondere in der Vergangenheit durchgeführten Anwendungsbeobachtungen (AWB) sind in die Kritik gekommen. Die tatsächlich offenen Fragen zum Nutzen und zu den Risiken konnten damit nicht ausreichend beantwortet werden. Den Nutzen hatte vornehmlich der Hersteller, welcher mit der AWB die Markteinführung des jeweiligen Medikamentes zu fördern beabsichtigte bzw. um damit auch eine neue Therapieoption den potenziell anwendenden Ärzten bekannt zu geben.

Aus diesem Grund hat auch die Arzneimittelkommission der deutschen Ärzteschaft (AkdÄ) ärztliche Kollegen und Kolleginnen von einer Teilnahme an derartigen AWB abgeraten [12].

Andererseits stehen verschiedene Varianten an klinischen Prüfungen und Studienarten zur Diskussion, die durchaus sinnvoll und in der Lage sind, wichtige noch offene Fragen nach der Zulassung zu klären.

Dazu zählen von den Arzneimittelbehörden angeordnete „Post-Authorisation Safety Studies" (PASS), „Post-Authorisation Efficacy Studies" (PAES) und die vom Gemeinsamen Bundesausschuss (G-BA) veranlassten anwendungsbegleitenden Datenerhebungen.

Die Durchführung dieser klinischen Prüfungen bzw. Studien nach der Zulassung werden auch durch die AkdÄ befürwortet und unterstützt.

Zeigt sich die Notwendigkeit für ein beschleunigtes Zulassungsverfahren von insbesondere neu entwickelten Medikamenten, werden PASS, PAES und anwendungsbegleitende Datenerhebungen auch durch die EMA genutzt bzw. angeordnet, um wichtig erscheinende Fragen möglichst frühzeitig zu klären.

Auch pharmazeutische Unternehmen bedienen sich auf freiwilliger Basis dieser genannten Methodik, um aussagefähige Daten zu Nutzen und Risiken von neu zugelassenen Medikamenten zu erhalten.

Welche Art der klinischen Prüfung bzw. welches Studiendesign und welche Datenquelle für die Beantwortung offener Fragen geeignet ist, wird von der Fragestellung und den bestehenden Möglichkeiten des dafür notwendigen Datenzugriffs bestimmt.

So können bei einer PASS sowohl interventionelle Studien als auch nichtinterventionelle klinische Studien (NIS) in Betracht kommen bzw. durchgeführt werden. Weitere Möglichkeiten in Abhängigkeit von der jeweiligen Fragestellung sind: Fall- und Fall-Kohorten-/Fall-Kontroll-Studien, Arznei-Anwendungsstudien (Drug Utilisation Studies), Metaanalysen, Registerauswertungen und Follow-up-Patientenstudien.

7.1 Post-Authorisation Safety Studies (PASS)

Eine **PASS** ist eine Sicherheitsstudie, welche nach der Zulassung eines Arzneimittels durchgeführt wird, um weitere Informationen über die Sicherheit eines Arzneimittels zu erhalten oder um die Wirksamkeit von Risikomanagement-Maßnahmen zu messen (s. ► Kap. 7.3).

Das Pharmakovigilanz-Risikobewertungskomitee (PRAC) der EMA ist für die Bewertung der Protokolle der auferlegten PASS und für die Bewertung ihrer Ergebnisse verantwortlich.

PASS kann von der Zulassungsbehörde auferlegt werden oder kann auch freiwillig durchgeführt werden.

Inhaber einer Marktzulassung (MAH) sind verpflichtet, auferlegte PASS durchzuführen.

Dazu gehören auch Studien, die eine besondere Verpflichtung für eine unter außergewöhnlichen Umständen erteilte Marktzulassung darstellen und auch andere Studien, zu denen das PRAC das Unternehmen auffordert.

Freiwillige PASS werden von MAHs auf eigene Initiative gesponsert oder durchgeführt. Dazu gehören nicht vorgeschriebene Studien, die in Risikomanagementplänen gefordert werden.

Die EMA hat Leitlinien zum Format und Inhalt von Studienprotokollen für nichtinterventionelle Studien sowie die Vorlagen für PRAC-Bewertungsberichte veröffentlicht [5].

7.2 Post-Authorisation Efficacy Studies (PAES)

Die Durchführung einer **PAES** steht immer dann zur Diskussion, wenn Fragen zur Wirksamkeit eines Arzneimittels abzuklären sind. Das kommt z. B. in Betracht, wenn Daten zur Wirksamkeit bei bestimmten Patientengruppen fehlen (z. B. bei Patienten mit Niereninsuffizienz) oder auch Langzeitdaten bei der Anwendung von Arzneimittel noch ausstehen. Es geht bei der PAES um die Erzielung von Wirksamkeitsdaten bei einem routinemäßigen klinischen Einsatz des entsprechenden Medikaments.

Auch wenn die Zulassung eines Arzneimittels vornehmlich auf Surrogat-Endpunkten beruht, ist eine Überprüfung der Wirksamkeit mittels einer PAES angezeigt. Auch hier wird das Design der PAES an der Fragestellung ausgerichtet, die zu beantworten ist.

Insgesamt handelt es sich um Studien der Phase IV zur Ergänzung von Daten zur Wirksamkeit eines Medikamentes und zum Erhalt von Langzeitdaten unter realen Anwendungsbedingungen.

PAES werden von der EMA zunehmend für die Marktzulassung vorgeschrieben.

Als Studiendesign sollte eine randomisierte klinische Studie (**RCT**) vornehmlich in Betracht gezogen werden.

Sollten aus den verschiedensten Gründen (z. B. wenn Endpunkte ausgesprochen selten auftreten) keine RCT möglich sein, können auch nicht randomisierte Studien oder eine Aufarbeitung von historischen Daten zur Beantwortung von Fragestellungen genutzt werden.

Mit dem Gesetz für mehr Sicherheit in der Arzneimittelversorgung vom 15.08.2019 (GSAV) wurde die Qualität und die Sicherheit der Arzneimittelversorgung deutlich verbessert. So wurde im Art. 13 (Änderung der Arzneimittel-Nutzenbewertungsverordnung) § 5 im Abs. 7 der Satz ergänzt: *„Abweichungen von dem quantifizierten Ausmaß eines Zusatznutzen nach den Nummern 1 bis 6 oder eingeschränkte Zusätze des Beschlusses über die Nutzenbewertung nach*

§ 7 Abs. 4 sind nicht zulässig." Weiterhin wurde der Abs. 8 angefügt, in dem u. a. vermerkt wurde: *„Sofern es unmöglich oder unangemessen ist, Studien höchster Evidenzstufe durchzuführen oder zu fordern, sind Nachweise der bestverfügbaren Evidenzstufe einzureichen."* [6].

Bei neuen Arzneimitteln, die über eine Sonderzulassung oder als Arzneimittel zur Behandlung eines seltenen Leidens in die medizinische Versorgung gekommen sind, sind die Studiendaten für die frühe Nutzenbewertung nach SGB V § 35a teilweise nur wenig aussagekräftig. In diesen Fällen kann der G-BA seit 2020 vom pharmazeutischen Unternehmen verlangen, Daten zu dem Arzneimittel aus der klinischen Praxis zu erheben und auszuwerten. Eine solche anwendungsbegleitende Datenerhebung soll Informationen liefern, die über die vorhandenen Studiendaten hinausgehen und somit eine verbesserte Evidenzlage für die erneute Zusatznutzenbewertung nach SGB V § 35a ermöglichen (Beschluss des G-BA gem. SGB V § 91 vom 16.07.2020 im 5. Kapitel: Verfahren zur Forderung einer anwendungsbegleitenden Datenerhebung nach § 35a Abs. 3b).

Eine weitere Änderung im § 7a) betrifft die Kompetenzerweiterung des G-BA: *„Der gemeinsame Bundesausschuss kann das Institut für Qualität und Wirtschaftlichkeit im Gesundheitswesen (IQWiG) oder Dritte mit der Nutzenbewertung beauftragen."*

Praktisch bedeutet das, dass der G-BA

- bei Arzneimittel mit einer bedingten Zulassung (Conditional Marketing Authorisation),
- bei Arzneimitteln mit einer Zulassung unter außergewöhnlichen Umständen (Approval under Exceptional Circumstance) und
- bei Arzneimitteln zur Behandlung seltener Erkrankungen (Orphan Drugs)

von den Herstellern anwendungsbegleitende Datenerhebungen mit aussagefähigen Studien fordern kann. Davon wurden jedoch die randomisierten klinischen Studien ausgenommen.

Ziel ist, wie oben angeführt, eine verbesserte Evidenzlage für die erneute Nutzenbewertung nach SGB V § 35a zu erreichen.

Ob eine anwendungsbegleitende Nutzenbewertung erforderlich ist oder auch nicht, entscheidet der G-BA.

Entscheidet sich der G-BA für eine anwendungsbegleitende Nutzenbewertung, erarbeitet dieser selbst einen Konzeptentwurf oder beauftragt damit eine unabhängige wissenschaftliche Institution (UWI), z. B. das Institut für Qualität und Wirtschaftlichkeit im Gesundheitswesen (IQWiG) mit dieser Aufgabe.

Der Konzeptentwurf soll beinhalten:

- Art, Dauer und Umfang der Datenerhebung
- eine klar formulierte Forschungsfrage(n)
- patientenrelevante Endpunkte

- Methodik der Datenerhebung
- das anzuwendende Auswertungsverfahren

Nach der Vorlage des Studienkonzeptes für die betreffende anwendungsbegleitende Nutzenbewertung erfolgt die Prüfung und Bewertung des Konzeptes durch die zuständigen Bundesoberbehörden (Bundesinstitut für Arzneimittel und Medizinprodukte (BfArM) oder Paul-Ehrlich-Institut (PEI)), durch die wissenschaftlich-medizinischen Fachgesellschaften, die Arzneimittelkommission der deutschen Ärzteschaft (AkdÄ) und ggf. durch weitere Institutionen (z. B. Registerbetreiber). Auch ein pharmazeutisches Unternehmen (pU) hat die Berechtigung, eine Stellungnahme in schriftlicher Form zum Konzept abzugeben.

Im nächsten Schritt werden durch den G-BA die Vorgaben zur Datenerhebung konkretisiert und festgelegt. Die Überprüfung der Datenerhebung erfolgt ebenfalls in regelmäßigen Abständen durch den G-BA (mindestens alle 18 Monate).

Eine anwendungsbegleitende Datenerhebung muss grundsätzlich im Sinne einer klinischen Prüfung mit dem Arzneimittelgesetz (AMG) konform gehen; sie muss ein positives Votum einer Ethik-Kommission besitzen sowie von der zuständigen Bundesoberbehörde genehmigt sein.

Zwischen einer anwendungsbegleitenden Datenerhebung und einer Anwendungsbeobachtung gibt es grundsätzliche Unterschiede: Bei einer anwendungsbegleitenden Datenerhebung wird eine vergleichende Evidenz für die Nutzenbewertung angestrebt. Es geht dabei um die Quantifizierung eines Zusatznutzens, ggf. unter Anwendung von zusätzlichen die Datenerhebung begleitenden diagnostischen Maßnahmen.

Eine Anwendungsbeobachtung erhebt Behandlungs- und Verlaufsdaten bei einer bestimmten Diagnose im Rahmen einer ärztlichen Therapie. Ein definierter Prüfplan liegt dabei nicht zugrunde.

Betrachtet man alle möglichen Studienarten und Datenquellen bezüglich noch offener Fragestellungen nach der Zulassung eines Arzneimittels, so lässt sich feststellen, dass diese insbesondere für die Abklärung des Nutzens und der Wirksamkeit eines Arzneimittels mitunter sehr wichtig und bedeutsam werden können bzw. sind. Um diesen Anspruch jedoch genügen zu können, müssen die grundlegenden Anforderungen, die an klinische Studien gestellt werden, erfüllt sein.

Anforderungen und Kriterien bei Studien nach der Zulassung:

- Ein vor Beginn der Datenerhebung vorliegendes finalisiertes Studienprotokoll mit Analyseplan sollte vorliegen
- Grundsätzlich sollte das PICO-Schemas für die konkrete therapeutische Fragestellung bei der jeweilig durchzuführenden Studie genutzt werden:
  PICO ist ein Akronym und steht für:
  - Patient/Population – Patient/Population und sein Problem
  - Intervention – Behandlung
  - Comparison – Alternativmaßnahme oder keine Behandlung

- Outcome – Behandlungsziel (z. B. progressionsfreies Überleben, Lebensqualität)

Bezüglich der Teilnahme von Ärzten an Studien nach der Zulassung hat die AkdÄ Empfehlungen herausgegeben:

- Die Teilnahme an PAES/PASS, die von den Arzneimittelbehörden angeordnet wurden, wird empfohlen.
- Die Teilnahme an AWB, die nicht von Arzneimittelbehörden und dem G-BA angeordnet wurden, wird nicht empfohlen.
- Die Teilnahme an einer anwendungsbegleitenden Datenerhebung wird empfohlen. Jedoch ist diese beschränkt auf bedingt zugelassene Arzneimittel, auf Zulassungen unter außergewöhnlichen Umständen und Orphan Drugs.

Weiter fordert die AkdÄ eine Ausweitung von anwendungsbegleitenden Datenerhebungen (Abb. 1, Abb. 2), welche frühzeitig im Entwicklungsprozess eines Arzneimittels geplant werden sollten und dabei auch die Zulassung von RCTs. Außerdem sollten mehr von pU unabhängige Studien durchgeführt werden und dafür Finanzierungsmöglichkeiten geschaffen werden [4,8,12].

In Deutschland wird die nationale Studienförderung im Bereich der klinischen Studien v. a. vom Bundesministerium für Bildung und Forschung (BMBF), dem Bundesministerium für Gesundheit (BMG) und der Deutschen Forschungsgemeinschaft (DFG) getragen [7].

Das Programm Klinische Studien umfasst die themenunabhängige und zeitlich begrenzte Durchführung eines Vorhabens in der patientennahen klinischen Forschung.

Neben den interventionellen klinischen Studien (Klinische Machbarkeitsstudien der Phase II und der Klinischen Interventionsstudie der Phase III) werden ebenfalls klinische Beobachtungsstudien gefördert, sofern mit der Beobachtungsstudie eine hoch relevante Fragestellung behandelt wird, deren Beantwortung nachweislich nicht mit einem interventionellen Design möglich ist.

Die DFG fordert mit Nachdruck, dass die Durchführung klinischer Studien zukünftig mehr gefördert und attraktiver gestalten werden sollten.

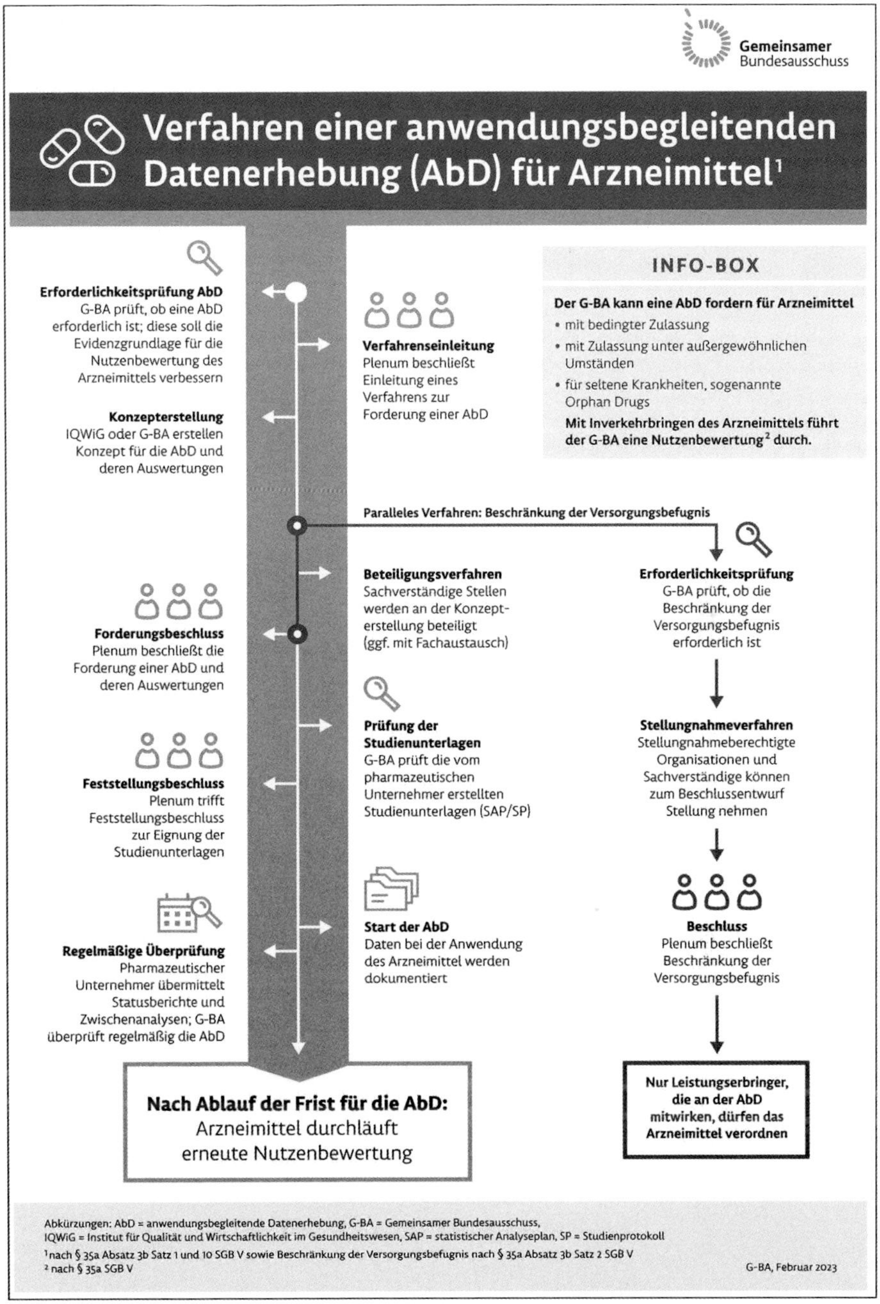

Abb. 1. *Erprobungsregelung des G-BA: Von der Richtlinie zur Studie [13].*

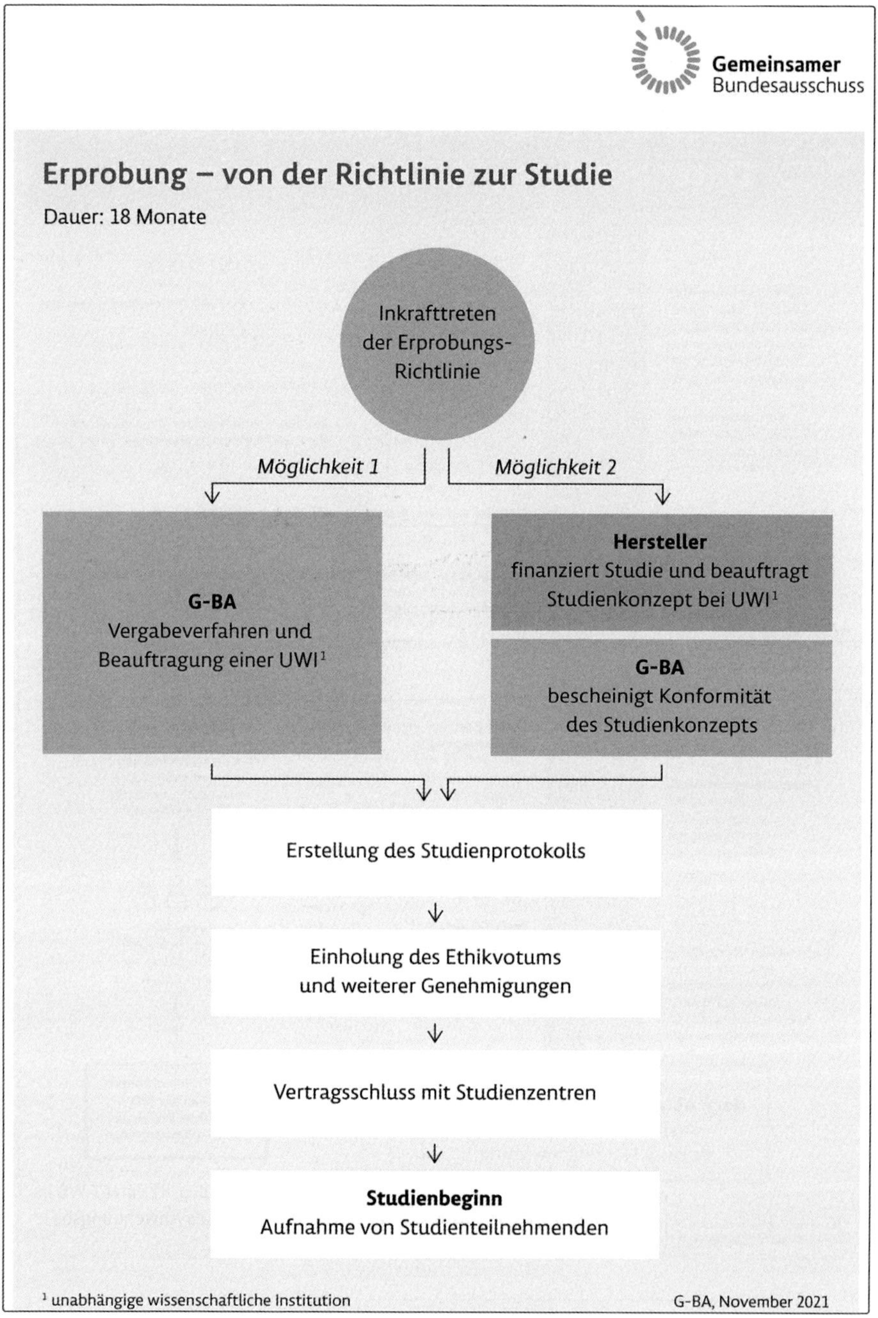

Abb. 2. *G-BA-Verfahren einer anwendungsbegleitenden Datenerhebung für Arzneimittel [14].*

7.3 Übersicht zu Studienarten und Datenquellen nach der Zulassung

Studienart	Inhalt der Studie/der klinischen Prüfung[1]
Klinische Prüfung Phase IV	Eine klinische Studie ist jede am Menschen durchgeführte Untersuchung, die dazu bestimmt ist, die klinischen, pharmakologischen oder sonstigen pharmakodynamischen Wirkungen eines oder mehrerer Arzneimittel zu erforschen oder zu bestätigen, jegliche Nebenwirkungen eines oder mehrerer Arzneimittel festzustellen oder die Absorption, die Verteilung, den Stoffwechsel oder die Ausscheidung eines oder mehrerer Arzneimittel zu untersuchen, mit dem Ziel, die Sicherheit und/oder Wirksamkeit dieser Arzneimittel festzustellen. Eine klinische Prüfung ist eine klinische Studie, die mindestens eine der folgenden Bedingungen erfüllt: a. Der Prüfungsteilnehmer wird vorab einer bestimmten Behandlungsstrategie zugewiesen, die nicht der normalen klinischen Praxis des betroffenen Mitgliedstaats entspricht, b. Die Entscheidung, die Prüfpräparate zu verschreiben, wird zusammen mit der Entscheidung getroffen, den Prüfungsteilnehmer in die klinische Studie aufzunehmen, oder c. an den Prüfungsteilnehmern werden diagnostische oder Überwachungsverfahren angewendet, die über die normale klinische Praxis hinausgehen (AMG § 4 Abs. 23 Satz 1). Bei einer klinischen Prüfung der Phase IV werden die Arzneimittel innerhalb der Zulassungsbedingungen eingesetzt.
Nichtinterventionelle Studie (NIS)	Eine nichtinterventionelle Studie ist eine klinische Studie, die keine klinische Prüfung ist (AMG § 4 Abs. 23 Satz 2). Eine NIS ist daher nicht genehmigungspflichtig, aber gem. AMG § 67 Abs. 6 der zuständigen Bundesoberbehörde, der Kassenärztlichen Bundesvereinigung, dem GKV-Spitzenverband und dem Verband der Privaten Krankenversicherung anzuzeigen.
Anwendungsbeobachtung (AWB)	Anwendungsbeobachtungen sind eine Untergruppe der nichtinterventionellen Studien. Bei Anwendungsbeobachtungen handelt sich um Untersuchungen, die dazu bestimmt sind, Erkenntnisse bei der Anwendung zugelassener oder registrierter Arzneimittel zu sammeln. Unter den Begriff der Anwendungsbeobachtungen fallen nichtinterventionelle Studien, in denen eine prospektive Datenerhebung erfolgt. Dabei werden die gesammelten Daten explizit zum Zweck der Durchführung der Studie erhoben (Primärdatenerhebung). Insofern wurden die Daten nicht bereits aus einem anderen Grund dokumentiert. Register, die die Erfassung von Daten zur Erkrankung zum Gegenstand haben, z. B. Krebsregister, und für die nicht festgelegt wurde, dass weitgehend Personen mit einer definierten medikamentösen Therapie in das Register eingeschlossen werden sollen, fallen nicht unter den Begriff einer AWB im Sinne des AMG § 67 Abs. 6. Da nur solche Prüfungen als Anwendungsbeobachtungen einzustufen sind, in denen die Datensammlung vorausschauend zum Zweck der Auswertung innerhalb einer solchen Prüfung erfolgt, fallen Sekundärdatenanalysen, in denen Daten ohne direkten Bezug zum primären Erhebungsanlass genutzt werden, nicht unter den Begriff einer AWB [14]. Da eine AWB eine Untergruppe einer NIS und keine klinische Prüfung ist, ist sie nicht genehmigungspflichtig, aber anzeigepflichtig gem. AMG § 67 Abs. 6.

Forts. Tab.

Studienart	Inhalt der Studie/der klinischen Prüfung[1]
Post-Authorisation Safety Study (PASS) (Unbedenklichkeitsprüfung)	PASS bezeichnet jede Prüfung zu einem zugelassenen Arzneimittel, die durchgeführt wird, um ein Sicherheitsrisiko zu ermitteln, zu beschreiben oder zu quantifizieren, das Sicherheitsprofil eines Arzneimittels zu bestätigen oder die Effizienz von Risikomanagement-Maßnahmen zu messen (AMG § 4 Abs. 34). PASS umfasst die nichtinterventionelle Unbedenklichkeitsstudie nach der Zulassung (NIS-PASS) und die interventionelle klinische Prüfung nach der Zulassung. In der Regel werden PASS im Risikomanagementplan des Arzneimittels als zusätzliche Pharmakovigilanz-Maßnahme aufgeführt. Wenn eine PASS vom Zulassungsinhaber initiiert wird, dann besteht in Deutschland eine Anzeigepflicht nach AMG § 63f. Unabhängige Unbedenklichkeitsprüfungen, die ohne Beteiligung des Zulassungsinhabers durchgeführt werden, sind vom Durchführenden als AWB nach AMG § 67 Abs. 6 anzuzeigen.
Post-Authorisation Efficacy Study (PAES)	PAES bezeichnet jede Prüfung zu einem zugelassenen Arzneimittel, die durchgeführt wird, um wissenschaftliche Unsicherheiten hinsichtlich der Wirksamkeit zum Zeitpunkt der Zulassung aufzuklären (im Sinne des AMG § 28 Abs. 3a und 3b). PAES umfasst sowohl nichtinterventionelle Wirksamkeitsprüfungen nach der Zulassung (NIS-PAES) als auch interventionelle klinische Wirksamkeitsprüfungen nach der Zulassung. PAES sind meist keine NIS, sondern klinische Prüfungen der Phase IV mit Prüfplan, Randomisierung mit und ohne Verblindung und zusätzlichen Untersuchungen bzw. Nachkontrollen. Somit besteht eine Genehmigungspflicht sowie die Notwendigkeit für ein Ethik-Votum.
Anwendungsbegleitende Datenerhebung	Untersuchungen, die vom G-BA zum Zweck der Nutzenbewertung gefordert werden können: bei Arzneimittel mit einer bedingten Zulassung unter außergewöhnlichen Umständen und bei Arzneimitteln, die zur Behandlung eines seltenen Leidens zugelassen sind (SGB V § 35a Abs. 3b).
Register	In Registern können Daten prospektiv, retrospektiv oder auch randomisiert erhoben werden. Bei entsprechender Qualität können auch sie für die erweiterte Nutzenbewertung von Arzneimitteln geeignet sein.
Elektronische Patientenakten und Abrechnungsdaten von Krankenkassen	Patientendaten aus elektronischen Akten oder aus Krankenhausabrechnungen können wichtige Daten nach der Zulassung liefern. Problematisch ist allerdings, dass diese Daten nicht speziell für die offenen Fragen nach der Zulassung eines Arzneimittels erhoben werden und häufig qualitative Mängel aufweisen.

[1] modifiziert nach [8]

Kerndokumente

Gesetz für mehr Sicherheit in der Arzneimittelversorgung vom 9. August 2019, DSAV. Bgbl I Nr. 30, ausgegeben zu Bonn am 15. August 2019; https://www.bgbl.de/xaver/bgbl/start.xav#__bgbl__%2F%2F*%5B%40attr_id%3D%27bgbl119s1202.pdf%27%5D__1716799352260

Sozialgesetzbuch (SGB) Fünftes Buch (V) - Gesetzliche Krankenversicherung - (Artikel 1 des Gesetzes v. 20. Dezember 1988, BGBl. I S. 2477); https://www.gesetze-im-internet.de/sgb_5/

Literatur

[1] Bundesinstitut für Arzneimittel und Medizinprodukte (BfArM): Arzneimittelzulassung; https://bfarm.de/DE/Buerger/Arzneimittel/Arzneimittelzulassung/_node.html

[2] Bundesinstitut für Arzneimittel und Medizinprodukte (BfArM): Pharmakovigilanz; https://bfarm.de/DE/Arzneimittel/Pharmakovigilanz/_node.html

[3] Borell LN et al. Race and genetic ancestry in medicin – a time for reckoning with racism. N Engl J Med 2021;384,474-480

[4] Deutsches Ärzteblatt / Jg. 115 /Heft 5/02.02.2018, A 188-189

[5] European Medicines Agency (EMA), Post-authorisation safety studies (PASS); https:/www.ema.europa.eu/en/human-regulatory/post-authorisation/pharmacovigi lance/post-authorisation-safety-studies-pass-0

[6] Gesetz für mehr Sicherheit in der Arzneimittelversorgung vom 09.08.2019: Bgbl. I Nr. 30, ausgegeben zu Bonn am 15. August 2019

[7] Nationale Studienförderung – KKS Netzwerk Koordinierungszentrum für Klinische Studien, DFG – Klinische Studien; www.dfg.de/de/aktuelles, Letzte Aktualisierung 08.01.2024

[8] Schott G et al. Erklärung der Arzneimittelkommission der Deutschen Ärzteschaft: Sinnvolle Studien nach der Zulassung; Deutsches Ärzteblatt Jg. 118, Heft 23; A 1148-1152 (11.06.2022)

[9] Siddique SM, May FP. Race-Based Clinical Recommendations in Gastroenterology, Gastroenterology 2022; 162: 408-414

[10] Institut für Qualität und Wirtschaftlichkeit im Gesundheitswesen (IQWIG). Surrogate patientenrelevanter Endpunkte. Infografiken; https://www.iqwig.de/presse/mediathek/grafiken/infografik-patientenrelevante-endpunkte/

[11] The American Society of Human Genetics. ASHG denounces attemps to link genetics and racial supremacy. Am J Hum Genet 2018; 103:636.

[12] Wem nutzen Anwendungsbeobachtungen? Arzneimittelbrief 2017;51:480801

[13] https://www.g-ba.de/themen/methodenbewertung/bewertung-erprobung/erprobungs regelung/richtlinien/

[14] https://www.g-ba.de/themen/arzneimittel/arzneimittel-richtlinie-anlagen/anwendungs begleitende-datenerhebung/

Der letzte Zugriff auf alle Links erfolgte am 15.07.2024.

8 Arzneimittelsicherheit in klinischen Prüfungen

Charlotte Herrlinger, Susanne Kienzle-Horn

8.1 Definitionen

Die folgenden Definitionen sind in der Verordnung (EU) Nr. 536/2014 zu finden und gelten daher bei klinischen Prüfungen (d. h. interventionellen klinischen Studien). Sie unterscheiden sich nur marginal von denen, die nach Richtlinie 2001/20/EG bzw. der GCP-Verordnung gültig waren.

Durch die Verordnung (EU) Nr. 536/2014, die seit 31. Jan. 2022 in vollem Umfang in Kraft getreten ist, sind die Regeln für klinische Prüfungen mit Humanarzneimitteln europaweit verbindlich vorgegeben worden.

Da eine Übergangsregelung gilt, können klinische Prüfungen, die unter der Richtlinie 2001/20/EG begonnen wurden, noch bis zum 31. Jan. 2025 nach der alten Regularie durchgeführt werden. Danach müssen sie transferiert und unter den Bestimmungen der Verordnung (EU) Nr. 536/2014 weitergeführt werden.

Die Regelungen im 10. Abschnitt (Pharmakovigilanz) des AMG entsprechen dagegen den GVP-Modulen und finden Anwendung in nichtinterventionellen Studien. Bei den Definitionen bestehen jedoch nur wenige und geringe Unterschiede. Diese sind in den folgenden Abschnitten hervorgehoben.

8.1.1 Unerwünschtes Ereignis – Adverse Event (AE)

Ein unerwünschtes Ereignis (UE) (Adverse Event, AE) ist

> „*jedes nachteilige, medizinische Vorkommnis, das einem Prüfungsteilnehmer widerfährt, dem ein Arzneimittel verabreicht wird, und das nicht unbedingt in kausalem Zusammenhang mit dieser Behandlung steht*" (Art. 2, 32 Verordnung (EU) Nr. 536/2014) bzw.

> „*Adverse event means any untoward medical occurrence in a subject to whom a medicinal product is administered and which does not necessarily have a causal relationship with this treatment*" (Art. 2, 32 Regulation (EU) No 536/2014).

Ein Adverse Event (AE) kann daher sein

- ein Symptom (einschließlich abnormer Laborwerte), das nach Verabreichung des Arzneimittels entdeckt wird, auch wenn dieses Ereignis möglicherweise vorher bestanden hat
- eine erhöhte Frequenz oder Intensität eines bestehenden Symptoms
- eine mit dem Einsatz eines Arzneimittels zeitlich assoziierte Erkrankung
- eine Erkrankung, die zu Beginn der Studie vorhanden war und sich im Verlauf verschlechtert
- die Exazerbation einer bestehenden Erkrankung

unabhängig von einem möglichen Kausalzusammenhang.

8.1.2 Unerwünschte Arzneimittelwirkung (UAW) – Adverse Drug Reaction (ADR)

Unter einer unerwünschten Arzneimittelwirkung (UAW) (Adverse Drug Reaction, ADR) versteht man alle schädlichen und unbeabsichtigten Reaktionen auf ein Arzneimittel unabhängig von der Dosis. „Arzneimittelwirkung" bedeutet, dass ein ursächlicher Zusammenhang zwischen einem Arzneimittel und einem unerwünschten Ereignis zumindest möglich ist (ICH-GCP 1.1).

In den englischen Definitionen ist von „Reasonable Possibility of a Causal Relationship" die Rede (► Kap. 8.1.3).

Im Spontanmeldebereich und bei nichtinterventionellen Studien spricht man von Nebenwirkungen:

> „*Nebenwirkungen sind [...] schädliche und unbeabsichtigte Reaktionen auf das Arzneimittel*" (§ 4 Abs. 13 AMG).

8.1.3 Vom „unerwünschten Ereignis" zur „unerwünschten Arzneimittelwirkung" – Der Begriff der Kausalität

Der Begriff „Kausalität" oder „Kausalzusammenhang" bedeutet, dass Anhaltspunkte oder Argumente eine ursächliche Beziehung zwischen Ereignis und der Anwendung des (Prüf-)Präparats vermuten lassen. Bei der Beurteilung des Kausalzusammenhangs ist letztendlich nur entscheidend, ob die Frage „Besteht eine angemessene Wahrscheinlichkeit für einen Kausalzusammenhang?" mit „Ja" oder „Nein" zu beantworten ist, d. h., ob der Fall als „Related" oder „Not Related" bewertet wird. Darüber hinaus kann die Wahrscheinlichkeit eines Kausalzusammenhangs weiter skaliert werden. Hierfür gibt es mehrere Beurteilungssysteme, die allerdings alle nicht validiert oder auch nur validierbar sind. Unter anderem ist die folgende Skala nach wie vor im Gebrauch:

- WHO-Causality Assessment of Suspected Adverse Reactions

Es bleibt jedoch festzuhalten, dass eine Skalierung keine Auswirkungen auf Meldeverpflichtungen oder weitere Bewertung hat. Wenn ein unerwünschtes Ereignis elektronisch gemeldet wird, muss eine Zuordnung der verschiedenen Wahrscheinlichkeitsabstufungen zu „Related" oder „Not Related" erfolgen (Rules for Reporting Causality Assessment in EVCTM, Okt. 2010), d. h. es muss klar erkennbar sein, welcher dieser beiden Kategorien der Fall angehört. Inwieweit also eine weitere Skalierung von Vorteil ist, sollte im Einzelfall kritisch hinterfragt werden.

So empfiehlt die CIOMS Working Group VI, dem Prüfarzt eine einfache binäre Entscheidungsmöglichkeit („Related" oder „Not Related") für die Kausalitätsbewertung schwerwiegender unerwünschter Ereignisse zu geben. Obwohl es selten genügend Informationen und Erfahrungen gibt, um die Kausalität mit einem definitiven „Ja" oder „Nein" zu bewerten, bieten die verschiedenen Gradienten der „Relatedness" nach Meinung der Working Group wenig oder gar keinen Vorteil für die Datenanalyse oder das Berichtswesen an die Behörden.

Wird der Kausalzusammenhang zwischen einem Ereignis und der Anwendung des Prüfpräparats in einer klinischen Prüfung von Prüfer und Sponsor divergierend beurteilt, müssen beide Bewertungen dokumentiert werden und Berücksichtigung finden. Der Fall ist als „Related" einzustufen, sobald einer der Bewerter, Prüfer oder Sponsor, bei seiner Kausalitätsbewertung zu diesem Ergebnis kommt. Gibt der Prüfer keine Kausalitätsbewertung ab, soll er dazu angehalten werden, dies nachzuholen. Kommt er dieser Aufforderung jedoch nicht nach, kann der Sponsor die Kausalitätsbewertung vornehmen. Er muss in diesem Fall nicht mehr zwingend vom Worst-Case-Szenario ausgehen, d. h. das Ereignis ist nicht grundsätzlich als „Related" zu bewerten, falls ausreichend Gründe für eine Bewertung als „Not Related" vorliegen (Question 7.18).

8.1.3.1 WHO-Causality Assessment of Suspected Adverse Reactions

Dieses Bewertungsschema ist in Europa am weitesten verbreitet und wird als einziges z. B. in den GVP-Modulen erwähnt. Seine Anwendung ist dennoch optional. Wenn es jedoch angewendet wird, müssen die u. g. Bewertungsmöglichkeiten den Kategorien „Related" oder „Not Related" zugeordnet werden. Nach dem WHO-Causality Assessment of Suspected Adverse Reactions kann ein Kausalzusammenhang wie folgt differenziert werden:

- Sicher (Certain, Related)
  - Zeitlicher Zusammenhang
  - Nicht anderweitig erklärbar
  - Bekanntes oder erklärbares Muster
  - Plausible Reaktion auf Absetzen
  - Ggf. Reexpositionsverfahren
- Wahrscheinlich (Probable, Likely)
  - Zeitlicher Zusammenhang
  - Bekanntes oder erklärbares Muster

- Wahrscheinlich nicht anderweitig erklärbar
  - Plausible Reaktion auf Absetzen
- Möglich (Possible)
  - Zeitlicher Zusammenhang
  - Bekanntes oder erklärbares Muster
  - Auch anderweitig erklärbar
  - Informationen über Reaktion beim Absetzen fehlen
- Unwahrscheinlich (Unlikely)
  - Zeitpunkt macht Zusammenhang unwahrscheinlich
  - Anderweitig erklärbar
- Nicht bewertet (Unclassified)
  - Zeitlicher Zusammenhang gegeben
  - Informationen fehlen noch oder sind noch nicht beurteilt
- Nicht bewertbar (Unassessable)
  - Beurteilung nicht möglich, da nur unvollständige bzw. widersprüchliche Informationen

8.1.4 Schwerwiegend: Serious und Severe

Das deutsche Wort „schwerwiegend" kann leicht zu Missverständnissen führen, weil es die Übersetzung für die beiden englischen Begriffe „Serious" und „Severe" darstellt. Die Bedeutung dieser Begriffe unterscheidet sich jedoch erheblich.

8.1.4.1 Seriousness

Der Begriff „Serious" bezieht sich auf den klinischen Verlauf oder Ausgang eines unerwünschten Ereignisses oder einer unerwünschten Reaktion:

Ein schwerwiegendes unerwünschtes Ereignis (Serious Adverse Event, SAE) ist jedes unerwünschte Ereignis, das

- tödlich ist
- lebensbedrohend ist
- eine stationäre Behandlung oder deren Verlängerung erforderlich macht
- zu bleibender oder schwerwiegender Behinderung oder Invalidität führt
- eine kongenitale Anomalie oder einen Geburtsfehler zur Folge hat (Verordnung (EU) Nr. 536/2014, sowie § 4 Abs. 13 AMG; keine Änderung gegenüber Art. 20 Richtlinie 2001/20/EG)

In diesem Zusammenhang ist auch die Definition des bedeutsamen medizinischen Ereignisses (Important Medical Event) wichtig. Hierunter versteht man Ereignisse, die einen Prüfungsteilnehmer in eine kritische Situation bringen oder die eine therapeutische Intervention erforderlich machen, um eines der anderen o. g. Kriterien für ein schwerwiegendes unerwünschtes Ereignis zu vermeiden.

Unerwünschte Ereignisse, die diesen Sachverhalt erfüllen, werden ebenfalls als „Serious" eingestuft.

8.1.4.2 Severity

Unter dem Begriff „Severity" versteht man dagegen den Schweregrad bzw. die Intensität eines unerwünschten Ereignisses oder einer unerwünschten Reaktion. Dieser lässt sich in 3 bzw. 5 Schweregrade unterteilen.

- Grad 1: gering (Mild) – leicht zu tolerieren
- Grad 2: mäßig (Moderate) – beeinflusst tägliche Aktivitäten oder Arbeit
- Grad 3: schwer (Severe) – tägliche Aktivitäten oder Arbeit nicht mehr möglich

Für gut skalierbare Ereignisse (z. B. Laborwertabweichungen) ist die Klassifikation nach Common Terminology Criteria for Adverse Events (CTCAE) üblich und sinnvoll. Dabei werden zu den o. g. 3 Stufen die beiden folgenden hinzugefügt:

- Grad 4: lebensbedrohlich (Life-threatening or Disabling)
- Grad 5: tödlich (Death Related to AE)

Bei der CTCAE-Klassifikation ist es wichtig, beim Begriff „Lebensbedrohlich" zwischen Severity- und Serious-Kriterium zu unterscheiden. Nicht jedes Grad-4-Event ist automatisch auch „Serious".

Beispiel: Ein Grad-4-Leukozytenwert bei einem Leukämiepatienten könnte ohne wesentliche Auswirkungen auf dessen Allgemeinzustand und somit nicht unbedingt „Serious" sein.

Unerwünschte Ereignisse, die zum Tod des Patienten führen (also Grad 5 entsprechen), sind dagegen grundsätzlich sowohl als „Serious" als auch als „Severe" zu bewerten.

8.1.5 Expectedness

Ein weiteres Kriterium, das bei der Bewertung von unerwünschten Ereignissen und unerwünschten Arzneimittelwirkungen eine maßgebliche Rolle spielt, ist die „Expectedness". Obwohl diese auch bei Spontanfällen beurteilt wird, hat sie jedoch in der EU nur noch bei Fällen aus klinischen Prüfungen einen Einfluss auf die Meldeverpflichtungen.

Ein „unerwartetes unerwünschtes Ereignis" ist ein Ereignis, das nach Art oder Schweregrad nicht mit der vorliegenden Information über das Prüfpräparat übereinstimmt („Reference Safety Information" in der Prüferbroschüre, Fachinformation) (Verordnung (EU) Nr. 536/2014; keine Änderung ggb. § 3 Abs. 9 GCP-V).

Bitte beachten: „Erwartet" bedeutet in diesem Zusammenhang **nicht**, dass ein Ereignis im Zusammenhang mit der Erkrankung oder dem Therapieverlauf vorherzusehen war. Vielmehr ist damit gemeint, dass ein Ereignis in ähnlicher Form bereits im Zusammenhang mit der Verabreichung der Prüfsubstanz beobachtet und dokumentiert wurde.

8.1.6 Vom SAE zum SUSAR

Die Abkürzung SUSAR steht für Suspected Unexpected Serious Adverse Reaction. Dabei bedeutet:

Suspected Adverse Reaction	=	Kausalzusammenhang mindestens möglich (Reasonable Possibility of a Causal Relationship)
Unexpected	=	nicht aufgeführt im Referenzdokument (z. B. Reference Safety Information in der Prüferbroschüre)
Serious	=	gemäß ICH-Definition (▶ Kap. 8.1.4.1)

Unter einem SUSAR versteht man also den Verdachtsfall einer schwerwiegenden und unerwarteten unerwünschten Arzneimittelwirkung. Es handelt sich hierbei um die Verknüpfung des Begriffs „Verdachtsfall einer unerwünschten Arzneimittelwirkung" mit den Begriffen „schwerwiegend (Serious)" und „unerwartet (Unexpected)".

Tritt ein unerwünschtes Ereignis auf, welches mindestens eines der Serious-Kriterien erfüllt, muss der Prüfarzt es innerhalb von 24 Stunden an den Sponsor melden, nachdem er Kenntnis davon erhalten hat. Diese Meldung sollte bereits eine Kausalitätsbewertung (des Prüfarztes) beinhalten. Um das Kriterium „Verdachtsfall einer unerwünschten Arzneimittelwirkung" zu erfüllen, muss ein Kausalzusammenhang (▶ Kap. 8.1.3) nicht eindeutig nachgewiesen sein. Es sollte jedoch Hinweise oder Anhaltspunkte geben, die den Verdacht auf einen Kausalzusammenhang nahelegen.

Der Sponsor bewertet dann ebenfalls die „Seriousness" und die Kausalität. Er darf dabei anderer Meinung sein als der Prüfarzt und sollte dies auch dokumentieren. Im Hinblick auf die Meldeverpflichtungen (▶ Kap. 8.3) darf er den Fall jedoch nicht herabstufen. Ein Heraufstufen ist allerdings jederzeit möglich.

Mit anderen Worten: Der Fall gilt als „Serious", wenn Prüfarzt oder Sponsor (oder beide) ihn als „Serious" eingestuft haben. Und genauso gilt der Fall als „Related", wenn Prüfarzt oder Sponsor (oder beide) einen Kausalzusammenhang sehen.

Die Bewertung der „Expectedness" erfolgt dagegen in erster Linie durch den Sponsor. Zwar soll die Meinung des Prüfarztes berücksichtigt werden, falls er eine solche äußert. Sie muss jedoch nicht erfragt werden und kann vom Sponsor überstimmt werden.

Ein SUSAR liegt also dann vor, wenn der Fall

- vom Prüfarzt oder Sponsor oder beiden als „Serious",
- vom Prüfarzt oder Sponsor oder beiden als „Related" und
- vom Sponsor als „Unexpected" eingestuft wird,

wobei ein Ereignis alle 3 Kriterien erfüllen muss, damit ein SUSAR vorliegt.

8.2 Entblindung

Grundsätzlich sind 2 Arten der Entblindung zu unterscheiden: Die Notfallentblindung und die Entblindung zu Meldezwecken.

8.2.1 Notfallentblindung

Eine notfallmäßige Entblindung durch den Prüfarzt sollte vor allem dann erfolgen, wenn das Ergebnis der Entblindung unmittelbare Konsequenzen für die weitere Behandlung des Patienten hat (z. B. Einnahme einer Überdosis der Prüfmedikation in einer Placebo-kontrollierten Prüfung). Je nachdem wie die Randomisierung erfolgt ist, gibt es verschiedene Möglichkeiten für die praktische Durchführung der Entblindung (Notfallumschläge, Anruf beim Sponsor oder einer Randomisierungsstelle o. Ä.). Eine solche Entblindung muss immer dokumentiert werden, wobei Datum und Zeit, Ausführender und Grund der Entblindung anzugeben sind. Die Daten des betreffenden Patienten können für die Wirksamkeitsanalyse nicht mehr verwendet werden.

8.2.2 Entblindung zu Meldezwecken

Wenn ein SAE in einer verblindeten Prüfung als SUSAR eingestuft wurde (▶ Kap. 8.1.6), muss es entblindet werden, da das Melden von verblindeten Fällen an die Behörden nicht möglich ist. Die Entblindung kann (je nach Prüfdesign) zu folgendem Ergebnis führen:

1. Der Patient hat Placebo erhalten.

   Ereignisse, die im Zusammenhang mit einem Placebo stehen, unterliegen normalerweise nicht der beschleunigten Berichterstattung (▶ Kap. 8.3). Ausnahme sind SUSARs, die im Kausalzusammenhang mit einem Placebo stehen (z. B. auf Grund einer Reaktion mit einem Hilfsstoff).

2. Der Patient hat die aktive Vergleichssubstanz bekommen.

   Zunächst muss der Sponsor die „Expectedness" neu bewerten, da dafür jetzt das Referenzdokument der Vergleichssubstanz zugrunde gelegt werden muss und dies wahrscheinlich zu einem anderen Ergebnis führt als die Bewertung anhand des Referenzdokuments der Prüfsubstanz. Sind nach der Neubewertung immer noch alle 3 Kriterien eines SUSARs erfüllt (▶ Kap. 8.1.6), hat der Sponsor dieselben Meldeverpflichtungen wie für die Prüfsubstanz (▶ Kap. 8.3). Zusätzlich wird empfohlen, dass der Sponsor die Fälle an den Zulassungsinhaber der Vergleichssubstanz weiterleitet.

3. Der Patient hat die Prüfsubstanz erhalten.

. Der Sponsor muss den Fall beschleunigt melden (▶ Kap. 8.3).

   Die Entblindung erfolgt durch eine Person oder ein Team innerhalb der Organisation des Sponsors oder bei einer von ihm beauftragten Stelle (CRO, Dienstleister o. Ä.). Wenn möglich und angemessen, sollte die Verblindung jedoch für diejenigen Personen aufrechterhalten bleiben (z. B. Biometriker), die verantwortlich für die Datenanalyse und Interpretation der Ergebnisse bei Beendigung der Prüfung sind.

8.3 Dokumentations- und Meldeverpflichtungen in Deutschland

8.3.1 Verpflichtungen des Prüfers bzw. der Prüfstelle

8.3.1.1 Unerwünschte Ereignisse: Dokumentation

Nicht schwerwiegende unerwünschte Ereignisse werden lediglich im Prüfbogen (Case Record Form bzw. Case Report Form, CRF) oder im eCRF dokumentiert. Hierbei sollten mindestens folgende Informationen erhoben werden:

- Art des unerwünschten Ereignisses
- Zeitpunkt und Dauer des Auftretens (Beginn und Ende)
- Schweregrad
- Klassifizierung „nicht schwerwiegend"
- Beurteilung des Kausalzusammenhangs
- Therapeutische Maßnahmen, z. B.
  - Keine Behandlung
  - Prüfmedikation zeitweilig unterbrochen
  - Prüfmedikation abgesetzt
  - Medikamentöse Behandlung
  - Nichtmedikamentöse Behandlung
- Ausgang des Ereignisses

Die Dokumentation der nicht schwerwiegenden unerwünschten Ereignisse wird vom Monitor im Rahmen des regulären Monitorings überprüft. Eine Benachrichtigung des Sponsors oder der betreuenden CRO ist im Allgemeinen nicht notwendig.

8.3.1.2 Unerwünschte Ereignisse mit Relevanz für die Bewertung der klinischen Prüfung

Allerdings ist zu beachten, dass der Prüfer den Sponsor über unerwünschte Ereignisse und unerwartete klinisch-diagnostische Befunde, die im Prüfplan für die Bewertung der klinischen Prüfung als entscheidend bezeichnet sind (sog. Adverse Events of Special Interest, AESI), unterrichten muss, und zwar innerhalb der im Prüfplan angegebenen Fristen (Art. 41 Abs. 1 Verordnung (EU) Nr. 536/2014).

8.3.1.3 Schwerwiegende unerwünschte Ereignisse

Bei schwerwiegenden unerwünschten Ereignissen (SAE) hat der Prüfer folgende Pflichten:

- Er muss den Sponsor unverzüglich (spätestens innerhalb von 24 Stunden) über das Auftreten eines schwerwiegenden unerwünschten Ereignisses unterrichten. Ausgenommen sind Ereignisse, über die laut Prüfplan oder Prüferinformation nicht unverzüglich berichtet werden muss.
  Beispiel: geplante operative Eingriffe mit Hospitalisierung, aber nur, wenn dies im Prüfplan explizit definiert ist.
- Der Prüfer hat dem Sponsor anschließend einen ausführlichen schriftlichen Bericht zu übermitteln.
- Personenbezogene Daten sind vor ihrer Übermittlung unter Verwendung des Identifizierungscodes der Prüfungsteilnehmer zu pseudonymisieren (§ 42a AMG).

Im Zusammenhang mit der Meldung an den Sponsor sind folgende Details wichtig:

- Ein SAE muss unabhängig davon, ob es in einem vermuteten Zusammenhang mit der Prüfmedikation steht oder nicht, gemeldet werden.
- Häufige Fehler, die dem Prüfer bei der Meldung im Zusammenhang mit schwerwiegenden unerwünschten Ereignissen unterlaufen, sind:
  - Das Ereignis wird nicht als SAE betrachtet, da es offensichtlich nicht im kausalen Zusammenhang mit der Prüfmedikation steht.
    Beispiel: Hospitalisierung nach Verkehrs- oder Skiunfall während einer klinischen Prüfung.
  - Das Ereignis wird nicht fristgerecht gemeldet.
    Beispiel: Im Falle einer Hospitalisierung will der Prüfer erst den Krankenhausentlassungsbericht abwarten.

Auch das Team des Prüfers sollte also auf das Erkennen von schwerwiegenden unerwünschten Ereignissen hin geschult werden. Neben dem Arzt kann auch ein anderes Mitglied des Prüfzentrums die erste Person sein, die erfährt, dass der Patient wegen eines SAE behandelt wurde bzw. nicht zur nächsten Prüfungsvisite erscheinen kann.

- Die Meldung sollte nur in Ausnahmefällen telefonisch, i. d. R. schriftlich, per Fax (mit Rückbestätigung des Erhalts durch den Sponsor) oder elektronisch erfolgen. Hierfür sollte der Prüfer vom Sponsor einen Serious-Adverse-Event-Bogen bzw. das CIOMS-Formular erhalten.
- Der Prüfer muss sowohl einen Initial Report als auch später einen (oder mehrere) Follow-up Report(s) an den Sponsor übermitteln.
- Die Meldung muss unverzüglich erfolgen. Dieser Begriff ist im AMG nicht eindeutig definiert, jedoch geht aus Art. 41 Abs. 2 Verordnung (EU) Nr. 536/2014 hervor, dass der Prüfer innerhalb von max. 24 Stunden, nachdem er

Kenntnis von dem SAE erhalten hat, die Information an den Sponsor weitergeben muss. Die gleiche Angabe fand sich bereits im Guidance Document 2011/C 172/01 zur Richtlinie 2001/20/EG. Die Einhaltung dieser Frist ist aus folgenden Gründen unbedingt erforderlich:

- Der Sponsor muss ausreichend Zeit haben, die Nutzen-Risiko-Bewertung für die Prüfung zu überprüfen.
- Der Sponsor muss fristgerecht seinen Meldeverpflichtungen nachkommen, falls es sich um ein SUSAR handelt.
- Das SAE muss ggf. zeitgerecht an die Probandenversicherung gemeldet werden. In den Versicherungsbedingungen der jeweiligen Versicherungsgesellschaft sind hierfür Zeiträume definiert. Sollten diese Fristen nicht eingehalten werden, ist möglicherweise der Versicherungsschutz des Patienten gefährdet.

8.3.2 Verpflichtungen des Sponsors

In interventionellen klinischen Prüfungen ist grundsätzlich der Sponsor der Prüfung zur Meldung verpflichtet. Es bestehen nur Meldeverpflichtungen nach Art. 42 Verordnung (EU) Nr. 536/2014, nicht aber nach § 63c AMG, selbst dann, wenn das Prüfpräparat bereits zugelassen bzw. eine Zulassung beantragt ist.

Falls der Sponsor einer klinischen Prüfung für das Prüfpräparat gleichzeitig Inhaber der Zulassung, Antragsteller oder pharmazeutischer Unternehmer ist, bestehen für ihn dennoch nur Meldeverpflichtungen nach Art. 42 Verordnung (EU) Nr. 536/2014, nicht aber nach § 63c AMG. Dadurch sollen Doppelmeldungen vermieden werden.

Stellt sich im Falle eines SUSAR nach Entblindung (▶ Kap. 8.2.2) heraus, dass der Patient das (zugelassene) Vergleichspräparat erhalten hat, ist der Sponsor zwar immer noch meldepflichtig, wird aber gleichzeitig aufgefordert, den Fall an den Zulassungsinhaber des Vergleichspräparats weiterzuleiten.

In nichtinterventionellen Studien (NIS) kommen nur zugelassene Medikamente zum Einsatz. Wird der Kausalzusammenhang positiv bewertet, werden die unerwünschten Ereignisse nach den gleichen Modalitäten und Fristen an die Behörden gemeldet wie im Spontanmeldewesen (siehe § 63c AMG und GVP-Modul VI), d. h., auch nicht schwerwiegende Reaktionen müssen gemeldet werden und die „Expectedness" spielt keine Rolle für die Meldeverpflichtung.

8.3.2.1 Unerwünschte Ereignisse: Dokumentation

Der Sponsor hat alle ihm von den Prüfern mitgeteilten unerwünschten Ereignisse ausführlich zu dokumentieren. Sie ermöglichen dem Sponsor eine kontinuierliche Überwachung des Nutzen-Risiko-Verhältnisses der klinischen Prüfung einschließlich des Prüfpräparats.

8.3.2.2 SUSAR: Meldung

Zur Definition eines SUSAR ▶ Kap. 8.1.6)

In der **EU** ist die Meldepflicht für SUSARs in Art. 42 der Verordnung (EU) Nr. 536/2014 geregelt.

Der Sponsor hat jeden ihm bekannt gewordenen Verdachtsfall einer unerwarteten schwerwiegenden Nebenwirkung elektronisch an EudraVigilance, Clinical Trial Module (EVCTM) zu melden.

Die Frist für die Meldung hängt von der Schwere der Nebenwirkung ab:

- Wenn es sich um den Verdachtsfall einer unerwarteten schwerwiegenden Nebenwirkung handelt, die zu einem Todesfall geführt hat oder lebensbedrohlich ist, müssen die o. g. Meldungen unverzüglich, spätestens aber innerhalb von 7 Kalendertagen nach Bekanntwerden erfolgen. Innerhalb von höchstens 8 weiteren Kalendertagen sind dann die weiteren relevanten Informationen zu übermitteln (Art. 42 Abs. 2a Verordnung (EU) Nr. 536/2014).
- Alle anderen unerwarteten schwerwiegenden Nebenwirkungen müssen spätestens nach 15 Kalendertagen nach Bekanntwerden gemeldet werden (Art. 42 Abs. 2b Verordnung (EU) Nr. 536/2014).

Personenbezogene Daten müssen unter Verwendung des Identifizierungscodes des Studienteilnehmers pseudonymisiert werden (§ 42a AMG).

Die an der klinischen Prüfung beteiligten Prüfer sollen Kenntnis von wichtigen Safety-Informationen erhalten. Sie müssen aber nicht mehr innerhalb von 15 Kalendertagen über Einzelfälle informiert werden.

Wenn eine klinische Prüfung in **mindestens einem Staat der EU** durchgeführt wird, müssen SUSARs aus dieser Prüfung oder einer anderen Prüfung desselben Sponsors mit demselben Produkt an EudraVigilance gemeldet werden. Dies ist unabhängig davon, in welchem Land (innerhalb oder außerhalb der EU) diese SUSARs aufgetreten sind.

Die Regularien für **Länder der ICH-Regionen** bez. der Meldung von sicherheitsrelevanten Informationen sind in den ICH-Guidelines E2A bis E2C beschrieben. Die Guidelines sehen vor, dass nur Reaktionen, die sowohl schwerwiegend als auch unerwartet (also SUSARs) sind, dann an die zuständige Behörde (Appropriate Regulatory Authority) berichtet werden, wenn die Mindestanforderungen für eine beschleunigte Berichterstattung von SUSAR (Minimum Criteria for Initial Expedited Reporting) erfüllt sind.

Als Mindestanforderungen gelten folgende Angaben:

- Verdächtigte Prüfmedikation (Suspected Investigational Medicinal Product)
- Ein identifizierbarer Prüfungsteilnehmer
- Ein schwerwiegendes und unerwartetes Ereignis, für das ein Kausalzusammenhang zur Prüfmedikation angenommen wird
- Eine identifizierbare Berichtsquelle (Prüfer)
- Berichtsnummer des Sponsors, falls verfügbar

Die Meldung an EudraVigilance sollte elektronisch erfolgen:

- Verwendung der MedDRA-Codierung; es ist immer die letzte Version oder die Vorgängerversion der MedDRA Terminologie zu verwenden.
- Format nach ICH-Guideline E2B(R3) (Clinical Safety Data Management: Data Elements for Transmission of Individual Case Safety Reports), entweder direkt aus der Datenbank via Gateway oder über ein entsprechendes Online-Formular (z. B. EVWeb). Siehe auch Verordnung über die elektronische Anzeige von Nebenwirkungen (AMG-Anzeigeverordnung (AMG-AV)).

Wichtig

Seit Inkrafttreten der Verordnung (EU) Nr. 536/2014 müssen SUSARs nur noch an die EudraVigilance-Datenbank und nicht mehr an die einzelnen Behörden berichtet werden. Letztere Meldungen sind ebenso entfallen wie die Meldungen an die EK, während Prüfer nicht mehr zwingend über Einzelfälle, wohl aber über Auswirkungen auf das Safety Profil des Prüfpräparates, z. B. in Form eines Newsletters, unterrichtet werden müssen. Dies erfolgt i. d. R. per Fax oder E-Mail-Anhang. Weitere Informationen zur elektronischen Meldeverpflichtung siehe ICH-Guideline E2B (R3).

8.3.2.3 Sonstige für die Sicherheit der Prüfungsteilnehmer relevante Meldeverpflichtungen

- Der Sponsor soll alle unerwarteten Ereignisse, die das Nutzen-Risiko-Verhältnis der klinischen Prüfung beeinträchtigen, bei denen es sich jedoch nicht um vermutete unerwartete schwerwiegende Nebenwirkungen (SUSARs) handelt, an die betroffenen Mitgliedstaaten melden. Diese Mitteilung erfolgt unverzüglich, spätestens jedoch 15 Tage nach dem Tag, an dem der Sponsor von diesem Ereignis Kenntnis erlangt hat, über das EU-Portal (Art. 53 Abs. 1 Verordnung (EU) Nr. 536/2014).
- Ebenfalls über das EU-Portal soll der Sponsor den betroffenen Mitgliedstaaten alle Inspektionsberichte von Drittlandsbehörden über die klinische Prüfung vorlegen, auf Verlangen eines betroffenen Mitgliedstaats mit einer Übersetzung des Berichts oder seiner Zusammenfassung in einer in der Anfrage angegebenen Amtssprache der EU (Art. 53 Abs. 2 Verordnung (EU) Nr. 536/2014).
- Falls ein unerwartetes Ereignis das Nutzen-Risiko-Verhältnis ernsthaft beeinträchtigen sollte, ergreifen der Sponsor und der Prüfer schnellstmöglich geeignete Sicherheitsmaßnahmen (Urgent Safety Measures) zum Schutz der Prüfungsteilnehmer (Art. 54 Abs. 1 Verordnung (EU) Nr. 536/2014).
- Außerdem meldet der Sponsor das Ereignis sowie die getroffenen Maßnahmen so schnell wie möglich, spätestens aber 7 Tage nach Ergreifen der Maßnahmen über das EU-Portal an die betroffenen Mitgliedstaaten (Art. 54 Abs. 2 Verordnung (EU) Nr. 536/2014).

8.3.2.4 Periodischer Bericht über die Sicherheit

Ab der ersten Genehmigung einer klinischen Prüfung gemäß Verordnung (EU) Nr. 536/2014 hat der Sponsor einmal jährlich oder auf Verlangen einen Bericht über die Unbedenklichkeit jedes Prüfpräparats – außer Placebo –, das in einer klinischen Prüfung verwendet wird, vorzulegen. Falls mehr als ein Prüfpräparat verwendet wird, kann der Sponsor, sofern dies im Prüfplan vorgesehen ist, einen einzigen Sicherheitsbericht über alle in dieser klinischen Prüfung verwendeten Prüfpräparate vorlegen. Die Verpflichtung, diesen Bericht vorzulegen, endet mit dem Abschluss der letzten klinischen Prüfung, die der Sponsor mit dem betreffenden Prüfpräparat durchgeführt hat.

Dies geschieht in Form eines Development Safety Update Reports (DSUR) nach ICH-Guideline E2F. Der Jahresbericht darf nur aggregierte und anonymisierte Daten enthalten. Die Vorlage erfolgt mittels des EU-Portals (Art. 43 Verordnung (EU) Nr. 536/2014).

Wenn eine klinische Prüfung beendet wurde, aber noch kein Prüfungsabschlussbericht vorhanden ist, muss diese klinische Prüfung in einem jährlichen Sicherheitsbericht solange erwähnt werden, bis der Prüfungsabschlussbericht vorgelegt wird.

8.4 Mängel bei der Dokumentation von AEs und SAEs

Der Monitor findet bei der Dokumentation von unerwünschten Ereignissen im CRF und bei der Meldung von schwerwiegenden unerwünschten Ereignissen an den Sponsor auf den Berichtsformularen (Initial Report oder Follow-up Report) gelegentlich folgende Mängel vor:

- Fehlende Informationen
  - Zur eindeutigen Identifikation des Prüfzentrums fehlt die Zentrumsnummer.
  - Zur Identifikation des Prüfungsteilnehmers fehlen häufig die Patientennummer oder das Geburtsjahr.
- Befunde nicht pseudonymisiert
  Mit der Meldung eines SAE eingereichte EKG-Befunde oder Laborausdrucke sind nicht geschwärzt, sondern tragen den vollen Namen des Prüfungsteilnehmers.
- Unlesbarkeit
  Dieser Mangel betrifft bevorzugt die Adresse des Prüfers und den Freitext zur Beschreibung des SAE.
- Unvollständigkeit
  Während bei der Meldung eines SAE beim Initial Report noch nicht alle Informationen vorliegen müssen, ist der Prüfer verpflichtet, die unvollständi-

gen Daten im Follow-up Report zu ergänzen. Spätestens mit dem Final Report über ein SAE sollten alle Daten komplett sein.

- Fehlende oder widersprüchliche Kausalitätsbewertung
  Der Prüfer soll dazu angehalten werden, bereits beim Initial Report eine Kausalitätsbewertung vorzunehmen und diese zu dokumentieren. Diese Bewertung kann revidiert werden, wenn dem Prüfer neue Erkenntnisse vorliegen. Dabei ist auf einheitliche Dokumentation zu achten, aus der die Gründe für die Bewertungsänderung hervorgehen. Selbstverständlich dürfen aber die Kausalitätsbewertungen des Sponsors und des Prüfarztes voneinander abweichen.
- Keine Follow-up Reports auf SAE-Formularen
  Zwar nehmen die meisten Prüfer ihre Meldeverpflichtung beim Auftreten eines SAE ernst und versenden den Initial Report fristgerecht. Der Follow-up Report wird dann allerdings vernachlässigt und nicht innerhalb der vorgesehenen Fristen übermittelt. Oft geht aus den eingereichten Arztbriefen und/oder Krankenhausentlassungsberichten nicht hervor, in welchem Zusammenhang die Behandlung mit dem gemeldeten SAE stand.
- Eintragung nicht auf Englisch
  Bei internationalen Prüfungen mit CRFs in englischer Sprache müssen auch die Eintragungen zu unerwünschten Ereignissen in Englisch vorgenommen werden.

8.5 Zusammenfassung

Das System der Pharmakovigilanz ist durch die vielfältigen Guidelines und Regularien auf nationaler, EU- und ICH-Ebene sehr komplex und unübersichtlich geworden. Daher ist es für die jeweils zur Meldung Verpflichteten wichtig, die Prioritäten in diesem System zu kennen.

Im Rahmen einer klinischen Prüfung hat der ***Prüfer*** *lediglich Meldeverpflichtungen an den Sponsor.*

Der ***Sponsor*** *hat in Deutschland Meldeverpflichtungen nach Verordnung (EU) Nr. 536/2014 an die European Medicines Agency (EMA):*

- *Unerwünschte Ereignisse, die nicht die Kriterien eines SUSAR erfüllen, nur auf Anforderung*
- *SUSARs, lebensbedrohlich oder tödlich, innerhalb von* ***7 Tagen***
- *Andere SUSARs innerhalb von* ***15 Tagen***
- *Sachverhalte mit Einfluss auf die Nutzen-Risiko-Bewertung innerhalb von 15 Tagen*
- *Sachverhalte, die weitere Maßnahmen zum Schutz der Prüfungsteilnehmer erforderlich machen, unverzüglich, aber spätestens innerhalb von 7 Tagen*

- Bericht über die Sicherheit der betroffenen Personen (DSUR) einmal jährlich oder auf Verlangen

Um diesen Verpflichtungen inhaltlich und zeitlich gerecht zu werden, sollte der Sponsor

- Standard Operating Procedures (SOPs) zur Bearbeitung von Pharmakovigilanzfragen erstellen, die alle Verantwortlichkeiten und das jeweilige Vorgehen beschreiben
- personelle Voraussetzungen zur Erfüllung der Verpflichtungen schaffen. Die europäischen Guidelines sehen den „Pharmakovigilanz-Beauftragten" vor, in Deutschland kann diese Funktion vom „Stufenplanbeauftragten" erfüllt werden. Wichtige Aufgaben im Rahmen von klinischen Prüfungen sind die korrekte Codierung von unerwünschten Ereignissen nach internationalem Standard (z. B. Codierungssystem MedDRA) sowie die Bewertung und Meldung aller auftretenden Sicherheitsprobleme im Zusammenhang mit der Prüfmedikation.

Kerndokumente

Verordnung (EU) Nr. 536/2014 des Europäischen Parlaments und des Rates vom 16. April 2014 über klinische Prüfungen mit Humanarzneimitteln und zur Aufhebung der Richtlinie 2001/20/EG; https://eur-lex.europa.eu/legal-content/DE/TXT/?uri=CELEX%3A32014R0536

Richtlinie 2001/20/EG des Europäischen Parlaments und des Rates vom 4. April 2001 zur Angleichung der Rechts- und Verwaltungsvorschriften der Mitgliedstaaten über die Anwendung der guten klinischen Praxis bei der Durchführung von klinischen Prüfungen mit Humanarzneimitteln (ABl. L 121 vom 01.05.2001, S. 34); geändert durch die Verordnung (EG) Nr. 1901/2006 des Europäischen Parlaments und des Rates vom 12. Dezember 2006; https://eur-lex.europa.eu/LexUriServ/LexUriServ.do?uri=CONSLEG:2001L0020:20070126:DE:PDF

Regulation (EU) No 536/2014 of the European Parliament and of the Council of 16 April 2014 on clinical trials on medicinal products for human use, and repealing Directive 2001/20/EC; https://eur-lex.europa.eu/legal-content/EN/TXT/?uri=celex%3A32014R0536

Harmonisierte ICH-Leitlinie für die EU, Japan und die USA. Leitlinie zur Guten Klinischen Praxis (CPMP/ICH/135/95) 17. Juli 1996; https://ichgcp.net/storage/pdf/ich-gcp-de.pdf

ICH Topic E6(R1) Guideline for Good Clinical Practice Note for Guidance on Good Clinical Practice (CPMP/ICH/135/95) July 2002; https://www.ema.europa.eu/en/documents/scientific-guideline/ich-e6-r1-guideline-good-clinical-practice_en.pdf

Guideline for good clinical practice E6(R2) (EMA/CHMP/ICH/135/1995). 1 December 2016; https://www.ema.europa.eu/en/ich-e6-r2-good-clinical-practice-scientific-guideline

Gesetz über den Verkehr mit Arzneimitteln (Arzneimittelgesetz – AMG) in der Fassung der Bekanntmachung vom 12. Dezember 2005 (BGBl. I S. 3394), zuletzt geändert durch Art. 1 des Gesetzes vom 19.07.2023 (BGBl. I S. 197); https://www.gesetze-im-internet.de/amg_1976/BJNR024480976.html

WHO. The use of the WHO-UMC system for standardised case causality assessment. 05 June 2013; https://www.who.int/publications/m/item/WHO-causality-assessment

European Medicines Agency. EudraVigilance Expert Working Group Note for guidance – EudraVigilance Human – Processing of safety messages and individual case safety reports

(ICSRs). EMA/H/20665/04/Final Rev. 2, 15 October 2010; https://www.ema.europa.eu/en/documents/regulatory-procedural-guideline/note-guidance-eudravigilance-human-processing-safety-messages-and-individual-case-safety-reports-icsrs-historical_en.pdf

The Council for International Organizations of Medical Sciences (CIOMS): Management of Safety Information from Clinical Trials: Report of CIOMS Working Group VI, Geneva 2006; https://cioms.ch/publications/product/management-of-safety-information-from-clinical-trials-report-of-cioms-working-group-vi/

The rules governing medicinal products in the European Union Vol. 10 - Guidance documents applying to clinical trials. Clinical Trials Regulation (EU) No 536/2014 Questions & Answers Version 6.8, March 2024; https://health.ec.europa.eu/document/download/bd165522-8acf-433a-9ab1-d7dceae58112_en?filename=regulation5362014_qa_en_0.pdf

U.S. Department of Health and Human Services. Common Terminology Criteria for Adverse Events (CTCAE) Version 5.0, November 27, 2017; https://ctep.cancer.gov/protocoldevelopment/electronic_applications/docs/ctcae_v5_quick_reference_5x7.pdf

European Medicines Agency. Guideline on good pharmacovigilance practices (GVP) Module VI - Collection, management and submission of reports of suspected adverse reactions to medicinal products (Rev 2). EMA/873138/2011 Rev 2*, 28 July 2017; https://www.ema.europa.eu/en/documents/regulatory-procedural-guideline/guideline-good-pharmacovigilance-practices-gvp-module-vi-collection-management-and-submission-reports-suspected-adverse-reactions-medicinal-products-rev-2_en.pdf

European Medicines Agency. ICH E2A Clinical safety data management: definitions and standards for expedited reporting - Scientific guideline, 1 June 1995; https://www.ema.europa.eu/en/ich-e2a-clinical-safety-data-management-definitions-standards-expedited-reporting-scientific-guideline

European Medicines Agency. ICH E2B(R3) Electronic transmission of individual case safety reports (ICSRs) - data elements and message specification - implementation guide - Scientific guideline, 1 July 2017; https://www.ema.europa.eu/en/ich-e2b-r3-electronic-transmission-individual-case-safety-reports-icsrs-data-elements-message-specification-implementation-guide-scientific-guideline

European Medicines Agency. ICH E2C(R2) Periodic benefit-risk evaluation report - Scientific guideline, 1 January 2013; https://www.ema.europa.eu/en/ich-e2c-r2-periodic-benefit-risk-evaluation-report-scientific-guideline

Bundesamt für Verbraucherschutz und Lebensmittelsicherheit. Bekanntmachung zur Verordnung über die elektronische Anzeige von Nebenwirkungen bei Arzneimitteln (AMG-Anzeigeverordnung – AMG-AV) vom 08. Februar 2008; https://www.bvl.bund.de/SharedDocs/Downloads/05_Tierarzneimittel/Bekanntmachung_AMG_AV.html

Note for guidance – EudraVigilance Human – Processing of safety messages and individual case safety reports (ICSRs). EMA/H/20665/04/Final Rev. 2 EudraVi- gilance Expert Working Group. 15 October 2010; https://www.ema.europa.eu/en/documents/regulatory-procedural-guideline/note-guidance-eudravigilance-human-processing-safety-messages-individual-case-safety-reports-icsrs_en.pdf

EU Individual Case Safety Report (ICSR) Implementation Guide. EMA/51938/2013 Rev. 2. March 2021; https://www.ema.europa.eu/en/documents/regulatory-procedural-guideline/european-union-individual-case-safety-report-icsr-implementation-guide_en.pdf

Council for international organization of medical science (1997). Basic requirements for the use of terms reporting adverse drug reactions. WHO Headquarters, Geneva, June 4–5. Pharmacoepidemiol Drug Safety. 6:203–211(1996)

U.S. Department of Health and Human Services, National Institutes of Health, National Cancer Institute (NCI). Common Terminology Criteria for Adverse Events (CTCAE), v5.0 published November 27, 2017; https://ctep.cancer.gov/protocoldevelopment/electronic_applications/docs/CTCAE_v5_Quick_Reference_8.5x11.pdf

National Cancer Institute. CTCAE v4.0. Common Terminology Criteria for Adverse Events (CTCAE). Last Updated: 19.04.2021; https://ctep.cancer.gov/protocoldevelopment/electronic_applications/ctc.htm

European Medicines Agency. Guideline on good pharmacovigilance practices (GVP), Module VI – Collection, management and submission of reports of suspected adverse reactions to medicinal products (Rev 2) EMA /873138/2011 Rev 2*, 28 July 2017

European Medicines Agency. ICH Topic E2A Clinical Safety Data Management: Definitions and Standards for Expedited Reporting, Step 5 (CPMP/ICH/377/95), June 1995; https://www.ema.europa.eu/en/documents/scientific-guideline/international-conference-harmonisation-technical-requirements-registration-pharmaceuticals-human-use-topic-e-2-clinical-safety-data-management-definitions-and-standards-expedited-reporting-step_en.pdf

European Medicines Agency. ICH guideline E2B (R3) on electronic transmission of individual case safety reports (ICSRs) – data elements and message specification – implementation guide. Step 5 (EMA/CHMP/ICH/287/1995), 25 August 2015; https://www.ema.europa.eu/en/ich-e2b-r3-electronic-transmission-individual-case-safety-reports-icsrs-data-elements-message-specification-implementation-guide-scientific-guideline

European Medicines Agency. ICH guideline E2C (R2) on periodic benefit-risk evaluation report (PBRER), Step 5 (EMA/CHMP/ICH/544553/1998), January 2013; https://www.ema.europa.eu/en/human-regulatory-overview/post-authorisation/pharmacovigilance-post-authorisation/good-pharmacovigilance-practices-gvp

Der letzte Zugriff auf alle Links erfolgte am 17.07.2024.

9 Monitoring klinischer Prüfungen mit Arzneimitteln

Christoph Ortland, Doris Greiling

Vorbemerkung

Bereits die erste Version der GCP-Leitlinie ICH E6(R1), die im Januar 1997 in Kraft gesetzt worden ist, beinhaltete ein ganzes Kapitel zum Thema „Klinisches Monitoring". Dieses Kap. 5.18 erstreckte sich in der GCP-Leitlinie über 3 Seiten und führte detailliert aus, welche Aufgaben ein klinischer Monitor zu erfüllen hat.

Monitoring dient folgenden Zwecken: Zum einen sicherzustellen, dass die Rechte und die Gesundheit der Studienteilnehmer geschützt werden, weiterhin, dass die berichteten Studiendaten akkurat, vollständig und durch entsprechende Quelldokumente verifizierbar sind und drittens, dass die Studiendurchführung in Übereinstimmung mit dem jeweils genehmigten Prüfplan, mit GCP und den regulatorischen Vorgaben durchgeführt worden ist. Die Leitlinie sah vor, dass Ausmaß und Art des Monitorings an die jeweilige klinische Prüfung angepasst werden sollten; zentralisiertes Monitoring könne eingesetzt werden.

Durch die Revision der GCP-Leitlinie in Form des Addendums aus dem Jahr 2017 erhielt auch das Kapitel „Monitoring" eine Ergänzung. So heißt es in der ICH E6 (R2), dass der Sponsor einen risikobasierten Ansatz zum Monitoring einer klinischen Prüfung entwickeln müsse. Die Leitlinie gibt vor, einen Monitoring-Plan zu erstellen, der den „Monitoring-Mix" optimal auf den jeweiligen Prüfplan und das Risiko der klinischen Studie, die Indikation, technische Möglichkeiten und auch personelle Ressourcen ausrichtet. Ein Monitoring-Mix besteht aus verschiedenen Arten des Monitorings und setzt sich aus On-site, Remote und zentralem Monitoring zusammen. Während On-site Monitoring vor Ort in der Klinik oder Praxis durchgeführt wird, findet Remote Monitoring vom Arbeitsplatz aus durch Review der verschiedenen in der Prüfung eingesetzten Datenbanken statt. Zentrales, also durch Datenmanager, Statistiker und Medical Monitor durchgeführtes Monitoring, entwickelt z. B. Analysen, um Ausreißer und Trends zu identifizieren. Folgerichtig kann sich durch die geforderte risikobasierte Ausrichtung des Monitorings die Zahl der am Monitoring beteiligten Funktionen bzw. Personen erhöhen und zu einer weiteren Differenzierung der Aufgaben im Rahmen des Monitorings führen.

9.1 Risikobasiertes Monitoring

Risikobasiertes Monitoring (Risk-based Monitoring, RbM) wurde als Begriff Anfang der 2010er Jahre geprägt. Sowohl in Europa über die European Medicine Agency (EMA) als auch in den USA (Food and Drug Administration, FDA) wurden beinahe zeitgleich Gedanken zur Umsetzung eines risikobasierten Ansatzes im klinischen Monitoring bzw. Qualitätsmanagement präsentiert. Das Guidance-Papier der FDA (Oversight of clinical Investigations - A Risk-Based Approach to Monitoring) und das Reflection Paper der EMA (Reflection paper on risk based quality management in clinical trial) erschienen beide im Jahr 2013. Als Rationale für den risikobasierten Ansatz des Monitorings heißt es in der FDA-Veröffentlichung, dass ein risikobasierter Ansatz des Monitorings, der auf die Risiken der kritischsten Datenelemente und Prozesse fokussiert, eher geeignet ist als flächendeckendes Monitoring aller Studiendaten in allen Prüfstellen, effektive Sponsor Oversight zu erreichen. Während das FDA-Paper sehr eindeutig auf klinisches Monitoring abzielt, geht die EMA in ihrem Reflection Paper über diesen Ansatz hinaus.

Die EMA spricht vom Risikobasierten Qualitätsmanagement (RbQM) und fordert einen kontinuierlichen Qualitätsprozess über die gesamte klinische Prüfung, vom Design bis zum Abschlussbericht. Risikobasiertes Qualitätsmanagement wird in diesem Papier also als systematischer Prozess dargestellt. RbQM soll als qualitätsorientierter Ansatz von Planung und Umsetzung einer klinischen Prüfung verstanden werden und orientiert sich damit an der ICH-Q9-Leitlinie, welche bereits einen risikobasierten Ansatz für verschiedene Aspekte im pharmazeutischen Qualitätsbereich der ICH-Leitlinien vorgibt. Somit kann das risikobasierte Monitoring als ein Element des Gesamtansatzes des Risikobasierten Qualitätsmanagements verstanden werden [1,2].

ICH E6(R2) definiert, dass der Sponsor im Monitoring einer klinischen Prüfung den systematischen, risikobasierten Ansatz wählen soll. Das Ziel dieses Ansatzes soll sein, Effektivität und Effizienz des Monitorings zu steigern. Der bereits eingangs erwähnte Monitoring-Mix stellt die Werkzeuge im Monitoring zur Verfügung. Neben dem klassischen On-site Monitoring sieht die Leitlinien eine mögliche Kombination mit dem zentralisierten Monitoring vor. Auch eine komplette Umstellung auf zentralisiertes Monitoring wird als möglich erachtet. Zentralisiertes Monitoring wird als Bewertung akkumulierender Daten angesehen, die in einer zeitnahen Art und Weise durch entsprechend qualifizierte und trainierte Personen wie Datenmanager, Mediziner und Statistiker durchgeführt werden soll.

Nicht zuletzt durch die Covid-19-Pandemie hat sich das Remote oder Off-Site Monitoring inzwischen regelhaft etabliert. Der klinische Monitor (Clinical Research Associate, CRA) arbeitet beim Remote Monitoring aus in der Ferne. Unterschiede gibt es je nach Lokalisation von Sponsor und Prüfzentren. Während in Europa die Möglichkeiten des Remote Monitorings aufgrund datenschutzrechtlicher Vorgaben stark eingeschränkt sind, unterscheidet sich das Off-site Monitoring in den USA inhaltlich und im Umfang nicht von einem On-site Monitoring.

9.2 Überblick über die Aufgaben des Monitors (CRA)

Das Kap. 5.18 der GCP-Leitlinie E6(R2) beschäftigt sich mit der Qualifikation des klinischen Monitors, dem Umfang und der Art des Monitorings, sowie den Verantwortlichkeiten bei der Durchführung des Monitorings. Gemäß Leitlinie muss der Monitor sicherstellen, dass eine klinische Studie ordnungsgemäß durchgeführt und sorgfältig dokumentiert wird. Dies geschieht i. d. R. auf Grundlage der Vorgaben des Prüfplans und der Standardarbeitsanweisungen (SOPs) des Studiensponsors.

9.2.1 Betreuung und Unterstützung des Prüfstellenteams

Im Rahmen der Betreuung des Prüfstellenteams (i. d. R. als Site Management bezeichnet) stellt der Monitor sicher, dass der Prüfer und das Team alle aktuellen Informationen zum Prüfpräparat (z. B. Investigator's Brochure, SUSAR Listings) und die klinische Prüfung selbst (Prüfplan und Amendments) sowie alle Studienmaterialien inkl. dem Prüfarztordner erhalten haben und, soweit erforderlich, damit vertraut gemacht oder darauf trainiert worden sind. Der Monitor ist das wichtigste Bindeglied in der Kommunikation zwischen Prüfstelle und Sponsor. In den vergangenen Jahren ist der Wandel in der Bedeutung des klinischen Monitors von einer Kontrollinstanz zum Site Manager zu beobachten. Dies liegt sicherlich z. T. auch an den immer komplexer werdenden Anforderungen an die Studiendurchführung und die Einbindung vieler Vendoren in die operativen Aspekte der klinischen Studien. Die Logistik großer multinationaler Studien führt zu komplexen Abläufen bei Medikationsbestellung, Randomisierung oder Probenversand an ein Zentrallabor, die immer wieder studienspezifisch zu erlernen und für den klinischen Monitor daher erklärungsintensiv sind.

Die Verlagerung des Monitorings von On-site auf Remote wird von Study Nurses und Studienkoordinatoren der Prüfstellen z. T. als arbeitsintensive Herausforderung empfunden, die schlussendlich eine Mehrbelastung für sie darstellt. Durch klinische Prüfungen unter Einsatz von eCRF und Remote Monitoring sowie weiteren elektronischen Systemen (z. B. für Randomisierung und Medikationsbestellung; elektronische Patiententagebücher; Internet-Portale für Laborwerte und Dokumente) sehen sich die Prüfteams kontinuierlich mit wachsenden technischen Anforderungen konfrontiert, die es – neben dem Arbeitsalltag – zu erfüllen gilt. Der Monitor stellt nach wie vor den wichtigsten Ansprechpartner für das Prüfstellenpersonal bei Fragen und Problemen dar, der jedoch aufgrund des risikobasierten Ansatzes nicht mehr regelmäßig in der Prüfstelle zur Verfügung steht und dadurch weniger greifbar erscheinen mag. Bei größeren Sponsoren und Auftragsinstituten ist eine kleinteilige Aufgabenverteilung im Bereich Monitoring zu beobachten, sodass die Prüfstellen für verschiedene Aspekte oder zeitliche Abschnitte einer klinischen Prüfung jeweils andere Absprechpartner haben und sich eine längere, vertrauensvolle Zusammenarbeit nicht etablieren kann.

9.2.2 Regelmäßige Qualitätskontrolle

Bei On-site-Besuchen in der Prüfstelle nimmt die Qualitätskontrolle der Dokumentation und der Studiendurchführung den größten Teil der Arbeit des Monitors ein. Hierzu zählen die Durchführung der Studie gemäß Prüfplan und somit die Identifikation von Prüfplanabweichungen, die Aufklärung der Patienten und deren korrekt dokumentierte Einwilligung zur Studienteilnahme, das zeitnahe und prüfplangemäße Berichten der aufgetretenen unerwünschten Ereignisse, die Überprüfung des Bestandes der Prüfmedikation, die Dokumentation über deren Ausgabe und Rücknahme sowie das Führen des Prüfarztordners mit den erforderlichen essenziellen Dokumenten.

Es ist die Aufgabe des Monitors, sich davon zu überzeugen, dass (Haupt-)Prüfer und Studienteam die übertragenden Aufgaben gemäß Prüfplan und Studienvertrag erfüllen und dass Aufgaben nur von Personen durchgeführt werden, die hierfür nach Delegation vom (Haupt-)Prüfer autorisiert worden und vor Übernahme der Aufgaben entsprechend trainiert worden sind.

Source Data Verification (SDV) und Source Data Review (SDR), also die Bestätigung der Eignung des Patienten aufgrund seiner Krankengeschichte und die Überprüfung der Dokumentation in Krankenakten und Prüfbögen (Case Report Forms, CRFs) auf Vollständigkeit, Aktualität und Korrektheit sowie deren Abgleich untereinander sind die wohl zeitaufwendigsten Aufgaben des Monitors. Prüfplan- und GCP-Abweichungen müssen angesprochen und dokumentiert werden. Nach der Ursachenanalyse (Root Cause Analysis, RCA) muss der Prüfer neben einer ggf. erforderlichen Korrektur Maßnahmen ergreifen, so dass sich diese oder ähnliche Abweichungen nicht wiederholen (Corrective Action Preventive Action, CAPA).

Die Dokumentation in Quelldokumenten und CRFs muss auf Grundlage des ALCOA++-Prinzips erfolgen. Der Monitor stellt sicher, dass die Vorgaben der „Guideline on computerised systems and electronic data in clinical trials" eingehalten worden sind und Korrekturen gemäß GCP-Vorgaben erfolgt sind.

Im Rahmen des RbM hat sich das sog. Targeted SDV etabliert, bei dem Aspekte des zentralen Monitorings für das Triggern von On-site oder Remote durchzuführenden Monitorings genutzt werden. Sowohl das Erreichen eines bestimmten noch nicht monitorierten Datenvolumens im eCRF als auch Hinweise auf mangelhafte Qualität nach Datenanalysen im zentralisierten oder Remote Monitoring können genutzt werden, um On-site-Besuche zu initiieren.

9.2.3 Schutz der Studienteilnehmer

Bevor sich der CRA personenbezogene Daten eines Studienteilnehmers ansehen darf, muss sichergestellt sein, dass der Studienteilnehmer hierzu seine Einwilligung erteilt hat. In einem ersten Schritt werden beim Monitoring vor Ort daher die Existenz der Einwilligung, deren korrektes Einholen und die GCP-konforme Dokumentation verifiziert. Der CRA stellt darüber hinaus sicher, dass alle unerwünschten Ereignisse sowie Therapieänderungen und Begleiterkrankungen korrekt dokumentiert wurden und die Studienmedikation auf vorgegebene Weise gelagert, dosiert und verabreicht wird.

Im Rahmen des SDV/SDR muss sich der Monitor bei der Prüfung der Ein- und Ausschlusskriterien davon überzeugen, dass nur Studienteilnehmer in die Prüfung aufgenommen worden sind, deren prüfplankonforme Eignung sichergestellt und dokumentiert ist, und dass vorzeitige Studienabbrüche vollständig dokumentiert wurden.

9.2.4 Berichterstattung an den Sponsor

Der Monitor steht in kontinuierlichem Kontakt mit den Mitgliedern der Prüfstelle und fungiert somit als das wichtigste Bindeglied zwischen Sponsor und Prüfstelle. Der Sponsor ist auf die kontinuierliche Berichterstattung durch den Monitor angewiesen, und die GCP-Leitlinie macht recht konkrete Vorgaben zur Form und Frequenz der Monitorberichte. Nicht nur On-site-Besuche, sondern auch remote und zentralisiert durchgeführte Monitoring-Aktivitäten müssen dokumentiert und berichtet werden. Der Sponsor resp. die vom Sponsor beauftragte CRO hat die Aufgabe, die Berichte zu prüfen und angemessen nachzuverfolgen.

9.2.5 Rollen des Monitors

In den folgenden Abschnitten werden die Aufgaben des CRA detailliert vorgestellt. Der Arbeit des CRA liegen die 3 grundsätzlichen Rollen

- des Kommunikators,
- des Kontrolleurs und
- des Site Managers

zugrunde. Am Ende dieses Kapitels werden die Monitor-Aufgaben unter Berücksichtigung dieser Rollen noch einmal zusammengefasst.

9.3 Besuchstypen

Im klinischen Monitoring einer Prüfstelle sind grundsätzlich 4 Besuchstypen voneinander zu unterscheiden:

1. Pre-Study Visits, auch Site Qualification Visit:
   findet vor Studienbeginn im Rahmen der Selektion der Prüfstellen für eine geplante klinische Prüfung statt
2. Initiation Visit:
   Der Startschuss für die Studiendurchführung in einer Prüfstelle, bei der die

Prüfstelle bestmöglich auf die Studie und die Rekrutierung des ersten Studienteilnehmer vorbereitet wird.

3. (Interim) Monitoring Visit:
   reguläres Routine-Monitoring
4. Close-out Visit, Closure Visit:
   Abschlussbesuch und Vorbereitung der Dokumentation der Prüfstelle für die Archivierung

Abbildung 1 verdeutlicht die Abfolge der Studienvisiten im Verlauf einer klinischen Prüfung.

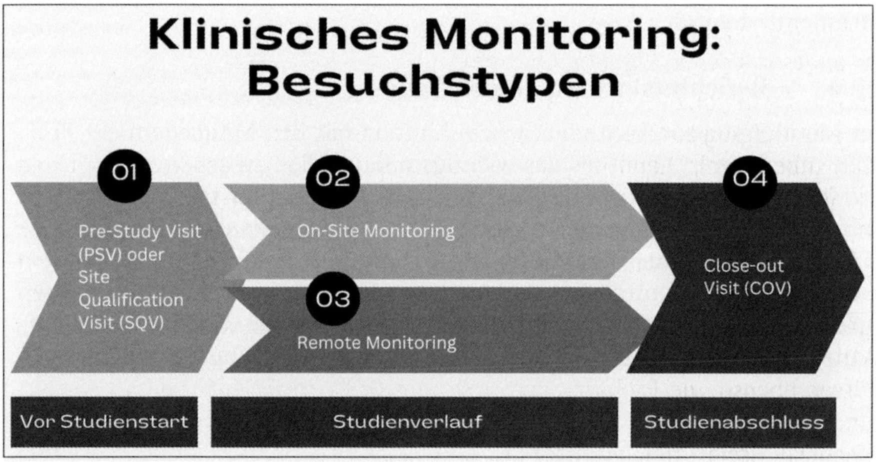

Abb. 1. Monitoring-Besuchstypen im Studienverlauf.

9.3.1 Pre-Study Visit (PSV) oder Site Qualification Visit (SQV)

Die Auswahl der Prüfstellen ist eine zentrale Aufgabe, welche der Sponsor bzw. die von ihm ausgewählte CRO in der Studienvorbereitung übernehmen muss. Nach der erfolgreichen Feasibility werden Pre-Study Visits in den vom Sponsor/der CRO vorselektierten, in Frage kommenden Prüfstellen durchgeführt. Bei diesen Besuchen sollen die Eignung von Prüfer, Studienteam und Prüfstelle abschließend auf Grundlage der bei der Feasibility gesammelten Daten überprüft werden. Das Ergebnis des Pre-Study Visits sollte sein, dass sowohl Sponsor/CRO als auch Prüfer bewerten können, ob sie im Rahmen der klinischen Prüfung zusammenarbeiten möchten [3], und die Informationen, die zur Einreichung der Clinical Trial Application (CTA) erforderlich sind, vorliegen bzw. angefordert sind.

Die Clinical Trials Regulation (CTR) definiert in Art. 49 und 50, welche Dokumente mit der CTA einzureichen sind, um die Eignung der an der Durchführung einer klinischen Prüfung mitwirkenden Personen sowie die Eignung der Prüfstellen zu dokumentieren. Beim Prüfer muss es sich

„um einen Arzt gemäß nationalem Recht oder um eine Person, die einen Beruf ausübt, durch den sie aufgrund der dafür erforderlichen wissenschaftlichen Kenntnisse und Erfahrung bei der Patientenbetreuung in dem betroffenen Mitgliedstaat anerkanntermaßen für die Rolle als Prüfer qualifiziert ist" (Art. 49).

Artikel 50 der CTR definiert, dass *„Einrichtungen, in denen eine klinische Prüfung durchgeführt werden soll, [...] für die Durchführung einer klinischen Prüfung gemäß dieser Verordnung geeignet sein [müssen]".*

In Deutschland hat der Arbeitskreis medizinischer Ethik-Kommissionen in der Bundesrepublik Deutschland e. V. (AKEK), der einen Zusammenschluss von 49 Ethik-Kommissionen darstellt, konkrete Vorgaben für die Dokumentation der angesprochenen Eignung gemacht.

Der AKEK gibt vor, dass die Qualifikation von Prüfern und Mitgliedern des Prüferteams in Bezug auf folgende Aspekte zu evaluieren ist: Fachliche Qualifikation (studienbezogen), Qualifikation als Prüfer oder Prüfungsteam-Mitglied (regulatorische und methodische Kenntnisse), und bezogen auf Umstände, die die Unparteilichkeit als Prüfer oder Prüfungsteam-Mitglied beeinflussen könnten. Es ist wichtig zu wissen, dass die Qualifikation des Hauptprüfers oder einzigen Prüfers (Principal Investigator), im Erstantrag auch aller weiteren Prüfer (Investigators) anhand personenbezogen einzureichender Unterlagen geprüft wird. Aktuelle berufliche Lebensläufe, handschriftlich datiert und unterzeichnet, müssen ebenso wie Facharztnachweise und GCP- sowie ggf. weitere Fortbildungs-Zertifikate eingereicht werden. Die Unabhängigkeit wird durch aktuelle „Financial Disclosure Forms" der Prüfärzte bestätigt. Um die Eignung der Prüfstelle und die individuellen Anforderungen aller im Rahmen der klinischen Prüfung einzusetzenden Funktionen darzulegen, ist der Principal Investigator angehalten, ein sog. Site Suitability Template auszufüllen und datiert zu unterzeichnen. Diese Anforderungen sollten bei einem Pre-Study Visit besprochen und ggf. vorbereitet werden.

Je besser der CRA auf den Pre-Study Visit vorbereitet ist, umso effizienter wird er ihn durchführen können. In der Regel sind Checklisten ein Bestandteil der Monitoring-SOPs von Sponsoren und CROs; weiterführende Informationen zur Prüfstelle aus z. B. anderen Projekten oder ein exzellentes Verständnis der geplanten Studie (Synopsis, Investigator's Brochure) sind darüber hinaus sinnvoll. Es empfiehlt sich außerdem, dem Prüfer oder der Study Nurse im Vorfeld des Pre-Study Visit eine Aufstellung der Dokumente, die eingesammelt werden müssen, zur Verfügung zu stellen.

Bei einem Pre-Study Visit sollte sich der CRA mit dem Prüfer und dem Prüfteam über die inhaltlichen und formalen Anforderungen der Studie austauschen. Daher ist es wünschenswert, möglichst alle Funktionen der Prüfstelle beim Pre-Study Visit zu treffen, um die Umsetzbarkeit der Studie nicht nur aus medizinischer (Prüfärzte), sondern auch aus logistischer Sicht (Study Nurse) zu besprechen.

Für den CRA ist der Besuch wichtig, um die Struktur, den Arbeitsalltag und die Motivation des Prüfteams kennenzulernen. Die Mitglieder des Prüfteams sollten darauf aufmerksam gemacht werden, wenn aus CRA-Sicht etwas nicht mit der durchzuführenden Studie vereinbar scheint. Im Rahmen der Diversifizierung der Aufgaben der Angestellten von CROs ist zu beobachten, dass Pre-Study Visits häufig von anderen Personen (CRAs) durchgeführt werden als das Monitoring im weiteren Verlauf. Da sich der CRA im Teamgefüge der Prüfstelle beim Pre-Study Visit erstmals positioniert, ist eine feste Zuteilung des betreuenden CRA durchaus wünschenswert, wenngleich auch nicht immer umsetzbar.

Der Monitor muss beim Pre-Study Visit Details zu Prüfmedikation und Prüfplan in einem kurzen Überblick zusammenfassen zu können. Der Pre-Study Visit sollte außerdem eine Einschätzung ermöglichen, wie viele Studienteilnehmer prüfplangerecht rekrutiert werden können. Anhaltspunkte sind z. B. die aktuelle Zusammensetzung des Patientenklientels oder früher durchgeführte Studien. Die Möglichkeit, die Rekrutierung durch Anzeigenschaltung (analog, digital) zu unterstützen, sollte diskutiert und bestenfalls bereits entschieden werden.

Neben der Eignung der Personen an der Prüfstelle und einer Einschätzung der Arbeitsabläufe müssen auch in den aktuellen Leitlinien beschriebene Voraussetzungen geprüft werden (Guideline on computerised systems and electronic data in clinical trials, Guideline on the content, management and archiving of the clinical trial master file (paper and/or electronic)). Zu diesen zählen zuvorderst

- Der Validierungsstand eingesetzter elektronischen Systeme
- Die Art der Quelldokumentation
- Das Archiv

Gemäß GCP und spezifiziert in der Leitlinie „Guideline on computerised systems and electronic data in clinical trials" dürfen in der Prüfstelle nur elektronische Systeme zum Einsatz kommen, die validiert sind. Der verantwortliche Prüfer (Principal Investigator, PI) ist verpflichtet, die Validierung zu begleiten. Die jüngere Erfahrung zeigt, dass die Prüfer allein schon mit der Frage, welche elektronischen Systeme eingesetzt werden, überfordert sind und die Frage nach der Validierung eventueller Systeme nicht beantwortet werden kann.

Elektronische Systeme werden i. d. R. in den Prüfstellen auch zur Dokumentation in den Patientenakten eingesetzt. Auch diese elektronischen Systeme (Electronic Medical Records, EMR oder Electronic Health Records, EHR) müssen nach Vorgabe der zitierten Guideline validiert sein. Bestenfalls lässt sich der CRA die Unterlagen zur Validierung des Systems zeigen. Die früher gängige Praxis, einen Ausdruck der relevanten Teile der elektronischen Krankenakte anzufertigen und von Prüfer und CRA unterzeichnen zu lassen, wird seitens der Behörden nicht mehr akzeptiert. Stattdessen sollte dem CRA ein geschützter Bereich innerhalb der elektronischen Krankenakte zur Verfügung gestellt werden, in der die Daten der Studienpatienten einsehbar sind. Der Datenschutz muss in jedem Fall gewahrt bleiben, so dass der Monitor auf Patienten, die nicht in der monitorierten klinischen Prüfung sind, nicht versehentlich zugreifen kann.

Schlussendlich zählt zur Bewertung der Eignung der Prüfstelle auch, das Archiv der Prüfstelle anzusehen. Sollte die Prüfstelle Unterlagen digitalisieren und anschließend elektronisch archivieren wollen, so gilt auch hier, dass elektronische Systeme validiert sein müssen. Der Prüfer muss darauf hingewiesen werden, dass das Archivieren der Unterlagen aus Arzneimittelstudien über 25 Jahre gewährleistet sein muss.

9.3.2 (Site) Initiation Visit (SIV)

Zwischen dem Pre-Study Visit und der Initiierung vergehen normalerweise mehrere Monate. Der Initiierungsbesuch am Prüfzentrum kann frühestens durchgeführt werden, wenn die Genehmigung der Behörde und das Votum der Ethik-Kommission vorliegen. Erst nach Durchführung der Studieninitiierung dürfen Probanden oder Patienten in die klinische Prüfung eingeschlossen werden. Ziel des Initiierungsbesuches ist die ausführliche Schulung des Prüfstellenteams sowie die Bereitstellung aller benötigten Dokumente, Materialien und Hilfsmittel, damit die Studie protokollgerecht und gesetzes- sowie GCP-konform durchgeführt werden kann [3].

Bei allen Sponsoren gibt es Standardarbeitsanweisungen darüber, welche Inhalte bei einer Studieninitiierung vermittelt werden müssen. Um die Prüfstelle startbereit zu machen, werden die **Materialien und Dokumente**, die zur Durchführung der Studie notwendig sind, ausgehändigt. Hierbei handelt es sich um Studienmaterialien, Studienmedikation und um Dokumentationsunterlagen inkl. der Informed Consent Documents, Checklisten und Listen, die vom Studienpersonal geführt werden müssen. Die Dokumentation ist im Prüfarztordner (Investigator Site File, Investigator Trial Master File) zusammengestellt. Darüber hinaus müssen aber auch **Inhalte** vermittelt werden (Prüfplan, Investigator's Brochure, Berichte von (S)AEs usw.) und **Schulungen** vorgenommen werden (GCP-relevante Aspekte, Ausfüllen des eCRFs, Handhabung der Studienmedikation und -materialien). Der klinische Monitor, der eine Initiierung durchführt, muss in der Lage sein, all diese Aspekte abzudecken und sicherstellen können, dass alle Mitglieder des Prüfstellenteams für den Studienstart gut vorbereitet werden.

Die folgende Auflistung fasst einige der wichtigen Aspekte zusammen, über die der Monitor das Prüfteam informieren und schulen sollte bzw. muss. Details regeln die sponsor- oder CRO-eigenen SOPs:

- Regulatorische und GCP-relevante Rahmenbedingungen
  (CTR und AMG für Studien in Deutschland sowie ICH E6(Rx) und Deklaration von Helsinki)
- Aktuell gültiger Prüfplan mit besonderem Augenmerk auf die Ein- und Ausschlusskriterien und den Visitenplan
- Aufklärung der Studienteilnehmer und Einholen der Einwilligung
- ALCOA++-Prinzipen der Dokumentation, Führen der Quelldokumente (EMR/EHR)

- eCRF inkl. ePRO, soweit zutreffend
- Prozesse verbunden mit Vendoren, z. B. Zentrallabor
- GCP-konforme Aufgabendelegation in der Prüfstelle
- Studienmedikation (sowohl Investigational Medicinal Product, IMP, als auch Non-Investigational Medicinal Product, NIMP, soweit vorgesehen): Handhabung, Anwendung, Verblindung, Dokumentation von Ausgabe und Rücknahme usw.
- Dokumentation und Berichten von sicherheitsrelevanten Ereignissen inkl. Schwangerschaften und SAE
- Zusammenstellung und Führen des Prüfarztordners, Aufbewahrung der Studiendokumente
- Aufbewahrung von Materialien, z. B. Labor-Kits
- Zeitliche Vorgaben
- Erwartete Anzahl an Studienteilnehmern
- Grundsätzlicher Ansatz des klinischen Monitorings, Anforderungen an Source Data Verification (SDV) und Source Data Review (SDR)

Spezifische Logs, wie z. B. Delegation Log, Training Log oder Monitoring Log, müssen beim Initiierungsbesuch vervollständigt werden. Zur Initiierung können studienspezifische Materialien ausgegeben werden, die den Mitarbeitern der Prüfstelle die Studiendurchführung vereinfachen. Hierzu zählen z. B. Kittelkarten mit den Ein- und Ausschlusskriterien oder einem Visitenplan oder ein Flussdiagramm der klinischen Prüfung und Studienhandbücher (Manuals). Sollten Dokumente eingesammelt werden müssen, so sollte dies dem Prüfer ebenfalls vor der Initiierung mitgeteilt werden. Hierzu kann eine Liste mit den ausstehenden Dokumenten an die Prüfstelle gesendet werden, die dann am Tag der Initiierung gemeinsam durchgegangen werden kann.

Bei der Initiierung übernimmt der Monitor die Rollen des Schulenden und des unterstützenden Site Managers. Der CRA formuliert klar das Ziel des Besuches, nämlich das Prüfteam bestmöglich auf die Studiendurchführung vorzubereiten. Inhalte müssen präzise und auf die heterogene Zuhörerschaft zugeschnitten vermittelt werden. Durch Information und Interaktion wird das Prüferteam zur Rekrutierung von Studienteilnehmern motiviert. Es ist unerlässlich, die Initiierung bei operativ komplexen Studien mit mehreren elektronischen Systemen von verschiedenen Providern zielgerichtet und zusammen mit den Projektverantwortlichen bei CRO oder Sponsor vorzubereiten, um die erforderliche Information in einem verträglichen zeitlichen Rahmen und v. a. erfolgreich vermitteln zu können.

Einfluss auf das Gelingen der Studie können CRAs und damit auch Sponsor oder CRO am besten beim Initiierungsbesuch nehmen. Wenn es nach dem SIV keine offenen Punkte mehr gibt und alle Schulungen wie erwartet durchgeführt werden können, kann die CRO oder der Sponsor grünes Licht für den Beginn der Rekrutierung von Studienteilnehmern geben. Dies sollte in jedem Fall schriftlich und auf Grundlage der entsprechenden SOPs erfolgen.

9.3.3 (Interim) Monitoring Visit (IMV)

Ein Interim Monitoring Visit sollte immer auf Grundlage von SOP und Monitoring Manual stattfinden. Gegebenenfalls werden seitens des zentralen Monitorings Triggerpunkte vorgegeben, die einen On-site-Besuch in der Prüfstelle zur Folge haben. Ein Monitoring Visit wird i. d. R. auf Grundlage einer Checkliste durchgeführt, welche normalerweise Bestandteil der CRO- oder Sponsor-SOP ist. Die im Folgenden aufgeführten Punkte sollten mindestens bei einem Besuch vor Ort abgedeckt werden.

1. Prüfstellen-Team
   a. Verifizieren des Kenntnisstandes der Mitglieder des Teams anhand des Training Logs oder anderer entsprechender Dokumente
   b. Verifizieren, dass Änderungen der Zusammensetzung der Prüfgruppe dokumentiert und ggf. dem Sponsor berichtet worden sind
   c. Verifizieren, dass der Sponsor über etwaige Änderungen an der Prüfstelle (Räumlichkeiten, apparative Ausstattung), die studienrelevant sein können, informiert worden ist
2. Studienteilnehmer
   a. Verifizieren des Rekrutierungsstatus basierend auf den aktuell in die Prüfung aufgenommenen Studienteilnehmern vs. geplanter Status
   b. Verifizieren der korrekt unterzeichneten und datierten Einwilligungserklärungen, die für alle in die Studie aufgenommenen Prüfungsteilnehmer verfügbar sein müssen. Es ist erforderlich, dass Prüfungsteilnehmer und aufklärender Arzt die Einwilligungserklärung zumindest eigenhändig datieren und unterzeichnen; möglichweise wird gefordert, dass Prüfungsteilnehmer und aufklärender Arzt auch ihren Namen eigenhändig auf das Formular schreiben. Von der Möglichkeit des elektronischen Informed Consents kann in Europa aufgrund von datenschutzrechtlichen Vorgaben und Bewertungen der zuständigen Ethik-Kommissionen bislang wenig Gebrauch gemacht werden, so dass die Dokumentation der Einwilligung meist auf Papier stattfindet. Es ist zu erwarten, dass sich dies in der kommenden Zeit ändern wird.
   c. Auf Grundlage der vorhandenen Dokumentation muss verifiziert werden, dass die Einwilligungen vor der Durchführung einer studienbezogenen Maßnahme erhalten worden sind. Hierzu ist eine ausreichend detaillierte Dokumentation in der Krankenakte erforderlich.
   d. Die Einhaltung der Ein- und Ausschlusskriterien muss verifiziert werden.
   e. Sollten Studienteilnehmer bereits aus der Studie ausgeschieden sein, wird verifiziert, dass die Gründe für die Studienbeendigung zufriedenstellend berichtet worden sind.
   f. Die Liste der Studienteilnehmer mit einer korrekten Zuordnung der Pseudonymisierungscodes (Patientennummern) muss auf aktuellem Stand und vollständig sein.

3. Studiendokumentation
   a. Quelldokumentationen und die Dokumentation im eCRF werden auf ihre Konformität mit dem Prüfplan und den GCP-Leitlinien überprüft. Es wird verifiziert, dass das ALCOAC++-Prinzip eingehalten worden ist.
   b. Basierend auf dem studienspezifischen Monitoring Manual wird SDV bzw. SDR durchgeführt. Hierbei werden Ausmaß und Umfang des SDV/SDR und die Vorgabe des Targeted Monitorings beachtet, die auf risikobasierten Bewertungen und Entscheidungen fußt.
   c. Je nach Verwendung von Tagebüchern, Fragebögen, und anderen Patient Reported Outcomes (PRO) wird überprüft, ob diese in Übereinstimmung mit dem Prüfplan verwendet werden.
   d. Der CRA verifiziert, dass Queries, also im eCRF System von Datenmanager oder CRA gestellte Nachfragen, korrekt beantwortet worden sind.
4. Patientensicherheit
   a. Verifizieren, das alle (S)AEs korrekt und vollständig in der Quelldokumentation und im eCRF dokumentiert sind. Schwerwiegende unerwünschte Ereignisse (SAE) müssen zeitnah und gemäß Vorgabe berichtet und weitergeleitet worden sein. Selbiges gilt für Schwangerschaften, die im Rahmen der Studie aufgetreten sind und nachverfolgt werden müssen.
5. Prüfarztordner
   a. Während des Besuchs vor Ort überprüft der CRA die Vollständigkeit und Aktualität des Prüfarztordners.
   b. Das Monitoring Log muss unterzeichnet und von einer delegierten Person der Prüfstelle gegengezeichnet werden.
   c. Falls der CRA Logs, die an der Prüfstelle geführt werden, während des Monitorings zur Dokumentation des Stands kopieren resp. scannen muss, sollte das Monitoring Manual entsprechende Vorgaben enthalten.
6. Prüfpräparate (Investigational Medicinal Product, IMP)
   a. Verifizieren der Dokumentation des unversehrten Erhalts der IMP. Ggf. kann bei einem temperaturkontrollierten Versand eine schriftliche Bestätigung des Sponsors erforderlich sein, dass die IMP verwendet werden können (Suitability for Use oder Äquivalent). Hierzu muss das Personal an der Prüfstelle den Temperatur-Logger auslesen und die Dokumentation an den Sponsor senden, der diese kontrolliert.
   b. Verifizieren der adäquaten und korrekten Lagerung der Prüfpräparate in Hinblick auf (1) Lagerungstemperatur und (2) Zugangsregelungen.
   c. Überprüfung, dass Temperaturabweichungen korrekt dokumentiert und berichtet worden sind und dass eventuelle Vorgaben zur Quarantäne eingehalten worden sind.
   d. Falls die Apotheke in die Lagerung, Ausgabe oder Rekonstitution des IMP eingebunden ist, wird die Dokumentation vor Ort in der Apotheke über-

prüft. Hierzu kann der Sponsor der Apotheke einen Studienordner (Pharmacy File) zur Verfügung stellen. Es kann je nach Verblindung der klinischen Prüfung erforderlich sein, das Monitoring in der Apotheke von zusätzlichen, entblindeten CRAs durchführen zu lassen, während das Monitoring in der Prüfstelle durch verblindete CRAs erfolgt.

e. Verifizieren der Drug Accountability (Ausgabe der Medikation an Prüfungsteilnehmer, Rücknahme der Medikation vom Prüfungsteilnehmer)
f. Verifizieren der korrekten Bestandsdokumentation
g. Sicherstellen, dass die Prüfmedikation haltbar ist. Sollte die Haltbarkeit des IMP aufgrund neuer Stabilitätsdaten im Verlauf der klinischen Prüfung verlängert werden müssen, so ist dies auch vor Ort in der Prüfstelle möglich. Die Etikettierung kann z. B. durch den CRA erfolgen und wird von einem autorisierten Prüfstellen-Mitarbeiter kontrolliert. Die Tätigkeiten werden dokumentiert und an die Qualified Person (QP) des Sponsors zur Freigabe gesendet. Bei der Aufbringung des Etiketts ist es erforderlich, darauf zu achten, dass das Originaletikett nicht überklebt wird. Im Sinne der Nachverfolgbarkeit muss das ursprünglich aufgebrachte Etikett weiterhin vollständig lesbar bleiben.
h. Verifizieren, dass im Rahmen einer verblindeten klinischen Prüfung die Notfallkuverts (falls zutreffend und falls die Entblindung nicht elektronisch über Interactive Response Technology (IRT) oder Randomization and Trial Supply Management (RTSM) erfolgt) weiterhin ungeöffnet vorliegen. Es ist wichtig, den Prüfarzt und sein Team darauf zu schulen, dass eine Entblindung nur vorgenommen werden darf, wenn die Kenntnis der Studienmedikation des Patienten essenziell für dessen weitere Behandlung (z. B. im Rahmen eines (S)AE) ist.
i. Verifizieren, ob (1) nicht gebrauchte und nicht an Studienteilnehmer ausgegebene oder (2) ggf. verwendete IMP (z. B. angebrochene Packungen, angebrochene Tuben oder verwendete Dosier-Aerosole) je nach Vorgabe an den Sponsor zur Vernichtung gesendet worden sind oder alternativ eine Vernichtung vor Ort ausreichend und korrekt dokumentiert worden ist.

Der Monitor dokumentiert detailliert alle Aktivitäten, die er bei seinem Besuch durchgeführt hat. Sollten während des Besuchs Abweichungen vom Prüfplan, von GCP oder der CTR und weiteren gesetzlichen Vorgaben (z. B. zum Daten- oder Strahlenschutz) deutlich werden, so müssen diese noch während des Monitorings mit dem Prüfer oder einem delegierten Vertreter besprochen werden. Jede Abweichung muss dokumentiert werden; hierzu sollte es studienspezifische Vorgaben geben. Protokollabweichungen (Protocol Deviations, PD) werden meist anhand der Vorgaben eines PD-Manuals eingeschätzt und berichtet.

Je nach Impact der beobachteten Abweichung kann es erforderlich sein, dass der Prüfer den Sponsor zeitnah informiert. Dies ist von besonderem Interesse, wenn es sich bei der Abweichung um einen potenziellen Serious Breach, also einen schwerwiegenden Verstoß gegen GCP, den Prüfplan oder die CTR handelt.

Das Erfordernis, schwerwiegende Verstöße zu melden, ergibt sich aus der Leitlinie „Guideline for the notification of serious breaches of Regulation (EU) No 536/2014 or the clinical trial protocol". Gemäß dieser Leitlinie ist der Sponsor dafür verantwortlich, den betroffenen Mitgliedstaaten einen schwerwiegenden Verstoß unverzüglich, jedoch spätestens innerhalb von 7 Tagen, nachdem er davon Kenntnis erhalten hat, zu melden. Abweichungen von der CTR oder dem Prüfplan müssen gemeldet werden, wenn Studienteilnehmer gefährdet sind, die Datenqualität oder -integrität gefährdet ist oder es sich um eine systematische und dauerhafte Verletzung von GCP handelt. Die Guideline führt aus, dass jeder Verdacht auf einen schwerwiegenden Verstoß bzgl. der Auswirkungen auf die Durchführung klinischer Prüfungen analysiert werden muss. Es ist wichtig zu wissen, dass diese Analyse durch diejenige Partei durchgeführt werden muss, bei der der Serious Breach aufgetreten ist. Für Prüfstellen und die Hauptprüfer (Principal Investigators) bedeutet dies, dass ein Prozess etabliert worden sein muss, der die folgenden beiden Punkte sicherstellt: Zum einen muss das Personal in der Prüfstelle ausreichend darauf trainiert worden sein, einen Verdachtsfall eines schwerwiegenden Verstoßes zu identifizieren. Des Weiteren muss sichergestellt sein, dass der schwerwiegende Verstoß unverzüglich dem Sponsor gemeldet wird. Dieser Prozess kann in einer formalen Standardarbeitsanweisung oder aber einer studienspezifischen Guidance niedergelegt sein. Für den CRA bedeutet dies, kontinuierlich sicherzustellen, dass die Voraussetzungen der Guidance in der Prüfstelle erfüllt sind, im Fall eines konkreten schwerwiegenden Verstoßes gemäß Vorgabe gehandelt worden ist und der Verstoß zeitgerecht an den Sponsor berichtet wurde.

9.3.4 Close-out Visit (COV)

Sobald der klinische Teil einer klinischen Prüfung, also die Rekrutierung, Behandlung und Nachverfolgung der Studienteilnehmer, abgeschlossen ist, kann die Prüfstelle auf die Archivierung der Studienunterlagen vorbereitet werden. Dies geschieht i. d. R. im Rahmen eines Close-out Visit. Da der Zugriff auf studienspezifische Unterlagen nach dem COV nur erschwert möglich ist, sollte mit diesem Besuch bis zum Datenbankschluss (Database Lock, DBL) gewartet werden. Nur so wird sichergestellt, dass alle ausstehenden Nachfragen (Queries) beantwortet sind und die Daten in bereinigter Form vorliegen. In Vorbereitung der COVs sollte der Projektmanager dem CRA eine Liste mit einzusammelnden Dokumenten zur Verfügung stellen, damit der Besuch optimal vorbereitet werden kann. Dokumente, die andererseits im Prüfarztordner abgelegt werden müssen, müssen dem CRA bekannt sein bzw. zur Verfügung gestellt werden.

Folgende Aspekte sollten vom CRA während des COV verifiziert werden:

- Alle offenen Punkte, die während des Monitorings oder auf anderem Wege beobachtet worden sind, sind geschlossen bzw. geklärt.

- Der Prüfarztordner ist vollständig, aktuell und kann archiviert werden. Sollte es seit dem letzten Monitoring Visit Änderungen in der Zusammensetzung der Prüfgruppe gegeben haben, so wird dies beim COV abschließend dokumentiert. Studienspezifische Logs sollten spätestens bei diesem Besuch finalisiert und vom Hauptprüfer unterzeichnet werden. Derzeit wird davon ausgegangen, dass Prüfarztordner in Europa hauptsächlich in Papierform geführt werden, da bei digitalen Lösungen sichergestellt werden muss, dass nur der Hauptprüfer und sein Team Zugang zu den Investigator-Site-File (ISF)-Dokumenten haben und die Einflussnahme des Sponsors ausgeschlossen ist. Der Papier-ISF wird zentrumsspezifisch für die Archivierung vorbereitet. Hier erneut die Erinnerung, dass das Archiv, das die Prüfstelle benutzt, inspiziert werden sollte. Wenn sich die Prüfstelle dazu entschieden hat, ein externes Archiv einzubinden, so ist der Sponsor nicht dazu verpflichtet, dieses Archiv zu qualifizieren. Diese Verantwortlichkeit liegt allein beim Prüfarzt.
- Die Drug Accountability der Test- und Vergleichspräparate (IMP) soll bereits vor dem COV abgeschlossen und monitoriert worden sein. Das Vorliegen der entsprechenden Dokumentation wird beim COV abschließend verifiziert und Restbestände spätestens jetzt der Vernichtung, z. B. beim Sponsor, zugeführt. Studienmaterialien, wie z. B. übrig gebliebene Labor-Kits oder Versandmaterialien, die nicht mehr benötigt werden, werden zurückgenommen oder vernichtet.
- Falls erforderlich, werden die finanziellen Aspekte der klinischen Prüfung abschließend angesprochen. Je nach Vorgabe des Sponsors müssen Erklärungen zur Offenlegung finanzieller Interessen (Financial Disclosure, FDF) ggf. aktualisiert und erneut datiert unterzeichnet werden.

Der Prüfer sollte beim COV darüber informiert werden, dass Inspektionen und Audits nach wie vor möglich sein werden. Sollten die Behörden eine Inspektion in der Prüfstelle ankündigen, sollte der verantwortliche Prüfer den Sponsor oder die CRO unmittelbar verständigen.

9.4 On-site oder Remote?

Technische Möglichkeiten wie die Verwendung eines eCRFs sowie virtuelle Meetings haben dem Remote-Monitoring Vorschub geleistet. Doch ist es sinnvoll, das Monitoring z. T. oder gänzlich virtuell durchzuführen?

Site Qualification Visits (SQVs) sollten in unbekannten Prüfstellen, Prüfstellen unter neuer Leitung, Prüfstellen mit häufigen Personalwechseln oder Prüfstellen, die gerade umgezogen sind, in jedem Fall vor Ort durchgeführt werden. Prüfstellen, die bekannt sind und mit denen CRO und Sponsor gute Erfahrungen gemacht haben, müssen nicht notwendigerweise persönlich besucht werden. Hier reichen ggf. ein Feasibility-Fragebogen und ein Telefonat oder virtuelles Meeting aus, um sich mit den Verantwortlichen über die aktuelle Zusammensetzung der Prüfgruppe, die potenziellen Studienteilnehmer in der zu untersuchenden Indikation und die spezifischen Fragestellungen der Synopse auseinanderzusetzen.

Aufgrund ihrer Komplexität und aufgrund der operativen Herausforderungen bietet es sich meist an, die Initiierung vor Ort mit dem gesamten Team durchzuführen. Wenn es vor der Initiierung ein Prüfertreffen gegeben hat, so ist ein Besuch vor Ort ggf. nicht mehr erforderlich. Man sollte bei der Planung der Initiierungsvisiten sehr genau im Blick haben, wo die Prüfstellen Unterstützung und Training brauchen und ob bestimmte Aspekte besser persönlich oder virtuell trainiert werden sollten. Einfache Studien können durchaus remote initiiert werden, bei anspruchsvolleren klinischen Prüfungen sind mehrstündige Initiierungen auf Grundlage einer gut vorbereiteten Agenda ein Muss.

Gerade die Verwendung von eCRFs ermöglicht uns, das Monitoring im Studienverlauf zum Teil remote durchzuführen. Remote Monitoring durch direkten Zugriff auf die Studiendatenbank gibt dem Monitor eine zeitnahe Übersicht über rekrutierte und randomisierte Patienten, bei denen Prüfplan-Compliance, Vollständigkeit der Dokumentation und Anzahl der Nachfragen z. B. aus dem Datenmanagement kontinuierlich geprüft werden können. Durch die Konsistenzchecks, die der Monitor remote durchführt, können bereits Queries gestellt werden, welche die Prüfstellen-Mitarbeiter bis zum nächsten Vor-Ort-Monitoring klären und beantworten können. So verschiebt sich ein großer Teil der Arbeit, der bei Verwendung eines Papier CRFs nur vor Ort durchgeführt werden konnte, auf die Zeit vor dem Besuch. Sowohl Prüfstelle als auch Monitor werden bzgl. der normalerweise bei einem Vor-Ort-Besuch anstehenden Aufgaben entlastet und können so beim Vor-Ort-Besuch effizienter arbeiten. In Europa wird aufgrund der gültigen Datenschutzgesetze eine remote durchgeführte Source Data Verification oder ein remote Source Data Review nach aktueller Gesetzeslage nicht möglich sein. Krankenakten können nur vor Ort in der Prüfstelle eingesehen werden, wobei sich die Vorbereitung anhand des CRFs und die Auswahl der zu prüfenden Patienten im Rahmen des Targeted SDV zur besseren Vorbereitung auf das Vor-Ort-Monitoring eignen. Es ist nachvollziehbar, dass die Prüfung des Prüfarztordners auf Aktualität und Vollständigkeit nur vor Ort erfolgen kann, da wie beschrieben in Europa meist der Papier-ISF eingesetzt wird. Erfolgt die Dokumentation in elektronischen ISF, so kann auch deren Prüfung nach Remote verlagert werden. Verifizieren der Einwilligungserklärungen und der Drug Accountability erfolgen aus genannten Gründen immer vor Ort in der Prüfstelle.

Da das klassische Monitoring im Sinne der Überprüfung von Einwilligungserklärungen, Patientenakten im Rahmen des SDV und Drug Accountability zum Zeitpunkt des Close out-Visits (COV) abgeschlossen sein sollte, eignet sich auch dieser Besuch für eine Remote-Durchführung. Dies sollte in jedem Fall in Abhängigkeit von den zu erwartenden Aufgaben für den CRA beschlossen werden.

Der Mix aus Vor-Ort, Remote und zentralisiertem Monitoring sollte, wie an anderer Stelle dieses Buches beschrieben, im Monitoring-Plan niedergelegt und erläutert werden. Die Planung des Monitoring-Mix muss studienspezifisch auf Grundlage der Risikomanagementbewertungen erfolgen. Für Monitoring-Aktivitäten, welche entweder vor Ort oder remote durchgeführt werden, muss jeweils ein Bericht erstellt werden, welcher dem Projektleiter zum Review der Aktivitäten und der Performance der Prüfstellen zur Verfügung gestellt werden muss. Bei Unternehmen, die ein Clinical Trial Management System (CTMS) unterhalten, erfolgen Berichterstellung und Review i. d. R. digital über das CTMS.

9.5 Die Rollen des CRA

Auf Grundlage der verschiedenen Aufgaben im klinischen Monitoring lassen sich für den CRA 3 grundsätzlich voneinander abzugrenzende Funktionen und demgemäß auch verschiedene Rollen definieren:

1) Kontrolleur:
   a. Im Rahmen des SQV: Überprüfung der Eignung der Prüfstelle und der Qualifikation von Prüfer/Hauptprüfer und Team
   b. Im Rahmen des Interim-Monitorings: Verifizieren von Dokumentation, Patientenschutz, und Verwendung/Anwendung der Prüfpräparate, Verifizieren der Qualifikation von Prüfer/Hauptprüfer und Team
2) Site Manager:
   a. Inhaltliche, prozessbezogene Unterstützung bei Initiierung, Interim Monitoring, Close-out Visit
   b. Ansprechpartner bei Fragen und Problemen
3) Kommunikator:
   a. Zentraler Kommunikationspunkt für Sponsor/CRO und Prüfstelle
   b. Kommunikations-„Facilitator" zwischen Prüfstelle und Vendoren im Rahmen digitaler Prozesse, z. B. Portale und elektronische Systeme

Das Spannungsfeld, in dem der CRA sich tagtäglich bewegt, wird deutlich: Unterschiedliche Erwartungen und hochkomplexe Situationen erfordern es, Probleme schnell zu erfassen und einzuordnen. Für den CRA heißt dies, in jeder seiner Rollen zielgerichtet zu kommunizieren und Adressat, Kontext und Situation im Blick zu haben. Ein Kritikgespräch mit dem Prüfer aus der Rolle des Kontrolleurs muss selbstverständlich anders geführt werden als eine Schulungssituation bei der Initiierung oder das Lösen von IT-Problemen mit dem Provider. Adäquates und zielgruppenorientiertes Kommunikationsverhalten ist somit eine der Kernkompetenzen des klinischen Monitors [4].

Klinisches Monitoring als ein zentrales Instrument der Qualitätskontrolle folgt einem risikobasierten Ansatz und nutzt den sog. Monitoring-Mix aus Remote, Vor-Ort und zentralisiertem Monitoring. Die Aufgaben des Monitors sind vielfältig und drücken sich u. a. darin aus, dass der Monitor bei ihrer Umsetzung verschiedene Rollen einnimmt.

Kerndokumente

ICH Topic E6(R1) Guideline for Good Clinical Practice Note for Guidance on Good Clinical Practice (CPMP/ICH/135/95) July 2002; https://www.ema.europa.eu/en/documents/scientific-guideline/ich-e6-r1-guideline-good-clinical-practice_en.pdf

Leitlinie zur Guten Klinischen Praxis, Harmonisierte ICH-Leitlinie für die EU, Japan und die USA, ICH E6(R2) Addendumtext; https://ichgcp.net/de

Guideline for good clinical practice E6(R2) Step 5 (EMA/CHMP/ICH/135/1995). Committee for Human Medicinal Products, 1 Dec 2016; https://www.ema.europa.eu/en/documents/scientific-guideline/ich-guideline-good-clinical-practice-e6r2-step-5_en.pdf

FDA Oversight of Clinical Investigations – A Risk-Based Approach to Monitoring Guidance for Industry, FDA-2011-D-0597, August 2013; https://www.fda.gov/regulatory-information/search-fda-guidance-documents/oversight-clinical-investigations-risk-based-approach-monitoring

European Medicines Agency. Reflection paper on risk based quality management in clinical trial. EMA/269011/2013, 18. Nov. 2013; https://www.ema.europa.eu/en/documents/scientific-guideline/reflection-paper-risk-based-quality-management-clinical-trials_en.pdf

European Medicines Agency. Guideline on computerised systems and electronic data in clinical trials. EMA/INS/GCP/112288/2023, 9 March 2023; https://www.ema.europa.eu/en/documents/regulatory-procedural-guideline/guideline-computerised-systems-and-electronic-data-clinical-trials_en.pdf

European Medicines Agency. Guideline on the Content, Management and Archiving of the clinical TMF. EMA/INS/GCP/856758/2018, 06 Dec 2018; https://www.gmp-compliance.org/gmp-news/ema-guideline-on-content-management-and-archiving-of-the-tmf

European Medicines Agency. Guideline for the notification of serious breaches of Regulation (EU) No 536/2014 or the clinical trial protocol. EMA/698382/2021, 30 June 2023; https://health.ec.europa.eu/document/download/f5ad2a13-4a41-4ada-81a1-2854783c75c0_en?filename=mp_ctr-536-2014_guide_en.pdf

Verordnung (EU) Nr. 536/2014 des Europäischen Parlaments und des Rates vom 16. April 2014 über klinische Prüfungen mit Humanarzneimitteln und zur Aufhebung der Richtlinie 2001/20/EG, ABl. L 158/1; https://eur-lex.europa.eu/legal-content/DE/TXT/PDF/?uri=CELEX:32014R0536

Literatur

[1] Ortland C. Fordert das GCP-Addendum eine neue Qualität der Kommunikation? Pharm. Ind. 80 (11)2018:1492-1497

[2] Ortland C. Die Genesis des risikobasierten Qualitätsmanagements. PM QM 24(3) 2022:22-27

[3] Küper U, Ortland C. Klinisches Monitoring: Mit zielgerichteter Kommunikation neue Wege gehen. Aulendorf: Editio Cantor Verlag; 2012

[4] Ortland C. Remote Monitoring: Herausforderung an das Kommunikationsverhalten des klinischen Monitors. Pharmazeutische Medizin (2)2013:86-93

Der letzte Zugriff auf alle Links erfolgte am 16.07.2024.

10 Management von Problemen in klinischen Prüfungen mit Arzneimitteln

Doris Greiling, Christoph Ortland

Im Rahmen der Risikoidentifizierung und -bewertung am Anfang der Prüfung sollten vom Studienteam die kritischen Prozesse identifiziert werden und mögliche präventive bzw. korrektive Maßnahmen festgelegt werden. Diese Maßnahmen sollten in die verschiedenen Tätigkeiten und relevante Dokumentation, wie Prüfplan, Monitoring Plan, Rekrutierungsplan usw., so weit wie möglich integriert werden. Viele der Probleme werden allerdings auch erst im Verlauf der Umsetzung des Prüfplans auftreten. Hier seien z. B. der Verlauf der Rekrutierung, mögliche Probleme an den Prüfstellen oder nicht ausreichende Compliance des Prüfungsteams an der Prüfstelle bzw. der Prüfungsteilnehmer oder sogar mangelnde Wirksamkeit oder Verträglichkeit der Prüfmedikation genannt.

10.1 Patientenrekrutierung

Oft wird die potenziell durch die Prüfzentren aufzunehmende Zahl der Studienteilnehmer überschätzt, selten auch unterschätzt. Erst beim tatsächlichen Start der klinischen Prüfung wird sich erweisen, ob die intendierte Patientenpopulation in den ausgewählten Prüfstellen zu finden ist, und ob die Patienten überhaupt bereit sind, an der Prüfung teilzunehmen.

10.1.1 Probleme bei der Patientenrekrutierung

Im Folgenden sind einige kritische Faktoren genannt, die die Patientenrekrutierung negativ beeinflussen können:

- Ausgewählte Prüfzentren behandeln die erwartete und gemäß Prüfplan erforderliche Patientenpopulation (definiert durch Schweregrad der Erkrankung, demografische Daten, Begleiterkrankungen, Begleit- und Vormedikation etc.) nicht.
- In der Machbarkeitsstudie wurden den Prüfzentren die falschen Fragen gestellt und somit die falschen Prüfzentren selektiert.
- Prüfzentren sind unerfahren und können die Logistik für eine größere Patientenzahl nicht auf- und/oder umsetzen.

- Ein-/Ausschlusskriterien sind sehr restriktiv und führen zu einer hohen Zahl an Screening Failures.
- Anzahl schlecht rekrutierender Prüfzentren ist höher als gedacht und fehlende Patientenzahlen können von den restlichen Zentren nicht ausgeglichen werden.
- Studienteilnahme ist für die Patienten zu umfangreich, zu kompliziert oder zu zeitaufwendig, z. B.: zu viele oder zu lange Besuche, zu viele Tätigkeiten zwischen den Besuchen in der Prüfstelle wie z. B. aufwendige Tagebucheinträge oder viele Fragebögen.
- viele vorzeitige Studienabbrüche auf Wunsch von Patienten oder von den Ärzten aufgrund von AEs

10.1.2 Präventive und korrigierende Maßnahmen bei der Patientenrekrutierung

Vorbeugen bzw. korrigieren kann man u. a. durch folgende Tätigkeiten:

- Mit ausgewählten (Prüf)-Ärzten und eventuell auch Patienten frühzeitig im Prozess die geplanten Ein- und Ausschlusskriterien, Parameter und Maßnahmen in der Prüfung intensiv diskutieren, um den bestmöglich umsetzbaren Prüfplan zu entwickeln.
- Zusätzlich zur schriftlichen Abfrage im Rahmen der Machbarkeitsstudie eventuell mit 1 oder 2 potenziellen Prüfärzten sprechen, um weitere Rückmeldungen zum Prüfplan zu bekommen. Zu diesem Zeitpunkt sollten Änderungen am Prüfplan noch möglich sein.
- Beim Site Qualification Visit (SQV) Details zur Patientenpopulation, Rekrutierungspotenzial, Prozesse der Rekrutierung und Behandlung von Prüfungsteilnehmern intensiv besprechen. Werden zu diesem Zeitpunkt schon Probleme oder Herausforderungen identifiziert, sollte das Projektteam informiert werden. Idealerweise wird dieses Feedback in weitere Überlegungen mit aufgenommen. Falls die Probleme nicht zufriedenstellend adressiert werden können, sollte das Zentrum für diese Prüfung nicht ausgewählt werden.
- Anzahl der zu selektierenden Prüfzentren aufgrund der Ergebnisse der Machbarkeitsstudie risikobasiert festlegen, sodass notfalls zusätzliche Prüfzentren zeitnah in die Prüfung eingeschlossen werden können. Zum Beispiel ist denkbar, dass zusätzliche Zentren zur Genehmigung für die Prüfungsteilnahme eingereicht, aber zunächst nicht initiiert werden.
- Kritische Beurteilung des Zeitaufwandes für die Prüfungsteilnehmer. Falls ein hoher Aufwand nicht vermeidbar ist, muss über eine intensive Begleitung des Patienten, z. B. durch entsprechende Handbücher mit Anleitungen, zusätzliche Telefonanrufe durch Mitarbeiter der Prüfstelle beim Patienten und andere motivierende Maßnahmen nachgedacht werden.

- Frühzeitiges Aufsetzen einer Rekrutierungsstrategie und eines Rekrutierungsplans mit jedem Zentrum erscheint v. a. in Prüfungen sinnvoll, bei denen mit Rekrutierungsschwierigkeiten gerechnet wird. Mit jedem Zentrum sollte individuell vereinbart werden, ob die Rekrutierung durch Maßnahmen wie Anzeigenschaltung z. B. in Social Media oder Plakaten in öffentlichem Nahverkehr oder Zuweisungen durch andere Ärzte unterstützt werden kann.
- Kontinuierliches Monitorieren der Rekrutierung auf Studien-, Länder- und Zentren-Ebene im Vergleich zu den vorhergesagten Planzahlen. Dieser Review sollte regelmäßig und in einem Abstand erfolgen, der ein frühzeitiges Eingreifen erlaubt, sollte der aktuelle Status stark von dem geplanten abweichen.
- Regelmäßiger Review der Abbruchsgründe der Studienteilnehmer auf Trends, wie z. B. Häufung von bestimmten AEs.

10.2 Prüfzentren

Prüfzentren können Kliniken/Krankenhäuser, aber auch niedergelassene Ärzte oder professionelle Zentren für klinische Forschung sein. Alle diese Zentrumstypen haben ihre Vor- und Nachteile.

10.2.1 Probleme in den Prüfzentren

10.2.1.1 Kliniken

Kliniken sind oft sehr erfahren in der Umsetzung klinischer Prüfungen. Es ist jedoch zu erwarten, dass Vertragsverhandlung und Vertragsabschluss in Kliniken oft mehrere Monate dauern und dies den Studienstart verzögern kann. Außerdem können bei den Ärzten Personalwechsel z. B. aufgrund von Rotation und damit Erfahrungsverlust zu verzeichnen sein. Für diese Prüfstellen muss im Rahmen der Site Qualification Visits (SQV) geprüft werden, ob sich der Klinikalltag mit den Erfordernissen der klinischen Prüfung vereinbaren lässt.

10.2.1.2 Niedergelassene Praxen

Niedergelassene Praxen können je nach Größe empfindlich von der Kündigung einer einzelnen Person betroffen sein. Durch die Behandlung von Patienten in der Routinepraxis mag die Priorität nicht immer auf der klinischen Prüfung liegen und auch die Erfahrung in der Durchführung klinischer Prüfungen kann ggf. nicht an die Erfahrung einer Klinik heranreichen.

10.2.1.3 Professionelle Zentren

In professionellen Zentren, die ausschließlich klinische Prüfungen durchführen und somit keine Routinepatienten sehen, kann es schwierig sein, einerseits die richtige Patientenpopulation zu finden und andererseits eine lückenlose medizinische Vorgeschichte zu erfassen.

Die speziellen Bedürfnisse und Herausforderungen durch die Zusammensetzung der Prüfzentren sollten im Vorfeld der Zentrenselektion berücksichtigt werden. So z. B. muss die lange Vertragsverhandlungszeit mit Kliniken mit eingeplant werden und kann als ein Kriterium im Zusammenspiel mit der Anzahl der zu rekrutierenden Studienteilnehmer für die Auswahl der Prüfstellen herangezogen werden. Generell ist dieses Problem in Deutschland erkannt worden und man versucht dem mit Etablierung von Mustervertragsklauseln entgegenzuwirken. Hat man mit Institutionen schon zusammengearbeitet, kann man sicherlich Zeit durch Verwendung der vorher genutzten Verträge als Vorlage Zeit sparen.

10.2.2 Korrekturmaßnahmen bei Problemen in den Prüfzentren

Sollte ein Zentrum nach der Zusage zur Teilnahme feststellen, dass es doch kein Interesse mehr an einer Studienteilnahme hat, aus anderen (z. B. finanziellen oder personellen) Gründen nicht teilnehmen kann oder das geplante Rekrutierungsziel nicht erreichen kann, muss überlegt werden, ob das Zentrum ersetzt wird oder die anderen Zentren die fehlenden Patienten ggf. kompensieren können. Stellt man fest, dass die existierenden Zentren die fehlenden Patientenzahlen nicht ausgleichen können, sollten neue Zentren initiiert werden. War dieses Problem vor Start der Studie absehbar ist, sollte erwogen werden, von Anfang an mehr Zentren als notwendig zur Genehmigung einzureichen und nur einen Teil dieser Zentren initiieren.

Durch das klinische Monitoring wird man feststellen, ob es an den Prüfzentren Schwierigkeiten bei der Durchführung der klinischen Prüfung gibt, sei es aus mangelnder Erfahrung, fehlender Motivation, Kapazitätsproblemen oder aus anderen Gründen.

Mangelnde Patienten-Compliance kann beim klinischen Monitoring oder durch zentrale Analyse der in den CRF eingegebenen Daten auffallen. Der Monitor sollte diese Probleme mit dem Hauptprüfer und dem Personal des Prüfzentrums diskutieren und nach Lösungen suchen. Falls notwendig, muss der CRA diese Aspekte an das Projektmanagement eskalieren. Projektmanager und CRA sollten versuchen, das Problem gemeinsam zu beheben. Wenn die identifizierten Probleme nicht seitens Sponsor oder CRO zufriedenstellend gelöst werden können, sollte im Sinne des Kap. 5.20 der ICH E6(R2) (Non-Compliance) auch über eine Zentrumsschließung nachgedacht werden.

10.3 Non-Compliance bei Prüfungsteilnehmern

10.3.1 Fehlende Patienten-Compliance

Patienten-Compliance, das Einhalten der verschiedenen Vorgaben für die Studie, wie z. B. Medikamenteneinnahme, Einhalten der Besuchstermine, zeitnahe und regelmäßige Eintragungen in das Tagebuch, kann aus verschiedensten Gründen mangelhaft sein. Es gibt natürlich immer vereinzelt Patienten, die nicht zuverlässig sind, ist aber eine Häufung zu beobachten, müssen die Gründe dafür geprüft werden. Sind die durch den Prüfplan vorgegebenen Messungen zu aufwendig für die Patienten, gibt es zu viele oder zu lange Besuche, ist die Einnahme des Prüfpräparates zu kompliziert oder zu häufig oder so selten, sodass sie vergessen werden kann? Bekommt der Patient keine ausreichende Aufwandsentschädigung oder ist das Einlösen der Entschädigung umständlich? Hat der Patient zu lange Anfahrtszeiten oder sind die Anfahrtswege zu umständlich?

10.3.2 Korrekturmaßnahmen bei fehlender Patienten-Compliance

Um Abhilfe zu schaffen, muss natürlich zunächst der Grund für die Non-Compliance entdeckt werden. Bei Aspekten wie Einhalten der Besuche ist es offensichtlich, bei Einnahme der Medikamente kann dies schon schwieriger sein und es muss im Vorfeld überlegt werden, wie die Compliance im Rahmen der klinischen Prüfung gemessen wird. Auch bei Eintragungen im Papiertagebuch kann es schwierig sein, zu überprüfen, wann die Eintragungen gemacht worden sind (Stichwort: Parkplatz-Effekt, d. h. Eintragungen werden auf dem Parkplatz vor dem Besuch beim Arzt gemacht). Weiterhin müssen die Gründe in Erfahrung gebracht werden und das Zentrum ist gefordert, den Patienten bei Feststellen von Non-Compliance zu befragen, falls möglich zu trainieren oder in Absprache mit dem Sponsor den Patienten eventuell aus der Studie zu nehmen.

10.4 Non-Compliance in den Prüfzentren

10.4.1 Abweichungen vom Prüfplan und/oder GCP

10.4.1.1 Probleme bezüglich Abweichungen vom Prüfplan und/oder GCP

In jeder Prüfung wird es Abweichungen vom Prüfplan (sog. Protocol Deviations, PDs) und/oder GCP geben. Patienten erscheinen zu vorgegeben Visitenterminen nicht, Blutabnahmen oder Urinproben werden vergessen, Fragebögen nicht komplett ausgefüllt, Prüfpräparate nicht wie vorgeschrieben eingenommen, Einwilligungserklärungen nicht wie vorgegeben datiert und/oder unterschrieben oder Patienten trotz Verletzung von Ein- oder Ausschlusskriterien in die Prüfung aufgenommen. Im Idealfall sollte das Team am Prüfzentrum bemerken, dass etwas vergessen oder aus anderen Gründen nicht so wie im Prüfplan beschrieben umgesetzt worden ist und diese Abweichung – wie von GCP vorgesehen – dokumentieren. Sinnvollerweise sollten in dieser Dokumentation die Ursachenanalyse (Root Cause Analysis, RCA), initiierte korrektive Maßnahmen (Corrective Action, CA) und ggf. präventive Maßnahmen (Preventive Action, PA) beschrieben werden. Meist werden diese Abweichungen jedoch erst im Nachhinein von CRA, Datenmanager oder Medical Monitor beim Durchsehen der Datenbank bemerkt.

10.4.1.2 Präventive und Korrekturmaßnahmen bei Abweichungen vom Prüfplan und/oder GCP

Der Sponsor sollte durch intensive Planung der klinischen Prüfung unter Betrachtung der Risikobewertung Maßnahmen etablieren, um Non-Compliance in den Zentren vorzubeugen. Dazu gehören ein operativ umsetzbarer Prüfplan, aber auch Vorgaben für das klinische Monitoring und andere Qualitätsmanagement-Aspekte, wie SOPs und interne Qualitätskontrollen. Außerdem sollte sichergestellt werden, dass der Sponsor bei Nichteinhalten der Compliance entsprechende Maßnahmen ergreift, unabhängig davon, ob die Non-Compliance an den Prüfzentren oder beim Personal des Sponsors oder einer beauftragten CRO beobachtet wird.

Alle Abweichungen sollten vom Projektteam zentral dokumentiert werden, sodass in einem interdisziplinären Ansatz eine Bewertung der potenziellen Auswirkung der Prüfplanabweichungen auf den Einfluss auf die Per-Protokoll-Analyse vorgenommen werden kann. Vor dem Start der klinischen Prüfung sollte eine Unterteilung der möglichen PDs und GCP-Abweichungen in signifikante und nichtsignifikante Abweichungen (manche Sponsoren nutzen die Begrifflichkeiten major und minor) erfolgen, sodass die Person, die die Abweichung entdeckt, schon eine erste Kategorisierung vornehmen kann. Als signifikante Abweichungen bezeichnet man solche Abweichungen, die die Integrität der kritischen Daten oder die Sicherheit der Studienteilnehmer hätten beeinflussen können. Beispiele dafür wären Einschluss von Patienten, obwohl Einschlusskriterien nicht erfüllt waren oder Nichterfassung des Primärparameters. Nichtsignifikante Abweichungen wären z. B. ein um 2–3 Tage verschobene Besuchstermin oder das Vergessen einer einzelnen Tabletteneinnahme. Diese Kategorisierung wird dann in den regelmäßigen Reviews überprüft, wenn notwendig angepasst und für neue, bisher nicht kategorisierte Abweichungen vorgenommen. In den Reviews sollte auf Trends, also z. B. Akkumulationen von Abweichungen, geachtet werden, die eventuell auf Probleme im Prüfplan oder fehlende Kenntnisse in einem Zentrum hinweisen könnten. Die bisher durchgeführten Korrektivmaßnahmen sowie die vorgeschlagenen Präventivmaßnahmen sollten ebenfalls auf Angemessenheit überprüft werden. Es sollte allerdings beachtet werden, dass diese Bewertung der Abweichungen von Prüfplan und/oder GCP noch keine endgültige Beurteilung der Eignung der Studienteilnehmer bedeutet, diese wird erst im sog. Subject Eligibility Evaluation oder Blind Data Review Meeting vorgenommen. Dieser regelmäßige Review soll als eine Qualitätssicherungsmaßnahme verstanden werden, welche dazu dienen soll, Patientensicherheit und Datenqualität zu gewährleisten. Der Prozess inklusive einer ersten Kategorisierung sollte in einem PD-Plan beschrieben werden. TransCelerate Biopharma Inc. hat Tools entwickelt, um bei dem Aufsetzen des Prozesses und der Dokumentierung zu helfen [1].

10.4.2 Fehlverhalten (Misconduct) und Schwerwiegendes Fehlverhalten (Serious Misconduct)

Die Ursachen für Fehlverhalten können vielfältig sein, z. B. aufgrund mangelnder Kenntnis der ausführenden Person oder mangelnder Sorgfalt. Beispiele für mangelnde Kenntnis sind das Rückdatieren einer Unterschrift auf einem Dokument wie der Einwilligungserklärung oder das Wegwerfen von Originaldokumenten nach Übertragung in den CRF. Beispiele für mangelnde Sorgfalt könnten sein, dass Parameter nicht gemessen, sondern geschätzt worden sind, Messungen aus Zeitgründen nicht eingeholt worden sind, oder komplizierte Vorgaben aus dem Prüfplan ignoriert werden, weil sie zu viel Zeit in Anspruch nehmen. Schwerwiegend werden Fehlverhalten dann, wenn sie die Patientensicherheit und oder Datenintegrität beeinflussen können.

10.4.3 Schwerwiegende Verstöße (Serious Breach) oder Betrug bei Prüfzentren oder Sponsor

Eine besondere Form der Non-Compliance oder des Fehlverhaltens sind die schwerwiegenden Verstöße oder sogar Betrugsfälle.

Laut der Guideline for the notification of serious breaches of Regulation (EU) No. 536/2014 or the clinical trial protocol [2] muss der Sponsor alle Vorkommnisse, d. h. Abweichungen von der Verordnung (EU) Nr. 536/2014 oder dem Prüfplan, die wahrscheinlich die Patientensicherheit und/oder die Datenintegrität beeinträchtigen können und damit als schwerwiegende Verstöße betrachtet werden müssen, den zuständigen Behörden über das CTIS Portal melden. Dies muss innerhalb von 7 Tagen nach Bekanntwerden des Serious Breach geschehen. Um diese Zeitvorgaben einhalten zu können, müssen sowohl ein Sponsor als auch CROs, die mit dem Sponsor arbeiten, jeweils eine SOP oder andere Arbeitsanweisungen aufsetzen, um Verantwortlichkeiten in diesem Identifikations-, Bewertungs- und Meldungsprozess zu definieren. Prüfzentren können eigene Vorgaben entwickeln, können aber auch studienspezifische Vorgaben vom Sponsor zur Verfügung gestellt bekommen, wie in diesen Fällen vorzugehen ist.

Jeder Verdacht auf Serious Breach muss durch die Partei, bei der dieser Verstoß aufgetreten ist, auf die Auswirkungen untersucht werden. Die o. g. Guideline hilft durch Auflistung von Beispielen in der Bewertung von Verdachtsfällen. Es wird außerdem gefordert, eine Root-Cause-Analyse bei der Partei durchzuführen, bei der der Serious Breach aufgetreten ist, und diese zusammen mit korrigierenden und präventiven Maßnahmen (CAPA) zu dokumentieren.

CROs und Prüfzentren müssen den Sponsor zeitnahe über den Verstoß informieren, so wie es in den entsprechenden Verträgen bzw. (studienspezifischen) Arbeitsanweisungen vorgegeben ist.

Bei Betrug geht man von vorsätzlichem Vorgehen aus, mit der Absicht sich zu bereichern. Auch für die Identifizierung von Betrug oder den Verdacht auf Betrug sollte sowohl beim Sponsor als auch der CRO und der Prüfstelle eine SOP oder entsprechende Arbeitsanweisung existieren, wie die Person, die den ersten Verdacht äußern möchte, vorzugehen hat.

10.5 Vorzeitige Zentrumsschließung

Wenn offensichtlich ist, dass ein Zentrum für die Studie, aus welchen Gründen auch immer, nicht geeignet ist und keine geeigneten Maßnahmen gefunden werden können, dieses Problem zu beheben, sollte ein Zentrum vorzeitig geschlossen werden. Damit erspart man dem Zentrum, aber auch dem Sponsor bzw. der CRO, weitere Monitoring-Besuche und damit Geld. Ein vorgezogener Abschlussbesuch wird nach den Vorgaben eines regulären Abschlussbesuchs durchgeführt, falls an dem Zentrum schon Patienten eingeschlossen und mit dem Prüfpräparat behandelt worden sind. Ist das nicht der Fall, kann ein abgekürzter Abschlussbesuch durchgeführt werden.

Im Falle des (vorzeitigen) Schließens einer Prüfstelle muss zunächst geprüft werden, ob alle erhobenen Daten bereinigt und eventuelle Nachfragen (Queries) abschließend und zufriedenstellend beantwortet wurden – nur wenn dies gesichert ist, sollte der Abschlussbesuch vereinbart werden. Eventuelle offene Fragen müssen bei dem Besuch abschließend geklärt werden können. Es sollte im Vorfeld geklärt werden, ob Materialien an anderen Zentren weiter verwendet werden können. Auch der Prüfarztordner (ISF) muss auf Vollständigkeit überprüft bzw. vor Ort vervollständigt werden. Mit dem Abschlussbesuch werden die Zentrumsunterlagen auf die Archivierung über 25 Jahre vorbereitet. Die Dauer der Archivierung von Patientenakten richtet sich nach den nationalen Vorgaben. Es muss sichergestellt werden, dass die Dokumente auch nach dieser Periode unabhängig vom Medium noch lesbar sind.

Nach Schließung des Zentrums sollten alle Institutionen, wie die Behörde und Ethik-Kommission via CTIS, CROs und interne Funktionen wie Datenmanagement oder Labor über die Schließung informiert werden.

Wie in jedem Projekt werden auch bei klinischen Prüfungen Probleme auftreten. Wichtig ist die frühzeitige Identifikation von (potenziellen) Risiken und Probleme, idealerweise vor dem eigentlichen Auftreten, die adäquate, risikobasierte Reaktion und das anschließende Lernen aus dem Vorfall.

Kerndokumente

European Medicines Agency. Guideline for the notification of serious breaches of Regulation (EU) No 536/2014 or the clinical trial protocol. EMA/698382/2021, 30 June 2023; https://www.ema.europa.eu/en/documents/scientific-guideline/guideline-notification-serious-breaches-regulation-eu-no-536/2014-clinical-trial-protocol_en.pdf

Verordnung (EU) Nr. 536/2014 des Europäischen Parlaments und des Rates vom 16. April 2014 über klinische Prüfungen mit Humanarzneimitteln und zur Aufhebung der Richtlinie 2001/20/EG, ABl. L 158/1; https://eur-lex.europa.eu/legal-content/DE/TXT/PDF/?uri=CELEX:32014R0536

Literatur

[1] TransCelerate Biopharma Clinical Content & Reuse Assets: TransCelerate - Assets Protocol Deviations - Clinical Trials; transceleratebiopharmainc.com

[2] Guideline for the notification of serious breaches of Regulation (EU) No 536/2014 or the clinical trial protocol. 13 Dec 2021. EMA/698382/2021; https://www.ema.europa.eu/en/documents/scientific-guideline/guideline-notification-serious-breaches-regulation-eu-no-536/2014-clinical-trial-protocol_en.pdf

Der letzte Zugriff auf alle Links erfolgte am 15.07.2024.

11 Gewährleistung der Qualität in klinischen Prüfungen

Charlotte Herrlinger

11.1 Definitionen

11.1.1 Qualitätssicherung und risikobasiertes Qualitätsmanagement

Qualitätssicherung ist ein integraler Bestandteil der klinischen Prüfung (ICH-GCP Punkt 5.1). Unter Qualitätssicherung versteht man die systematische Überprüfung, ob die Aktivitäten und Ergebnisse der klinischen Prüfung bzgl. der Qualitätsanforderungen adäquat sind. Hierbei ist der Sponsor derjenige, der für die Einrichtung und Aufrechterhaltung von Systemen zur Qualitätssicherung und Qualitätskontrolle verantwortlich ist. Der Sponsor einer klinischen Prüfung (KP) ist verpflichtet, ein Qualitätssicherungssystem zu etablieren, das die Einhaltung ethischer, rechtlicher und wissenschaftlicher Standards sowohl intern beim Sponsor, bei einer CRO als auch extern an der Prüfstelle sicherstellt. Der Sponsor muss gewährleisten, dass die klinische Prüfung gemäß Prüfplan, GCP und den geltenden gesetzlichen Bestimmungen durchgeführt und die Daten dementsprechend erhoben, dokumentiert und berichtet werden (ICH-GCP Punkt 5.1.1).

Zur Qualitätssicherung zählen Maßnahmen der Quality Control und der Quality Assurance.

Das Addendum zur Guten Klinischen Praxis, die Guideline for Good Clinical Practice E6 (R2) führt den Gedanken der Qualitätssicherung weiter und fordert nun ein „risikobasiertes Qualitätsmanagement".

Für jede klinische Prüfung muss nun vom Sponsor ein individualisiertes Qualitätsmanagementsystem eingerichtet werden, das die Qualität einer KP über die Gesamtheit der Prüfung, von der Planung, Durchführung, Datenerhebung, Auswertung und Berichterstattung bis hin zur Archivierung gewährleistet.

Der Unterschied zwischen bisherigem und dem risikobasierten Ansatz besteht darin, dass das „risikobasierte Qualitätsmanagement" ein systematisches, strukturiertes und dokumentiertes Vorgehen darstellt und das Thema Qualität bereits im Vorfeld einer KP behandelt werden muss [1–4].

Das übergreifende risikobasierte Qualitätsmanagementsystem muss folgende Schritte beinhalten (s. auch ▶ Kap. 2.3.2.2.1):

- Identifizierung von kritischen Prozessen und Daten (5.0.1.)

  Bereits zum Zeitpunkt der Entwicklung des Prüfprotokolls:

  Identifizierung von Prozessen und Daten, die für den Schutz der Prüfungsteilnehmer und die Zuverlässigkeit der Prüfungsergebnisse von entscheidender Bedeutung sind, also z. B. Analyse der Besonderheiten von Prüfplan, Patientenpopulation, Prüfpräparat, teilnehmenden Zentren
- Risikoidentifizierung (5.0.2.)

  Identifizierung von Risiken sowohl auf Systemebene (z. B. SOPs, EDV-gestützte Systeme, Personal) als auch auf der Ebene der klinischen Prüfung (z. B. Design, Datenerfassung, Informed Consent).
  Der Sponsor muss sich die Frage stellen: Was könnte schief gehen?
- Risikobewertung (5.0.3.)

  Bewertung der identifizierten Risiken unter Berücksichtigung
  - der Wahrscheinlichkeit des Auftretens von Fehlern
  - der Feststellbarkeit dieser Fehler
  - der Auswirkungen solcher Fehler auf den Schutz der Prüfungsteilnehmer und auf die Zuverlässigkeit der Prüfungsergebnisse
- Risikokontrolle (5.0.4.)
  - Entscheidung darüber, welche Risiken zu reduzieren und/oder welche Risiken zu akzeptieren sind
  - Risikoreduzierung sollte im Verhältnis zur Bedeutung des Risikos stehen
  - Maßnahmen zur Risikominderung können integriert werden in:
    - Prüfplandesign und -implementierung
    - Monitoringpläne
    - Vereinbarung zwischen Parteien
      (z. B. Definition von Rollen und Verantwortlichkeiten)
    - Systematische Maßnahmen zur Einhaltung von SOPs
    - Schulungen
    - Prozesse und Verfahren
  - Festlegung von vordefinierten Qualitätstoleranzgrenzen unter Berücksichtigung der medizinischen und statistischen Merkmale der Variablen sowie des statistischen Designs der klinischen Prüfung
  - Maßnahmen bei Abweichungen von den vorgegebenen Toleranzgrenzen
- Risikokommunikation (5.0.5.)
  - Dokumentation der Qualitätsmanagementaktivitäten
  - Kommunikation über Qualitätsmanagementaktivitäten mit denjenigen, die an solchen Aktivitäten beteiligt oder davon betroffen sind
- Risikoüberprüfung (5.0.6.)

  Überprüfung der Maßnahmen zur Risikokontrolle in regelmäßigen Abständen, um festzustellen, ob die implementierten Maßnahmen des Qualitätsmanagements unter Berücksichtigung neuer Kenntnisse und Erfahrungen weiterhin wirksam und relevant sind

- Risikoberichterstattung (5.0.7.)
  - Beschreibung des in der klinischen Prüfung implementierten Qualitätsmanagements
  - Zusammenfassung von relevanten Abweichungen von den vorgegebenen Qualitätstoleranzgrenzen und angewandten Abhilfemaßnahmen im klinischen Prüfungsbericht (ICH E3 Punkt 9.6 Datenqualitätssicherung)

11.1.2 Quality Control

Quality Control ist die Überprüfung einer klinischen Prüfung durch das ärztliche und nicht ärztliche Personal am Prüfzentrum sowie durch das Monitoring-Personal des Sponsors. Hierzu gehören alle qualitätssichernden Maßnahmen, welche durch die unmittelbar mit der KP befassten Personen durchgeführt werden.

Zu diesem Personenkreis zählen

- Hauptprüfer und Prüfer
- Mitglieder der Prüfgruppe, z. B. Study Nurses
- Monitor

11.1.3 Quality Assurance

Quality Assurance ist die unabhängige Kontrolle durch interne oder externe Überwachungsorgane. Hierbei unterscheidet man zwischen Audit und Inspektion.

- Audit ist die Evaluierung der Qualität durch eine Quality Assurance Unit.
- Inspektion ist eine Evaluierung, die durch Behörden vorgenommen wird.

Zu den Maßnahmen der Qualitätssicherung zählen die Kontrolle einer klinischen Prüfung durch ärztliche und nichtärztliche Mitarbeiter am Prüfzentrum und Monitore (Quality Control) sowie die unabhängige Überwachung durch interne oder externe Überwachungsorgane (Quality Assurance).

11.2 Durchführung der Qualitätssicherung

11.2.1 Quality Control

11.2.1.1 Quality Control durch den Prüfer

11.2.1.1.1 Voraussetzungen

Nach ICH-GCP, AMG und Verordnung (EU) 536/2014 hat der Prüfer für jede klinische Prüfung seine Qualifikation nachzuweisen. Diese hat er nicht nur durch seinen beruflichen Werdegang (Nachweis durch CV) und seine Teilnahme an früheren klinischen Prüfungen, sondern auch durch die Teilnahme an einschlägigen Fortbildungsveranstaltungen zu belegen.

Hierzu zählen:

- Allgemeine Prüferschulungen über Regularien (z. B. GCP-Schulung mit GCP-Zertifikat)
- Indikationsbezogene Prüferschulungen (z. B. Investigators' Meeting)

11.2.1.1.2 Durchführung der Quality Control

Nach ICH-GCP Punkt 4.9

- ist der Prüfer verpflichtet, die Genauigkeit, Vollständigkeit, Lesbarkeit und Aktualität der Daten in den Prüfbogen zu gewährleisten (ICH-GCP Punkt 4.9.1).

  Diese Aspekte werden als ALCOA- bzw. ALCOAC-Kriterien zusammengefasst:
  - Attributable
  - Legible
  - Contemporaneous
  - Original
  - Accurate
  - Complete
- müssen die im Prüfbogen dokumentierten Daten, die aus den Originalunterlagen stammen, mit den Originalunterlagen übereinstimmen (ICH-GCP Punkt 4.9.2).

Durch Unterschrift im CRF (meist am Ende der jeweiligen Visite, auf alle Fälle aber auf der letzten Seite bzw. der Abschlussseite im CRF) bestätigt der Prüfer, dass die eingetragenen Daten korrekt sind und er sie kontrolliert hat. Auch beim eCRF muss der Prüfer die Daten hinsichtlich der ALCOAC-Kriterien prüfen und sie freigeben, wobei hier die Lesbarkeit per se gegeben ist.

11.2.1.2 Quality Control durch den Monitor

11.2.1.2.1 Voraussetzungen

Nach ICH-GCP Punkt 5.18.2 gelten für die Qualifikation des Monitors folgende Voraussetzungen:

- Die Monitore sollen angemessen ausgebildet sein und die notwendigen wissenschaftlichen und/oder klinischen Kenntnisse haben, die zum korrekten Monitoring der klinischen Prüfung erforderlich sind. Die Qualifikationen eines Monitors sollen dokumentiert sein (ICH-GCP Punkt 5.18.2b).
- Monitore sollen umfassend vertraut sein mit:
  - Prüfpräparat
  - Prüfplan
  - Schriftlicher Einwilligungserklärung sowie allen weiteren schriftlichen Informationen, die den Prüfungsteilnehmern auszuhändigen sind
  - SOP des Sponsors
  - GCP
  - Geltenden gesetzlichen Bestimmungen (ICH-GCP Punkt 5.18.2c)

Indikationsspezifisches Training

Je nach Vorbildung verfügt der Monitor über ein unterschiedliches medizinisches Fachwissen, das ihm den Einstieg in die Indikation und in die jeweilige klinische Prüfung mehr oder weniger erleichtert. Dieses Fachwissen ist normalerweise im Fall eines Naturwissenschaftlers (Biologe, Chemiker) oder eines vormals in einem pflegerischen Beruf tätigen Monitors (Arzthelferin, Krankenschwester, MTA, Medizinische Dokumentare) größer als bei Berufen mit primär technischem Hintergrund. Da als Monitore häufig Nichtmediziner eingesetzt werden, ist der Sponsor verpflichtet, für eine angemessene Schulung Sorge zu tragen. Auch als Monitor tätige Mediziner müssen durch gezieltes indikationsspezifisches Training einschließlich des Studiums der aktuellen Literatur auf die speziellen Anforderungen der KP bzw. des Prüfkonzepts vorbereitet werden.

Der Auftraggeber des Monitors (Sponsor oder CRO) sollte daher vor Beginn einer geplanten KP oder eines Konzepts mit mehreren klinischen Prüfungen in einer bestimmten Indikation zunächst die hierfür vorgesehenen Monitore gezielt auswählen. Er hat ein individuell dem Kenntnisstand angepasstes Training anzubieten, welches das Fachwissen in diesem Gebiet entweder vermittelt, auffrischt oder vertieft. Das indikationsspezifische Training soll den Monitor befähigen, die Grundzüge der Erkrankung, ihre Ätiologie und Pathophysiologie, die Symptomatik und bisherige Standardtherapie zu verstehen. Ebenso soll er die beabsichtigten Wirkungen sowie mögliche unerwünschte Begleiterscheinungen der Prüfmedikation bei Patienten, die an dem entsprechenden Krankheitsbild leiden, beurteilen können.

- Der Monitor ist im Rahmen der klinischen Prüfung das wichtigste Bindeglied für die Kommunikation zwischen Sponsor und Prüfer und direkter Gesprächspartner des Prüfers. Er muss daher über ausreichendes medizinisches Wissen verfügen, um die medizinische Indikation, die in der KP geprüft wird, in ihrer Problematik kompetent mit dem Prüfer diskutieren zu können.
- Weiterhin sollte der Monitor bei der Bearbeitung des CRF in der Lage sein, grundsätzliche medizinische Implausibilitäten schon vor Ort zu erkennen und zu korrigieren, sodass spätere Nachfragen entweder ganz unterbleiben oder zumindest reduziert werden können.
  Beispiel: Bei einer klinischen Prüfung in der Indikation „Herzinsuffizienz" wird vom Prüfer im CRF unter „Medical History" eine bestehende Hypertonie als Begleiterkrankung angegeben. Es fehlt allerdings im CRF unter „Begleitmedikation" der Eintrag eines blutdrucksenkenden Medikaments. Hier ist der Monitor gehalten, nachzufragen und eine entsprechende Ergänzung des Eintrags vornehmen zu lassen.
- Auch Entwicklungen in den Messwerten des Wirksamkeitsparameters oder von Laborwerten gehören hierzu. Der Monitor muss zunächst wissen, was bezüglich dieser Variablen in einer x-wöchigen Therapie zu erwarten ist, ehe er auffällige Zu- oder Abnahmen erkennen kann.
- Weiterhin schärft das entsprechende Wissen in der Indikation auch das Auge für evtl. nicht dokumentierte oder nicht erkannte unerwünschte Ereignisse. Mögliche Auffälligkeiten müssen mit dem Prüfer besprochen werden.

Zusätzlich zu dem vom Sponsor angebotenen Training sollte der Monitor bereit sein, in Eigeninitiative die entsprechende relevante Literatur zu lesen (Fachzeitschriften sollten ohnehin zur Lektüre des Monitors gehören), Fachbücher zu konsultieren, Fortbildungsveranstaltungen zu besuchen und sich intensiv mit der medizinischen Thematik zu beschäftigen.

Nur so ist die Akzeptanz des Monitors genügend gesichert, sodass er vom Prüfer nicht nur als lästiger Kontrolleur für die vollständigen Eintragungen im CRF wahrgenommen wird. Der Prüfer sollte die Arbeit des Monitors wertschätzen und die Vorteile sehen:

- Der „erfahrene Prüfer" findet in seinem Clinical Monitor einen kompetenten Partner, der einerseits die Einhaltung von Protokoll und gesetzlichen Bestimmungen sicherstellt, der ihn andererseits aber auch immer wieder motiviert und unterstützt, die klinische Prüfung ggf. auch unter erschwerten Bedingungen in der Klinik oder Praxis dennoch mit hoher Qualität durchzuführen.
- Der „unerfahrene Prüfer" hingegen kann in seinem Clinical Monitor einen Trainer sehen, der ihm das notwendige Handwerkszeug beibringt.

SOP-Training

Monitore, die am Beginn ihrer beruflichen Laufbahn stehen, und diejenigen, die für verschiedene Sponsoren bzw. CRO arbeiten und daher mit häufig wechselnden Standard Operating Procedures (SOPs) (s. ▶ Kap. 3 und [5]) konfrontiert werden, müssen ein SOP-Training absolvieren. Es reicht für den Monitor meist nicht aus, die SOP zu lesen und zur Kenntnis zu nehmen. Besser ist es, dass Mitarbeiter der Abteilung Qualitätssicherung den Hintergrund für bestimmte Arbeitsanweisungen sowie die Umsetzung der beschriebenen Abläufe erklären. Nur so kann gewährleistet werden, dass unterschiedliche SOPs im Gedächtnis haften bleiben und auch korrekt angewendet werden, wenn der entsprechende Arbeitsablauf ansteht. Gar nicht so selten wird aufgrund der Fülle von SOPs vergessen, dass ein Ablauf bereits durch ein schriftliches Dokument verbindlich geregelt ist.

Das SOP-Training muss auch für erfahrene oder ständig für einen Sponsor bzw. eine CRO arbeitende Monitore stattfinden, wenn neue SOPs etabliert oder bestehende SOPs modifiziert werden. Der jeweilige SOP-Autor kann in einem solchen Fall die neue SOP vorstellen und trainieren. Es ist ideal, wenn erfahrene Monitore die sie betreffenden SOPs (zumindest zum großen Teil) selbst erstellen. Monitore einer CRO müssen ggf. auch eine Schulung für die SOPs des Sponsors erhalten.

Training in GCP und Regularien

Der Monitor muss mit allen Dokumenten der aktuellen KP sowie mit GCP und den Regularien gründlich vertraut sein (ICH-GCP Punkt 5.18.2c).

Weitere Trainingsinhalte

Ein Monitor sollte über sehr gute Englischkenntnisse verfügen, da alle Prüfpläne bei internationalen klinischen Prüfungen grundsätzlich in englischer Sprache verfasst sind und selbst bei nationalen klinischen Prüfungen fast ausschließlich englische Prüfprotokolle verwendet werden. Ebenso müssen bei einem Monitor ausreichende Computerkenntnisse vorausgesetzt bzw. durch Computerschulungen vermittelt werden, da insbesondere klinische Prüfungen mit großer Fallzahl fast ausschließlich als e-Trials durchgeführt werden. Der Monitor muss vor allem ausreichend in der Handhabung des eCRF trainiert werden, da er selbst ja das Prüfteam in Bezug auf die Anwendung des eCRF einweisen muss.

11.2.1.2.2 Originaldatenverifizierung (Source Data Verification, SDV)

Ziel der Originaldatenverifizierung

Die Originaldatenverifizierung im Rahmen einer klinischen Prüfung dient dem Ziel, nachzuweisen, dass die erhobenen und im CRF dokumentierten Daten auf real existierenden Patienten und an ihnen vorgenommenen Untersuchungen basieren, und dass sie nachvollziehbar und korrekt sind. Die Originaldatenverifizierung, auch Originaldatenkontrolle oder Source Data Verification (SDV) genannt, ist in ICH-GCP als wichtige Aufgabe des Monitors explizit gefordert: „*Ein Monitor sollte die Richtigkeit und Vollständigkeit der Einträge in den Prüfbogen, Originalunterlagen und anderen prüfungsbezogenen Aufzeichnungen miteinander vergleichen.*" (ICH-GCP Punkt 5.18.4m).

Voraussetzungen für die Originaldatenverifizierung

Die direkte Einsichtnahme des Monitors in Patientenkrankenakten setzt aufgrund der Datenschutzgesetzgebung in Deutschland die spezielle Einwilligung des potenziellen Prüfungsteilnehmers in eine Einsicht der Daten voraus. In § 40b Abs. 6 AMG findet sich die Forderung, dass der Prüfungsteilnehmer sowohl in der schriftlichen Patienteninformation als auch beim Aufklärungsgespräch über Zweck und Umfang der Erhebung und Verwendung personenbezogener Daten und eine mögliche Einsichtnahme durch die zuständige(n) Behörde(n) und/oder Repräsentanten des Sponsors der KP informiert werden muss. Im Rahmen der klinischen Prüfung werden die Patientendaten zwar pseudonymisiert erfasst, dennoch muss ein entsprechender Passus in die Einverständniserklärung aufgenommen werden, der besagt, dass der Proband bzw. Patient mit seiner Unterschrift unter die Einverständniserklärung auch explizit die direkte Einsichtnahme in seine Originaldaten erlaubt (dieser Abschnitt muss im Text entsprechend hervorgehoben sein, z. B. durch Fettdruck). Da die ICH-GCP-Guideline eine direkte Originaldatenverifizierung fordert, ist ein Datenvergleich durch Interviewverfahren schon seit langem nicht mehr statthaft.

Probanden bzw. Patienten, die nicht bereit sind, diese Erlaubnis schriftlich zu erteilen, können nicht an einer klinischen Prüfung teilnehmen. Dies gilt auch für Prüfer, die eine Originaldatenverifizierung nicht gestatten.

Durchführung der Originaldatenverifizierung

Welche Daten der Monitor im Rahmen der Originaldatenverifizierung im Laufe der KP kontrollieren soll, muss vor Beginn der KP im Monitoringplan bzw. Monitoring-Manual detailliert beschrieben werden. Idealerweise definiert der Sponsor der klinischen Prüfung einen einheitlich zu prüfenden Datensatz mit Gültigkeit für alle Prüfzentren der KP. Relevante Daten, die auf alle Fälle auch in der Originalakte dokumentiert sein müssen, können beim Druck des CRF oder bei der Erstellung des eCRF evtl. optisch hervorgehoben werden.

Daten, die direkt in das CRF eingetragen werden sollen und dann per se als Originaldaten gelten, müssen als solche im Prüfprotokoll (oder in einem Dokument als Addendum zum Prüfprotokoll) explizit Erwähnung finden (ICH-GCP Punkt 6.4.9). Wird eine solche Festlegung nicht vorgenommen bzw. werden die Direkteinträge im CRF nicht im Prüfprotokoll definiert, ist davon auszugehen, dass für jeden Eintrag im CRF ein Originaleintrag in einem Quelldokument vorliegt.

Grundsätzlich ist eine gute und vollständige Dokumentation aller Daten und Befunde in der Krankenakte, auch unabhängig von einer Prüfungsteilnahme des Patienten, unabdingbar und sollte im Eigeninteresse jeden Arztes bzw. Prüfers liegen, da er im Falle einer juristischen Auseinandersetzung bezüglich der Behandlung des Patienten in der Beweispflicht ist. Es versteht sich von selbst, dass eine gute Anamnese die Grundlage einer fundierten Diagnose ist, die wiederum die Voraussetzung für eine gute Therapie darstellt. Daher müssen diese Sachverhalte in jeder Patientenakte dokumentiert werden.

Speziell für klinische Prüfungen sind folgende Einträge in die Patientenakte relevant:

- In der Originalakte jedes Prüfungsteilnehmers muss erwähnt sein, dass der Patient an einer klinischen Prüfung teilnimmt.
- Der Code der klinischen Prüfung und die Bezeichnung der Prüfsubstanz sollten als Minimalinformationen der Prüfung dokumentiert werden.
- Wichtig ist das Datum der Aushändigung der Patienteninformation, der mündlichen Aufklärung sowie das Datum der Unterschrift unter die Einwilligungserklärung (hierbei kann es sich auch um unterschiedliche Zeitpunkte handeln).
- Ebenso müssen der Beginn der klinischen Prüfung (erste prüfungsspezifische Maßnahme, i. d. R. ist dies die Screening-Untersuchung), die Daten der jeweiligen Visiten sowie das Datum der Abschlussuntersuchung eingetragen werden.

Es werden, bezogen auf das Ausmaß der zu untersuchenden Parameter 2 Arten der Originaldatenverifizierung unterschieden:

- Eckdatenkontrolle
- 100%-Check

Eckdatenkontrolle

Die Eckdatenkontrolle untersucht einige ausgewählte Parameter, die pro klinische Prüfung definiert werden und von besonderer Bedeutung für die KP sind, wie z. B.

- Einverständniserklärung
- Dokumentation der Prüfungsteilnahme
- Kenndaten des Patienten
  - Geburtsdatum bzw. Alter
  - Geschlecht
- Hauptzielparameter der KP
- Daten der Arzneimittelsicherheit
  - AEs
  - SAEs

Die Eckdatenkontrolle ist das Mindestmaß an SDV, das pro Patient durchgeführt werden soll.

100%-Check

Der 100%-Check umfasst alle Parameter, die im CRF erfasst werden. Vor Prüfungsbeginn wird der prozentuale Anteil der CRFs bestimmt, der pro Zentrum einer 100%igen Originaldatenkontrolle unterzogen werden soll (z. B. 15–20 % aller CRF).

In den Prüfungsunterlagen muss demnach also dokumentiert werden,

- welche Parameter zu welcher Art von Originaldatenverifizierung (Eckdatenkontrolle oder 100%-Check) gehören,
- mit welchem prozentualen Anteil der CRF oder Patienten die jeweiligen Kontrollen durchgeführt werden sollen.

  Beispiel:
  Bei 20 % der Patienten 100%-Checks,
  bei 80 % der Patienten Eckdatenkontrollen.

Nach Beendigung der klinischen Prüfung sollte nachvollziehbar sein, welche Kontrollen tatsächlich durchgeführt und mit welchem Ergebnis sie abgeschlossen wurden. Die Dokumentation darüber ist zusammen mit den Monitoring Reports im Trial Master File (TMF) abzuheften.

Die Originaldatenkontrolle (SDV) ist eine typische GCP-Aufgabe des Monitors und einer der Hauptgründe dafür, dass das Monitoring einer klinischen Prüfung nicht nur per Telefon, Telefax oder E-Mail abgewickelt werden kann. Die SDV ist – zumindest bis heute – technisch nicht zu ersetzen. Dagegen kann die Plausibilitätskontrolle der Einträge in das CRF bei einer direkten Eingabe der Daten in ein EDV-System mit eingebauter Plausibilitätskontrolle automatisiert werden.

Beim risikobasiertem Monitoring (s. ▶ Kap. 11.2.1.2.3) wird, abhängig vom Risiko der klinischen Prüfung, entweder das Vor-Ort-Monitoring, das zentrale Monitoring oder auch eine Kombination der beiden Monitoringmethoden angewendet.

Der Zeitaufwand für den Monitor ist bei der SDV groß, insbesondere bei komplexen klinischen Prüfungen mit vielen Parametern. Die Tatsache, dass die SDV ein zeitaufwendiger Vorgang ist, muss daher bei der Planung von Monitoringbesuchen berücksichtigt und auch dem Prüfer mitgeteilt werden.

Für den Prüfer hingegen ist die direkte SDV zeitsparend, da er dem Monitor die Akten der Prüfungsteilnehmer bzw. einen Ausdruck aus der elektronischen Patientendatei nur auszuhändigen braucht. Der Monitor führt daraufhin selbstständig und unabhängig den Datenvergleich durch. Der Prüfer wird erst wieder involviert, wenn der Monitor nach Abschluss der Kontrolle alle Unklarheiten, Implausibilitäten und Nichtübereinstimmungen zwischen Quellendokument und CRF mit dem Prüfer bespricht.

Dokumentation der erfolgten SDV

Welche Daten letztlich vom Monitor mit welchem Ergebnis überprüft wurden, sollte in adäquater Weise dokumentiert werden, um bei einem Audit oder einer Inspektion nachweisen zu können, dass und wie die SDV durchgeführt wurde.

Eine SOP sollte die Form der SDV-Dokumentation in ihren Grundzügen regeln. Zur eigentlichen Dokumentation der erfolgten Originaldatenkontrolle empfiehlt es sich, pro klinische Prüfung ein Formular zu erstellen, in das die geprüften Parameter pro CRF einschließlich etwaiger Abweichungen und der eingeleiteten Maßnahmen eingetragen werden. Es ist hierbei zu bedenken, dass im Hinblick auf die Auswahl der zu prüfenden Parameter die SDV sehr prüfungsspezifisch ist, sodass u. U. für jede klinische Prüfung neue Formblätter entworfen werden müssen. An dieser Aufgabe sollte sich der Monitor beteiligen und seine Erfahrungen aus vorausgegangenen klinischen Prüfungen mit bestimmten Dokumentationsarten oder -formen einbringen, da er die Bedürfnisse einer guten und ökonomischen Dokumentation am besten kennt und mit den entworfenen Formularen arbeiten muss.

Konsequenzen aus der erfolgten SDV

Vor Beginn der klinischen Prüfung sollte auch festgelegt werden, welche Maßnahmen bei zu hoher Fehlerquote im Prüfzentrum eingeleitet werden. Fällt in den Eckdatenkontrollen eine überproportionale Häufung von Fehlern auf, so hat sich der folgende Stufenplan bewährt:

1. Es werden in dem betreffenden Zentrum 100%-Checks für alle CRF veranlasst, um mögliche systematische Fehler zu erkennen. In einem solchen Fall sollte zusammen mit dem Zentrum Ursachenforschung betrieben werden.
2. Lässt sich die Fehlerrate hierdurch nicht senken, ist das betreffende Zentrum von der weiteren Teilnahme an der klinischen Prüfung auszuschließen.

11.2.1.2.3 Risikobasierter Monitoringplan (ICH-GCP Addendum 5.18.7)

- Bei Entwicklung des Monitoringplans muss besonderer Wert gelegt werden auf
  - den spezifischen Schutz der Prüfungsteilnehmer
  - die spezifischen Datenintegritätsrisiken der klinischen Prüfung
- Der Monitoringplan muss folgende Punkte umfassen:
  - Monitoringstrategie
  - Monitoringaufgaben aller beteiligten Parteien
  - Gründe für die Verwendung bestimmter Monitoringmethoden
  - Überwachung kritischer Daten und Prozesse
- Im Monitoringplan muss ein Verweis auf geltende Praktiken und Verfahren enthalten sein.
- Im Monitoringplan muss auf Verfahren, die keine routinemäßige klinische Praxis sind und zusätzliche Schulungen erfordern, hingewiesen werden.
- Der Monitoringplan muss eine Begründung für die Auswahl der Monitoringstrategie enthalten.

  Mögliche Verfahren sind:
  - Vor-Ort-Monitoring
  - Zentrales Monitoring
  - Kombination aus zentralem Monitoring und Vor-Ort-Monitoring

Bezüglich der Details wird auf ▶ Kap. 2.3.2.2.1 verwiesen.

11.2.2 Quality Assurance

Audits von Sponsoren und Inspektionen von Behörden dienen der Überprüfung der Quality-Control-Maßnahmen, d. h. sie verifizieren, ob definierte Maßnahmen zur Sicherstellung der Qualität einer klinischen Prüfung beim Sponsor bzw. einer CRO und beim Prüfer eingehalten wurden. Diese Qualitätssicherungsmaßnahmen werden im Gegensatz zur Quality Control nicht notwendigerweise bei jeder klinischen Prüfung durchgeführt, sondern nach den folgenden Kriterien veranlasst:

- Bedeutung der klinischen Prüfung (explorative klinische Prüfung vs. pivotale Prüfung, welche die Basis für die Einreichung der Zulassung darstellt)
- Komplexität
- Auffälligkeiten bei einer klinischen Prüfung

11.2.2.1 Audit

Ein Audit wird von einer unabhängigen Qualitätssicherungseinheit durchgeführt, die eine Abteilung des Sponsors (Abteilung Qualitätssicherung, die direkt an die Geschäftsleitung berichtet) oder eine spezielle Abteilung in einer CRO sein kann. Auch Einzelpersonen bieten auf freiberuflicher Basis Audits als Serviceleistung an.

Es liegt in der Verantwortung des Sponsors, welche Art von Audits wann und durch wen durchgeführt wird. Daher wird vor Beginn einer klinischen Prüfung bzw. vor dem Start eines Entwicklungsprojekts ein Auditplan erstellt. Dieser Plan gilt auch als Qualitätssicherungsplan und enthält detaillierte Angaben zur Art der geplanten Audits, den Zeitpunkt sowie nach Möglichkeit auch die Namen der Auditoren, die den jeweiligen Audits zugeordnet sind.

Jedes Audit bedarf einer speziellen Vorbereitung. Hierzu gehört insbesondere die Information, welche Personen während des Audits zur Verfügung stehen müssen und wie der Zeitbedarf einzuschätzen ist (s. auch ► Kap. 11.2.2.1.8 On-Site-Audit). Audits können in Bezug auf unterschiedliche Aspekte differenziert werden.

1. Nach dem Zeitpunkt, zu dem ein Audit durchgeführt wird:
   - In-Prozess-Audit
   - Post-Prozess-Audit
2. Nach dem Ziel bzw. der inhaltlichen Priorität des Audits. Hier gibt es folgende Typen von Audits:
   - System-Audit
   - Prüfungs-Audit (Projekt-Audit)
   - Dokumenten-Audit
   - Abteilungs-Audit
   - In-House-Audit

- On-Site-Audit (Zentrums-Audit)
- For-Cause-Audit

11.2.2.1.1 In-Prozess-Audit

In-Prozess-Audits finden während der Durchführung einer Tätigkeit statt.

11.2.2.1.2 Post-Prozess-Audit

Post-Prozess-Audits werden nach Abschluss einer bestimmten Tätigkeit durchgeführt.

11.2.2.1.3 System-Audit

Bei einem System-Audit werden Systeme, z. B. Organisationsstrukturen und Verfahrensabläufe, evtl. auch personelle Ressourcen, unabhängig von einer speziellen klinischen Prüfung im Hinblick auf ihre Angemessenheit überprüft. Wichtige Dokumente, die bei einem System-Audit begutachtet werden, sind

- Organigramm
- Schulungsnachweise der Mitarbeiter
- SOP
- Validierungsnachweise
- Archivierung

  Die Dokumentationsbogen und Ablagesysteme müssen nicht nur für eine spezielle klinische Prüfung, sondern für den Lebenszyklus eines Medikaments gestaltet und gepflegt werden.

Bei einem System-Audit werden auch Aussagen über die angewendeten Verfahren getroffen, z. B. bezüglich der

- Erstellung von Prüfplänen
- Erstellung von CRF
- Erstellung von Einwilligungserklärungen
- Aktualisierung der Prüferinformation
- Effizienz des Monitorings
- Meldung von unerwünschten Ereignissen durch die Prüfzentren
- Einhaltung von Anzeigepflichten

Bei Multizenterprüfungen stellen System-Audits eine adäquate Möglichkeit für eine kosteneffiziente Qualitätssicherung dar.

11.2.2.1.4 Audit einer speziellen klinischen Prüfung (Projekt-Audit)

Bei diesem Audit wird eine klinische Prüfung als Gesamtheit auditiert (z. B. Vollständigkeit des TMF, Einträge in den CRF dieser speziellen klinischen Prüfung). Bei Pivotal Trials sollte ein Audit nach Einschluss der ersten 4–5 Patienten (Early

Trial Audit) durchgeführt werden. Am Ende der KP kann ein weiteres Audit eingeplant werden.

11.2.2.1.5 Dokumenten-Audit

Diese Audits beziehen sich auf bestimmte Dokumente einer speziellen klinischen Prüfung, wie z. B. Prüfprotokoll oder Abschlussbericht [6] der betreffenden klinischen Prüfung.

11.2.2.1.6 Abteilungs-Audit

Diese können Abteilungen des Sponsors (z. B. die Abteilung Drug Supply, die für die Herstellung und Verpackung von Prüfmustern verantwortlich ist), Abteilungen einer CRO (z. B. Biometrie oder Datenmanagement) oder sonstiger Dienstleister (z. B. Lohnhersteller oder ein klinisches Labor) betreffen.

11.2.2.1.7 In-House-Audit

Audits beim Sponsor oder in der CRO werden als In-House-Audits bezeichnet. Sie dienen der Vorbereitung eines Audits im Prüfzentrum.

11.2.2.1.8 On-Site-Audit (Zentrums-Audit)

Unter On-Site-Audit versteht man ein Audit im Prüfzentrum. Bei einer klinischen Prüfung wird die Möglichkeit eines Audits bereits im Prüfprotokoll angesprochen. Der Prüfer sollte auf die Möglichkeit, dass in seinem Zentrum ein Audit stattfinden könnte, nochmals vor Beginn der Prüfung explizit hingewiesen werden. Ein On-Site-Audit kann sowohl kurz nach Start (hier definiert als First Patient In), aber auch im Verlauf der Prüfung durchgeführt werden. Der Vorteil eines frühzeitigen Audits ist, dass ggf. Fehler erkannt und im weiteren Verlauf der klinischen Prüfung vermieden werden können.

Steht ein On-Site-Audit an, so ist es die Aufgabe des Monitors, das Team des Prüfers über das bevorstehende Audit zu informieren bzw. den Ablauf vorzubereiten. Alle direkt an der klinischen Prüfung Beteiligten sollten während des Audits verfügbar sein. Die zu prüfenden Unterlagen müssen rechtzeitig vorher bereitgestellt werden. Im Prüfzentrum werden Prüfungsunterlagen, wie z. B. der Investigator Trial File, auch Investigator Site File (ISF) genannt, gesichtet, und es wird kontrolliert, ob die Prüfung nach Prüfprotokoll durchgeführt wird. Weiterhin wird überprüft, wie der Patient vor Eintritt in die klinische Prüfung über diese aufgeklärt wurde, wie Nebenwirkungen dokumentiert werden und wie das Zentrum die Prüfmedikation aufbewahrt und ausgibt.

Kurz zusammengefasst läuft ein On-Site-Audit wie folgt ab:

- Vorstellung des Auditors (bzw. des Audit-Teams)
- Einführung in die Methodik des Audits durch den Auditor
- Angabe der geplanten Dauer des Audits

- Fragen des Auditors nach dem Ablauf der klinischen Prüfung, Beantwortung durch den Prüfer
- Überprüfung der Krankenakten, Prüfungsunterlagen und CRF
- Überprüfung, ob alle Informationen zu Begleiterkrankungen, Begleitmedikationen und unerwünschten Ereignissen im CRF dokumentiert wurden
- Überprüfung von Labordaten
- Überprüfung der Key Parameters (meist 100 %)
- Abschlussbesprechung mit dem Prüfer (bzw. seit Inkrafttreten von Art. 2 des 4. Gesetzes zur Änderung arzneimittelrechtlicher und anderer Vorschriften dem Principal Investigator), ggf. mit den ärztlichen Mitgliedern der Prüfgruppe und dem nicht ärztlichen Personal (Study Nurses)
- Besprechung der wichtigsten und eindeutigen Abweichungen
- Erstellung eines Audit-Berichts

11.2.2.1.9 For-Cause-Audit

For-Cause-Audits dienen der Bestätigung oder Widerlegung von Betrug (Fraud). Falls bei einem On-Site-Audit oder beim Datenmanagement Hinweise auf grobe Abweichungen festgestellt werden, sollte ein For-Cause-Audit durchgeführt werden.

11.2.2.2 Inspektion

11.2.2.2.1 Definition

Eine Inspektion ist die von einer zuständigen Behörde durchgeführte amtliche Überprüfung von

- Unterlagen
- Einrichtungen
- Aufzeichnungen
- Qualitätssicherungssystemen
- allen sonstigen Ressourcen

die nach Ansicht der zuständigen Behörde im Zusammenhang mit der KP stehen und die sich in

- der Prüfstelle
- den Einrichtungen des Sponsors und/oder des Auftragsforschungsinstituts
- oder in sonstigen Einrichtungen

befinden (EU-Verordnung 536/2014 Kap. 1 Art. 2 Nr. 31).

Ziel ist die Überprüfung der Einhaltung von GCP, GLP, GMP (AMG § 42c)

11.2.2.2.2 Durchführung einer Inspektion

Das primäre Interesse einer Behördeninspektion liegt in erster Linie darin, festzustellen, ob Qualitätssicherungsmaßnahmen im Rahmen der klinischen Prüfung (wie Vorliegen von SOPs, geeignete Dokumentation von Prüfungsdaten, SDV etc.) durchgeführt wurden. Letztendlich dient die Überprüfung dazu, das Vertrauen in die klinischen Daten, die im Rahmen der klinischen Prüfung erhoben wurden, zu stärken. Im Gegensatz zum Audit muss eine Inspektion allerdings nicht zeitnah zur Durchführung der KP stattfinden; u. U. findet die Inspektion erst Jahre später statt. Dies ist vor allem bei Inspektionen durch ausländische Behörden der Fall, die eine Überwachung manchmal erst dann ansetzen, wenn ein Zulassungsantrag bei ihnen eingegangen ist. Im Verlauf der klinischen Prüfung müssen daher Maßnahmen ergriffen werden, dass die Daten über Jahre hinaus zur Verfügung stehen (im Archiv des Sponsors, bei der CRO, beim Prüfer), da die Behörde die Durchführung einer KP bis in alle Einzelheiten nachvollziehen möchte. Eine vollständige und einwandfreie Dokumentation ist, gerade bei wechselndem Personal, die einzige Möglichkeit, diese Anforderung zu erfüllen (Es gilt der Grundsatz: Was nicht dokumentiert ist, ist nicht gemacht!). Eine Inspektion bedarf also u. U. einer umfangreicheren Vorbereitung, als es bei einem Audit der Fall ist.

Im Falle einer Inspektion durch eine Zulassungsbehörde kann von dieser Dokumentation letztlich die Erteilung oder Versagung der Zulassung einer Substanz abhängen.

Im Zusammenhang mit der Verordnung (EU) Nr. 536/2014 wurde im März 2017 die Durchführungsverordnung (EU) 2017/556 der Kommission über die Einzelheiten von Inspektionsverfahren hinsichtlich der Guten Klinischen Praxis erlassen.

Diese Durchführungsverordnung befasst sich im Detail mit folgenden Themen:

- Zeitpunkt der Inspektionen

  Inspektionen können durchgeführt werden:
  - Vor, während oder nach der Durchführung einer klinischen Prüfung
  - Bei Antrag auf Erteilung einer Zulassung
  - Im Rahmen des Follow-ups nach Erteilung einer Zulassung
- Qualitätssicherungssystem der Mitgliedstaaten
  - Jeder Mitgliedstaat richtet ein geeignetes Qualitätssicherungssystem zur Überprüfung und konsequenten Überwachung der Inspektionsverfahren ein und hält dies auf dem aktuellen Stand.
  - Jeder Inspektor erhält Zugang zu
    - o SOPs
    - o Einzelheiten seiner Aufgaben
    - o Zuständigkeiten
    - o Schulungsanforderungen

- Qualifikation der Inspektoren
  Gefordert wird ein Universitätsabschluss oder gleichwertige Erfahrung in
  - Medizin
  - Pharmazie
  - Pharmakologie
  - Toxikologie
  - Anderen Bereichen, die für die Grundsätze der Guten Klinischen Praxis relevant sind
- Erfahrung der Inspektoren
  Inspektoren müssen Kenntnisse in Bezug auf folgende Themengebiete haben:
  - Grundsätze und Prozesse, die bei der Entwicklung von Arzneimitteln und in der klinischen Forschung angewendet werden
  - Nationale und EU-Vorschriften und Leitlinien für klinische Prüfungen und Zulassungen
  - Verfahren und technische Methoden für die Aufzeichnung und das Management klinischer Daten
  - Vorschriften zur Vertraulichkeit und zum Schutz personenbezogener Daten
  - Gesundheitsversorgungssysteme in den betreffenden Mitgliedstaaten und ggf. in Drittländern
- Schulung der Inspektoren
  Die Inspektoren erhalten geeignete Schulungen und die Möglichkeit der Teilnahme an Inspektionen.
- Unparteilichkeit der Inspektoren
  - Gefordert wird die Unabhängigkeit des Inspektors von:
    - o Sponsor
    - o Personen, die die klinische Prüfung finanzieren
    - o Prüfern der klinischen Prüfung
    - o Jeder anderen an der Durchführung der klinischen Prüfung beteiligten Partei
  - Interessenkonflikt
    Jeder Inspektor gibt jährlich eine Erklärung über seine finanziellen Interessen und Verbindungen zu Parteien ab, die möglicherweise einer Inspektion unterzogen werden.
- Vertraulichkeit
  Alle Informationen im Rahmen von Inspektionen müssen von den Inspektoren vertraulich behandelt werden.

- Gegenstand der Inspektionen
  Die Inspektoren überprüfen die Erfüllung der Anforderungen der Verordnung (EU) Nr. 536/2014, z. B.:
  - Einhaltung der Grundsätze der Guten Klinischen Praxis
  - Ethische Aspekte
  - Nationale Rechtsvorschriften
  - Schutz der Rechte und des Wohlergehens der Prüfungsteilnehmer
  - Qualität und Integrität der im Rahmen der klinischen Prüfung gewonnenen Daten
- Befugnisse der Inspektoren
  - Die Inspektoren sind befugt, folgende Bereiche zu inspizieren:
    - Prüfstellen
    - Einrichtungen
    - Unterlagen
    - Aufzeichnungen, einschließlich individueller Patientenakten
    - Daten
    - Sonstige Ressourcen
  - Die Inspektoren sind befugt:
    - Aufzeichnungen zu kopieren
    - Elektronische Aufzeichnungen auszudrucken
    - Räumlichkeiten und Ausrüstung zu fotografieren
  - Die Inspektoren dürfen eine Befragung vornehmen
    - Von jedem Vertreter oder jedem Mitarbeiter der inspizierten Einrichtung
    - Von jeder an der klinischen Prüfung beteiligten Partei
    - Von Prüfungsteilnehmern
- Anerkennung der Inspektionsergebnisse

Die Ergebnisse von Inspektionen im Namen der EU werden von allen Mitgliedstaaten anerkannt.

- Inspektionsberichte
  - Die Inspektionsberichte werden über das EU-Portal übermittelt.
  - Die Mitgliedstaaten bewahren die relevanten Aufzeichnungen über nationale Inspektionen sowie über die außerhalb ihres Hoheitsgebiets durchgeführten Inspektionen mindestens 25 Jahre lang auf.

Weitere Literatur zu Inspektionen: [7–13]

Für Quality-Control-Maßnahmen sind der Prüfer und die Study Nurse (Kontrolle der im Prüfbogen dokumentierten Daten) sowie der Monitor (z. B. Originaldatenverifizierung) verantwortlich. Quality-Assurance-Maßnahmen erfolgen durch unabhängige, nicht in die klinische Prüfung involvierte Personen. Ein Audit wird von einer unabhängigen Qualitätssicherungseinheit (spezielle Abteilung des Sponsors oder Abteilung in einer CRO) durchgeführt, eine Inspektion hingegen immer durch Beamte einer Behörde. Dies können Beamte der Landes- oder Bundesoberbehörden der EU-Mitgliedstaaten sein oder auch Behördenvertreter der EMA und der FDA.

11.3 Weitere Qualitätssicherungsmaßnahmen

Auf eine wichtige weitere Qualitätssicherungsmaßnahme sei an dieser Stelle nur kurz hingewiesen: die Validierung von Computersystemen. In einer Zeit, in der Informationen und Daten überwiegend elektronisch be- und verarbeitet werden, ist unter dem Vorgang der Validierung die Überprüfung der Eignung bzw. des Wertes eines Computersystems bzw. einer Software bezogen auf ihren Einsatzzweck zu verstehen. Die Validierung eines Systems bedarf einer wohl definierten Struktur und detaillierter Dokumentation. Internationale Guidelines zu diesem Thema sind publiziert [14–16]. Sie geben Hinweise darauf, was zu beachten ist und welche schriftlichen Unterlagen nach Validierungsabschluss verfügbar sein müssen. Nur mit validierten Systemen kann der Erfordernis von Datensicherheit [17] und Nachvollziehbarkeit (Audit Trail) Rechnung getragen werden.

Die Validierung von Computersystemen stellt eine weitere Qualitätssicherungsmaßnahme dar.

Kerndokumente

ICH Topic E 6 (R1) Guideline for Good Clinical Practice Note for Guidance On Good Clinical Practice (CPMP/ICH/135/95) July 2002; https://www.ema.europa.eu/en/documents/scientific-guideline/ich-e6-r1-guideline-good-clinical-practice_en.pdf

Guideline for good clinical practice E6 (R2) Step 5, EMA/CHMP/ICH/135/1995 Committee for Human Medicinal Products, 1 December 2016; https://www.ema.europa.eu/en/documents/scientific-guideline/ich-guideline-good-clinical-practice-e6r2-step-5_en.pdf

Leitlinie zur Guten Klinischen Praxis, Harmonisierte ICH-Leitlinie für die EU, Japan und die USA, E6 (R2) Addendumtext; https://ichgcp.net/de

ICH Reflection on „GCP Renovation“: Modernization of ICH E8 and Subsequent Renovation of ICH E6, 12 January 2017; https://admin.ich.org/sites/default/files/2019-04/ICH_Reflection_paper_GCP_Renovation_Jan_2017_Final.pdf

Verordnung (EU) Nr. 536/2014 des Europäischen Parlaments und des Rates vom 16. April 2014 über klinische Prüfungen mit Humanarzneimitteln und zur Aufhebung der Richtlinie 2001/20/EG, Amtsblatt der Europäischen Union L 158/1; https://eur-lex.europa.eu/legal-content/DE/TXT/PDF/?uri=CELEX:32014R0536

Durchführungsverordnung (EU) 2017/556 der Kommission vom 24. März 2017 über die Einzelheiten der Inspektionsverfahren hinsichtlich der guten klinischen Praxis gemäß der Verordnung (EU) Nr. 536/2014 des Europäischen Parlaments und des Rates. Amtsblatt der Europäischen Union L 80/7 v. 25.3.2017; https://eur-lex.europa.eu/legal-content/DE/ALL/?uri=CELEX:32017R0556

Literatur

[1] Reflection paper on risk based quality management in clinical trials. European Medicines Agency EMA/269011/2013. 18 November 2013; https://www.ema.europa.eu/en/documents/scientific-guideline/reflection-paper-risk-based-quality-management-clinical-trials_en.pdf

[2] Risk proportionate approaches in clinical trials. Recommendations of the expert group on clinical trials for the implementation of Regulation (EU) No 536/2014 on clinical trials on medicinal products for human use. 25 April 2017; https://health.ec.europa.eu/system/files/2017-08/2017_04_25_risk_proportionate_approaches_in_ct_0.pdf

[3] Guidance for Industry: Oversight of Clinical Investigations – A Risk-Based Approach to Monitoring. Food and Drug Administration (FDA), 2013; https://www.fda.gov/downloads/Drugs/Guidances/UCM269919.pdf

[4] SCTO Platforms Guidelines for Risk-Based Monitoring. Appendix 3. Februar 2022; https://www.sctoplatforms.ch/en/publications/guidelines-and-reports/guidelines-for-risk-based-monitoring-61.html

[5] Heyen P, Fortwengel G. Standard Operating Procedures (SOPs) in der klinischen Forschung. Dtsch Z Klin Forsch. 2006;9/10:88–90.

[6] ICH Topic E 3 Structure and Content of Clinical Study Reports. European Medicines Agency EMEA (CPMP/ICH/137/95). July 1996; https://www.ema.europa.eu/en/documents/scientific-guideline/ich-e-3-structure-and-content-clinical-study-reports-step-5_en.pdf

[7] Schwarz G. GCP-Inspektionen von klinischen Prüfungen. Bundesgesundheitsbl. 2005;48(2):181–188.

[8] GCP Inspection Unit BfArm; https://www.bfarm.de/EN/Medicinal-products/GCP-Inspections-Unit/_node.html

[9] Guidance for the preparation of good clinical practice inspection reports and communication of inspection findings. European Medicines Agency. EMA/359169/2016. 9 June 2017; https://health.ec.europa.eu/system/files/2018-03/eudralex_vol10_chapter4_guidance-prep-reports_0.pdf

[10] Good clinical practice (GCP) inspection procedures. European Medicines Agency, GCP inspections requested by the CHMP between 1997 and 2019; https://www.ema.europa.eu/en/human-regulatory-overview/research-and-development/compliance-research-and-development/good-clinical-practice/good-clinical-practice-gcp-inspection-procedures

[11] Guidance for the conduct of good clinical practice inspections. European Medicines Agency. EMA/839541/2015. 23 August 2017; https://health.ec.europa.eu/system/files/2018-03/eudralex_vol10_chapter4_guidance-conduct_0.pdf

[12] Guidance for coordination of GCP inspections requested in the context of marketing authorisation applications for mutual recognition and decentralised procedures and cooperation between Member States. European Medicines Agency. EMA/431276/2016. 7 March 2018

[13] Procedure for reporting of GCP inspections requested by the Committee for Medicinal Products for Human Use (CHMP). European Medicines Agency, Good Clinical Practice Inspectors Working Group (GCP IWG) EMA/INS/GCP/158549/2016. Rev. 1. 28 March 2017; https://www.ema.europa.eu/en/documents/regulatory-procedural-guideline/ins-gcp-4-procedure-reporting-good-clinical-practice-inspections-requested-chmp_en.pdf

[14] Guidance for Industry Part 11, Electronic Records; Electronic Signatures - Scope and Application Food and Drug Administration. September 2003; https://www.fda.gov/media/75414/download

[15] Guidance for Industry and FDA Staff: General Principles of Software Validation, Food and Drug Administration FDA-1997-D-0029, January 11 2002, Content current as of 05/15/2019; https://www.fda.gov/media/73141/download

[16] Guidance for Industry: Computerized Systems Used in Clinical Investigations. Food and Drug Administration (FDA) May 2007; https://www.fda.gov/media/70970/download

[17] Willis J. Safety in e-signatures. GCP J. 2005;9:3.

Der letzte Zugriff auf alle Links erfolgte am 16.08.2024.

12 Risikobasiertes Qualitätsmanagement in klinischen Prüfungen – praktische Anwendung

Bianca Scholz

12.1 Vorbemerkung

Mit der Implementierung der neuen Verordnung (EU) Nr. 536/2014 (Clinical Trials Regulation – CTR) zum 31. Januar 2022 sollen Genehmigung und Durchführung klinischer Prüfungen mit Humanarzneimitteln innerhalb der Europäischen Union (EU) harmonisiert werden. Aber nicht nur das, auch die Sponsor-Verpflichtungen und die Pflichten der Prüfärzte sind gestiegen und die Patientensicherheit und die Datenintegrität rücken in einen neuen Fokus.

Auch Risikomanagement in klinischen Prüfungen spielt eine immer größere Rolle und rückt mit ICH GCP E6 (R2) in den Mittelpunkt jeder Behördeninspektion. Klinische Prüfungen werden immer aufwändiger und komplexer, ebenso wie die regulatorischen und sicherheitsrelevanten Auflagen. Die Anzahl der behördlichen Inspektionen wächst stetig, wodurch die Verantwortlichen des Projektes und der Qualitätssicherung (Quality Assurance, QA) eine unüberschaubare Fülle von Informationen verarbeiten müssen, um der Aufgabe der Qualitätssicherung nachzukommen. Das Risikomanagement wird zur Pflicht für den Sponsor und alle Mitwirkenden.

Das gilt für Arzneimittelstudien gleichermaßen wie für Studien mit Medizinprodukten. Auch hier ist mit der neuen ISO-Norm 14155, aber auch der Umsetzung der Medical Device Regulation (MDR), ein neuer Standard gesetzt worden. Sponsor und Prüfärzte werden mehr in die Pflicht genommen [6,7].

Für jede klinische Prüfung gilt es, ein individualisiertes Qualitätsmanagement-System einzurichten, das über die Gesamtheit der Prüfung, von der Planung, Durchführung, Datenerhebung, Auswertung und Berichterstattung bis hin zur Archivierung die Qualität der Studie sichert.

Im Mittelpunkt stehen die Patientensicherheit und die Datenintegrität. Neben allgemein verfügbaren Softwareangeboten werden bei einigen Unternehmen zum Qualitätsrisikomanagement auch selbstentwickelte Systeme (z. B. auf Basis einer Oracle Datenbank, Lotus Notes oder Microsoft Excel) verwendet.

Wichtige Regularien und Empfehlungen bezogen auf Arzneimittel Studien sind:

- ICH Q9 Quality Risk Management, ICH Harmonised Tripartite Guideline
- ICH GCP E6 (R2) Risk-based Quality Management
- Verordnung (EU) Nr. 536/2014 Kap. 1 Art. 2 Nr. 31
- Quality by Design (Addendum ICH R2 Abschn. 2.13)
- EMA Reflection paper on risk-based quality management in clinical trials
- Guideline on Risk based Monitoring der FDA

Der risikobasierte Ansatz ist allerdings nicht neu. Er ist bekannt aus dem Bereich der stichprobenbasierten industriellen Qualitätskontrolle (z. B. ISO-Normen) wie auch der Entwicklung von IT-Systemen (z. B. GAMP 5). Neu ist allerdings die detaillierte Beschreibung der Aufgaben und die sehr strenge und klare Zuteilung der Verantwortung für den Sponsor und alle Mitwirkenden.

Auch in der neuen Verordnung für klinische Prüfungen, der Verordnung (EU) Nr. 536/2014, wird die Abkehr von der One-size-fits-all-Strategie bei der Planung und Durchführung von klinischen Prüfungen deutlich: Die Einführung der Kategorie „Low Intervention Trial" ist ein Schritt in die Richtung, von einer einheitlichen Abwicklung von klinischen Prüfungen abzukommen.

Hier wird der Tatsache Rechnung getragen, dass eine First-in-Man-Studie ein ganz anderes Risikoprofil und damit andere praktische Erfordernisse mit sich bringt als eine Phase-IV-Studie mit zugelassenen Prüfpräparaten.

Auch die Ausführungen der Verordnung (EU) Nr. 536/2014 zu verschiedenen Bereichen, wie z. B. Adverse Event Reporting (Art. 41), Umgang mit Prüfpräparaten (Art. 51), Monitoring (Art. 48) und Trial Master File (Art. 57), geben Hinweise darauf, dass bei Umfang und Art der Maßnahmen in diesen Bereichen die Besonderheiten der Studie Berücksichtigung finden sollten.

Dieser Artikel beschäftigt sich mit der praktischen Umsetzung eines risikobasierten Qualitätsmanagements und den Erfahrungen, was passiert, wenn Risiken nicht rechtzeitig erkannt werden [1–4].

12.2 Die Individualität einer Studie

Für jede klinische Prüfung gilt es, ein individualisiertes, risikobasiertes Qualitätsmanagement-System einzurichten, das über die Gesamtheit der Prüfung, von der Planung, Durchführung, Datenerhebung, Auswertung und Berichterstattung bis hin zur Archivierung die Qualität der Studie sichert.

Im Mittelpunkt stehen die Patientensicherheit und die Datenintegrität.

Der Begriff „Risiko" bezieht sich im Rahmen von klinischen Studien auf eine potenzielle Gefahr für Patienten (Patientensicherheit) und die Datenintegrität und die im Rahmen der in der Guten Klinischen Praxis (GCP) formulierten Ziele.

Das Risikomanagement (RM) in klinischen Studien ist ein interdisziplinäres Gremium aus allen Bereichen, einschließlich Medizin, Projektmanagement, Datenmanagement, Biometrie, IT und Safety Management. Das RM in klinischen Studien beginnt bereits mit der Planung der Studie.

Durch eine Studiendurchführung gemäß GCP sollen das Wohlbefinden und die Rechte von Studienteilnehmern geschützt und die Integrität von Studiendaten gewährleistet werden. Die Einhaltung der GCP-Ziele erfordert eine studienspezifische Analyse der möglichen Risiken. Diese sollte so früh wie möglich im Zuge der Studienplanung und Vorbereitung der Studie erfolgen. Die Risikoanalyse sollte in der Planung eines Gesamtpakets von qualitätssichernden Maßnahmen für die klinische Prüfung münden.

Doch was bedeutet das nun für die Praxis?

Wie geht man vor bei der individuellen Studienplanung und deren Risikobewertung?

12.2.1 Gute klinische Praxis von Arzneimitteln: Addendum ICH GCP E6(R2) Abschn. 5 – was ist neu?

Viele Sponsoren und CROs sind momentan damit beschäftigt, ihr eigenes System für die Implementierung eines risikobasierten Qualitätsmanagements zu entwickeln. Zwar wurde auch bisher versucht, mögliche Risiken einer klinischen Prüfung zu minimieren. Bei aufgetretenen Fehlern wurde ein Corrective-and-Preventive-Action(CAPA)-Prozess in Gang gesetzt.

Was ist aber neu?

Der Unterschied liegt im systematischen, strukturierten und dokumentierten Vorgehen und in der Verlagerung der gedanklichen Auseinandersetzung mit dem Thema auf das Vorfeld einer Studie. Hilfestellungen zur Definition von kritischen Daten und Prozessen sowie von Risikoindikatoren sind verfügbar, allen voran die von TransCelerate [9] und ECRIN [10] entwickelten Vorlagen. Die Herausforderung wird darin liegen, die Subjektivität der Bewertung von Risiken, also der Auftretenswahrscheinlichkeit, der Tragweite und der Entdeckungswahrscheinlichkeit eines Fehlers, in den Griff zu bekommen.

Klinische Prüfungen werden immer aufwendiger und größer, ebenso wie die regulatorischen und sicherheitsrelevanten Auflagen. Die Anzahl der behördlichen Inspektionen wächst stetig, wodurch die Verantwortlichen des Projekts und der Qualitätssicherung (Quality Assurance, QA) eine unüberschaubare Fülle von Informationen verarbeiten müssen, um der Aufgabe der Qualitätssicherung nachzukommen.

Bei kleinen klinischen Studien lassen sich Risiken manuell kontrollieren, allerdings ist dies bei einer Studiengröße von mehr als 10 Studienzentren meist nicht mehr möglich. Die zu kontrollierende Datenmenge ist zu groß, wodurch die Risiken wachsen und die Qualität bzw. die Einhaltung von GCP nicht mehr gewährleistet werden kann. Deshalb werden mittlerweile automatische computergestützte Lösungen angeboten, um die Vielzahl der Daten, die ein Risiko bedeuten könnten, zu evaluieren und auftretende Risiken sofort zu melden, um dann korrektive und präventive Maßnahmen in die Wege zu leiten. Durch die computergestützte Automatisierung können Ressourcen sinnvoller eingesetzt und dadurch die Kosten bei der Entwicklung von Medizinprodukten und Arzneimitteln deutlich gesenkt werden.

12.2.2 Gute klinische Praxis von Medizinprodukten: MDR und ISO 14155 – was ist neu?

Was ist neu in Bezug auf die MDR und ISO-Norm 14155:2021-05 und die gute klinische Praxis von Medizinprodukten?

Die DIN EN ISO 14155 hat die Standards für die gute klinische Praxis erheblich erhöht und die Gültigkeit der Norm für klinische Prüfungen nach dem Inverkehrbringen erweitert.

Gleichzeitig wurde die Verordnung über Medizinprodukte (VO-EU 2017/745, MDR) am 26. Mai 2021 in Kraft gesetzt. Die deutsche Version der Guten klinischen Praxis (GCP) für klinische Prüfungen mit medizinischen Produkten enthält die Standards.

Der Goldstandard für die Gute klinische Praxis, der in der DIN EN ISO 14155 festgelegt ist, definiert die Standards für das Design, die Durchführung, die Dokumentation und die Berichterstattung bei der klinischen Prüfung von Medizinprodukten in Deutschland.

Die Einhaltung dieses Standards ist entscheidend, weil während einer klinischen Prüfung klinische Daten gesammelt werden, um die klinische Leistungsfähigkeit, Sicherheit und klinischen Nutzen der Medizinprodukte zu belegen. Dies ist entscheidend für die initiale Konformitätsbewertung und die klinische Nachbeobachtung nach dem Inverkehrbringen [6,7].

Worin bestehen nun die Neuerungen?

Die DIN EN ISO 14155 in der neuesten Version ist umfangreicher als die frühere Version von 2012. Dies liegt hauptsächlich daran, dass die Anzahl der Anhänge von früher 7 auf 10 erhöht wurde. Im Folgenden sind die wichtigsten neuen Inhalte und Anforderungen der DIN EN ISO 14155 für klinische Prüfungen mit Medizinprodukten kurz zusammengefasst.

Um die Datenqualität und -integrität zu schützen, sieht die Norm zusätzliche Qualitätssicherungsmaßnahmen, wie z. B. vom Sponsor durchgeführte Audits, vor. Die Norm verlangt, dass der Sponsor neben dem generellen Risikomanagement auf Produktebene aktiv klinisches Risikomanagement durchführt.

Die Einhaltung dieser etablierten internationalen Leitlinie stellt sicher, dass die Ergebnisse von klinischen Prüfungen, die in der EU durchgeführt wurden, auch außerhalb der EU leichter anerkannt werden können, um die Konformität zu beweisen. Dies trifft auch auf den umgekehrten Fall zu, wenn eine klinische

Untersuchung außerhalb der EU durchgeführt wird und dem Standard entspricht.

Neben einigen bedeutenden Änderungen beinhaltet die Norm aber auch allgemeine Vorschriften und Richtlinien, wie die grundlegenden Prinzipien der guten klinischen Praxis (Abschn. 4), einen Leitfaden für die Ethik-Kommissionen (Anhang G), der ihre Verantwortlichkeiten, Funktionen und Aufgaben in Bezug auf die Bewertung beschreibt und als Ergänzung zu den nationalen Vorschriften von den Ethik-Kommissionen berücksichtigt werden sollte, sowie die Verpflichtung, klinische Tests in einer öffentlich-rechtlichen Datenbank wie ClinTrials.gov oder dem Deutschen Register Klinischer Studien (DRKS) zu dokumentieren (Kap. 5.4) [6].

Die Norm wird einerseits stark ausgeweitet und andererseits werden neue zusätzliche Anforderungen an Sponsoren gestellt, um das klinische Qualitätsmanagement zu unterstützen. Diese Anforderungen müssen in die entsprechenden Bereiche des allgemeinen Qualitätsmanagement-Systems des Sponsors integriert werden.

Die DIN EN ISO 14155 legt fest, dass die Grundsätze der Guten klinischen Praxis (Good Clinical Practice, GCP) sowohl für klinische Prüfungen vor dem erstmaligen Inverkehrbringen als auch für klinische Prüfungen nach dem Inverkehrbringen im Rahmen der klinischen Nachbeobachtung gelten. Zu diesen zählen nicht nur die durch die MDR regulierten klinischen Prüfungen nach dem Inverkehrbringen mit zusätzlich invasiven und belastenden Untersuchungen (gem. Art. 74 Abs. 1 MDR), sondern auch klinische Beobachtungsstudien oder Register-Studien ohne zusätzliche invasive oder belastende Untersuchungen (Tab. I.1, Anhang I DIN EN ISO 14155 [6]).

12.2.2.1 Anwendung der GCP-Grundsätze in einer Vielzahl von Studien

Die GCP-Grundsätze (gemäß Anhang I.7 DIN EN ISO 14155) müssen jedoch je nach Entwicklungsstadium (vor CE oder nach CE), Art und Design der klinischen Prüfung entweder vollständig oder teilweise in diesen Studien angewendet werden.

Die GCP-Grundsätze der DIN EN ISO 14155 müssen **vollständig** für explorative oder konfirmatorische klinische Prüfungen vor dem Inverkehrbringen, wie z. B. Machbarkeitsstudien, angewendet werden, mit der Ausnahme, dass für explorative klinische Prüfungen keine vorgegebene statistische Hypothese erforderlich ist.

Die GCP-Grundsätze sind mit wenigen Ausnahmen bei konfirmatorischen klinischen Prüfungen nach dem Inverkehrbringen (gemäß Art. 74 Abs. 1 MDR) anwendbar. Die Kennzeichnung der Produkte mit dem Hinweis „nur für klinische Prüfungen" ist nicht mehr erforderlich. Stattdessen kann das Handbuch des klinischen Prüfers verwendet werden, das alle erforderlichen Informationen zur Verwendung des Medizinprodukts gemäß seiner Zweckbestimmung enthält.

Die Norm ist nur **eingeschränkt** für beobachtende klinische Prüfungen oder Register-Studien nach dem Inverkehrbringen anwendbar (Anhang I.7 DIN EN ISO 14155), und die Qualitätssicherungsmaßnahmen sollten entsprechend dieser Art von Studien angepasst werden (z. B. durch stichprobenartiges Monitoring).

12.2.2.2 Durchführung klinischer Audits, um die Qualität zu gewährleisten

Sponsoren sind verpflichtet, Qualitätssicherungsmaßnahmen durchzuführen, indem sie interne und externe Audits durchführen, geltende gesetzliche Vorschriften und GCP-Grundsätze einhalten und klinische Prüfungen gemäß klinischem Prüfplan durchführen. Um klinische Prüfsysteme und -prozesse zu überprüfen, muss ein Plan erstellt werden, der die Häufigkeit und die Art der Überprüfungen beschreibt. Alle Audits müssen gemäß den etablierten Verfahren durchgeführt werden. Es gibt Vorschriften für die Durchführung von Überprüfungen sowie für die Art und den Inhalt von Überprüfungsberichten und -zertifikaten. Die DIN-Norm legt in Anhang J detailliert fest, welche Bereiche während einer klinischen Prüfung überprüft werden müssen, wie z. B. Prüfstellen oder das interne klinische Qualitätsmanagementsystem der Firma.

12.2.2.3 Risikobewertung durch klinische Prüfungen und risikobasierte Überwachung

Während einer klinischen Prüfung muss gemäß den Bestimmungen des MDR überwacht werden, ob der erwartete Nutzen für die Teilnehmer der Prüfung die erwarteten Risiken und Nachteile rechtfertigt (Art. 62 Abs. 4e MDR) und die Risikoschwelle und das Ausmaß der Belastungen für die Teilnehmer kontinuierlich überprüft werden (Art. 62 Abs. 4i MDR).

Die Risikobewertung wird dadurch nicht mehr nur auf die Produkte beschränkt, sondern auch auf die klinische Prüfung selbst ausgedehnt. Diese Überprüfung berücksichtigt die Sicherheit und Belastungen der Teilnehmer der klinischen Prüfung.

Durch die DIN EN ISO 14155 wird ein starker Schwerpunkt auf das Risikomanagement gelegt. Details zum klinischen Risikomanagement siehe Kap. 6.2 und Anhang H [6].

Durch die Einführung der DIN EN ISO 14155 werden die Anforderungen zur Guten Klinischen Praxis von Medizinprodukten endgültig an den Standard von Arzneimittelprüfungen angeglichen. Neben Qualitätsaudits muss nun auch ein klinisches Risikomanagement bei klinischen Prüfungen mit Medizinprodukten gemäß ISO 14971 [11] etabliert werden.

Dementsprechend fordert die Norm die Sponsoren auf, die Risikomanagementprinzipien der ISO 14971 in allen Phasen der klinischen Prüfung – von der Planung bis zum klinischen Prüfbericht – anzuwenden.

Um die wissenschaftlich korrekte Durchführung der klinischen Prüfung, die Sicherheit der Prüfungsteilnehmer und die Zuverlässigkeit der erfassten klinischen Daten sicherzustellen, muss der Sponsor Risiken in Bezug auf die Durchführung der klinischen Prüfung ermitteln, bewerten und kontrollieren. Ein geeigneter Überwachungsplan muss festlegen, um welche Art und Umfang der klinischen Prüfung es sich handelt, ob die klinische Prüfung an den Prüfzentren gemäß dem klinischen Prüfplan durchgeführt wird und ob die Daten korrekt erhoben werden. Dieser ist auf der Grundlage der Ergebnisse der Risikobewertung zu erstellen und muss sich an das Design, die Komplexität, die Größe, die kritischen Datenpunkte und die Endpunkte der klinischen Untersuchung orientieren.

Es wird empfohlen, dass alle Sponsoren von klinischen Prüfungen sich mit den neuen zusätzlichen Anforderungen der Norm vertraut machen und diese in ihre bereits bestehenden klinischen Prüfungsprozesse integrieren, um dem State of the Art für klinische Prüfungen von Medizinprodukten entsprechen zu können.

12.2.3 Welche Risiken werden erwartet?

Wer nun glaubt, zur Überwachung der Studie genügt ein Blick auf die Protokoll-Abweichungen, der irrt. Denn Risiken ergeben sich zu jeder Zeit der Studie und nicht alle Risiken sind auf eine Protokoll-Abweichung zurückzuführen. Stattdessen gibt es eine Vielzahl von Risiken, die zusätzlich auftreten können, wie z. B. eine Häufung von SAEs, nicht durchgeführte Monitoring-Visiten oder -Audits oder der Wechsel einer CRO im Verlauf der Studie, um nur einige Beispiele zu nennen.

Die Protokoll-Abweichung ist lediglich die einfachste Variante, eine Abweichung zu sehen, den Handlungsbedarf festzulegen und entsprechende Maßnahmen zu initiieren.

Auch sind manche Studienprotokolle nicht adäquat geschrieben. Ein schlechtes, unpassendes oder ungenaues Studienprotokoll bringt für die Studie ein potenzielles Risiko, denn das Studienprotokoll dient dem gesamten Studienteam inklusive Sponsor, Prüferteam und involvierten CROs als Grundlage und Standard. Eine schlechte Grundlage führt aber zu Lücken in der Umsetzung, zu unklaren Vorgaben und damit verbunden einer unklaren Vorgehensweise in der täglichen Praxis der Studie.

Kommt dann noch ein schlechtes Monitoring hinzu, kann die Uhr danach gestellt werden, wann erste Diskrepanzen und Fehler passieren.

Da jede Studie ein anderes Setting hat, bringt auch jede Studie ihr individuelles Risiko mit sich. Hier orientiert man sich als ersten Schritt bei der Bestimmung von möglichen Risiken an den grundsätzlichen Vorgaben an das Studiensetting:

- First-in-Man-Studie, Phase I, II, oder III/IV
- National oder international
- Invasiv oder nicht invasiv
- Arzneimittel und/oder Medizinprodukt

- Blind oder offen
- Placebo-kontrolliert: ja oder nein
- IMP bereits zugelassen oder in Entwicklung
- Anzahl der Zentren
- Anzahl der geplanten Patienten
- Sicherheitsprofil
- Involvierte Drittparteien (CRO, Statistik, IT)
- eCRF oder papierbasiert
- eTMF oder papierbasiert

Der Fantasie der möglichen Risiken sind hier keine Grenzen gesetzt und die GCP-Regularien sowie die langjährige Erfahrung im GCP-Umfeld helfen, den potenziellen Risiken schon bei der Studienplanung mit einem vernünftigen Studien-Protokoll und einem risikobasiertes QM-System zu begegnen.

Doch was heißt das nun für die Praxis? Was muss gemacht werden?

Die Vorgaben an ein risikobasiertes Qualitätsmanagement werden nur erfüllt, wenn es einen systematischen, strukturierten und dokumentierten Prozess gibt, die Risiken zu identifizieren und möglichst schnell jedes Risiko abzuwenden und Fehler zu verhindern.

Die Risiken müssen also schon vor dem Studienstart schriftlich festgehalten werden, ebenso die Maßnahmen zur sofortigen Korrektur von Lücken und Fehlern sowie die Präventionsmaßnahmen, um weitere, gleichartige Fehler zu verhindern.

Aber nicht nur das. Das risikobasierte QM-System für die Studie legt vor dem Studienbeginn bereits alle Standards und Vorgaben individuell für die Studie fest, die das Gelingen der Studie sicherstellen mit Fokus auf Patientensicherheit und Datenintegrität.

Dazu gehören der Monitoring-Plan mit einem risikobasierten Monitoring für die Studie, um die wichtigsten Studiendaten, wie primären Endpunkt und sekundäre Endpunkte, zu überwachen, wichtige Untersuchungen und Messungen nicht zu verpassen und die Daten rechtzeitig für Auswertungen komplett und richtig vorzuhalten.

12.2.3.1 Monitoring

Das risikobasierte Monitoring finden wir in Addendum ICH GCP E6 (R2) (Addendum 5.18.7 ICH-GCP), aber auch in internationalen Vorgaben wie z. B. in der FDA Guidance for Industry „Oversight of Clinical Investigations – A Risk-Based Approach to Monitoring" (2013), die sich vornehmlich einem risikobasierten Monitoringansatz widmet. Beim risikobasierten Monitoring (▶ Kap. 11.2.1.2.3) wird, abhängig vom Risiko der klinischen Prüfung, entweder das Vor-Ort-Monitoring, das zentrale Monitoring oder auch eine Kombination der beiden Monitoring-Methoden angewendet.

Für das Monitoring ist nicht nur eine individuelle und für die Studie sinnvolle Frequenz festzulegen, sondern auch dem Team der Monitore eine klare inhaltliche Vorgabe für die Vorgehensweise an die Hand zu geben (z. B. Source Data Verification (SDV) 100 % für die ersten Patienten o. Ä.). Die Qualität der Studie steht und fällt mit einem sorgfältigen Monitoring. Spätestens hier muss auf Fehlerfreiheit und zeitnahe Korrektur geachtet werden. Nur ein guter Standard in der Studie kann mit einem Training dem Studienteam vermittelt werden. Nur eine klare Sicht auf die Vorgehensweise, eine klare Angabe von Erwartungen und Akzeptanz bringt eine gemeinsame Sprache in das Studienteam, das bekannterweise mit unterschiedlichem Interesse am Gelingen der Studie beteiligt ist. Für jede Studie ist das Monitoring individuell zu planen und der Plan schriftlich festzuhalten. Kennzahlen helfen, die Visiten für die studienspeziellen Abläufe sorgfältig einzuplanen und Zeitpunkte zu identifizieren, die beim Monitoring zu priorisieren sind. Der Monitoring-Plan ist einzuhalten und Versäumnisse der Visiten auf Konsequenz und Auswirkung zu bewerten.

12.2.3.2 Patientensicherheit

Neben dem Monitoring ist eine klare Sicht auf die Sicherheit der Patienten das A und O in der Studie. So muss zu Studienbeginn mit der Einreichung der Unterlagen das Sicherheitsprofil des IMP klar beschrieben sein und ein Safety Management Plan (SMP) soll die fortlaufende Überwachung des Sicherheitsprofils im gesamten Verlauf der Studie beschreiben. Rollenverteilung, Kommunikation, Datenerhebung und Auswertung mit entsprechender Sorgfalt und Transparenz sind hier die Erwartung der Behörden und Ethik-Kommissionen, basierend auf den GCP-Regularien. Jede Änderung im Sicherheitsprofil, sei es ein unerwartetes Ereignis/Vorkommnis, aber auch ein Signal, gehört ausgewertet, zeitnah berichtet und es müssen Maßnahme ergriffen werden, um das Risiko vom Patienten abzuwenden. Gegebenenfalls muss die Studie gestoppt werden.

12.2.3.3 Datenmanagement

Ein weiterer wichtiger Punkt ist das Datenmanagement. Dazu zählt nicht einfach nur die Studiendatenbank, sondern alle Quellen für Daten, wie z. B. die Dokumentation der Einverständniserklärung (ICF), die Patientenaufklärungsbögen, Patiententagebücher, Fragebögen, Untersuchungsergebnisse, die im Zusammenhang mit der Erhebung der Daten für den primären und sekundären Endpunkt als Grundlage dienen, SAE Bögen, Laborergebnisse und andere Befunde, die bei der Einschuss-/Ausschluss-Entscheidung zugrunde gelegt wurden, Vorsorgevollmachten für Patienten mit Demenz und die Einträge im eCRF. Jede Studie ist anders und hat andere Dokumentationspflichten bzgl. der Formvorgaben. Ob oder ob nicht oder nur teilweise papierbasiert, spielt hier eine genauso wichtige Rolle wie die Fragstellung, in welchen Ländern der Erde die Studie stattfinden soll. Datenschutz und der Schutz vor Datenverlust oder Fälschung sind ein wichtiger Punkt für die Qualität der Studiendaten und somit der Datenintegrität.

12.2.3.4 Trainingssystem

Auch die Erfahrung und der Trainingsstatus der Prüfärzte und des gesamten Studienteams ist ein entscheidender Punkt für das Gelingen der Studie. Die nicht GCP-konforme Dokumentation, die im schlimmsten Fall trotz Audit und Monitoring unentdeckt bleibt, gefährdet die Qualität der Studiendaten und somit die Datenintegrität der Studie.

Für alle diese Prozesse wird ein funktionierendes QM-System erwartet, das Standard Operating Procedures (SOPs) und ein systematisches Training umfasst, damit alle Studienbeteiligte diese Standards kennen und anwenden.

12.2.3.5 Audit-Management

Das risikobasierte Audit-Management finden wir in Addendum ICH GCP E6 (R2).

Es wird erwartet, dass eine systematische und objektive Bewertung der Qualität der Studie stattfindet. Dazu gehört ein risikobasiertes Audit-Management, das die große Prozesslandschaft einer Studie überwacht und Lücken aufdeckt. Die Audit-Planung deckt dabei alle Prozesse ab, wie das Monitoring, die Aktivität am Zentrum, die Sponsor-Übersicht, die Qualifikation und Überwachung der Drittparteien, Labore, das TMF, IMP-Logistik, Safety Management und Datenmanagement. Für jede Studie ist die Audit-Planung individuell und schriftlich festzuhalten. Kennzahlen helfen, die Bereiche mit dem höchsten Risiko zu identifizieren und bei der Audit-Planung zu priorisieren. Der Audit-Plan ist einzuhalten und Versäumnisse auf Konsequenz und Auswirkung zu bewerten.

12.2.3.6 Wie macht man diese Risiken messbar und transparent?

Die Risiken müssen nicht nur vor Beginn der Studie als Status quo erhoben werden, sondern auch als Zahl messbar im Verlauf der Studie vorliegen. Nur so kann die Zahl beobachtet und mit einer Grenze versehen werden, die das Eingreifen mit sich bringt. Es braucht also ein System der Dokumentation solcher Risikoindikatoren mit einer Zielgröße (Target) und einer Grenze (Threshold), bei der eingegriffen werden muss. Und wie für jeden Prozess im QM-System benötigt man für den Prozess der Festlegung und Überwachung der Risikoindikatoren einen Prozessverantwortlichen, der im Bereich PM und/oder QA zu finden ist.

Beispiele für Risikoindikatoren aus der Praxis mit Zielgröße und Toleranzlimit/ Grenze:

Szenario 1

- Risikoindikator Kategorie: Sicherheit
- Nach IQRMP ist das Risikolevel für die Kategorie Sicherheit hoch.
- Risikoindikator: Anzahl der Adverse Events (AEs) pro Patient oder pro Studienstandort

Warum ist dieser Risikoindikator wichtig?

- Eine mögliche Über- oder Unterberichterstattung über Sicherheitsinformationen kann sich negativ auf die Sicherheit des Probanden auswirken.
- Eine mögliche Über- oder Unterberichterstattung über Sicherheitsinformationen kann sich auf den endgültigen Studienbericht auswirken.

Wenn Sie den Standort kontaktieren oder einen Besuch vor Ort durchführen, beachten Sie Folgendes:

- Wie werden AEs bewertet und dokumentiert?
- Verfügt der Standort über qualifizierte Mitarbeiter zur Bewertung von AEs?
- Bei einem Besuch vor Ort sollten die Quellen-Dokumente für nicht gemeldete AEs überprüft werden.

Szenario 2

- Risikoindikator Kategorie: Rekrutierung und Studienabbruch
- Nach IQRMP ist das Risikolevel für die Kategorie Rekrutierung und Studienabbruch hoch.
- Risikoindikator: Anzahl der Patienten mit Studienabbruch

Warum ist dieser Risikoindikator wichtig?

- Mögliches Sicherheitssignal
- Mangel an ausreichenden Daten für eine statistische Analyse und mögliches Scheitern des primären Ziels

Bei Standortkontakt oder Vor-Ort-Besuch ist Folgendes zu beachten:

- Was sind die Gründe für einen Abbruch?
- Bewertung des Patienteneinschluss-Prozesses um sicher zu stellen, dass diese ausreichend sind, um geeignete Probanden zu selektieren.
- Wie stellt sich der Risikoindikator im Vergleich zu einem anderen dar?

Szenario 3

- Risikoindikator Kategorie: Datenqualität
- Nach IQRMP ist das Risikolevel für die Kategorie Datenqualität hoch.
- Risikoindikator: späte oder unvollständige Datenergänzung auf Rückfrage (Query)

Warum ist dieser Risikoindikator wichtig?

- Die Qualität bei verspäteter Datenabfrage könnte vermindert sein.
- Eine Verzögerung bei der Datenanalyse
- Eine Verzögerung des finalen Studienberichts

Bei Standortkontakt oder Vor-Ort-Besuch ist Folgendes zu beachten:

- Ist sich der Studienstandort der Zeitfristen für Datanabfragen und der mit Verzögerung verbundenen Risiken bewußt?
- Verfügt der Studienstandort über ausreichende und angemessene Mittel?

Zusammenfassung Risikoindikatoren und Grenzwerte

- Jedes potenzielle Risiko muss schon bei der Studienplanung klar sein.
- Jedes Risiko braucht Grenzwerte.
- Jedes potenzielle Risiko muss fortlaufend überwacht werden.
- Jedes Risiko muss fortlaufend vermieden werden.
- Werden Grenzwerte dennoch überschritten, muss sofort reagiert werden.
- Alle Maßnahmen werden nach vorgegebenem Plan eskaliert.
- Alle Maßnahmen werden nach vorgegebenem Plan kommuniziert.

12.2.3.7 Wie können diese Risiken verhindert werden?

Die Festlegung der Risikoindikatoren dient der Vorsorge, die Studie jederzeit systematisch zu überwachen, damit diese Risiken nicht auftreten und falls sie auftreten, die Kommunikation und Eskalation ohne schuldhafte Verzögerung sponsorseitig zu initiieren. Die Überwachung erfolgt systematisch, schriftlich und für Dritte nachvollziehbar. Ein rechtzeitiges Einschritten bei der Abweichung von Zielgrößen der Risikoindikatoren hilft, weitere Gefahr für Patienten und/oder den Verlust der Datenintegrität zu verhindern.

12.2.3.8 Fehlerkorrektur und Schutz vor weiteren Fehlern

Die Erwartung ist ein transparentes System der Erfassung der Abweichungen und Fehler mit entsprechender Dokumentation der Korrektur- und Präventionsmaßnahmen (Corrective and Preventive Actions, CAPAs). Ziel ist es nicht nur, die Fehler möglichst schnell zu korrigieren, sondern auch die Maßnahmen auf Effektivität zu überwachen. Nicht jede Maßnahme führt nachhaltig zur Verbesserung der Situation und muss ggf. angepasst und neu definiert werden. Das schnelle und effektive Beseitigen von Fehlern und Lücken zeigt ein funktionierendes QM-System. Auditoren und Inspektoren sind geschult, diesen Prozess zu fokussieren und zur Beurteilung der Studienqualität heranzuziehen.

12.2.4 Rollenverteilung in einer Studie

Durch das Addendum ICH GCP E6 (R2) wurde der risikobasierte Ansatz des QM in klinischen Prüfungen neu definiert und wird zur Pflicht für den Sponsor und aller Mitwirkenden.

Dieses Addendum hebt im Abschn. 5 das Thema Risikomanagement in klinischen Prüfungen auf ein neues Niveau, denn sowohl nach der alten Gesetzgebung (§ 40(1) AMG) als auch nach der neuen Clinical Trials Regulation (Art. 47) sind die Prinzipien der Guten klinischen Praxis nach ICH rechtlich verbindlich. Die Umsetzung eines risikobasierten Qualitätsmanagements im Rahmen von klinischen Prüfungen bleibt also nicht mehr lange der Entscheidung des Sponsors vorbehalten, sondern wird gesetzliche Pflicht.

Mehr noch, im Abschlussbericht zu jeder klinischen Prüfung ist der jeweilige Qualitätsmanagement-Ansatz zu beschreiben sowie wichtige Abweichungen von vordefinierten Qualitätsstandards darzulegen [6].

Und nicht zuletzt werden die Auditoren und Inspektoren, die sich vornehmlich an den ICH-GCP-Guidelines orientieren, auch diesen Aspekt in ihre Bewertungen aufnehmen.

Im Abschn. 5 des Addendum ICH GCP E6 (R2) findet man vor allem den Fokus auf der Sponsor-Verantwortung.

Entsprechend bildet es die MDR und ISO 14155 für die Studien mit Medizinprodukten ab.

12.2.4.1 Sponsor-Verantwortung im Bereich risikobasierte Auditplanung

Audits sollten risikobasiert erfolgen. Es liegt in der Verantwortung des Sponsors, welche Art von Audit wann und durch wen durchgeführt werden. Ein risikobasierter Ansatz muss nachvollziehbar dokumentiert sein. Ein Audit-Plan wird vor Beginn der Studie erstellt und fortwährend entsprechend dem Risiko angepasst.

12.2.4.2 Risikominimierung durch Qualitätskennzahlen

Für die Planung und Durchführung der klinischen Prüfung soll der Sponsor Risiken und risikominimierende Maßnahmen vor Beginn der jeweiligen klinischen Prüfung individuell festlegen, Risiken permanent überwachen und geeignete Maßnahmen nachweislich etablieren. Dokumentiert werden die Risiken in einem Risk Management Tool bzw. einer dafür etablierten Datenbank. Das Format wird hier nicht von den Regularien vorgeben, jedoch die Pflicht, einen Prozess zu etablieren, der die Identifizierung der Risiken, die Beurteilung der Risiken durch den Sponsor, den Einfluss auf die Studie und die Eskalation und Kommunikation der Information an alle Studienbeteiligte darlegt.

Da jede klinische Prüfung eigene Risiken aufweist, muss der Sponsor dies bei der Planung jeweils berücksichtigen.

12.2.4.3 Die Rolle der Quality Assurance (QA)

Die Quality-Assurance-Einheit (QA-Einheit) sollte möglichst unabhängig bleiben und agieren können. Teile der QA stellen die QS und QC dar. Die Qualitätssicherungseinheit kann an der Entwicklung von SOPs beteiligt sein und stellt deren Einhaltung sicher. Diese Überwachung erfolgt fortlaufend (Kennzahlen-Check, QC) und punktuell (Audit).

12.2.4.3.1 Die Rolle der GCP QA

Die Qualitätssicherung ist ein Teil des Qualitätsmanagements.

Dabei gilt, dass alle Mitglieder des Studienteams die Verantwortung für die Qualität der Studie mittragen. Die Verantwortung für die Qualität liegt also bei den ausführenden Mitarbeitern (z. B. Contract Research Organization (CRO), Prüfärzte, Study Nurses).

Die Qualitätskontrolle erfolgt in jedem Prozessschritt und jeder Prozessverantwortliche trägt mit der Qualitätssicherung zum Gelingen der Studie bei.

Die Überwachung dagegen erfolgt objektiv von der QA-Seite.

- Die Qualitätssicherung umfasst alle Aktivitäten der Qualitätskontrolle.

Typische Erwartungen an QA-Funktionen:

- Unterstützung im GCP-SOP-System, falls Beratung erforderlich ist
- Einhaltung der SOPs
- Genehmigung der SOPs (ohne die Verantwortung für das Schreiben zu übernehmen)

Die Qualitätssicherung wird teilweise durch Audits erreicht, die eine Qualitätssicherung unabhängig von den überwachten Funktionen/Prozessen erforderlich macht.

12.2.4.4 Rolle des Projektmanagers

Im Rahmen des qualitätskontrollierten Studienmanagementsystems (Quality Controlled Trial Management System, QCTMS) sollen die Projektverantwortlichen (Project Manager) kontinuierlich Risiken evaluieren, um so über die Qualität und den Studienstatus zu informieren.

Hierbei wird gemäß den Anforderungen des Qualitätsrisikomanagements nach ICH Q9 Quality Risk Management gearbeitet [8].

Dabei gibt es eine enge Schnittstelle zwischen der Funktion PM der Studie und der QA des Sponsors. Der risikobasierte Ansatz des QM muss schriftlich vorliegen und die Zuordnung der Aufgaben und Rollen muss transparent sein. Das gilt insbesondere für die Schnittstelle der QA mit dem Projektmanagement der Studie.

Diese Schnittstelle der QA-/QC-Prozesse mit dem Team Clinical Operations (PM und Team) braucht eine klare Zuordnung der Aufgaben bzgl. der folgenden Prozesse:

- SOP-System (Addendum ICH GCP E6 (R2) Abschn. 5.5.3.b)
- Überwachung (Addendum ICH GCP E6 (R2) Abschn. 5.18.3, 5.18.6.e)
- Protokollabweichungen/CAPA (Addendum ICH GCP E6 (R2) Abschn. 5)
- Prozesse und Erwartungen zum Risikomanagement in klinischen Studien

Neu ist dabei im Abschn. 5.0 des Addendum ICH GCP E6 (R2) die Vorgabe, das Risiko auf ein akzeptables Niveau zu reduzieren und dieses auch transparent festzulegen und zu überwachen. Einen besonderen Stellenwert nimmt hier die Risikokommunikation auf operativer Ebene ein, die eine ständige Risikoüberprüfung auf operativer Ebene (QA/PM) erforderlich macht.

Ein spezieller Fokus liegt außerdem auf den externen Schnittstellen, die in vielen Studien einen besonders großen Stellenwert einnehmen. Hier ist darauf zu achten, welche Risiken allein von der Delegierung der Sponsor-Verantwortung an Dritte ausgeht. Diese Risiken sind zu minimieren, und eine regelmäßige Abfrage der Kennzahlen zeigt dem Sponsor, ob die Studie regelkonform abläuft. Das Audit allein reicht hier nicht für die Sponsor-Übersicht, die in Abschn. 5 der ICH E6 Add R2 beschrieben ist. Die regelmäßige Überwachung und Abfrage mittels eines Kennzahlen-Dashboards gehört schon in den Vertrag mit dem Partner vor Studienbeginn spezifiziert. Der Prozess muss fortlaufend schriftlich vorliegen (CRO Surveillance).

12.3 Praktische Umsetzung

12.3.1 Erster Schritt – Quality by Design

Die wissenschaftliche Qualität und Aussagekraft einer medizinischen Studie wird entscheidend durch das Studiendesign bestimmt. Fehler in der Studienplanung sind später nicht mehr korrigierbar.

Wichtige Aspekte des Studiendesigns sind:

- Fragestellung
- Studienpopulation
- Beobachtungseinheit
- Studientyp

Quality by Design (QbD) ist ein wichtiges Thema bei der erfolgreichen Umsetzung der Studie (siehe Quality by Design Addendum ICH GCP E6 (R2) Abschn. 2.13).

Doch was versteht man unter Quality by Design und was muss man beachten?

Details findet man in einem von der EMA und der FDA initiierten Pilotprogram und dem damit verbundenen Report [12].

Dabei liegt der Fokus auf der frühzeitigen Erfassung aller für die Studie wichtigen Prozesse inkl. der möglichen Risiken und das frühzeitige Festlegen von Meilensteinen, Untersuchungen, Kenngrößen der Beurteilung von guten und schlechten Zwischenergebnissen usw.

Wichtig ist die frühzeitige und sorgfältige Erstellung eines geeigneten Studienprotokolls, das präzise und klar die kritischen Schritte im Verlauf der Studie aufzeigt und eine Anweisung gibt, was zu tun ist, wenn die Studienergebnisse nicht erreicht werden.

Auch die sorgfältige Suche nach geeigneten Studienzentren (Feasibility) hilft, im Verlauf der Studie keine Überraschung zu erleben, weil die geeigneten Patienten ausbleiben.

Zu dem Thema QbD gehört auch das Sicherstellen vor Studienstart, dass die Datenerfassung der Studiendaten in einem vor dem Start getesteten und validierten Umfeld erfolgt. Ein Nachdokumentieren durch Fehler in der Programmierung des eCRF bringt einen Verlust der Qualität der Daten und unnötige Mehrarbeit.

Folgende Punkte hat der Sponsor im Zusammenhang mit QbD zu berücksichtigen:

- Einrichtung von geeigneten Tools und Verfahren zur Datenerfassung und -verarbeitung
- Überwachung der Tools auf Fehler und frühzeitiges Einschreiten
- Daten identifizieren, die für Entscheidungen von entscheidender Bedeutung sind
- permanente Überwachung der Sicherheit (Trend und Signale frühzeitig erkennen und kommunizieren)
- Identifizierung von Risiken (Personal, IT usw.) und frühzeitiges Einschreiten
- Angemessenen Umsetzung der QA/QC für Risikokontrollerkennungsverfahren
- Vermeidung unnötiger Datenerfassung (siehe Datenschutzgesetz DSGVO)

Werden Risiken bzw. Fehler erkannt, muss sofort gehandelt werden. Die Risiken müssen eingestuft werden (minor, major, critical, serious breach). Der Prozess ist schriftlich festzuhalten und Maßnahmen müssen schriftlich definiert werden.

12.3.2 Risk Management Tool – praktische Umsetzung

Mit der Änderung im Addendum ICH GCP E6 (R2) muss der Sponsor sicherstellen, dass ein risikobasiertes Qualitätsmanagement implementiert wurde und während der gesamten Durchführung der Studie nachweislich Anwendung findet. Das gilt für alle Aufzeichnungen, die Auswertung, der Berichterstattung und Archivierung der klinischen Studie.

Patientensicherheit und Datenintegrität stehen hier an oberster Stelle. Die Testaktivitäten müssen geeignet und operativ durchführbar sein sowie alle Aspekte der Studie erfüllen. In der Studie soll eine unnötige Komplexität vermieden werden [13].

Vorteile des Risikomanagements in klinischen Studien

- Verbesserung der Datenqualität
- Sicherstellen der Datenintegrität
- Zeitersparnis: Qualität kostet Geld, aber risikobasiert ist effizienter
- Einsparen von Ressourcen
- Fehlervermeidung statt Fehlerbeseitigung
- Messverfahren
- Fallzahlabschätzung (Patientenzahlen)

12.3.3 Überwachungsplan (Integrated Quality Risk Management Plan, IQRMP)

Für den Überwachungsplan einer Studie gibt es keine formale Vorgabe in den Regularien. Somit beschreibt dieser Abschnitt nur eine Möglichkeit der Dokumentation, ohne individuelle Aspekte einer Studie zu berücksichtigen.

Wichtig ist, dass aus dem Überwachungsplan die Auflistung aller potenziellen Risiken ersichtlich ist. Zu allen Risiken soll es eine Beschreibung geben, was das Risiko genau ist und welche Maßnahme ergriffen wird, wenn das Risiko auftaucht. Dazu soll es Zielgrößen (Targets) und schon im Vorfeld festgelegte Toleranzlimits (Thresholds) geben.

Der Aufbau des Integrated Quality Risk Management Plan (IQRMP) kann sich in einen Hauptteil mit Anlagen gliedern:

- Risk Assessment and Categorization(TACT)-Tool (Risk Assessment)
- Risk Assessment and Categorization(TACT)-Tool (Categorization)
- Risk Indicators with Target and Threshold

Die Anlagen geben dann die Details mit Zielgrößen, Toleranzlimits, risikominimierenden Maßnahmen, Entscheidungen, Zuordnung zu Funktionsverantwortlichen usw. an.

Außerdem dient der Überwachungsplan auch der Dokumentation der festgestellten Risiken (Risikodetektion) und hilft bei der Dokumentation der Analyse und Bewertung der Studie, bei dem Entscheidungsprozess und der damit verbundenen Kommunikation sowie der Umsetzung der Eskalation (risikominimierende Maßnahmen formulieren und umsetzen).

Einige Fragen stellt man sich schon bei der Protokollentwicklung:

- Was sind kritische Daten in der Studie?
- Wann werden diese Daten erfasst?
- Wie werden diese Daten erfasst?
- Was sind kritische Prozesse?
- Zum Sicherheitsprofil: Was könnte Patienten schädigen? Wie verhindere ich das?
- Welche Abläufe und Untersuchungen in der Studie sind besonders wichtig?
- Wie passe ich den Trainingsplan der Studie an?
- Wie passe ich den Audit-Plan der Studie an (risikobasierter Audit-Plan)?
- Wie passe ich das Monitoring der Studie an (risikobasiertes Monitoring)?
- Wie werden Risiken dokumentiert?
- Wie werden Risiken eskaliert?

Alles das wird im Quality Risk Management Plan (Risk Assessment Tool als Excel Sheet oder Software für die fortlaufende Überwachung) vor der Studie und studienindividuell beschrieben. Mögliche Fehler und Risiken werden zusammengestellt und der mögliche Einfluss beschrieben. Präventiv- und Korrekturmaßnahmen sollen vorab festgelegt sein. Die Eskalation und Kommunikation (Sponsor/Investigator, Monitore usw.) muss klar sein.

Die Identifikation von potenziellen Risiken sollte kontinuierlich über den gesamten Studienverlauf stattfinden. (Lieber ein Risiko zu viel identifizieren als eines zu wenig!) Bei einer offenen und transparenten Risikokultur und Kommunikation sollte es nicht schwerfallen, relevante Risiken zu identifizieren. Sehr große Potenziale für die Risikoidentifikation stecken z. B. in den Erfahrungen der Mitarbeiter und in dem Wissen aus bereits erfolgreich (oder auch nicht erfolgreich) durchgeführten Studien.

12.4 Risk Management – Schritt für Schritt

- **Schritt 1:** Identifizierung von kritischen Prozessen und Daten
  Hier geht es um die Analyse der Besonderheiten von Prüfplan, Patientenpopulation, Prüfprodukt, teilnehmende Zentren usw. Kritische, d. h. für den Patientenschutz und die Reliabilität der Studienergebnisse, wesentliche Zielparameter und Prozeduren sollen identifiziert werden.

In der Regel gehören zu den kritischen Daten u. a. die (Haupt-)Zielparameter, schwerwiegende unerwünschte Ereignisse, Daten zur Randomisierung und Verblindung, das Vorliegen des Informed Consent und die Einhaltung der Patientenauswahlkriterien.

- **Schritt 2:** Identifizierung von Risiken
  Die kritischen Daten und Prozesse werden auf möglichen Gefahren für die Untersuchungsteilnehmer und die Validität der Daten hin untersucht. Solche risikorelevanten Bereiche können sich auf die Art der aufgezeichneten Daten, spezifische Aktivitäten bei der Sammlung dieser Daten und Aspekte des Probandenschutzes beziehen.

Die verfügbaren Informationen werden nach möglichen Gefahrenquellen durchforstet, die Kernfrage lautet: Was könnte schief gehen?

- **Schritt 3:** Bewertung der Risiken
  Die identifizierten Risiken sollen im nächsten Schritt in Bezug auf die Wahrscheinlichkeit ihres Auftretens, ihrer Tragweite und der Wahrscheinlichkeit, mit der der eingetretene Schaden entdeckt wird, bewertet werden.

Die Kernfragen hierbei lauten:

Wie wahrscheinlich ist es, dass ein Risiko eintritt?

Wenn ein Risiko tatsächlich eintritt, welchen Schaden kann es anrichten?

Und: Wie hoch ist die Wahrscheinlichkeit, den Eintrittsfall rechtzeitig oder überhaupt zu erkennen?

- **Schritt 4:** Risikokontrolle
  Auf der Basis der Risikobewertung wird entschieden, welche Risiken vernachlässigt, also akzeptiert, werden können, und wo Kontrollen nötig sind. Hierbei wird festgelegt, welches Risikoniveau noch akzeptabel ist und wo präventive und korrektive Maßnahmen zur Risikoreduktion oder -eliminierung nötig sind.

Maßnahmen zur Risikominimierung sollten in den verschiedenen Dokumenten verankert werden, wie z. B. im Prüfdesign, Monitoring-Plan, in vertraglichen Vereinbarungen zur Zuweisung von Funktionen und Verantwortlichkeiten, systematischen Qualitätskontrollen zur Einhaltung von Standardarbeitsanweisungen, und nicht zuletzt im Trainingsplan. Überschreitungen des Risikoniveaus im Studienverlauf lösen eine Überprüfung der Notwendigkeit von Maßnahmen aus.

- **Schritt 5:** Risikokommunikation
  Um Transparenz zu schaffen und einen gemeinsamen Prozess der Optimierung der Studiendurchführung zu gewährleisten, sollten alle Aktivitäten im Rahmen des risikobasierten Qualitätsmanagements dokumentiert und kontinuierlich an alle Beteiligten kommuniziert werden.
- **Schritt 6:** Risikoüberprüfung
  Der Prozess der Risikokontrolle begleitet die Studie von der Planung über die Durchführung bis hin zur Auswertung und Berichterstattung. Die vordefinierten Risiken, ihre Bewertung, und die jeweiligen Toleranzgrenzen werden kontinuierlich überprüft und ggf. angepasst.

Neue Risiken ergeben sich ggf. durch die praktische Erfahrung im Rahmen der Studiendurchführung, andere Risiken verlieren an Relevanz oder benötigen ein modifiziertes Toleranzniveau.

- **Schritt 7:** Berichterstattung
  Wie bereits erwähnt, sollte der in einer speziellen Studie angewandte Qualitätsmanagement-Ansatz im Abschlussbericht beschrieben und wichtige Abweichungen von den vordefinierten Toleranzgrenzen erläutert werden.

12.5 Zusammenfassung für die tägliche Praxis

- Risikoindikatoren müssen studienindividuell festgelegt werden.
- Risikoindikatoren werden dann fortlaufend überwacht.
- Grenzwerte werden festgelegt und dokumentiert (Threshold).
- Kritische Daten und Prozesse werden definiert und das Studienteam geschult (Risikominimierung).
- Analyse der Protokollabweichungen
- Analyse der potenziell unzuverlässigen Daten

- Analyse der potenziellen Fehler bei der Datenerfassung und Datenberichterstattung
- Analyse der Studienmerkmale, primäre und sekundäre Endpunkte, spezielle Behandlung
- Standorteigenschaften/-besonderheiten analysieren
- Werden Grenzwerte überschritten, wird der Einfluss bewertet und die Eskalation entsprechend gestartet.
- Die Eskalation beinhaltet die schnelle Kommunikation.
- Die Eskalation beinhaltet das schnelle Festlegen von Korrektur- und Präventivmaßnahmen (CAPA).

Alle Prozesse der Überprüfung und Umsetzung obliegen dem Sponsor. Die Aufsicht über das an der Überwachung beteiligte Personal kann delegiert werden, nicht aber die Sponsor-Verantwortung.

Die Überwachung muss durch nachweislich geschultes und qualifiziertes Personal (Monitore, Auditoren, Datenmanager und Statistiker) erfolgen.

12.6 Inspektionen und Behördenerwartungen

12.6.1 Gründe für die Änderungen in Addendum ICH GCP E6 (R2)

Studien sind zunehmend komplexer und viele Aufgaben werden ausgelagert. Diese neuen Herausforderungen erforderten eine Aktualisierung von ICH E6, um die Qualität der Studien sicherzustellen.

So erklären sich die grundlegenden Unterschiede zwischen der der Version R1 und R2 des ICH E6.

Mit der Version R2 ändert sich die Sicht auf die Aufzeichnungen und die Berichterstattung. Der Ansatz ist klarer mit verbesserten und effizienteren Ansätzen bzgl. Design, zur Durchführung und zur Überwachung der klinischen Studien.

Die neuen Anforderungen verpflichten den Sponsor zu mehr Überwachung und Übersicht.

Die Änderungen sind eine Konsequenz einer systematischen Auswertung der Inspektionsergebnisse durch die Behörden.

Zurückzuführen waren die Schwachpunkte auf eine unzureichende Qualitätskontrolle und eine schlechte Sponsorenaufsicht. Die Schwachpunkte der Sponsoren und CROs machten fast 43 % der Gesamtergebnisse aus.

Die wesentlichen Schwachpunkte bezogen sich auf die Verantwortlichkeiten des Sponsors und der Prüfärzte. Im Inspektionszeitraum 2000–2012 gab es 532 kritische Feststellungen, die sich in 3 Kategorien einteilen lassen [14]:

- Überwachung
- Datenmanagement
- Klinischer Studienbericht (CSR)

Die meisten Änderungen sind also im Abschnitt für den Sponsor zu finden (z. B. im Amendment Quality Management Nr. 5.0), aber auch das Prüferteam am Zentrum hat strengere Vorgaben an Qualifikation und Dokumentation (z. B. Amendment Adequate Resources Nr. 4.2.5 und Nr. 4.2.6 oder Records and Reports Nr. 4.9.0) (Abb. 1).

Number of amended items	Name of the Amended section	Number and Name of the amendment
1	INTRODUCTION	NA
4	GLOSSARY	• **Certified Copy** 1.11.1 • **Monitoring Plan** 1.38.1 • **Monitoring Report** 1.39 • **Validation of computerized systems** 1.60.1
1	THE PRINCIPLES OF ICH GCP	• **The principles of ICH GCP** 2.10
3	INVESTIGATOR	• **Adequate Resources** 4.2.5, 4.2.6 • **Records and Reports** 4.9.0
16	SPONSOR	• **Quality Management** 5.0, 5.0.1, 5.0.2, 5.0.3, 5.0.4, 5.0.5, 5.0.6, 5.0.7 • **Contract Research Organization (CRO)** 5.2.1, 5.2.2 • **Trial Management, Data Handling, and Record Keeping** 5.5.3 (b), 5.5.3 (h), • **Monitoring** 5.18.3, 5.18.6 (e), 5.18.7 • **Noncompliance** 5.20.1
1	ESSENTIAL DOCUMENTS FOR THE CONDUCT OF A CLINICAL TRIAL	• **Essential documents for the conduct of Clinical Trial** 8.1

Abb. 1. Inhalt der ICH-Guideline E6 Add R2 [15].

Das Addendum ICH GCP E6 (R2) führte 26 neue Artikel ein, die 3 Hauptbereiche der klinischen Forschung abdecken:

- Datenverwaltung
- Qualitätsmanagement
- Verantwortlichkeiten des Sponsors/Ermittlers

Das neue risikobasierte QMS wird zu einer besseren Überwachung von CROs, Laboren usw. führen.

Die Umsetzung eines risikobasierten Qualitätsmanagements im Rahmen von klinischen Prüfungen bleibt also nicht mehr lange der Entscheidung des Sponsors vorbehalten, sondern wird gesetzliche Pflicht.

Mehr noch, im Abschlussbericht zu jeder klinischen Prüfung ist der jeweilige Qualitätsmanagement-Ansatz zu beschreiben sowie wichtige Abweichungen von vordefinierten Qualitätsstandards darzulegen. Und nicht zuletzt werden die Auditoren und Inspektoren, die sich vornehmlich an der ICH-GCP-Guideline orientieren, auch diesen Aspekt in ihre Bewertungen aufnehmen.

Auch die Ausführungen der Verordnung (EU) Nr. 536/2014zu verschiedenen Bereichen, wie z. B. Adverse Event Reporting, Art. 41), Umgang mit Prüfpräparaten (Art. 51), Monitoring (Art. 48) und Trial Master File (Art. 57), geben Hinweise darauf, dass bei Umfang und Art der Maßnahmen in diesen Bereichen die Besonderheiten der Studie Berücksichtigung finden sollten.

12.7 Typische Stolperfallen und potenzielle Risiken in Studien (MDR/AMG)

12.7.1 Einwilligung und Patientenaufklärung (Addendum ICH GCP E6 (R2) Abschn. 4.8)

Folgende Schwachpunkte findet man in Inspektions-/Audit-Berichten:

- Die Einträge in der Patientenakte sind nicht GCP-konform.
- Die Dokumentation der Ein-/Ausschlusskriterien ist undurchsichtig und in vielen Fällen nicht GCP-konform (Datumsänderungen/Datumsergänzungen ohne Kürzel oder Kürzel, die auf dem Delegation-LOG nicht wiedererkennbar sind).
- In einigen Fällen wurde rückdatiert.
- Es gab Unstimmigkeiten bzgl. der Einträge von Prüfärzten, die am Tag des Eintrags laut Dienstplan abwesend waren oder der Patient hat das Datum bei der Einwilligung nicht selbst gesetzt.

Abhilfe: Alle nicht GCP-konformen Einträge müssen gesichtet und geklärt werden (Datenintegrität).

12.7.2 QS-System des Sponsors (Addendum ICH GCP E6 (R2) Abschn. 5.0/5.18)

Für die Studie hat der Sponsor seine Verantwortung in Bezug auf die Einrichtung und Pflege eines funktionierenden Qualitätssicherungs- und Qualitätskontrollsystems nicht ausreichend wahrgenommen.

Daraus resultieren folgende Mängel (s. a. Einzel-Findings):

- Prüfplanabweichungen werden nicht systematisch erfasst und bewertet. Der Prozess der Identifikation, Kommunikation, Dokumentation und Eskalation mit Zeitfristen ist nicht transparent. (ICH-GCP 5.1 und 5.2)
- Das Monitoring ist nicht risikobasiert und inhaltlich folgt es nicht dem Prüfplan (4.8.1). Der Monitoring Visit erfolgte spät. Source Data werden nicht, wie im Prüfplan beschrieben, zu 100 % kontrolliert. Eine Eskalation der in

Monitorbesuch MV02 erneut offenen Punkte ist nicht evident. (ICH-GCP Kap. 1, Ziffer 5.5.1, Kap. 5.18 Sponsor)

- Die Weitergabe der Studiendaten an das Datenmanagement erfolgt mit erheblicher Verzögerung. Die Monitore haben die Datenverzögerung nicht als Mangel eskaliert. (ICH-GCP 5.18.4m, 5.18.4n, 5.23.4 [S] und 4.9.1 [P])
- Es gibt keine Hinweise, dass Verfahrensanweisungen, die für die Studie für das Prüferteam als auch für den Sponsor gleichermaßen gelten, auch wirklich vom Sponsor (CRO) zur Verfügung gestellt und geschult werden, z. B. Handhabung von Protokollabweichungen (Protocol Deviation, PD) mit Angabe von Zeitfristen und Eskalation. (ICH-GCP Kap. 4.9. und 5.1 Prüfzentrum/Sponsor)
- Eine Übersicht der für die Studie gültigen SOPs fehlt, v. a. die SOPs zu Durchführung klinischer Studien des Studienzentrums mit Fokus auf GCP-konforme Dokumentation und Archivierung der Studiendaten.
- Es fehlt eine Evidenz, dass der Sponsor die Standards dem Zentrum zur Verfügung stellt.

Abhilfe: Das QSS des Sponsors muss dokumentiert sein und die Liste der gültigen SOPs muss am Zentrum vorliegen. Das Studienteam muss bzgl. anwendbarer Standards (z. B. Handhabung der Protokollabweichungen) geschult sein.

12.7.3 Einwilligung und Patientenaufklärung (Addendum ICH GCP E6 (R2) Abschn. 4.8 Sponsor)

Folgende Prozesse der Patientenaufklärung und -einwilligung sind im Audit auffällig:

- Die Einwilligung erfolgt durch eine bevollmächtigte Person des Patienten ohne Vorlage der Vorsorgevollmacht.
- Laut Prüfhandbuch ist sicherzustellen, dass der Patient alles verstanden hat, bevor das Medizinprodukt genutzt wird. Es gibt keine Evidenz, dass vor dem Eingriff sichergestellt wurde, dass der Patient wirklich alles verstanden hat und das Medizinprodukt Anwendung finden kann (Sehen, Hören, Verstehen sowohl kognitiv als auch inhaltlich).

Abhilfe: Alle nicht GCP-konformen Einträge müssen gesichtet und geklärt werden (Datenintegrität, ggf. Patientensicherheit bestätigen). Alle Daten und Befunde für die Entscheidung Ein-/Ausschluss müssen vorliegen und der Vorgang vom Prüfarzt abgezeichnet sein. Der Prozess Ein-/Ausschluss muss verbessert und die Studiendokumention angepasst werden. Die bisherigen Mängel müssen erfasst und bewertet werden. Die Akzeptanz und Anwendbarkeit des Medizinproduktes bzgl. Verstehen/Hören/Sehen muss besser dokumentiert werden.

12.7.4 Ein- und Ausschlusskriterien (Addendum ICH GCP E6 Add 2 Abschn. 4.8)

- Fehlende Evidenz für Quelldaten für Ein-/Ausschluss.
- Nicht alle relevanten Daten zur Beurteilung der Ein-/Ausschlusskriterien sind in den Rohdaten dokumentiert (z. B. Co-Medikation, Co-Morbidität). Diese sind aber essenziell für die Beurteilung der Ein-/ Ausschlusskriterien.
- Die Ein-/Ausschlusskriterien sind nicht messbar.
  Demenz, Hörvermögen und Sehvermögen sind nicht standardisiert („Schwerwiegende Einschränkung der Hör- oder Sehfähigkeit") und stehen in der Beschreibung im Widerspruch zu den Angaben in der Patienteneinwilligung („Sie leiden an Taubheit oder Blindheit?").
  Ein eingeschränktes Sehvermögen führte bei einem Patienten zum Abbruch der Studie.
  Eine Einstufung/Gradierung der Demenz (Prüfplan: „fortgeschrittenes demenzielles Syndrom", Patienteneinwilligung: „Leiden Sie an Demenz?") bzw. des Seh-/Hörvermögens ist im Studienprotokoll nicht vorgesehen.
- Die Entscheidung für Ein-/Ausschluss ist nicht evidenzbasiert.

12.7.5 Prüfpräparate und Safety Reporting (Addendum ICH GCP E6 (R2) Abschn. 4.6/4.11, ISO 14155)

- Die Mängel im Zusammenhang mit dem Medizinprodukten (Vorkommnisse/ Device Deficiencies) sind nicht adäquat in der Studiendokumentation abgebildet und nicht adäquat im Verlauf der Studie dokumentiert.
- Es erfolgt keine Aufarbeitung (Start/End, Impact Assessment) der Mängel.
- Es gibt Diskrepanzen bei der Dokumentation (z. B. Mangel bleibt unbearbeitet (oder fehlt ganz auf der Liste der Mängel).

Abhilfe: Der Prozess der Aufnahme und Bewertung muss erstellt und die Studiendokumentation angepasst werden. Die bisherigen Mängel müssen erfasst und bewertet werden.

12.7.6 Abweichungen vom Prüfplan (Addendum ICH GCP E6 (R2) Abschn. 4.5, 4.2.4)

- Im Prüfplan fehlt eine klare Vorgehensweise für Protokollabweichungen.
- Die Einstufung und Mitwirkung durch den Sponsor im Falle von schwerwiegenden und kritischen Abweichungen sind nicht adressiert.
- Es gibt keine Zeitvorgaben für die Einstufung eines Risikos.
- Die Liste der Protokollabweichungen des Sponsors ist diskrepant zu der Liste am Zentrum.
- Der Prozess der Dokumentation von Abweichungen durch das Zentrum ist unklar und die Kommunikation der Protokollabweichungen vom Zentrum an den Sponsor nicht evident.

- Der Sponsor weiß zum Zeitpunkt des Audits nichts von den zahlreichen Abweichungen, die dem Zentrum vorliegen. Die Trainingsdokumentation ist unzureichend.
- Viele Prozesse, die einen Standard innerhalb der CRO haben, sind dem Prüferteam nicht klar.
- Diese Standards sind nicht am Prüfzentrum abgelegt (z. B. Kommunikation und Eskalation von Protocol Deviation (PD), Erfassung mit Datum erfolgt nicht, eine Einschätzung erfolgt nicht, eine Eskalation erfolgt nicht).
- Die Inhalte der Schulung bei Initiierung bzgl. der Handhabung von Protokollabweichungen sind unzureichend.

Abhilfe: Die Prozesse der Erfassung und Weitergabe sowie der Bewertung von Protokollabweichungen müssen erstellt und die Studiendokumentation angepasst werden. Die bisherigen Abweichungen müssen erfasst und bewertet werden.

12.7.7 Qualitätssicherungssystem des Sponsors und Monitoring (Addendum ICH GCP E6 (R2) Abschn. 5.0, 5.1, 5.18)

Folgende Prozesse des QS-Systems und Monitorings sind während des Audits auffällig:

- Das Monitoring folgt nicht dem Monitoring-Plan.
- Die im Prüfplan erwähnte risikobasierte Überwachungsstrategie ist nicht evident.
- Eine 100 % SDV bzgl. ICF erfolgt nicht bei Monitoringbesuch MV01 (Check ICF), ebenso die 100%ige Überprüfung der Ein- und Ausschlusskriterien gemäß Monitoring-Plan findet nicht oder nicht ordnungsgemäß statt.
- Das Monitoring ist nicht risikobasiert und erfolgt viel zu spät.
- Dokumentationsfehler und Lücken sind zu lange unerledigt. Mängel aus dem Monitoringbesuch MV01 werden im Monitoringbesuch MV02 erneut bemängelt, ohne deren erkennbare Eskalation. Eine Eskalation über den Sponsor ist nicht erkennbar. Ebenso fehlt die Einflussanalyse durch den Sponsor auf die Studie durch die anhaltenden Mängel am Zentrum.
- Darüber hinaus gibt es Unstimmigkeiten bei der Dokumentation (z. B. ist das Datum vom Monitoring diskrepant zu den Angaben im Monitoring Visit Report).
- Die Qualitätssicherung über das Monitoring ist nicht ausreichend. Die Abstände zwischen den Visiten sind zu lange und die Berichterstattung ist nicht zeitgerecht.
- Ein sponsorseitiges Qualitätssicherungssystem zur Einhaltung der Sponsor-Pflichten im Sinne eines Risikomanagements ist nicht erkennbar.
- Es gibt keine Evidenz für die Kontrolle der Monitoring-Aktivität in Bezug auf Inhalt und Prüfplankonformität. Hier werden schwerwiegende Schwach-

punkte festgestellt. Es fehlt bei Monitoringbesuch MV01 der ICF-Check. Darüber hinaus werden relevante Proben nicht gemessen, weil der entsprechende Prüf-Kit nicht vorhanden ist. Eine Feststellung und Kommunikation dieser Prüfplanabweichung ist nicht evident. Durch fehlende Kommunikation und Eskalation zeigt sich dieser Zustand noch zum Zeitpunkt des Audits.

- Alle Prüfungsteilnehmer (Prüfärzte und Team) werden beim Site Initiation Visit (SIV) geschult. Die Schulung führt die CRO durch. Das Training wird dokumentiert. Zum Zeitpunkt des Audits gibt es keine Evidenz, dass der Monitor alle Zentren auf Vollständigkeit der Trainings überprüft hat. Zu den Trainings gehören nicht nur die initiale Einführung, sondern die fortlaufenden Trainings zu Änderungen der Studiendokumente und auch regelmäßige GCP-Schulungen. Hier werden Schwachpunkte festgestellt, denn es fehlen Standards und die Studie wird nicht GCP-konform durchgeführt. Das Training ist nicht effizient.
- Zum Zeitpunkt der Studie ist der Prüfplan in einer Version gültig, die diskrepant zu den in der Praxis verwendeten Formblättern ist. Formblätter, die das Zentrum nutzt, referenzieren eine Vorgängerversion des Prüfplans. Ein zeitnaher Austausch und eine Schulung der neuen Versionen erfolgen nicht systematisch.

Abhilfe: Die risikobasierte Überwachungsstrategie muss erstellt und das Monitoring entsprechend ausgerichtet werden. Der erste Monitoringbesuch sollte zeitnah zum Einschluss der ersten Patienten erfolgen, um Probleme frühzeitig zu adressieren und zu korrigieren. Der Prozess der Eskalation muss definiert und befolgt werden.

Die QS muss vom Sponsor im Zentrum systematisch erfolgen. Der Prozess muss allen bekannt und evident sein. Abweichungen müssen dokumentiert und vom Sponsor bewertet werden.

Standards zur Handhabung der Proben und zur Messmethode müssen erstellt werden. Es muss eine Bewertung vorliegen, ob die nachträgliche Messung dem Standard entsprechen kann.

Schulungen müssen besser/öfter erfolgen.

Das QSS des Sponsors muss dokumentiert sein und die Liste der gültigen SOPs muss am Zentrum vorliegen. Das Studienteam muss geschult sein bzgl. anwendbarer Standards (z. B. Handhabung der Protokollabweichungen).

12.7.8 Safety Reporting (Addendum ICH GCP E6 (R2) Abschn. 4.11)

- Der Prüfplan sieht den Prozess der genauen Aufarbeitung von Vorkommnissen (siehe Prüfplan Produktmangel „Device Deficiency") nicht vor. Es gibt im Prüfplan eine Definition für Adverse Device Effects, ebenso für Device Deficiencies, allerdings gibt es formal nur die Aufnahme von SAEs. Dieser SAE-Bogen deckt die SAEs der Studie ab, nicht aber einen Prozess der Aufarbeitung der Device Deficiencies (siehe Prüfplan).

- Darüber hinaus ist das Setting bzgl. der Sicherheit in dieser Studie fragwürdig. Der Fokus im Prüfplan ist das SAE im Allgemeinen und nicht die Vorkommnisse mit dem Prüfprodukt. Die Listen sind unvollständig.

Abhilfe: Die Aufarbeitung von Vorkommnissen (siehe Prüfplan „Device Deficiency") müssen bewertet und besser dokumentiert werden. Der Prozess muss erstellt und geschult werden.

12.7.9 Qualitätsmanagement, eCRF-Management, Management von Studienunterlagen (Addendum ICH GCP E6 (R2) Abschn. 4.9, ICH-GCP 5.1.3, 5.5.3)

Folgende Prozesse bzgl. eCRF-Management und Management von Studienunterlagen sind während des Audits auffällig:

- Das eCRF ist zu Studienbeginn nicht final und kann nicht genutzt werden. Es erfolgt eine papierbasierte Dokumentation.
- Es gibt keine Evidenz, dass der Übertrag der Daten qualitätsgesichert erfolgt.
- Bis zum Zeitpunkt des Audits ist der eCRF fehlerhaft/lückenhaft.
- Der Prozess Ein-/Auschluss ist nicht im eCRF abgebildet (Wer/Wann).
- Ebenso fehlt die Übersicht über Vorkommnisse mit dem Prüfprodukt.
- Es fehlen die Einträge der Deficiencies („completeness, correctness, and plausibility of the data, and compliance with the relevant source data", Vorkommnisse, papierbasiert, ohne jedes Follow-up (FU)/Auswertung).
- Es erfolgt ein händischer, unkontrollierter Übertrag von Studiendaten aus dem Papier-CRF in ein eCRF.
- Zum Zeitpunkt des Audits gibt es diskrepante Daten (Daten/Listen Datenmanagement (DM) Sponsor und Zentrum) und keine Evidenz für eine Qualitätskontrolle dieses Übertrags.
- Patientenakten liegen teilweise nur in gescannter Form vor, die Originale werden nach dem Scannen vernichtet.
- Im eCRF lassen sich nicht alle relevanten Daten abrufen. Es gibt keine Evidenz, dass hier dem Zentrum ein schriftlicher Standard vorgegeben wird, der den Umgang mit den Studiendaten definiert und sicherstellt, dass für die gesamte Zeit der Studie und danach die Rohdaten sicher, wiederauffindbar und transparent vorliegen. Vorgaben zum Umgang mit Rohdaten fehlen.
- Der Einschluss erfolgt nur, wenn ein im Prüfplan beschriebener Befund vorliegt, der die Indikation bestätigt. Vorerkrankungen wie Epilepsie, aber auch Co-Medikation, die Einfluss auf die KP haben könnten, müssen dem Prüfarzt bekannt sein und die Quelldaten entsprechend nachweislich geprüft werden. Dieser Befund ist jedoch nicht mit den Studiendaten abgelegt.
- Die Dokumentation des Ein-/Auschluss der Patienten durch den Prüfarzt ist unzureichend dokumentiert. Das Abzeichnen (Vidieren) der für die dem Ein-/

Auschluss zugrunde gelegten Quelldaten erfolgt nicht und die Quelldaten liegen nicht vollständig vor.

- Der Prozess Ein-/Ausschluss erfolgt durch den Prüfarzt (siehe Prüfplan „Die Patientenaufklärung ist Aufgabe des Prüfarztes und nicht delegierbar"). Die Dokumentation lässt keine eindeutige Zuordnung zum Prüfarzt zu, da die Unterschrift nicht unmittelbar auf der Seite der Ein-/Ausschlusskriterien erfolgt. In der papierbasierten Dokumentation werden Einträge vorgenommen zur Bestätigung, dass die Aufklärung zeitgerecht und durch den Prüfarzt erfolgt. Diese Dokumentation ist nicht GCP-konform und erfolgt zum Teil im Nachtrag.
- Das eCRF erfasst nicht alle Studiendaten. Manche Studiendaten werden papierbasiert dokumentiert (Protokollabweichungen, Unterschrift für die Ein-/Ausschlusskriterien).
- Patienten werden im Verlauf der Studie nach ihrem Empfinden (Angst, Stress, psychischer Zustand) gefragt und es werden Daten mittels Fragebogen erhoben (siehe Prüfplan „Sekundäre und weitere Zielgrößen"). Es gibt keine Evidenz, dass diese Fragebögen validiert sind und dem Anspruch des morbiden Patienten genügen. Die Fragebögen werden nicht vom Patienten ausgefüllt und auch nicht vom Patienten bestätigt. Die Daten sind in Frage zu stellen.

Abhilfe: Das eCRF muss angepasst und validiert werden. Es muss ein Prozess erstellt und die Dokumentation verbessert werden. Die Studiendokumentation muss im eCRF vorliegen. Der Prozess Ein-/Ausschluss muss im eCRF verbessert werden (Dokumentation durch Prüfarzt/Audit Trail/Evidenz der Quelle für die Entscheidung). Fragebögen muss der Patient selbst ausfüllen. Die Antworten müssen in einem körperlichen/geistigen Zustand des Patienten erfolgen, der eine Aussage möglich macht (Post OP/kognitiv). Nur so sind die Daten valide.

12.7.10 Anwendung des Prüfprodukts, Verantwortlichkeiten (Addendum ICH GCP E6 (T2) Abschn. 5.7/4.6)

- Vorkommnisse mit dem Prüfprodukt wurden in einigen Fällen vom Operateur in die Studiendokumentation „Unterschrift des anwendenden Prüfarztes" aufgenommen und im Formblatt „Anwendung des Prüfprodukts" im entsprechenden Feld unterschrieben. Der Operateur war nicht Prüfarzt.

Abhilfe: Studiendokumente /Formblätter müssen angepasst und der Prozess umgestellt werden. Ein „File Note" muss die Prüfarzt/Operateur-Unterschrift erklären.

12.7.11 Enrolment (Addendum ICH GCP E6 (R2) Abschn. 8.3.22)

- Die Liste der Patienten, die in die KP aufgenommen werden, sind im Enrolment Log aufgeführt. Einzelne Patienten-Nummern fehlen.
- Die Einträge werden en bloc gemacht. Die Einträge erfolgen nicht am Tag der Aufnahme und nicht durch den Prüfarzt, der aufgenommen hat.

Abhilfe: Die Einträge in den Enrolment Log müssen vollständig am Tag der Aufnahme der Patienten und vom Prüfarzt erfolgen.

12.7.12 Mitteilungspflicht des Sponsors (Addendum ICH GCP E6 (R2) Abschn. 5.0)

- Es wird zum Zeitpunkt des Audits kein Studienstopp bzw. Rekrutierungsstopp vom Sponsor an die Behörde gemeldet.
- Auch eine Bewertung der Patientensicherheit seitens des Sponsors war nicht evident.

Abhilfe: Der Studienstopp muss angezeigt werden und der Sponsor muss eine Bewertung abgeben, ob die Patientensicherheit betroffen ist.

Kerndokumente

ICH Topic E6 (R1) Guideline for Good Clinical Practice. Note for Guidance on Good Clinical Practice (CPMP/ICH/135/95) July 2002; https://www.ema.europa.eu/en/documents/scientific-guideline/ich-e6-r1-guideline-good-clinical-practice_en.pdf

Guideline for good clinical practice E6 (R2) Step 5, EMA/CHMP/ICH/135/1995 Committee for Human Medicinal Products, 1 December 2016; https://www.ema.europa.eu/en/documents/scientific-guideline/ich-guideline-good-clinical-practice-e6r2-step-5_en.pdf

Leitlinie zur Guten Klinischen Praxis, Harmonisierte ICH-Leitlinie für die EU, Japan und die USA, E6 (R2). Addendum-Text; https://ichgcp.net/de

ICH Reflection on GCP Renovation: Modernization of ICH E8 and Subsequent Renovation of ICH E6, 12 January 2017; https://admin.ich.org/sites/default/files/2019-04/ICH_Reflection_paper_GCP_Renovation_Jan_2017_Final.pdf

Verordnung (EU) Nr. 536/2014 des Europäischen Parlaments und des Rates vom 16. April 2014 über klinische Prüfungen mit Humanarzneimitteln und zur Aufhebung der Richtlinie 2001/20/EG, Abl. L 158/1; https://eur-lex.europa.eu/legal-content/DE/TXT/PDF/?uri=CELEX:32014R0536

Durchführungsverordnung (EU) 2017/556 der Kommission vom 24. März 2017 über die Einzelheiten der Inspektionsverfahren hinsichtlich der guten klinischen Praxis gemäß der Verordnung (EU) Nr. 536/2014 des Europäischen Parlaments und des Rates. Abl. L 80/7 (25.3.2017); https://eur-lex.europa.eu/legal-content/DE/ALL/?uri=CELEX:32017R0556

Literatur

[1] Reflection paper on risk based quality management in clinical trials. European Medicines Agency EMA/269011/2013. 18 Nov. 2013; https://www.ema.europa.eu/en/documents/scientific-guideline/reflection-paper-risk-based-quality-management-clinical-trials_en.pdf

[2] Risk proportionate approaches in clinical trials. Recommendations of the expert group on clinical trials for the implementation of Regulation (EU) No 536/2014 on clinical trials on medicinal products for human use. 25 April 2017; https://health.ec.europa.eu/system/files/2017-08/2017_04_25_risk_proportionate_approaches_in_ct_0.pdf

[3] Guidance for Industry: Oversight of Clinical Investigations – A Risk-Based Approach to Monitoring. Food and Drug Administration (FDA) 2013; https://www.fda.gov/downloads/Drugs/Guidances/UCM269919.pdf

[4] Swiss Clinical Trial Organisation (SCTO) Guidelines for Risk-Based Monitoring. (GGOP Appendix 3). Februar 2022; doi: https://doi.org/10.54920/SCTO.2022.01; https://www.sctoplatforms.ch/en/publications/guidelines-and-reports/guidelines-for-risk-based-monitoring-61.html

[5] ICH Topic E3 Structure and Content of Clinical Study Reports. EMEA (CPMP/ICH/137/95) July 1996; https://www.ema.europa.eu/en/documents/scientific-guideline/ich-e-3-structure-and-content-clinical-study-reports-step-5_en.pdf

[6] DIN EN ISO 14155:2021-05 Clinical investigation of medical devices for human subjects - Good clinical practice; https://www.beuth.de/en/standard/din-en-iso-14155/336718854

[7] Regulation (EU) 2017/745 of the European Parliament and of the Council of 5 April 2017 on medical devices, amending Directive 2001/83/EC, Regulation (EC) No 178/2002 and Regulation (EC) No 1223/2009 and repealing Council Directives 90/385/EEC and 93/42/EEC.

[8] ICH Guideline Q9 on quality risk management 2023. Guideline Q9(R1) on quality risk management – Step 5 – Revision. 26.07.2023; https://www.ema.europa.eu/en/ich-q9-quality-risk-management-scientific-guideline

[9] TransCelerate Biopharma Clinical Content & Reuse Assets; https://www.transceleratebiopharmainc.com/assets/clini cal-content-reuse-solutions/

[10] European Clinical Research Infrastructure Network (ECRIN); https://ecrin.org/tools

[11] DIN EN ISO 14971:2022-04. Medizinprodukte - Anwendung des Risikomanagements auf Medizinprodukte. Berlin: Beuth 2022; https://www.dinmedia.de/de/norm/din-en-iso-14971/348493801

[12] Report from the EMA FDA QbD pilot program19 April 2017, EMA/213746/2017

[13] Integrated Addendum to ICH E6(R1): Guideline for Good Clinical Practice E6(R2) Current Step 4 version dated 9 November 2016; https://database.ich.org/sites/default/files/E6_R2_Addendum.pdf

[14] Klassifizierung und Analyse der GCP-Inspektionsergebnisse von GCP-Inspektionen, die im Auftrag von durchgeführt wurden (CHMP, 1. Dezember 2014); https://www.ema.europa.eu/en/human-regulatory-overview/research-development/compliance-research-development/good-clinical-practice/good-clinical-practice-inspectors-working-group

[15] EMA, Submission of comments on Guideline for good clinical practice E6 (R2). (EMA/CHMP/ ICH/135/1995), February 2016

Der letzte Zugriff auf alle Links erfolgte am 15.07.2024.

13 Planung, Datenmanagement und Auswertung von klinischen Prüfungen

Andreas Völp

Vorbemerkung

Die nachfolgenden Abschnitte wollen ein Grundverständnis und Interesse für die methodischen Grundlagen klinischer Prüfungen wecken, das helfen soll, z. B. die methodischen Teile von Prüfplänen oder Fachpublikationen besser verstehen zu können, ohne dabei allzu sehr in eher „technische" Details zu gehen. Das Methodeninventar zur Planung und Auswertung klinischer Prüfungen unterscheidet sich nicht grundlegend von demjenigen anderer erfahrungswissenschaftlicher Disziplinen. Dennoch hat gerade die klinische Forschung in den vergangenen Jahren nicht unwesentlich zur Weiterentwicklung des methodischen Fundus beigetragen. Beispiele hierfür sind etwa die Weiterentwicklung der Methodik zum Umgang mit fehlenden Werten (vgl. ▶ Kap. 13.3.7) oder adaptive Studiendesigns (vgl. ▶ Kap. 13.2.9), die einerseits ein hohes Maß an Flexibilität und ein „Lernen" aus den eigenen Studiendaten erlauben, andererseits aber auch hohe methodische und organisatorische Anforderungen stellen.

Das Datenmanagement stellt einerseits ein essenzielles Bindeglied zwischen der Durchführung und Auswertung klinischer Prüfungen dar und nimmt anderseits dadurch eine Sonderstellung innerhalb der methodischen Disziplinen ein, weil es für seinen Gegenstandsbereich – ganz im Gegensatz zu fast allen anderen für klinische Prüfungen relevanten Teilbereichen – von eher allgemeinen Qualitätsanforderungen abgesehen – so gut wie keine regulatorischen Vorgaben oder Anforderungen gibt. Ein bedeutender Trend im Bereich des Datenmanagements ist die inzwischen weitgehend vollzogene Migration weg von einer papierbasierten Dokumentation von Studiendaten und hin zu einer elektronischen Dokumentation (vgl. ▶ Kap. 13.4.4). Auch die zunehmende Implementierung von Ansätzen des Qualitätsrisikomanagements in klinischen Prüfungen (vgl. ▶ Kap. 13.5), die zudem auch explizit von der revidierten, im Juni 2017 in Kraft getretenen ICH-GCP-Guideline E6 (R2) [1] gefordert wird, hat gravierende Auswirkungen auf die Aktivitäten des Datenmanagements und erfordert zudem eine eng verzahnte Teamarbeit von Studienmanagement, Monitoren, Datenmanagern und Biostatistikern. Es sei an dieser Stelle darauf hingewiesen, dass sich die nächste Revision der ICH Guideline E6 (Version R3) derzeit in der Finalisierungsphase befindet und ihr Inkrafttreten für das Frühjahr 2025 erwartet wird [36,37]. Die neue Version betont u. a. verstärkt die Verpflichtung des Sponsors zur Sicherung der Qualität aller Aspekte der Studienplanung, -durchführung, -auswertung und -berichterstattung (Sponsor Oversight), einschließlich Datenmanagement und Biometrie. Sollten Sponsoren für diese eher „technischen" Disziplinen das erforderliche Know-how zur Erfüllung der Oversight-Verpflichtung nicht selbst im Hause haben, sind sie gut beraten, hierbei auf die Unterstützung fachlich qualifizierter, externer Consultants zurückzugreifen.

Die EU-Verordnung Nr. 536/2013, auf die in den vorangegangenen Kapiteln schon mehrfach im Detail eingegangen wurde, verwendet die Bezeichnung „klinische Studien" als Oberbegriff, der z. B. auch nichtinterventionelle Studien einschließt; „klinische Prüfungen" dagegen wird für interventionelle Projekte der Phasen I–IV verwendet. Die Trennung der Begriffe „Studie" (Oberbegriff) und „Prüfung" (interventionell) ist in der methodenbezogenen Literatur jedoch weit weniger stringent, wie Begriffe wie „Dosisfindungs-", „Doppelblind-" oder „Crossover-Studie" deutlich machen.

13.1 Wozu klinische Prüfungen?

In den Erfahrungswissenschaften – und hierzu rechnen wir die klinische Forschung – besteht die primäre Quelle wissenschaftlicher Erkenntnis in Daten, die durch empirische Beobachtungen oder Messungen gewonnen wurden. Mit „Messungen" sind hierbei allgemein Aufzeichnungen jeder Art von empirischen Daten gemeint, also sowohl apparative Messungen (z. B. von Laborwerten) als auch Beobachtungen, Diagnosen, Bewertungen oder die Anwendung klinischer Skalen (z. B. eines Lebensqualitätsfragebogens). Klinische Prüfungen dienen der Beschaffung solcher Daten unter wohl definierten Bedingungen; sie sind damit eine tragende Säule der evidenzbasierten Medizin.

Das Ziel aller klinischen Prüfungen ist immer die Beantwortung einer wissenschaftlichen Fragestellung. Dabei geht es i. d. R. um die Untersuchung der Wirksamkeit und Unbedenklichkeit oder auch der Praktikabilität einer diagnostischen, therapeutischen oder prophylaktischen Maßnahme (z. B. der Anwendung eines Arzneimittels). Bei Arzneimitteln werden auch Prüfungen zur Beurteilung der Bioverfügbarkeit der applizierten Substanzen durchgeführt. Die Aufgabe der Studienplanung besteht darin, eine Prüfung so anzulegen, dass sich die Ausgangsfragestellung mit den im Rahmen des Projekts gesammelten Daten beantworten lässt. Hierin unterscheidet sich die Planung klinischer Prüfungen nicht von derjenigen in anderen experimentell arbeitenden, erfahrungswissenschaftlichen Disziplinen.

Klinische Prüfungen sollen dazu beitragen, den Effekt einer Behandlung möglichst umfassend und präzise zu beschreiben und sein Zustandekommen zu erklären. Bei dem letztgenannten Aspekt geht es um die Etablierung einer Ursache-Wirkungsbeziehung. Untersucht man z. B. die Wirksamkeit eines Antidepressivums, wird man sich nicht mit der Erkenntnis zufriedengeben wollen, dass sich die Werte eines bedeutenden Anteils der an der Prüfung teilnehmenden Depressionspatienten in einer validierten Depressionsskala während der Einnahme des Präparats normalisiert haben (Koinzidenz), sondern man möchte nachweisen, dass es zu dem beobachteten Effekt gekommen ist, weil die Patienten das betreffende Präparat eingenommen haben (Kausalität). Die „Kunst" der Studienplanung besteht also u. a. darin, andere Faktoren möglichst umfassend zu kontrollieren oder auszuschließen, die das beobachtete Ergebnis neben der Wirkung der geprüften Behandlung auch noch erklären könnten (sog. Alternativerklärungen, wie Erwartungseffekte, der Spontanverlauf der Erkrankung oder eine möglicherweise begleitend durchgeführte Psychotherapie). Hierzu bedient sich die Studienplanung der gleichen Methoden, die auch in anderen erfahrungswissenschaftlichen Disziplinen Anwendung finden.

Besteht das Ziel einer Prüfung in der Etablierung einer Ursache-Wirkungsbeziehung, dann ist die Methode der Wahl das klassische Experiment. Bei diesem wissenschaftlichen Ansatz beobachtet man die Wirkung einer sog. unabhängigen Variablen oder Intervention (z. B. der nach den Regeln eines Untersuchungsplans festgelegten Anwendung oder Nichtanwendung einer bestimmten Behandlung) auf die Veränderung einer abhängigen Variablen (z. B. eines physiologischen Parameters oder des Punktwerts auf einer Depressionsskala). Damit befindet man sich im Bereich der sog. interventionellen Prüfungen, deren Kern die gezielte, experimentelle Variation einer bestimmten medizinischen Intervention ist (z. B. erhält ein Teil der Prüfungsteilnehmer nach Maßgabe des Studienplans die Behandlung A und ein anderer die Behandlung B). Die im Einzelfall anzuwendende Behandlung folgt dabei nicht dem am Individuum orientierten ärztlichen Ermessen, sondern einem vorher festgelegten Zuteilungsschema.

Damit unterscheidet sich der Ansatz experimenteller bzw. interventioneller Prüfungen grundlegend von der Routineversorgung und auch vom Ansatz nichtinterventioneller Studien (NIS) bzw. Anwendungsbeobachtungen. Das Ziel dieses Studientyps besteht – wie die Bezeichnungen nahelegen – in der möglichst präzisen Beschreibung der Anwendung einer Behandlung unter Praxisbedingungen, wobei der Arzt in seinen therapeutischen Entscheidungen frei ist. Ein solches Design ist insofern nichtinterventionell, als es dem Arzt weder zur Art der Behandlung, noch zu den durchzuführenden diagnostischen Maßnahmen oder zur Therapieerfolgskontrolle Vorgaben macht – er soll lediglich das dokumentieren, was er nach professionellem Ermessen ohnehin tut. Somit fehlt diesem Studientyp weitgehend die Möglichkeit einer Kontrolle alternativer Erklärungen für das Behandlungsergebnis. Nichtinterventionelle Studien können die Anwendung einer Behandlung unter Praxisbedingungen detailliert beschreiben und Koinzidenzen aufzeigen, aber sie erklären nichts und sind deshalb z. B. auch prinzipiell zur Erbringung eines Wirksamkeitsnachweises ungeeignet.

Ein weiteres zentrales Motiv zur Durchführung klinischer Prüfungen besteht darin, dass man mithilfe der erhobenen Daten zu allgemeingültigen Aussagen zur Wirksamkeit oder Verträglichkeit einer Behandlung kommen möchte, die nicht nur für diejenigen Personen gelten sollen, die an der Untersuchung tatsächlich teilgenommen haben (die Stichprobe), auch für die i. d. R. sehr viel größere Gruppe von Personen, für die die Prüfungsteilnehmer als repräsentativ angesehen werden (die Grundgesamtheit – im Idealfall alle Patienten mit der im Rahmen der Prüfung geforderten Indikation, für die die geprüfte Behandlung intendiert ist). Es wird also eine Generalisierung von den beobachteten Ergebnissen der Prüfungsteilnehmer auf die zu erwartenden – jedoch nicht beobachteten – Ergebnisse in der Grundgesamtheit angestrebt. Die Berechtigung, mit der solche Verallgemeinerungen vorgenommen werden können, wird weiter unten unter dem Aspekt der Validität behandelt (vgl. ▶ Kap. 13.2.2). Die Entscheidungsrisiken, mit denen Generalisierungen verbunden sind, sind Gegenstand statistischer Methoden, auf die ebenfalls noch weiter unten in diesem Kapitel eingegangen wird (vgl. ▶ Kap. 13.3.4).

Soweit nicht anders vermerkt, beschäftigen sich die folgenden Abschnitte mit der Planung und Auswertung interventioneller Prüfungen. Dabei werden zunächst methodische Grundprinzipien der Studienplanung behandelt. Der sich daran anschließende Abschnitt befasst sich mit Grundlagen der Biostatistik, wobei nicht die rechnerische Durchführung der Verfahren, sondern ein grundlegendes Verständnis für statistische Herangehensweisen im Vordergrund steht.

Weiterführende Literatur zur Planung und Auswertung klinischer Prüfungen findet sich u. a. bei Schumacher/Schulgen [2], Döring [3], Weiß [4] sowie bei Bortz/Lienert [5]. Die für die Planung, Durchführung und Auswertung klinischer Prüfungen relevanten Richtlinien des International Council for Harmonisation (ICH) finden sich im Internet unter [Link 1], die Richtlinien des Committee for Medicinal Products for Human Use (CHMP) der European Medicines Agency (EMA) unter [Link 2].

Bei der Planung klinischer Prüfungen kommt es darauf an, die Forschungsfragestellung so in ein Design umzusetzen, dass sie mithilfe der beobachteten Probandendaten beantwortet werden kann. Bei interventionellen Prüfungen geht es primär darum, eine Ursache-Wirkungsbeziehung zu etablieren und nachzuweisen, dass die geprüfte Behandlung auch in der Grundgesamtheit der Patienten mit der interessierenden Indikation wirksam, unbedenklich und praktikabel ist.

13.2 Grundprinzipien der Studienplanung

13.2.1 Definition des Studienziels und der Zielparameter

Die Formulierung der Ausgangsfragestellung bestimmt die Auswahl eines geeigneten Studiendesigns. Zunächst ist festzustellen, ob die Studie zur Generierung von Untersuchungshypothesen beitragen (heuristische bzw. explorative Studie), oder ob sie die Gültigkeit bereits gebildeter Hypothesen überprüfen soll (konfirmatorische Studie; vgl. hierzu ▶ Kap. 13.3.3). Explorative Studien sind als Voraussetzung für die sinnvolle Durchführung konfirmatorischer Prüfungen anzusehen und dienen z. B. dazu, sich ein möglichst konkretes Bild von der Wirkung bestimmter (u. U. konkurrierender) Dosierungen eines Arzneimittels zu machen und die Zielparameter zu identifizieren, mit deren Hilfe sich seine Wirksamkeit und Verträglichkeit in der interessierenden Indikation und innerhalb einer bestimmten Patientenpopulation am besten nachweisen lässt, sodass hieraus konkret prüfbare Hypothesen abgeleitet werden können. Zu diesem Studientyp gehören manche Prüfungen der klinischen Phase I, die meisten Prüfungen der Phase II (Dosisfindungs-, Proof-of-Concept-, oder Feasibility-Studien) sowie ein Teil der Prüfungen aus der Phase IV. In der Phase III steht demgegenüber der Nachweis der Wirksamkeit einer Behandlung im Mittelpunkt; daher sind Prüfungen dieser Phase fast immer konfirmatorisch. Konfirmatorische Ansätze finden sich darüber hinaus auch zumeist in Bioverfügbarkeitsstudien der Phase I.

Bei konfirmatorischen wie auch bei explorativen Prüfungen ist es von besonderer Wichtigkeit, ein allgemein formuliertes Studienziel (z. B. „Nachweis der antidepressiven Wirksamkeit") so zu konkretisieren, dass die spätere Analyse der Daten eindeutige Aussagen darüber erlaubt, ob das Ziel erreicht worden ist oder nicht. Hierzu gehört in jedem Fall auch die Operationalisierung der Fragestellung, d. h. die Angabe konkreter, beobachteter oder messbarer Zielparameter sowie des Zustands, den diese Parameter aufweisen müssen, damit das Studienziel als erreicht gelten kann (z. B. könnte man als Beleg der antidepressiven Wirksamkeit einer Behandlung die individuelle Abnahme des Gesamtpunktwerts der Hamilton-Depressionsskala um mindestens 50 % des vor Behandlungsbeginn gemessenen Ausgangswerts definieren).

Bei der Wahl der Zielparameter stehen primär deren klinische Relevanz für die untersuchte Fragestellung sowie ihre Sensitivität zum Abbilden von Veränderungen während des Behandlungsverlaufs im Vordergrund. Dabei ist der Nachweis zu führen, dass die Zielparameter in Bezug auf das angestrebte Studienziel valide sind (vgl. hierzu auch ▶ Kap. 13.2.2). Das kann durch den Verweis auf geeignete publizierte Daten, aber auch durch eigene Validierungsstudien geschehen. Für zahlreiche Indikationen existieren darüber hinaus z. T. sehr detaillierte Vorgaben und Richtlinien von Zulassungsbehörden oder Fachgesellschaften (die entsprechenden Richtlinien der EMA finden sich, thematisch geordnet unter [Link 2]). Existieren keine Vorgaben, ist die Auswahl geeigneter und von den Zulassungsbehörden akzeptierter Zielparameter oft alles andere als trivial. So könnte man z. B. in der Indikation akute Bronchitis durchaus darüber diskutieren, ob die Verkürzung der Erkrankungsdauer, oder eher die Reduktion der Symptombelastung das relevantere Kriterium darstellt, um die Wirksamkeit einer Behandlung zu untersuchen.

Mit besonderen Schwierigkeiten sind Studienansätze verbunden, bei denen die direkte Beobachtung des primär relevanten Zielparameters nicht möglich, ethisch schwer vertretbar oder nicht praktikabel ist – z. B. deshalb, weil dieser sich auf ein Ereignis bezieht, das weit in der Zukunft liegt. Möchte man z. B. untersuchen, ob eine Induktionstherapie bei einer Nierentransplantation das Überleben des Transplantats verlängert, müsste man möglicherweise Prüfungen mit einer individuellen Beobachtungsdauer von 10 oder mehr Jahren durchführen und man kann in diesem Fall sicher davon ausgehen, dass die geprüfte Behandlung bei Abschluss des Projekts höchstwahrscheinlich schon längst nicht mehr dem dann aktuellen Stand der Wissenschaft entsprechen wird. In solchen Fällen behilft man sich häufig mit sog. Surrogatparametern. Hierbei handelt es sich um Zielvariablen, von denen in Studien gezeigt werden konnte, dass sie mit der eigentlich interessierenden Zielvariable in engem Zusammenhang stehen (d. h. hoch korrelieren), die aber sehr viel kurzfristiger, weniger invasiv oder einfacher beobachtbar sind. Im Fall der Nierentransplantation existieren z. B. bestimmte Laborparameter, deren Ausprägung oder Veränderung während des ersten Jahres nach Transplantation eng mit dem späteren Organüberleben korreliert und die man deshalb ersatzweise als Zielparameter heranziehen könnte. Die Wahl eines Surrogatparameters als Hauptzielgröße einer konfirmatorischen Studie ist jedoch häufig umstritten und die wissenschaftliche Literatur ist voll von Beispielen dafür, dass der prädiktive Wert eines solchen Parameters in Bezug auf die eigentlich interessierende Zielgröße u. U. überschätzt wurde [6,7].

Zusammengesetzte Zielparameter (Composite Endpoints) stellen einen weiteren Sonderfall dar. Solcher Zielgrößen bedient man sich hauptsächlich dann, wenn mehrere klinische Ereignisse in Bezug auf den Erfolg einer Behandlung ähnlich wichtig erscheinen. So ist der Hauptzielparameter von Prüfungen in der Indikation Herzinsuffizienz häufig die Zeit bis zum Auftreten eines sog. kardialen Ereignisses, worunter z. B. kardiale Mortalität (plötzlicher Herztod, Tod durch Progression der Herzinsuffizienz oder durch einen Myokardinfarkt), nicht tödlicher Myokardinfarkt und Hospitalisierung aufgrund einer Progression der Herzinsuffizienz subsumiert werden. Problematisch ist an solchen Composite Endpoints, dass hinter vergleichbaren Ereignisraten oft sehr unterschiedliche Sachverhalte stehen können. So könnte z. B. der Anteil der auf Herzversagen zurückzuführenden Todesfälle unter Behandlung A wesentlich höher sein als unter B, obwohl die Rate kardialer Ereignisse insgesamt in beiden Gruppen durchaus vergleichbar ist.

Insbesondere bei konfirmatorischen Prüfungen wird zwischen primären und sekundären Zielgrößen unterschieden. Als primäre Zielgrößen werden dabei diejenigen definiert, auf deren Grundlage beurteilt werden soll, ob eine Studie ihr Ziel erreicht hat. Aus statistischen Gründen (vgl. ▶ Kap. 13.3.6) ist die Zahl der primären Zielparameter einer konfirmatorischen Studie auf einige wenige – in den meisten Fällen auf nur einen – beschränkt; alle übrigen gelten als sekundär. Die primären und sekundären Zielparameter einer Studie müssen – wie auch alle anderen zentralen Merkmale des Studiendesigns – bereits im Prüfplan benannt (präspezifiziert) werden. Nachträgliche Änderungen daran sind ohne einen Verlust an Glaubwürdigkeit i. d. R. nur möglich, so lange noch keine Ergebnisse der Behandlung vorliegen und die Daten noch nicht entblindet wurden (vgl. ▶ Kap. 13.2.5).

13.2.2 Aussagefähigkeit von Studiendaten – Aspekte der Datenqualität

Die aus klinischen Prüfungen resultierenden Daten sind umso aussagekräftiger, je mehr sie den Gütekriterien Objektivität, Reliabilität und Validität genügen.

Mit **Objektivität** ist im Kontext klinischer Prüfungen gemeint, dass das Ergebnis einer Beobachtung, einer Messung oder auch einer ganzen Studie nicht von den Personen abhängig sein darf, die die Daten erheben, dokumentieren, auswerten oder interpretieren. Ergebnisse, die z. B. nur bei einem bestimmten Prüfer gefunden werden können, sind wissenschaftlich wertlos – einer der Gründe für die Durchführung von Multizenter- (vgl. ▶ Kap. 13.2.8) und für Replikationsstudien. Die Durchführung von Rater-Trainings während der Vorbereitung zu einer Studie spiegelt das Bemühen um einheitliche Bewertungsmaßstäbe und damit um Objektivität wider. Ebenso ist die Verblindung einer Behandlung (vgl. ▶ Kap. 13.2.5) ein wichtiger Beitrag zur Objektivität – beobachtete Unterschiede zwischen Behandlungsgruppen sollen nur von den Eigenschaften der Behandlung abhängig sein und nicht von den Erwartungshaltungen des Untersuchers oder des Patienten.

Objektivität ist eine notwendige, aber nicht hinreichende Voraussetzung für **Reliabilität**. Nach messtheoretischem Verständnis setzt sich das beobachtete Ergebnis jeder Messung aus dem wahren Wert (True-Score) und einer zufälligen Fehlerkomponente (Error) zusammen. Daten sind umso reliabler, je größer der True-Score-Anteil und je geringer der Anteil der Messfehler an den tatsächlich beobachteten Werten ist. Der Begriff Reliabilität beschreibt somit das Freisein von Messfehlern. In diesem Zusammenhang kann es durchaus lohnen, sich über die bei einem bestimmten Parameter erzielbare Messgenauigkeit Gedanken zu machen. Es ist z. B. sicher kein Zufall, dass nach der Riva-Rocci-Methode bestimmte Blutdruckwerte sehr häufig auf die Ziffern „0" oder „5" enden – offenbar liegen hier im klinischen Alltag die Grenzen der Präzision des Verfahrens. Ein ähnlicher Fall liegt häufig bei visuellen Analogskalen (VAS) vor: Meistens handelt es sich dabei um eine horizontale Linie, deren Endpunkte extreme Zustände darstellen, wie z. B. kein Schmerz – unerträglicher Schmerz. Die subjektive Empfindung wird durch einen vertikalen Strich auf der Linie markiert, dessen Position am Ende mit einem Lineal ausgemessen und als Punktwert aufgezeichnet wird. Misst man nun eine 10 cm lange Skala in Millimetern aus, so resultieren Werte im Bereich zwischen 0 und 100. Implizit wird damit unterstellt, dass die Person, die mithilfe der Skala ihr Urteil abgibt, in der Lage ist, ihre Bewertung in 101 Schritten abgestuft zu quantifizieren. Psychologische Untersuchungen haben jedoch gezeigt, dass die meisten Menschen bei solchen Bewertungen tatsächlich kaum mehr als 5 Stufen differenzieren können. Die Verwendung einer Skala mit 101 Abstufungen führt hier zu einer Scheingenauigkeit, die letztendlich den Zufallsfehler-Anteil an der Messung erhöhen und damit die Reliabilität der Daten vermindern kann.

Reliabilität wiederum ist eine notwendige, aber noch nicht hinreichende Voraussetzung für **Validität**. Diese hat im Rahmen klinischer Forschungsprojekte mindestens 3 Aspekte:

- Ein Verfahren gilt dann als valide, wenn es tatsächlich dasjenige misst, was es zu messen vorgibt. So wäre z. B. für eine Depressionsskala zu zeigen, dass sie tatsächlich die Intensität einer depressiven Verstimmung quantifiziert und nicht die eines anderen Konstrukts, wie z. B. Angst. Unter Validierung wird in diesem Zusammenhang der empirische Nachweis verstanden, dass ein Verfahren im genannten Sinne valide ist. In der Praxis ergeben sich hier häufig Probleme bei ad hoc für eine bestimmte Studie konstruierten Skalen – z. B. bei einem eigens für eine Studie konstruierten Symptomscore. Findet sich in der Literatur kein geeignetes Messinstrument, dann werden die Items eines solchen Scores häufig auf der Grundlage von Expertenmeinungen ad hoc zusammengestellt – und insofern kommt ihnen eine gewisse Inhalts- oder Augenschein-Validität (Content Validity, Face Validity) zu. Auf eine empirische Überprüfung der Validität wird dabei aber meist verzichtet, d. h., es wird dann mit Verfahren gearbeitet, die letztendlich nicht empirisch validiert wurden. Dieses Vorgehen kann den wissenschaftlichen Wert einer Studie u. U. beträchtlich reduzieren und z. B. auch zu Akzeptanzproblemen bei der Publikation der Ergebnisse oder bei ihrer Einreichung zu Zulassungszwecken führen.
- Die interne Validität einer Studie ist umso höher, je mehr die beobachteten Veränderungen der abhängigen Variablen auf die Variation der unabhängigen Variablen zurückzuführen sind, d. h. je weniger Alternativerklärungen für das Vorliegen oder die Höhe der gefundenen Effekte infrage kommen (vgl. ▶ Kap. 13.1).
- Eine Studie ist in dem Maß extern valide, in dem sich ihre Ergebnisse und Schlussfolgerungen auf die Grundgesamtheit der Patienten, für die die Studie intendiert war, sowie auf Behandlungssituationen im klinischen Alltag verallgemeinern lassen. Hier klafft in der Praxis oft eine breite Lücke zwischen Anspruch und Wirklichkeit: So werden Phase-I-Prüfungen mit gesunden Probanden in den meisten Fällen nur mit jungen Männern durchgeführt und bei praktisch allen Prüfungen der Phasen I–III existieren eine größere Anzahl z. T. strenger Ein- und Ausschlusskriterien, die einerseits der Verstärkung des erwarteten therapeutischen Effekts und andererseits dem Patientenschutz dienen. Bei der Interpretation der Daten werden die an solchen hoch ausgelesenen Populationen gewonnenen Ergebnisse dann aber implizit auch auf solche Patienten verallgemeinert, die zwar an der untersuchten Erkrankung leiden, die Ein- und Ausschlusskriterien der Studie dennoch nicht erfüllt hätten – z. B. weil sie an in der Prüfung ausgeschlossenen Begleiterkrankungen leiden oder eine dort nicht zugelassene Begleitmedikation einnehmen. Ob eine zum Nachweis der Wirksamkeit und Unbedenklichkeit herangezogene Studie tatsächlich extern valide gewesen ist, zeigt sich

daher oft erst im Nachhinein, anhand der Bewährung einer Behandlung im Praxisalltag.

13.2.3 Grundlegende Studiendesigns

Unter den zahlreichen möglichen Studiendesigns kommt in der klinischen Forschung insbesondere den beiden in diesem Abschnitt dargestellten eine herausragende Bedeutung zu:

In den klinischen Phasen II–IV wird die überwältigende Mehrzahl aller Prüfungen nach dem **Parallelgruppen-Design** durchgeführt. Hierbei werden die teilnehmenden Personen vor Behandlungsbeginn i. d. R. nach dem Zufallsprinzip (Randomisierung; vgl. ► Kap. 13.2.6) auf 2 oder mehr Gruppen aufgeteilt, die in der Folge genau das gleiche Prozedere durchlaufen – mit dem einzigen Unterschied, dass sie unterschiedliche experimentelle Behandlungen erhalten. Die Messung der Zielparameter erfolgt mindestens vor Behandlungsbeginn (Baseline) und am individuellen Ende des Studienzeitraums. In den meisten Fällen wird dann innerhalb der Behandlungsgruppen die durchschnittliche Veränderung der Zielparameter zwischen Behandlungsbeginn und -ende berechnet oder es werden Therapieerfolgsraten (Responderraten) bestimmt und zwischen den Behandlungsgruppen verglichen (interindividueller Vergleich). Zeigen sich dabei statistisch bedeutsame Gruppenunterschiede, so wird hieraus auf eine unterschiedliche Wirkung der Behandlungen geschlossen. Diese Kausalinterpretation ist zulässig, wenn andere Faktoren, die das Ergebnis außer den unterschiedlichen Behandlungen noch beeinflusst haben könnten (z. B. Baseline-Differenzen, Begleittherapien), adäquat kontrolliert oder ausgeschlossen wurden (vgl. ► Kap. 13.1).

Parallelgruppen-Designs sind insbesondere bei akuten Erkrankungen, bei allen Behandlungen, die zur Heilung oder zu einer dauerhaften Veränderung des Krankheitsniveaus führen, sowie bei Prüfungen mit langer Beobachtungsdauer oder bei den Patienten belastenden Prozeduren die Methode der Wahl.

Crossover-Designs kommen besonders häufig bei den nicht therapeutischen Prüfungen der klinischen Phase I vor, sind aber auch bei geeigneten Indikationen in den späteren Entwicklungsphasen anzutreffen. Ein Hauptcharakteristikum dieses Designs ist, dass jede teilnehmende Person nacheinander mehrere unterschiedliche Behandlungen erhält. Im einfachsten Fall, dem 2 x 2-Crossover, erhält die eine Hälfte der Teilnehmer zuerst die Behandlung A und danach die Behandlung B, während es bei der anderen Hälfte gerade umgekehrt ist. Die Behandlungsreihenfolge wird deshalb vertauscht, weil a priori nicht ausgeschlossen werden kann, dass B anders wirkt, wenn vorher A gegeben wurde und umgekehrt (Reihenfolge- oder Sequenz-Effekt). Zwischen die beiden Behandlungsphasen wird eine Auswasch-(Washout-)Phase eingefügt, während der die Teilnehmer keine Behandlung oder ein Placebo erhalten und die gewährleisten soll, dass die zuerst erhaltene Behandlung pharmakologisch „ausgewaschen" wird und das Ergebnis der zweiten nicht mehr beeinflussen kann. Bei therapeutischen Crossover-Prüfungen (Phasen II–IV) wird außerdem erwartet, dass die Erkrankung des Patienten während der Auswasch-Phase wieder das Niveau annimmt, auf dem sie sich vor Beginn der ersten Behandlung befunden hat. Ist dies nicht der Fall, spricht man von einem Carry-over-Effekt, d. h., die zuerst durchgeführte Behandlung beeinflusst das Ergebnis der zweiten (Konfundierung).

Wie bei der Parallelgruppen-Studie werden die Zielparameter auch bei der Crossover-Studie mindestens vor Beginn und am Ende jeder Behandlung gemessen. Entscheidend ist jedoch hier der intraindividuelle Vergleich der Ergebnisse der beiden Behandlungen.

Bei therapeutischen Prüfungen eignet sich das Crossover-Design nur dann, wenn die untersuchte Erkrankung chronisch und stabil ist, der Effekt einer Behandlung relativ schnell sichtbar wird und bei deren Absetzen vollständig reversibel ist. Ferner muss es ethisch vertretbar sein, die Patienten während der Auswasch-Phase ohne wirksame Behandlung zu lassen. Weitere Probleme von Crossover-Studien sind die relativ lange Studiendauer pro Patient (wegen der Mehrfach-Exposition) sowie der Umstand, dass Personen, die ihre Studienteilnahme bereits nach der ersten Behandlungsphase beenden, im Rahmen des Designs insgesamt nicht zur Wirksamkeit auswertbar sind, weil für sie die Ergebnisse der in der zweiten Phase vorgesehenen Behandlung fehlen und somit kein intraindividueller Vergleich der Behandlungen mehr möglich ist. Sind die Voraussetzungen für eine Crossover-Studie jedoch erfüllt, dann erweist sich dieses Design im Vergleich zur Parallelgruppen-Anordnung als extrem effizient und benötigt unter sonst gleichen Bedingungen wesentlich geringere Fallzahlen, weil jede teilnehmende Person hier als ihre eigene Kontrolle fungiert, wodurch Unterschiede zwischen Therapieeffekten wesentlich deutlicher sichtbar werden, sofern diese tatsächlich vorhanden sind.

13.2.4 Prüfung auf Überlegenheit, Nichtunterlegenheit oder Äquivalenz

Im Prüfplan einer Studie müssen klare Aussagen zum Studienziel getroffen werden. Bei Prüfungen, die die Wirksamkeit oder Verträglichkeit mehrerer Behandlungen vergleichen, sind 3 grundlegende Ansätze zu unterscheiden:

In Prüfungen mit dem Ziel **Überlegenheit** geht es um den Nachweis, dass die zu prüfende Behandlung gegenüber der Referenzbehandlung – meist hinsichtlich ihrer Wirksamkeit – besser geeignet ist, das Behandlungsziel zu erreichen. In Arzneimittelprüfungen handelt es sich bei dem Referenzpräparat meistens um ein Placebo, also um ein Präparat, das mit dem Testpräparat identisch ist – außer dass ihm dessen pharmakologisch wirksame Inhaltsstoffe fehlen. Konnte man belegen, dass das Testpräparat besser wirksam ist als das Placebo, so hat man damit die pharmakologische Wirksamkeit der Prüfsubstanz nachgewiesen. Beachtenswert ist bei diesem Studientyp auch, dass das Design zumindest bei Zulassungs-Studien i. d. R. nicht darauf angelegt wird, eine Überlegenheit in einer bestimmten (Mindest-)Größenordnung statistisch abzusichern. Vielmehr gibt man sich mit dem statistischen Nachweis zufrieden, dass in der Grundgesamtheit überhaupt ein Unterschied zugunsten des Prüfpräparats besteht. Deshalb ist hier neben dem statistischen Wirksamkeitsnachweis auch die Bewertung der klinischen Relevanz des beobachteten Behandlungseffekts von herausragender Bedeutung.

Einen Sonderfall stellen Prüfungen auf Überlegenheit bei lokal (topisch) applizierten Arzneimitteln dar. Bei Topika hat die pharmakologisch inaktive Basis einer Salbe oder eines Gels u. U. selbst schon einen Effekt auf das zu behandelnde Hautareal. Die Wirkung eines topischen Arzneimittels kommt deshalb als Zusammenwirken einer pharmakologisch aktiven Substanz mit ihrem Vehikel zustande. Deswegen wird in den meisten topischen Indikationen [z. B. 8] gefordert, solche Arzneimittel nicht gegen ein beliebiges, äußerlich identisches Placebo, sondern gegen das im Arzneimittel enthaltene Vehikel zu prüfen.

Der Nachweis der Überlegenheit gegenüber Placebo oder einer Referenzbehandlung gilt als „härtester" Beleg der Wirksamkeit [9,10]. Handelt es sich bei der Indikation aber um eine gravierende Erkrankung und steht dafür bereits eine nachgewiesenermaßen wirksame Behandlung zur Verfügung, so wird die Prüfung eines neuen Präparats gegen Placebo oft als ethisch nicht vertretbar angesehen und widerspräche auch den Anforderungen der Deklaration von Helsinki [11; Link 3]. In anderen Fällen könnte bei einer neuen Behandlung nicht die überlegene Wirksamkeit gegenüber einer bereits etablierten Therapie im Vordergrund des Interesses stehen, sondern andere Vorteile für die behandelten Patienten (z. B. eine weniger invasive Operationstechnik, ein Präparat, das ebenso wirksam ist wie das etablierte, aber nur 1-mal statt 3-mal täglich eingenommen werden muss, oder ein Medikament, das bei vergleichbarer Wirksamkeit weniger unerwünschte Wirkungen verursacht). In solchen Fällen besteht das primäre Studienziel im Nachweis der **Nichtunterlegenheit** der geprüften Behandlung gegenüber der Referenz.

Erwähnenswert ist in diesem Zusammenhang auch, dass es bei einer Studie auf Nichtunterlegenheit noch im Rahmen der Auswertung zulässig ist, das Studienziel zu ändern [12]: Stellt sich nämlich heraus, dass die geprüfte Behandlung gegenüber der Referenzbehandlung nicht nur nicht unterlegen, sondern sogar überlegen ist, so kann im Rahmen der gleichen Studie versucht werden, diese Überlegenheit auch statistisch abzusichern. Bei einer Studie auf Überlegenheit ist ein Wechsel hin zur Nichtunterlegenheit jedoch nicht akzeptabel, weil die a priori formulierten Studienziele hierdurch nicht verschärft, sondern liberalisiert würden.

Während bei einer Studie auf Nichtunterlegenheit relevante Unterschiede zwischen 2 Behandlungen in die eine Richtung (Unterlegenheit) ausgeschlossen werden sollen, in die andere Richtung (Überlegenheit) aber akzeptiert werden, sind bei einer Studie zum Nachweis der **Äquivalenz** zweier Behandlungen relevante Unterschiede in beide Richtungen gleichermaßen unzulässig. Prüfungen auf Äquivalenz werden durchgeführt, wenn belegt werden soll, dass ein Präparat durch ein anderes vollständig substituiert werden kann. Beispiele hierfür sind Prüfungen bei der Änderung von Hilfsstoffen, Vergleiche unterschiedlicher Darreichungsformen oder Prüfungen von Generika gegenüber dem Original-Präparat.

Innerhalb dieses Studientyps sind 2 Szenarien zu unterscheiden: Bei einer Studie auf **Bioäquivalenz** wird der Nachweis angestrebt, dass sich 2 geprüfte Arzneimittel mit gleichem Wirkstoff in Bezug auf das Ausmaß und die Geschwindigkeit der Arzneistoffresorption (Bioverfügbarkeit) nur unwesentlich voneinander unterscheiden. Ist dies der Fall, so wird hieraus der (letztendlich ungeprüfte) Schluss abgeleitet, dass beide Präparate auch klinisch vergleichbar wirken und ein vergleichbares Sicherheitsprofil aufweisen. Bei der **therapeutischen Äquivalenz** geht es demgegenüber um den Nachweis der vergleichbaren Wirksamkeit in einem klinischen Zielparameter (z. B. Fettausscheidung). Der Nachweis der therapeutischen Äquivalenz ist u. a. dann erforderlich, wenn nach Applikation eines Arzneimittels keine quantifizierbaren Spiegel im Blut nachweisbar sind.

Prüfungen auf Nichtunterlegenheit und auf therapeutische Äquivalenz stellen an die Studienplanung und -interpretation besonders hohe Anforderungen und benötigen i. d. R. gegenüber einer Studie auf Überlegenheit vergleichsweise große Fallzahlen. So kommen in beiden Fällen als Referenz nur solche Präparate infrage, deren Wirksamkeit selbst als gesichert nachgewiesen gilt (vorzugsweise durch einen Vergleich zu Placebo). Hinzu kommt, dass die Prüfungen auch so durchzuführen sind, dass man davon ausgehen kann, dass das Referenzpräparat unter den gegebenen Umständen (Behandlungsplan, Patientenauswahl, Zielparameter, therapeutisch wirksame Dosierung etc.) seine volle Wirksamkeit entfaltet. Ferner kommt es besonders darauf an, die Studie so anzulegen, dass Unterschiede zwischen den Effekten der zu vergleichenden Präparate sicher erkannt werden können, wenn sie tatsächlich existieren (Assay-Sensitivität), damit aus dem Ausbleiben von Unterschieden nicht fälschlicherweise auf eine vergleichbare Wirksamkeit geschlossen wird. Dennoch: Werden bei einer 2-armigen Studie zum Vergleich eines Testpräparats mit einem Referenzpräparat keine relevanten Unterschiede im therapeutischen Effekt gefunden, so kann die Frage letztendlich oft nicht schlüssig beantwortet werden, ob beide Behandlungen in dieser konkreten Studie gleichermaßen wirksam oder gleichermaßen unwirksam gewesen sind. Abhilfe schafft hier – soweit praktikabel und ethisch vertretbar – die Einbeziehung einer Placebo-Kontrolle als weiterer Studienarm [9,10].

Eine weitere anspruchsvolle Aufgabe bei Nichtunterlegenheits- und Äquivalenzprüfungen besteht in der Definition einer adäquaten Nichtunterlegenheits- oder Äquivalenzschranke [13]. Aus prinzipiellen, erkenntnistheoretischen Gründen ist es nicht möglich, nachzuweisen, dass die Effekte zweier Behandlungen in der Grundgesamtheit der Patienten identisch sind – es lässt sich lediglich belegen, dass die Effekte mit hinreichender Wahrscheinlichkeit um nicht mehr als einen bestimmten, gerade noch tolerablen Betrag voneinander abweichen. Bei

Bioäquivalenzstudien werden von Arzneimittel-Zulassungsbehörden hier i. d. R. Abweichungen von max. 620 % toleriert [14]. Bei Prüfungen mit klinischen Endpunkten sind solche Vorgaben dagegen eher die Ausnahme als die Regel; dort muss die Wahl der Nichtunterlegenheits- oder Äquivalenzschranke in jedem Einzelfall klinisch begründet werden [13].

13.2.5 Verblinden – wie und wozu?

Unsere Erwartungshaltungen beeinflussen subtil und oft unbewusst und unbeabsichtigt unser aller Verhalten und Erleben. Das gilt in Alltagssituationen ebenso wie in klinischen Prüfungen. Wenn Arzt und Patient z. B. wüssten, dass der Patient im Rahmen einer Studie ein Placebo erhält, wären die Erwartungen hinsichtlich des Erfolgs der Behandlung sicher andere als bei der Einnahme eines pharmakologisch wirksamen Präparats und man könnte nicht ausschließen, dass dieses Wissen die Selbstwahrnehmung des Patienten und die vom Arzt vorgenommenen Bewertungen beeinflusst. Dieser Einfluss ist längst nicht auf „weiche" Parameter wie Ratingskalen oder Selbstbeurteilungen beschränkt; es lässt sich vielmehr zeigen, dass unsere Erwartungen auch solche Parameter beeinflussen können, die gerne als „objektiv" angesehen werden (wie z. B. Vitalzeichen oder Laborparameter) [15].

- Wirken sich Erwartungseffekte einseitig zugunsten einer bestimmten Behandlung aus, kann das das Studienergebnis systematisch verzerren (Bias). Es hat sich deshalb als Standard-Vorgehensweise etabliert, die tatsächliche Identität der Behandlung, die ein bestimmter Patient im Rahmen einer vergleichenden Studie erhält, nach Möglichkeit zu verblinden:
  - Bei einer Doppelblind-Studie weiß weder der Arzt noch der Patient selbst, welche der im Rahmen des Projekts geprüften Behandlungen im konkreten Einzelfall tatsächlich verabreicht wird.
  - Bei Einfachblind-Studien ist zwar der Arzt über die Identität der Behandlung informiert, aber nicht der Patient.
  - Bei offenen Studien dagegen ist die Art der Behandlung allen Beteiligten bekannt.

Bei Arzneimittelprüfungen ist die Voraussetzung für eine wirksame Verblindung, dass sich die geprüften Präparate in keiner ihrer äußerlichen Eigenschaften (Aussehen, Gewicht, Geschmack, Geruch) voneinander unterscheiden, d. h., die Prüfmuster müssen so hergestellt werden, dass diese Bedingungen erfüllt sind. Ist das nicht möglich, weil etwa unterschiedliche galenische Zubereitungen (z. B. Tropfen vs. Tabletten) oder Applikationsfrequenzen (z. B. 1-mal vs. 3-mal täglich) verglichen werden sollen, bietet sich die sog. Double-Dummy-Technik an, um die Doppelblindheit der Untersuchung dennoch zu gewährleisten: Beim Vergleich zweier Präparate wird zu jedem der beiden ein äußerlich identisches Placebo hergestellt. Ein Teil der Patienten wendet dann die pharmakologisch wirksame Variante von Präparat A und das Placebo zu Präparat B an, der andere

Teil erhält das Präparat-A-Placebo sowie die pharmakologisch wirksame Variante von Präparat B.

Bei Doppelblind-Studien steht dem Prüfer für jeden Prüfungsteilnehmer i. d. R. ein sog. Notfalldokument zur Verfügung, mit dessen Hilfe er die Behandlung einer bestimmten Person selektiv entblinden kann, falls sich hierzu die medizinische Notwendigkeit ergibt (z. B. falls der Arzt die Identität der Studienbehandlung kennen muss, um den Patienten bei einem unerwünschten Ereignis adäquat behandeln zu können). Bei internetbasierten Randomisierungssystemen wird diese Information nach Authentifizierung des Abfragenden online zur Verfügung gestellt.

Das Streben nach einer möglichst umfassenden Verblindung stößt im Studienalltag immer wieder an ethische oder an praktische Grenzen. So ist es sicher nicht möglich, den Vergleich zweier Operationstechniken doppelblind durchzuführen. Andere Behandlungen werden durch das häufige Auftreten bekannter, charakteristischer Nebenwirkungen faktisch entblindet. In solchen Fällen kann es schon an wunschhaftes Denken grenzen, dennoch von einer Doppelblind-Studie zu sprechen – selbst wenn man 2 äußerlich nicht voneinander unterscheidbare Präparate vorliegen hat.

In solchen Fällen kann es die Aussagekraft der Studie erhöhen, wenn anstelle eines offenen Designs wenigstens der Beobachter bzw. der Beurteiler über die Identität der Behandlung im Unklaren gelassen wird – zumindest für den Hauptzielparameter (Observer Blind Study bzw. Rater Blind Study). So ist z. B. beim Vergleich einer Creme mit einem Gel zur Behandlung oberflächlicher Wunden auch die Verblindung mittels Double-Dummy-Prozedur nicht praktikabel. Bei einer beobachterblinden Studie würde hier der Zustand der Wunde von einer Person beurteilt, die nicht darüber informiert ist, ob ein bestimmter Patient das Gel oder die Creme erhält.

Natürlich können Erwartungseffekte auch trotz einer Verblindung wirksam werden: Beispielsweise ist bekannt, dass in referenzkontrollierten Prüfungen in den meisten Fällen mehr unerwünschte Ereignisse berichtet werden als in placebokontrollierten Prüfungen mit der gleichen Prüfsubstanz. Das wird darauf zurückgeführt, dass im ersten Fall allen Beteiligten bewusst ist, dass die Patienten auf jeden Fall ein pharmakologisch wirksames Präparat erhalten. In placebokontrollierten Prüfungen wiederum werden in der Placebogruppe häufiger unerwünschte Ereignisse dokumentiert, die als Nebenwirkungen des pharmakologisch aktiven Präparats bekannt sind – möglicherweise deshalb, weil Ärzte und Patienten aufgrund der zu Beginn der Studienteilnahme erhaltenen Informationen für diese besonders sensibilisiert sind. Es wird in solchen Fällen jedoch davon ausgegangen, dass dergleichen Erwartungseffekte beide miteinander verglichenen Behandlungen gleichermaßen treffen und deshalb zu keiner Verzerrung (Bias) führen.

Erwartungseffekte – und damit die Notwendigkeit einer Verblindung – betreffen nicht nur Prüfer und Patienten, sondern auch alle anderen an der Generierung,

Verwaltung, Auswertung und Interpretation der Studiendaten beteiligten Personen. Dabei hat sich als Standard etabliert, dass die Verblindung der Behandlung auch nach Beendigung der Studienteilnahme aller Patienten erst dann aufgehoben wird, wenn alle Rückfragen abgeklärt, evtl. Prüfplanverletzungen bewertet, die Auswertungskollektive (vgl. ▶ Kap. 13.2.7) eingeteilt und die Details der Datenanalyse in einem statistischen Analyseplan vollständig beschrieben wurden. Dieses Vorgehen folgt dem Prinzip, dass alle Entscheidungen über die Auswertbarkeit von Daten und die bei der Auswertung anzuwendenden Verfahren in Unkenntnis der erhaltenen Behandlung zu treffen sind.

Nach Abschluss der Datenerfassung und -aufbereitung sowie nach Durchführung der erforderlichen Qualitätskontrollen werden die Daten der Patienten zur Auswertung entblindet (vgl. ▶ Kap. 13.4.9). Die Entblindung einzelner Patienten kann aber auch bereits vorher im Zusammenhang mit behandlungsbedürftigen unerwünschten Ereignissen erforderlich werden und im Rahmen geplanter Zwischenauswertungen oder für die Arbeit von Data Monitoring Committees / Data Safety Monitoring Boards können unverblindete Analysen von Teilgruppen von Patienten anfallen. In allen Fällen ist zu dokumentieren, wer die Entblindung wann und aus welchem Grund vorgenommen hat und wem die unverblindeten Informationen wann und aus welchem Grund zugänglich gemacht wurden [36,37].

Die Aufrechterhaltung der Verblindung einer Studie bis zum Zeitpunkt der vorgesehenen Entblindung für die Auswertung ist integraler Bestandteil der Validität der Studiendaten. Daher müssen die zu erwartenden Auswirkungen einer vorherigen, geplanten oder nicht geplanten Entblindung Teil der Risikobewertung einer verblindeten Prüfung sein. Jede geplante oder ungeplante Entblindung, einschließlich versehentlicher oder notfallmäßiger Entblindung, sollte dabei dokumentiert und hinsichtlich ihrer Auswirkungen auf die Prüfungsergebnisse bewertet werden [36,37].

13.2.6 Randomisierung

Unter Randomisierung wird die zufällige Zuordnung der Patienten zu den im Rahmen einer Studie geprüften Behandlungen verstanden. Randomisiert man z. B. die Teilnehmer im Verhältnis 1:1 in 2 parallele Behandlungsgruppen, so wird (i. d. R. mithilfe eines validierten Computerprogramms) eine Codeliste erzeugt, nach der je die Hälfte in zufälliger Abfolge entweder die Behandlung A oder B erhält.

Bei der heute noch bei den allermeisten Prüfungen üblichen **statischen Randomisierung** wird bereits im Rahmen der Studienplanung der Randomisierungscode für das gesamte Projekt erzeugt. Die teilnehmenden Zentren erhalten dann fortlaufend nummerierte Prüfmedikationssets oder Behandlungszuweisungen. Steht ein neuer Patient zur Randomisierung an, so erhält er die Behandlung mit der niedrigsten, bis dahin noch nicht vergebenen, laufenden Behandlungsnummer. Die Identität der Behandlung bleibt i. d. R. selbst bei offenen Prüfungen bis nach der Ausgabe der Nummer verblindet.

Wirft man eine Münze mehrere 100-mal und betrachtet aus dieser Serie nur einen Ausschnitt von z. B. 10 Münzwürfen, so kann es durchaus vorkommen, dass innerhalb dieses Ausschnitts zufällig 8-mal die Seite mit der Zahl oben zu liegen kommt, obwohl das Verhältnis von Wappen und Zahl insgesamt ausgeglichen ist. Bei der Randomisierung im Rahmen von Multizenterstudien stellen die einem bestimmten Zentrum zugewiesenen Behandlungsnummern einen solchen Ausschnitt dar. Um zu erreichen, dass das Verhältnis der Zuweisung von Patienten zu den Behandlungsgruppen auch innerhalb der Zentren dem der Gesamtstudie entspricht – und zwar nach Möglichkeit auch noch dann, wenn ein Zentrum sein Rekrutierungsziel nicht erreicht, bedient man sich der sog. **Blockrandomisierung**. Dabei wird die Gesamtzahl der Patienten in kleinere Blöcke unterteilt, innerhalb deren der auf eine bestimmte Behandlung entfallende Anteil der Teilnehmer der für die Gesamtstudie vorgegebenen Quote folgt. Randomisiert man also z. B. 2 Behandlungen im Verhältnis 1:1 und bildet dabei Viererblöcke, dann erhalten von je 4 aufeinander folgenden Teilnehmern stets 2 die Variante A und 2 B – allerdings in zufälliger Abfolge. Da die Kenntnis der Blockgröße die Vorhersagbarkeit der Behandlung erhöht, wird diese Information den an der Studie beteiligten Prüfern i. d. R. nicht mitgeteilt und wird deshalb auch nicht im Prüfplan, sondern in einem separaten Randomisierungsplan abgelegt.

Die Zuordnung der Teilnehmer einer experimentellen Studie zu den Behandlungen hat so zu erfolgen, dass dabei hinsichtlich ihrer Ausgangslage und Prognose vergleichbare Gruppen entstehen; nur so können a priori bestehende Gruppenunterschiede als Alternativerklärungen für das Studienergebnis ausgeschlossen werden. Die Randomisierung ist dabei nur eine von mehreren denkbaren Optionen. Sie bietet allerdings den Vorteil, dass man damit auch unbekannte Einflussgrößen kontrollieren kann, weil man davon ausgeht, dass sich praktisch alle Baseline-Eigenschaften durch die zufällige Zuordnung zwischen den Gruppen ausmitteln. Deshalb hat sich dieses Verfahren als Methode der Wahl bei klinischen Prüfungen etabliert. Im Rahmen der Datenanalyse sollte jedoch stets geprüft werden, ob die randomisierte Zuordnung tatsächlich vergleichbare Gruppen hervorgebracht hat.

Die Randomisierung führt (unter sonst gleichen Bedingungen) umso eher zu vergleichbaren Gruppen, je größer die Zahl der zu randomisierenden Prüfungsteilnehmer ist. Hat man einen besonders gewichtigen prognostischen Faktor identifiziert, der sich nicht anderweitig kontrollieren lässt, und möchte es nicht dem Zufall überlassen, dass sich die Ausprägungen dieses Faktors zwischen den Behandlungsgruppen ausmitteln, bedient man sich der **stratifizierten Randomisierung**. Handelt es sich bei dem prognostischen Faktor z. B. um das Geschlecht, dann werden für Männer und Frauen jeweils separate Randomisierungslisten erstellt, sodass gewährleistet ist, dass die vorgegebene Verteilungsquote auf die geprüften Behandlungen jeweils auch innerhalb der beiden Geschlechter eingehalten wird.

Neben der statischen Randomisierung auf der Grundlage einer vorab erzeugten Code-Liste kommen bei klinischen Prüfungen in neuerer Zeit vermehrt auch

adaptiv-dynamische Randomisierungsverfahren zum Einsatz. Bei der **Baseline-adaptiven Randomisierung**, zu der auch die Biased-Coin-Methode und die Minimierungsmethode gehören, wird die Wahrscheinlichkeit der Randomisierung zu einer bestimmten Behandlung von den bereits erfolgten Zuteilungen beeinflusst. Hierdurch soll die Balance zwischen den Behandlungsgruppen gemäß dem vorgegebenen Randomisierungsverhältnis verbessert werden. Die **Response-adaptive Randomisierung** und die **Play-The-Winner-Regel** nutzen Informationen über den Behandlungserfolg bereits im Rahmen der Studie abgeschlossener Probanden und erhöhen nach unterschiedlichen Algorithmen die Wahrscheinlichkeit, dass einem neu zu randomisierenden Probanden die bislang erfolgreichere Behandlung zugewiesen wird.

Während Prüfzentren in der „Papierwelt" instruiert werden, einem neu zu randomisierenden Probanden die jeweils niedrigste, im Zentrum noch vorhandene Behandlungsnummer zuzuweisen, erfolgt die randomisierte Zuordnung der Behandlung immer häufiger auch per **Interactive Voice Response System** (IVRS, per Telefon) oder per **Interactive Web Response System** (IWRS, per Internet-Anwendung). Solche Systeme erlauben oft auch die Verwaltung der Prüfmedikation in den Zentren und sind im Grunde die Voraussetzung dafür, auch adaptiv-dynamische Randomisierungsverfahren einsetzen zu können.

Bezüglich ihrer internen Validität (vgl. ▶ Kap. 13.2.2) gelten randomisierte Doppelblind-Studien bei klinischen Prüfungen als Goldstandard [9].

13.2.7 Analyse-Populationen

Trotz sorgfältiger Planung und Durchführung durchlaufen insbesondere bei großen Prüfungen praktisch nie alle Teilnehmer ein Projekt wie geplant. Hierdurch kann die Auswertbarkeit der Daten eines Prüfungsteilnehmers eingeschränkt werden. Um möglichst alle dokumentierten Daten sinnvoll zu nutzen, werden für die unterschiedlichen Schritte einer Datenanalyse i. d. R. die folgenden Auswertungskollektive (Analyse-Populationen) definiert [9]:

- Für die Auswertung zur Sicherheit bzw. Verträglichkeit einer Behandlung werden routinemäßig die Daten aller Prüfungsteilnehmer herangezogen, die die Behandlung mindestens einmal erhalten haben (Safety-Kollektiv).
- Bei der Analyse der Wirksamkeitsdaten gilt nach dem Intention-to-Treat-Prinzip (ITT), dass alle randomisierten Patienten exakt so ausgewertet werden müssen wie randomisiert – unabhängig davon, ob und in welchem Umfang sie die randomisierte Behandlung tatsächlich erhalten haben. Die ITT-Analyse ist somit die Auswertung, die der Randomisierung vollständig entspricht; sie soll u. a. sicherstellen, dass die Ergebnisse einer Studie nicht durch die Herausnahme bestimmter Patienten verzerrt werden. Die strikte Anwendung des ITT-Prinzips kann jedoch in der Praxis zu klinisch diskutablen Situationen führen – z. B. wenn für einen Patient nach der Randomisierung in Gruppe A keine Informationen über die Wirksamkeit der Behandlung aufgezeichnet werden konnten, wenn er zwar randomisiert, aber danach nie be-

handelt wurde, wenn er tatsächlich gar nicht an der in der als Studienindikation untersuchten Erkrankung leidet oder wenn er anstatt A versehentlich die Behandlung B erhalten hat; in allen genannten Fällen müsste der Patient gemäß ITT-Prinzip so ausgewertet werden, als hätte er tatsächlich A erhalten und Wirksamkeitsdaten geliefert.

- Das Full Analysis Set (FAS) weicht insofern vom ITT-Kollektiv ab, als hier in individuell zu begründenden Einzelfällen der Ausschluss von Patienten von der Wirksamkeitsanalyse zugelassen wird, die keine verwertbaren Informationen zur Wirksamkeit einer Behandlung in der untersuchten Indikation beitragen können. Häufig anzutreffende Gründe für einen Ausschluss vom FAS sind z. B. krasse Fehleinschlüsse (Patienten, die gar nicht unter der im Rahmen der Studie untersuchten Krankheit leiden), das Fehlen jeglicher Wirksamkeitsdaten (z. B. bei einem evident nicht durch die Behandlung bedingten Studienabbruch noch vor der ersten Messung unter Behandlung) oder ein Ausscheiden aus der Studie, ohne dass die Behandlung jemals angewandt wurde.
  Der Ausschluss randomisierter Patienten von der Wirksamkeitsauswertung ist aus methodischer Sicht wegen der damit unausweichlich verbundenen Verletzung der Randomisierung immer problematisch und ist in jedem Einzelfall nachvollziehbar zu begründen. Als besonders kritisch werden dabei Ausschlüsse aus Gründen angesehen, die erst nach der Randomisierung eingetreten sind, da hier ein Zusammenhang mit der Studienbehandlung oft nicht sicher ausgeschlossen werden kann. Ausführliche Hinweise hierzu gibt die Richtlinie E9 des ICH [9].
  Bei klinischen Prüfungen definiert der Prüfplan i. d. R. entweder ein FAS oder ein ITT-Kollektiv, aber nicht beide gleichzeitig. In der wissenschaftlichen Literatur werden die Begriffe FAS und ITT-Kollektiv bisweilen synonym gebraucht, bzw. ist u. U. von einer ITT-Analyse die Rede, wobei dann aber auch beschrieben wird, dass randomisierte Patienten von dieser ausgenommen wurden. Insofern ist der Gebrauch des Begriffs „ITT" in solchen Fällen nicht korrekt, da eine ITT-Analyse grundsätzlich und ausnahmslos alle randomisierten Patienten zu berücksichtigen hat.
- Das Per-Protocol(PP)-Kollektiv dient ebenfalls der Bewertung der Wirksamkeit einer Behandlung und umfasst alle Patienten, die die Studie ohne gravierende Prüfplanverstöße durchlaufen haben. Als gravierend gelten Abweichungen vom Prüfplan, bei denen eine wesentliche Einflussnahme auf die Bewertung der Wirksamkeit einer Behandlung nicht ausgeschlossen werden kann. Das PP-Kollektiv erlaubt somit die Beurteilung der Wirksamkeit bei prüfplankonformer Durchführung von Behandlung und Ergebnisaufzeichnung.

Beachtenswert ist in diesem Zusammenhang, dass die relevanten Auswertungskollektive in manchen Guidelines und Publikationen anders bezeichnet und z. T. auch – zumeist geringfügig – anders definiert werden. Beispiele hierfür sind das **All-Treated-Kollektiv** (alle Patienten, die randomisiert und behandelt wurden) und das **Clinically-Evaluable-Kollektiv** (eine Variante des PP-Kollektivs, bei dem die Feststellung der Studienindikation nach rein klinischen Gesichtspunkten und nicht z. B. auf der Grundlage einer bakteriologischen Diagnose erfolgt).

Bereits im Prüfplan muss spezifiziert werden, welches der Auswertungskollektive im Rahmen welcher Analysen primär maßgeblich ist. Bei Prüfungen zum Nachweis der Überlegenheit einer Behandlung wird i. d. R. eine statistische Absicherung des Ergebnisses im ITT-Kollektiv bzw. im FAS gefordert. Bei Prüfungen auf Nichtunterlegenheit oder Äquivalenz ist dagegen in den meisten Fällen das PP-Kollektiv das primär maßgebliche. Allerdings wird bei den letztgenannten Studientypen von den Zulassungsbehörden inzwischen immer häufiger eine statistische Abscherung sowohl im PP-Kollektiv als auch im ITT-Kollektiv bzw. im FAS gefordert. Für die Fallzahlplanung zu einer Studie (vgl. ▶ Kap. 13.3.8) ist es wichtig zu berücksichtigen, dass die errechneten Fallzahlen sich stets auf das Kollektiv beziehen, in dem die konfirmatorische Auswertung durchgeführt werden soll, sodass u. U. von vornherein eine Überrekrutierung eingeplant werden muss, um den Ausfall nicht auswertbarer Patienten kompensieren zu können.

Die Entscheidung, welche Prüfungsteilnehmer in welchem Kollektiv auswertbar sind, sollte ohne Kenntnis der Behandlungsgruppen-Zugehörigkeit getroffen werden. Das gilt für verblindete ebenso wie für offene Prüfungen.

Im Abschlussbericht werden für die relevanten Zielparameter separate Darstellungen der Ergebnisse in den unterschiedlichen Kollektiven erwartet. Dabei wird – je nach Studienziel – das Ergebnis des PP-Kollektivs als Sensitivitätsanalyse zum Ergebnis im FAS bzw. zum ITT-Kollektiv verstanden oder umgekehrt. Weichen die Ergebnisse in den verschiedenen Kollektiven relevant voneinander ab – z. B. indem sie zu unterschiedlichen Entscheidungen über die Studienhypothese führen – so ist dies in jedem Fall erklärungsbedürftig.

13.2.8 Besonderheiten bei Multizenterstudien

Der für die Durchführung einer Studie erforderliche Stichprobenumfang (vgl. ▶ Kap. 13.3.6) übersteigt zumindest in den klinischen Phasen II–IV i. d. R. die Rekrutierungsmöglichkeiten eines einzelnen Prüfzentrums, sodass die Einbeziehung mehrerer Zentren erforderlich wird. Multizenterstudien tragen darüber hinaus zur Validität der Studienergebnisse bei, denn sie erhöhen durch die Berücksichtigung unterschiedlicher Prüfer und Patienten-Kollektive die Repräsentativität der Daten und bieten gleichzeitig die Möglichkeit der Replikation der Studienergebnisse in mehreren, unabhängig voneinander arbeitenden Zentren [9].

Aus statistischen Gründen lässt sich das angestrebte Studienziel – bei gleicher Gesamt-Fallzahl – i. d. R. mit weniger, aber dafür stärker besetzten Zentren leichter erreichen als mit vielen „kleinen" Zentren. Die Variabilität der Daten zwischen den Zentren kann dazu beitragen, Unterschiede zwischen Behandlungen zu maskieren, auch wenn solche Unterschiede in der Grundgesamtheit tatsächlich vorhanden sind (vgl. ▶ Kap. 13.3.4). Eine Mindestanforderung wäre in diesem Zusammenhang, dass in jedem Zentrum Patienten mit jeder der im Rahmen der Studie geprüften Behandlungen anzutreffen sein sollten. Günstig wirkt sich auch aus, wenn die Fallzahlen innerhalb der teilnehmenden Zentren zumindest ähnlich sind.

Mindestens für Hauptzielparameter sollte bei der Datenanalyse auch eine Zentrumsauswertung durchgeführt werden. Hat es sich nicht vermeiden lassen, dass doch einige Zentren mit geringer Fallzahl in die Studie einbezogen wurden, können diese bei einer Zentrumsauswertung zusammengefasst (gepoolt) werden. Die Kriterien dafür sollten nach Möglichkeit bereits im Prüfplan oder spätestens im statistischen Analyseplan (SAP) beschrieben werden. Bei Zentrumsanalysen lässt sich immer wieder beobachten, dass die Ergebnisse einzelner Zentren mehr oder minder deutlich vom Gesamtergebnis der Studie abweichen. Solche Abweichungen sollten zwar analysiert und nach Möglichkeit auch erklärt werden; sie stellen jedoch nicht per se die Validität des Gesamtergebnisses einer Studie infrage.

13.2.9 Adaptive Studiendesigns

Adaptive Designs erlauben im Prinzip die Veränderung grundlegender Eigenschaften einer klinischen Prüfung während des laufenden Projekts, ohne dadurch deren Validität infrage zu stellen. Die methodischen Grundlagen hierfür stehen in etwa seit den 1990er-Jahren zur Verfügung. Der Wunsch nach der Option, Adaptionen durchführen zu können, ist zumeist dadurch motiviert, dass wichtige Informationen, die die Studienplanung mitbestimmen, während der Planungsphase eines Projekts noch nicht in ausreichendem Maß zur Verfügung stehen. Auch können Adaptionen dabei helfen, die Studiendurchführung sparsamer (ggf. weniger Probanden), schneller und/oder effizienter zu gestalten.

Das Prinzip adaptiver Studien besteht darin, dass nach dem Erreichen einer bestimmten Fallzahl eine oder mehrere vorgeplante Zwischenauswertungen durchgeführt werden, nach denen dann – in Abhängigkeit von den bisher gefundenen Ergebnissen und nach ebenfalls vorher genau festgelegten Entscheidungsregeln – Adaptionen am Studiendesign vorgenommen werden können. Frühere Studienteile haben dabei für spätere den Charakter einer „Lernstudie" oder internen Pilotstudie, deren Daten – im Unterschied zur externen Pilotstudie als eigenständigem Projekt – mit zum Gesamtergebnis der Studie beitragen. Sie erlauben es darüber hinaus auch, im Rahmen von Zwischenauswertungen Hypothesen zu prüfen (vgl. ▶ Kap. 13.3.3) und eine Prüfung unter Verwerfung (Stopping for Efficacy) oder Beibehaltung der Nullhypothese (Stopping for Futility) vorzeitig zu beenden, wenn die bis dahin gesammelten Daten bereits mit hinreichender Sicherheit eine solche Entscheidung zulassen. Möglich ist z. B. auch die vorzeitige Beendigung einzelner Behandlungsarme (etwa bei der Prüfung unterschiedlicher Dosierungen eines Präparats) oder die Zusammenfassung einer Phase-II- und einer Phase-III-Prüfung zu einem einzigen Projekt (sog. Seamless Designs). Prinzipiell sind Zwischenauswertungen mit und ohne Entblindung der bereits abgeschlossenen Studienteilnehmer möglich.

Zur regulatorischen Sicht auf adaptive Designs hat sich die EMA 2007 in einem Reflection Paper [16] geäußert und dabei u. a. die folgenden Design-Modifikationen im Rahmen von Zwischenauswertungen adressiert:

- Neuabschätzung und Veränderung der Fallzahl (vgl. ► Kap. 13.3.8)
- Änderung des Hauptzielparameters
- Beenden einzelner Behandlungsarme
- Änderung des Studienziels von Nichtunterlegenheit auf Überlegenheit (vgl. ► Kap. 13.2.4)
- Änderung des Randomisierungsverhältnisses (vgl. ► Kap. 13.2.6)
- Kombination von Phase II und Phase III in einem Seamless Design
- Hypothesenprüfung und Studienende im Rahmen einer Zwischenauswertung (vgl. ► Kap. 13.3.3)

Seitens der US-amerikanischen FDA existiert seit 2019 eine Guideline für adaptive Designs bei klinischen Prüfungen von Arzneimitteln [17] und seit 2016 eine Guidance für Prüfungen mit Medizinprodukten [18].

Aus regulatorischer Sicht sind bei der Verwendung von adaptiven Designs insbesondere die folgenden Aspekte zu beachten:

- Adaptive Designs erlauben z. T. auch das mehrfache Prüfen von Hypothesen und unterliegen dann dem Problem der Mehrfach-Testung (vgl. ► Kap. 13.3.6). Deshalb muss durch geeignete Maßnahmen sichergestellt werden, dass das für die Gesamtstudie präspezifizierte α-Fehlerniveau (vgl. ► Kap. 13.3.4) nicht überschritten wird.
- Änderungen grundlegender Elemente, wie des Hauptzielparameters oder indikationsbezogener Ein- und Ausschlusskriterien, wären zwar vom methodischen Ansatz her prinzipiell durchaus möglich, führen aber i. d. R. zu Interpretationsproblemen, wenn Daten aus verschiedenen Studienteilen miteinander kombiniert werden sollen. Sie werden deshalb nach heutigem Stand aus regulatorischer Sicht kritisch bis negativ bewertet.
- Als ebenfalls kritisch wird angesehen, dass das Bekanntwerden von Ergebnissen eines bereits abgeschlossenen Studienteils die Ergebnisse noch laufender oder künftiger Studienteile beeinflussen und damit verzerren könnte (Bias). Daher wird die Durchführung einer Zwischenauswertung heute i. d. R. an ein unabhängiges Datenmonitoring-Komitee delegiert und eine Charter regelt, wer außerhalb des Komitees unter welchen Umständen welche Informationen erhält. Die weitergegebenen Informationen haben sich dabei auf das absolut notwendige Minimum zu beschränken, um z. B. Erwartungseffekte zu vermeiden.
- Zur Wahrung der Integrität einer Studie sollte eine Entblindung im Rahmen einer Zwischenauswertung nur dann eingeplant werden, wenn die Ziele der Auswertung ohne diese Maßnahme nicht erreicht werden können. Geht es bei der Auswertung „nur" um eine eventuelle Adaption der Fallzahl, so ist dies in aller Regel auch auf der Grundlage verblindeter Studiendaten mög-

lich. Es empfiehlt sich, entblindete Zwischenauswertungen vorab mit den zuständigen Zulassungsbehörden abzustimmen.

Der heute weitaus häufigste Fall adaptiver Designs betrifft die Überprüfung und ggf. Neufestlegung der zum Erreichen der geforderten Teststärke (vgl. ▶ Kap. 13.3.4) erforderlichen Fallzahl, gefolgt von der Möglichkeit der vorzeitigen Beendigung einzelner Studienarme. Wichtig ist dabei, alle im Rahmen einer Zwischenauswertung zulässigen, datenabhängigen Anpassungen bereits im Prüfplan zu präspezifizieren.

Adaptive Designs ermöglichen es, aus den eigenen Studiendaten zu lernen und das Design erforderlichenfalls flexibel anzupassen. Sie sind jedoch kein Ersatz für mangelnde Sorgfalt bei der Studienplanung oder für eine gut durchdachte Phase II.

Bei klinischen Prüfungen mit Arzneimitteln sollen die im Rahmen der Studienplanung getroffenen Maßnahmen sicherstellen, dass ein beobachteter Behandlungseffekt eindeutig auf die pharmakologische Wirkung der Prüfsubstanz zurückgeführt werden kann. Hieraus ergibt sich die Forderung nach möglichst hoher Objektivität, Reliabilität und Validität der Studiendaten. Zu den wichtigsten Maßnahmen, um diese Ziele zu erreichen, gehören die Wahl eines angemessenen Studiendesigns, das Alternativerklärungen nach Möglichkeit minimiert, die randomisierte Zuordnung der Prüfungsteilnehmer zu den Behandlungsgruppen und – soweit möglich – die Verblindung der Behandlung.

13.3 Grundlagen der Biostatistik

13.3.1 Was leistet Statistik bei klinischen Prüfungen?

Die Aufgaben der Statistik im Rahmen der klinischen Forschung lassen sich aus den in ▶ Kap. 13.1formulierten, allgemeinen Zielen klinischer Prüfungen herleiten. Dabei geht es zunächst darum, die gesammelten Daten mithilfe statistischer Kennwerte zusammenzufassen und die Ergebnisse der Personen, die am Projekt teilgenommen haben, möglichst gut zu beschreiben. Diese Aufgabe ist Gegenstand der deskriptiven Statistik.

Sollen bei einem Projekt Hypothesen geprüft (vgl. ▶ Kap. 13.3.3) und Verallgemeinerungen von der tatsächlich untersuchten Stichprobe (beobachtete Daten) auf die dahinter liegende Grundgesamtheit (unbeobachtete Daten) vorgenommen werden, fällt das in den Gegenstandsbereich der schlussfolgernden bzw. Inferenzstatistik. Diese gibt mithilfe von Wahrscheinlichkeitsaussagen die Entscheidungsrisiken an, die mit der Verallgemeinerung einer aus einem Stichprobenergebnis abgeleiteten Aussage auf die Grundgesamtheit verbunden sind (vgl. ▶ Kap. 13.3.4).

13.3.2 Grundbegriffe deskriptiver Statistik

Die Deskriptivstatistik stellt Kennwerte zur Verfügung, die die Daten der Teilnehmer zusammenfassen und beschreiben. Welche der zahlreichen verfügbaren Kennwerte bei welchen Daten zulässig und geeignet sind, hängt wesentlich von deren Skalenniveau ab:

- Wenn es sich bei den durchgeführten „Messungen" um qualitative Daten handelt, können Beobachtungen nur danach unterschieden werden, ob sie zu derselben oder zu unterschiedlichen Klassen gehören und man befindet sich auf dem Nominalskalen-Niveau. Beispiele hierfür sind das Geschlecht oder diagnostische Kategorien. Geeignete statistische Kennwerte sind u. a. absolute und relative Häufigkeiten bzw. Prozentwerte.
- Bei der Stadieneinteilung einer Krankheit, wie Herzinsuffizienz, nimmt die Schwere der Erkrankung von Stadium zu Stadium immer weiter zu. Allerdings ist damit noch nicht gesagt, ob das Ausmaß der Zunahme von Stadium 1 nach 2 das Gleiche ist wie von Stadium 2 nach 3. Ähnlich verhält es sich bei einer Ratingskala: „Gut" ist günstiger als „befriedigend" und „sehr gut" ist wiederum günstiger als „gut" – die (wahrgenommenen) Abstände zwischen je 2 benachbarten Skalenpunkten können jedoch durchaus unterschiedlich sein. Die beiden angeführten Beispiele sind typisch für Daten, die den Anforderungen einer Rang- oder Ordinalskala genügen. Deskriptivstatistische Kennwerte, die mindestens dieses Niveau voraussetzen, sind z. B. der Median (der mittlere Wert einer Rangreihe), Quartile und Perzentile sowie Minimum und Maximum.
- Liegt nicht nur die Reihenfolge der Messwerte fest, sondern sind auch die Abstände zwischen ihnen normiert, spricht man von einer Intervallskala. Ein Beispiel hierfür ist die Temperaturskala von Celsius: Der Unterschied zwischen 16 °C und 18 °C ist ebenso groß wie derjenige zwischen 22 °C und 24 °C, weil alle Intervalle der Skala die gleiche, definierte Breite haben. Eine solche Festlegung benötigen statistische Kennwerte, bei denen Abstände „interpretiert" werden, also z. B. das arithmetische Mittel (auch Mittel- oder Durchschnittswert), die Varianz, die Standardabweichung und zahlreiche mehr.
- Wenn eine Skala über die Gleichheit der Intervalle hinaus auch noch über einen absoluten Nullpunkt verfügt (das ist bei der Celsius-Skala nicht der Fall), dann handelt es sich um eine Rational- oder Verhältnisskala. Diese Anforderungen erfüllen alle üblichen Ausdehnungs- oder Gewichtsmaße sowie die meisten gemessenen Laborparameter. Für die klinische Forschung sind nur wenige statistische Kennwerte relevant, die über das Intervallskalen-Niveau hinaus auch noch eine Verhältnisskala voraussetzen; zu ihnen gehört der Variationskoeffizient.

Um zu beurteilen, welche Kennwerte für einen bestimmten Parameter angemessen sind, muss man sich Klarheit über dessen Skaleneigenschaften verschaffen. Die verschiedenen Skalenniveaus sind in der angegebenen Reihenfolge hierarchisch angeordnet, d. h. eine Skala mit komplexeren Anforderungen schließt immer auch alle Anforderungen einer weniger komplexen mit ein. Für eine auf Intervallskalen-Niveau gemessene Wertereihe lassen sich deshalb neben Kennwerten wie dem arithmetischen Mittel auch der Median oder Prozentuierungen angeben. Genügt eine Datenreihe dagegen nur dem Rangskalen-Niveau, kann zwar neben der Berechnung von Median und Quartilen auch prozentuiert werden, aber die Angabe eines arithmetischen Mittels ist nicht vorgesehen.

13.3.3 Grundlagen der Hypothesenprüfung

Die Grundlagen der Prüfung von Hypothesen im Rahmen der klinischen Forschung sollen am folgenden Beispiel erläutert werden: Die antidepressive Wirksamkeit eines neuen Präparats A soll durch den Nachweis der Überlegenheit gegenüber Placebo B belegt werden, d. h. die Untersucher gehen von der Arbeitshypothese aus, dass Präparat A wirksamer ist als B. Primäres Zielkriterium ist der Anteil der Patienten, deren Punktwert auf einer validierten Depressionsskala sich gegenüber dem Ausgangswert um mindestens 50 % reduziert. Die Studie möge nun ergeben haben, dass diese Responderrate in der untersuchten Patientenstichprobe für A bei 60 % und für B bei 40 % liegt. Zu beantworten ist daher nun die Frage, ob dieses Stichprobenergebnis zu der Annahme berechtigt, dass die antidepressive Wirksamkeit von A derjenigen von B allgemein, d. h. nicht nur bei den Teilnehmern der Studie (das zeigen ja bereits die Responderraten), sondern auch in der der Stichprobe zugrunde liegenden Grundgesamtheit von Patienten überlegen ist.

Zur Beantwortung solcher Fragen bedienen sich erfahrungswissenschaftliche Disziplinen – auch die klinische Forschung – des Prinzips der **Falsifikation** [19]. Es basiert auf der Erkenntnis, dass sich die Gültigkeit einer Hypothese durch eine Stichprobenuntersuchung prinzipiell nicht positiv nachweisen lässt (um die Hypothese „Alle Schwäne sind weiß" zu verifizieren, müsste man alle Schwäne untersuchen – und in diesem Fall bestünde kein Interesse mehr an einer Stichprobenuntersuchung). Demgegenüber lassen sich Hypothesen aber empirisch falsifizieren (findet sich auch nur ein schwarzer Schwan, ist die Gültigkeit der Hypothese damit widerlegt).

Bei einer konfirmatorischen klinischen Prüfung stellt man deshalb 2 Hypothesen auf, die a priori, d. h. bereits vor Beginn der Studiendurchführung, im Prüfplan spezifiziert werden: Die Alternativhypothese H_1 postuliert den Sachverhalt, den die Untersucher gerne nachweisen möchten (im obigen Beispiel: A ist wirksamer als B). Komplementär dazu wird danach eine Nullhypothese H_0 formuliert, die das genaue Gegenteil von H_1 postuliert (hier: A ist ebenso oder weniger wirksam als B). Das Hypothesenpaar muss also so beschaffen sein, dass jedes nur mögliche Studienergebnis entweder für H_1 oder für H_0 spricht, aber nie für beide gleichzeitig.

Die Prüfung wird nun unter der Prämisse durchgeführt, dass die Nullhypothese (also das Gegenteil dessen, was man eigentlich nachweisen möchte) gültig ist.

Im Rahmen der Auswertung wird dann geprüft, ob die bei der Studie gefundenen Ergebnisse mit der Gültigkeit der Nullhypothese vereinbar sind. Widersprechen die Studienergebnisse der Nullhypothese hinreichend stark (Näheres hierzu s. ▶ Kap. 13.3.4), wird diese abgelehnt. Hat man aber gezeigt, dass die Nullhypothese nicht gilt, dann muss die Alternativhypothese gelten, da diese das genaue Gegenteil der Nullhypothese postuliert. Somit hat man die Gültigkeit der Alternativhypothese nachgewiesen, indem man die Nullhypothese widerlegt hat (Falsifikation).

Wichtig ist in diesem Zusammenhang zu erwähnen, dass man bei einer Beibehaltung der Nullhypothese keineswegs deren Gültigkeit nachgewiesen hat – man konnte sie mithilfe der Untersuchung lediglich nicht widerlegen (hat man im Rahmen einer Stichprobenuntersuchung beliebigen Umfangs nur weiße Schwäne gefunden, dann berechtigt das nicht zu dem Schluss, dass alle Schwäne weiß sind).

Je nach Fragestellung arbeitet man mit gerichteten (einseitigen) oder ungerichteten (zweiseitigen) Hypothesenpaaren. Im einseitigen Fall postuliert H_1 einen Unterschied in eine bestimmte Richtung (A ist wirksamer als B); im zweiseitigen Fall wird unter H_1 lediglich ein Unterschied postuliert, aber nicht dessen Richtung (A und B unterscheiden sich hinsichtlich ihrer Wirksamkeit).

13.3.4 Sicherheit statistischer Aussagen

α- und β-Fehler, Teststärke, p-Wert, Signifikanz

Die Entscheidung, auf der Grundlage der beobachteten Daten die Nullhypothese beizubehalten oder abzulehnen (vgl. ▶ Kap. 13.3.3), beruht stets auf Überlegungen dazu, wie wahrscheinlich es ist, in einer Zufallsstichprobe von Personen ein Studienergebnis wie das vorliegende zu finden (oder eines, das H_0 noch stärker widerspricht), wenn in der Grundgesamtheit, der diese Stichprobe entstammt, tatsächlich die Nullhypothese gilt. Statistische Entscheidungen sind dabei stets mit dem Risiko von Fehlern behaftet.

Tabelle 13.1 zeigt die bei der Hypothesenprüfung möglichen, korrekten oder falschen Entscheidungen.

Tab. 13.1. α- und β-Fehler bei Entscheidungen über die Ablehnung der Nullhypothese.

		„Wahrer" Sachverhalt in der Grundgesamtheit	
		H_0 trifft zu	H_1 trifft zu
Entscheidung aufgrund der Stichprobendaten	H_0 wird beibehalten	richtige Entscheidung	β-Fehler (Fehler 2. Art)
	H_0 wird abgelehnt	α-Fehler (Fehler 1. Art)	richtige Entscheidung

Bei einem **α-Fehler** (Fehler 1. Art, Type I Error) trifft in der Grundgesamtheit der Patienten die Nullhypothese zu; die im Rahmen der Studie gefundenen Stichprobendaten widersprechen dieser aber so stark, dass sie fälschlicher Weise abgelehnt wird. Beim **β-Fehler** (Fehler 2. Art, Type II Error) liegen die Dinge genau umgekehrt: In der Grundgesamtheit trifft die Alternativhypothese zu, aber die Daten der Studie können das nicht (oder nicht überzeugend genug) belegen; daher wird die Nullhypothese beibehalten, obwohl sie falsch ist.

In dem in ▶ Kap. 13.3.3 angeführten Beispiel einer Antidepressiva-Studie würde ein α-Fehler bedeuten, dass aufgrund der Daten auf eine Wirksamkeit von Präparat A geschlossen wird, obwohl es tatsächlich unwirksam ist (d. h. die beobachteten Unterschiede, die zur Ablehnung der Nullhypothese geführt haben, waren nicht auf die pharmakologische Wirkung von A zurückzuführen, sondern sind ein Zufallsbefund). Kann die Studie dagegen die Vorteile für A nicht statistisch absichern, obwohl das Präparat tatsächlich wirksam ist, liegt ein β-Fehler vor. In der Arzneimittelforschung kann ein α-Fehler in letzter Konsequenz dazu führen, dass Patienten ein nicht ausreichend wirksames Medikament erhalten. Dagegen trägt ein β-Fehler dazu bei, dass ein Hersteller ein wirksames Medikament nicht vermarkten kann. Man bezeichnet deshalb den α-Fehler bisweilen auch als **Patientenrisiko** und den β-Fehler als **Herstellerrisiko**. In Indikationen, in denen keine wirksame Behandlung existiert, wirkt sich ein β-Fehler allerdings gleichzeitig auch als Patientenrisiko aus, wenn er dazu beiträgt, dass den Patienten eine wirksame Behandlung vorenthalten wird.

In der empirischen Forschung hat sich durchgesetzt, der Vermeidung von α-Fehlern eine größere Priorität einzuräumen als der Verhinderung von β-Fehlern. So wird bei klinischen Zielparametern gefordert, dass das Fehlerniveau (α-Risiko) bei der konfirmatorischen Prüfung bei zweiseitigen Hypothesen 5 % (bzw. 0,05 bei auf 1 bezogenen Wahrscheinlichkeitsangaben) und bei einseitigen 2,5 % (bzw. 0,025) nicht übersteigen darf (diese Grenzwerte sind in der wissenschaftlichen Gemeinschaft akzeptierte Konventionen, die sich auch in den Richtlinien der Arzneimittel-Zulassungsbehörden widerspiegeln [9], die sich aber nicht weiter herleiten lassen). Man möchte damit sicherstellen, dass die Untersucher erst dann ihrer (in der Alternativhypothese formulierten) Arbeitshypothese folgen, wenn die Daten das sehr überzeugend belegen. Für den β-Fehler gibt es demgegenüber keine verbindlichen Vorgaben – „praxisüblich" sind hier zumeist 10 % oder 20 %.

Das „Gegenstück" zum β-Risiko ist die sog. **Teststärke** (Power), die als $1 - \beta$ berechnet wird. Die Teststärke zeigt an, mit welcher Wahrscheinlichkeit eine Studie zur Ablehnung der Nullhypothese führt, wenn in der Grundgesamtheit die Alternativhypothese gilt (also die Wahrscheinlichkeit eines „korrekt positiven" Studienergebnisses).

Aus statistischer Sicht ist in dem in ▶ Kap. 13.3.3 angeführten Beispiel einer Antidepressiva-Studie die Frage zu beantworten, wie wahrscheinlich es ist, in einer klinischen Prüfung eine Responderrate von 60 % für das geprüfte Präparat und eine Rate von 40 % für Placebo (oder gar ein noch deutlicheres Ergebnis zugunsten von A) zu finden, wenn das Präparat tatsächlich unwirksam ist (Letzteres behauptet die Nullhypothese). Diese Frage lässt sich mit sog. Signifikanztests beantworten, auf deren weitere Herleitung hier verzichtet wird. Das

Hauptergebnis eines Signifikanztests ist ein p-Wert (p für Probability). Dieser gibt – bezogen auf den Wert 1 – die Wahrscheinlichkeit dafür an, zufällig das vorliegende oder ein noch mehr für H_1 sprechendes Ergebnis zu erhalten, wenn in der Grundgesamtheit tatsächlich H_0 gilt. Bei einseitigen Hypothesen und $\alpha = 0{,}025$ kann die Nullhypothese daher abgelehnt werden, wenn der zu ihrer Prüfung durchgeführte Signifikanztest ein Ergebnis mit $p \leq 0{,}025$ (bzw. allgemein $p \leq \alpha$) liefert. In diesem Fall spricht man von statistischer Signifikanz.

Das Attribut „signifikant" weist aus, dass auf der Grundlage der beobachteten Daten die Nullhypothese verworfen werden konnte. Es steht somit aus statistischer Sicht stets im Zusammenhang mit der konfirmatorischen Prüfung von Hypothesen. In der medizinischen Literatur wird der Signifikanz-Begriff demgegenüber bei der Berichterstattung über Studienergebnisse häufig geradezu inflationär gebraucht. Oft werden alle Ergebnisse mit diesem Attribut belegt, bei denen ein statistischer Test einen p-Wert $\leq 0{,}05$ ergeben hat – auch dann, wenn es sich dabei gar nicht um eine konfirmatorische Prüfung gehandelt hat. Dieser Sprachgebrauch erschwert es dem Leser, explorative Analysen von konfirmatorischen zu unterscheiden und man kann sich bisweilen des Eindrucks nicht erwehren, dass der Signifikanz-Begriff dazu missbraucht wird, das Fehlen eines auch konfirmatorisch bedeutsamen Studienergebnisses zu maskieren. Allerdings erscheint die Angabe von p-Werten durchaus auch außerhalb einer konfirmatorischen Hypothesenprüfung informativ – als standardisiertes, deskriptives Maß für die Größe eines in der untersuchten Stichprobe beobachteten Unterschieds. Daher sollte bei der Berichterstattung stets gekennzeichnet werden (z. B. im Methodenteil einer Arbeit), welche p-Werte zu konfirmatorischen Tests gehören, für die das α-Fehlerniveau für die Gesamtstudie kontrolliert werden muss (vgl. ► Kap. 13.3.6) und welche zu deskriptiven.

13.3.5 Konfidenzintervalle und teststatistische Verfahren

Die für die Hypothesenprüfung benötigten Wahrscheinlichkeiten (p-Werte) werden mithilfe statistischer Testverfahren bestimmt. Die zahlreichen Verfahren, die zu diesem Zweck entwickelt wurden, unterscheiden sich u. a. in ihren Anforderungen an das Skalenniveau und an die Verteilung der geprüften Daten, in der Anzahl der Gruppen, die gleichzeitig miteinander verglichen werden können, in ihrer Eignung für die Analyse von Daten aus Parallelgruppen- oder Messwiederholungs-(Crossover-)Designs (vgl. ► Kap. 13.2.3) oder in der Anzahl der unabhängigen Variablen, deren Einfluss auf die abhängige Variable gleichzeitig geprüft werden kann. Im Folgenden werden exemplarisch einige Testverfahren – sowie deren Indikation und das erforderliche Skalenniveau der abhängigen Variablen (vgl. ► Kap. 13.3.2) – aufgeführt, die im Rahmen klinischer Prüfungen häufig Verwendung finden:

- χ^2-(Chi-Quadrat-)Test – Vergleich von beobachteten mit erwarteten Häufigkeiten, Analysen von Abhängigkeiten zwischen Häufigkeitsverteilungen; nominalskalierte Daten

Praxisbeispiel: Vergleich der Responderraten zweier Behandlungsgruppen im Rahmen eines Parallelgruppen-Designs

- Mann-Whitney-U-Test – Vergleich von Rangsummen aus 2 parallelen Gruppen; mindestens ordinalskalierte Daten
  Praxisbeispiel: Vergleich der Bewertungen zum klinischen Gesamturteil, gemessen mit einer 5-stufigen Ratingskala, für 2 Behandlungsgruppen im Rahmen eines Parallelgruppen-Designs
- Wilcoxon-Test – Hauptindikation: Intraindividueller Rang-Paarvergleich bei 2 Messungen aus Messwiederholungs-Designs; mindestens ordinalskalierte Daten
  Praxisbeispiel: Intraindividueller Vergleich der Wirksamkeit der Behandlungen A und B, gemessen mit einem ordinalskalierten Zielparameter, im Rahmen eines Crossover-Designs
- t-Test für unabhängige Stichproben – Vergleich von Mittelwerten aus 2 parallelen Gruppen; mindestens intervallskalierte Daten
  Praxisbeispiel: Vergleich der bei einer Hypertonie-Studie beobachteten Blutdrucksenkung in 2 Behandlungsgruppen im Rahmen eines Parallelgruppen-Designs
- t-Test für abhängige Daten – Hauptindikation: Analyse intraindividueller Unterschiede zweier Messungen bei Messwiederholungs-Designs; mindestens intervallskalierte Daten
  Praxisbeispiel: Intraindividueller Vergleich der Wirksamkeit der Behandlungen A und B, gemessen mit einem intervallskalierten Zielparameter, im Rahmen eines Crossover-Designs
- Varianzanalytische Verfahren – Vergleich von Mittelwerten aus 2 oder mehr parallelen Gruppen oder aus Messwiederholungen, auch bei mehreren unabhängigen Variablen (Faktoren); mindestens intervallskalierte Daten

Aus Studiendaten berechnete Mittelwerte oder Prozentwerte beschreiben die Verhältnisse in der Stichprobe der untersuchten Teilnehmer. So könnte man z. B. bei einer Hypertoniestudie berechnen, wie groß der Mittelwertsunterschied hinsichtlich der Blutdrucksenkung zwischen 2 mit unterschiedlichen Präparaten behandelten Patientengruppen gewesen ist. Vermutlich interessiert man sich dabei jedoch primär nicht nur für den Mittelwertsunterschied in der untersuchten Patientenstichprobe, sondern für denjenigen in der Grundgesamtheit, für die die Behandlung intendiert ist. Diesen „wahren" Unterschied kann man mithilfe eines Konfidenz- oder Vertrauensintervalls eingrenzen. Man schlägt dazu um den für die Stichprobe berechneten, statistischen Kennwert (Punktschätzer, Point Estimate) herum ein Intervall, dessen Grenzen so bestimmt werden, dass sie mit einer Wahrscheinlichkeit von $1 - \alpha$ den „wahren" Wert des Parameters in der Grundgesamtheit einschließen. So befindet sich der „wahre" Grundgesamtheitswert mit einer Wahrscheinlichkeit von 95 % zwischen den Grenzen eines um einen Punktschätzer geschlagenen 95%-Konfidenzintervalls. Praxisbeispiel: In einer placebokontrollierten Hypertonie-Studie wurde für die Blutdrucksenkung ein Mittelwertsunterschied zwischen den Behandlungsgruppen von 15 mm Hg zugunsten des Antihypertensivums gefunden, mit einem 95% Konfidenzintervall von 10–20 mm Hg. Somit ist in der Grundgesamtheit, die durch die Stichprobe repräsentiert wird, mit einer Wahrscheinlichkeit von 95 % für das Antihypertensivum ein Vorteil von mindestens 19 mm Hg und von nicht mehr als 20 mm Hg zu erwarten. Die Breite des Konfidenzintervalls um den Punktschätzer herum hängt dabei von der Irrtumswahrscheinlichkeit, der Varianz der Daten sowie von der untersuchten Fallzahl ab (je kleiner das Risiko, je größer die Variabilität und je geringer die Stichprobengröße, desto breiter das Intervall).

Konfidenzintervalle lassen sich für fast alle deskriptivstatistischen Kennwerte (Mittelwerte, Mediane, Varianzen, Prozentwerte etc.) berechnen. Sie grenzen dabei stets den Bereich ein, in dem sich mit einer Wahrscheinlichkeit von $1 - \alpha$ der entsprechende Kennwert der Grundgesamtheit befindet.

13.3.6 Probleme der Mehrfach-Testung (Multiples Testen)

Je mehr Entscheidungen man zu treffen hat, desto wahrscheinlicher ist es, dass man sich dabei auch einmal falsch entscheidet – das gilt im Alltagsleben ebenso wie in der Statistik. Führt man bei einer Studie einen konfirmatorischen Signifikanztest mit dem Fehlerniveau $\alpha = 0{,}05$ durch, dann hat man damit das Risiko, die Nullhypothese fälschlicher Weise abzulehnen, auf maximal 5 % begrenzt. Prüft man im Rahmen der gleichen Studie einen vom ersten unabhängigen, zweiten Zielparameter ebenfalls konfirmatorisch zum Niveau $\alpha = 5$ %, dann ist das Risiko, beim einen oder beim anderen Test einen α-Fehler zu begehen, größer als 5 %. Dieses Phänomen bezeichnet man als α-Akkumulation. Es tritt auf, wenn man mehr als einen Zielparameter konfirmatorisch prüft, aber auch dann, wenn man den gleichen Zielparameter mehrfach testet – z. B. im Rahmen einer Zwischenauswertung. Als Faustregel mag dabei gelten, dass sich die „lokalen" α-Risiken in etwa addieren, wenn man mehrere Tests an voneinander unabhängigen Parametern zum gleichen Fehlerniveau durchführt, d. h. bei 2 Tests, die jeweils zum Niveau $\alpha = 5$ % durchgeführt werden, liegt das Gesamtrisiko für die ungerechtfertigte Ablehnung mindestens einer der beiden Nullhypothesen bei etwa 10 %. Bei der statistischen Planung einer Studie muss jedoch dafür Sorge getragen werden, dass das Risiko, einen α-Fehler zu begehen, bei allen konfirmatorischen Tests einer Studie insgesamt das vorgegebene Fehlerniveau nicht überschreitet [20,21].

Der einfachste Weg, eine α-Akkumulation zu vermeiden, besteht darin, sich auf nur einen konfirmatorisch zu prüfenden Hauptzielparameter zu beschränken, den man nur einmal testet. In allen anderen Fällen ist es erforderlich, durch geeignete Maßnahmen dafür Sorge zu tragen, dass das Risiko eines α-Fehlers im Rahmen einer Studie insgesamt auf das vorgegebene Niveau von 5 % (bei zweiseitigen Tests) bzw. von 2,5 % (im einseitigen Fall) beschränkt wird. Hierfür kommen u. a. die folgenden beiden Vorgehensweisen in Betracht:

- Für manche Indikationen schreiben die anwendbaren Richtlinien vor, dass zum Nachweis der Wirksamkeit einer Behandlung in mehreren Zielparametern ein signifikantes Ergebnis gezeigt werden muss – z. B. für eine physiologische Messung und außerdem noch für den subjektiv wahrgenommenen Patientennutzen. Führt man jeden der beiden Tests zum Fehlerniveau α durch, dann ist das Gesamt-Risiko eines „falsch positiven" Studienergebnisses sogar kleiner als α, weil zum Studienerfolg beide Tests gleichzeitig ein signifikantes Ergebnis zeigen müssen.
- Ähnlich liegt der Fall, wenn man 2 konfirmatorisch zu prüfende Zielparameter a priori in eine Rang-Reihenfolge bringt und den zweiten davon nur dann konfirmatorisch prüft, wenn man zuvor bereits beim ersten ein signifikantes Ergebnis erzielt hat (Hypothesen-Hierarchie) – auch in diesem Fall kann jeder der beiden Tests zum Niveau α durchgeführt werden, ohne dass es zu einer Akkumulation kommt [22].
- Eine andere Strategie besteht darin, das für die Studie festgesetzte α-Risiko auf mehrere konfirmatorische Tests so aufzuteilen, dass das daraus resultierende Gesamtrisiko das Niveau α nicht überschreitet. Das wohl bekannteste dieser zusammenfassend als α-Adjustierung bezeichneten Verfahren ist die Bonferroni-Adjustierung, bei der das Gesamtrisiko der Studie gleichmäßig auf die durchzuführenden Tests aufgeteilt wird (wird das Gesamtrisiko einer Studie z. B. auf $\alpha = 5\,\%$ festgesetzt, dann liegt das lokale α-Risiko pro Test für 2 Zielparameter bei 2,5 % und für 3 Parameter bei 1,66 %). Andere Verfahren zur α-Adjustierung, z. B. die sog. Bonferroni-Holm-Korrektur [23], sind gegenüber der Bonferroni-Adjustierung u. U. effizienter; jede α-Adjustierung führt jedoch – unter ansonsten gleichen Bedingungen – zu einer Erhöhung der erforderlichen Fallzahl (vgl. ► Kap. 13.3.8), wenn hierdurch nicht eine Verminderung der Teststärke in Kauf genommen werden soll.
- Bei einer Abschlusstest-Prozedur (Closed Testing Procedure) wird – stark vereinfacht ausgedrückt – zunächst eine globale Nullhypothese geprüft und, wenn diese verworfen werden kann, danach die aus dieser ableitbaren Unter-Hypothesen (Hypothesen-Familie). Bei Einhaltung des Prinzips können alle diese Tests zum Niveau α durchgeführt werden, ohne dass es dadurch zu einer Fehlerakkumulation kommt.

Beim deskriptiven Gebrauch von p-Werten werden keine Entscheidungen über Hypothesen getroffen und mithin existiert hier auch kein α-Risiko (wo p-Werte nicht der Entscheidungsfindung dienen, existiert auch nicht das Risiko einer Fehlentscheidung). Die Frage, ob eine α-Adjustierung erforderlich ist, erweist sich somit in diesem Zusammenhang als gegenstandslos.

13.3.7 Umgang mit fehlenden Werten, Estimands

Fehlende Daten sind eine potenzielle Quelle von Verzerrungen (Bias). Das hat u. a. die folgenden Gründe:

- Konfirmatorische Studien orientieren sich am Intention-to-Treat-Prinzip (vgl. ▶ Kap. 13.2.7) – alle randomisierten Patienten sind auszuwerten wie randomisiert). Zumindest bei den Hauptzielparametern einer Studie müssen deshalb Annahmen über fehlende Werte getroffen werden, um die betroffenen Patienten mit in die Auswertung nehmen zu können. Diese Annahmen sind aber innerhalb der Studie letztendlich nicht überprüfbar.
- Nicht auswertbare Patienten reduzieren die Teststärke (das Risiko falsch negativer Entscheidungen steigt).
- Verfahren zur Schätzung (Imputation) fehlender Werte können die tatsächliche Variabilität der Daten reduzieren (das Risiko falsch positiver Entscheidungen steigt).
- Fehlende Werte können in Bezug auf das Zielkriterium einer klinischen Prüfung „informativ" sein und dabei den Vergleich zwischen den Behandlungsgruppen verzerren – z. B. wenn vor Ablauf des Beobachtungszeitraums geheilte Patienten oder Patienten, die nicht auf die Behandlung ansprechen, vorzeitig aus der Studie ausscheiden.

Ein substanzieller Anteil fehlender Werte kann daher die Validität der Ergebnisse einer klinischen Prüfung insgesamt infrage stellen.

Fehlende Werte lassen sich – je nach dem zugrunde liegenden „Mechanismus" – in 3 Gruppen einteilen:

- **Missing Completely At Random** (MCAR)/Ignorable – Das Fehlen eines Wertes ist unabhängig von allen erhobenen oder fehlenden Daten.
  Beispiele: Patient zieht um; Messgerät defekt; Untersuchung „vergessen"; Zentrum kann wegen einer Pandemie derzeit keine studienbezogenen Untersuchungen durchführen.
- **Missing At Random** (MAR) – Das Fehlen eines Wertes ist abhängig von beobachteten, aber unabhängig von den fehlenden Daten.
  Beispiele: Vermehrtes Ausscheiden von Patienten mit ungünstigen Baseline-Werten; Patient verschlechtert sich im Studienverlauf und scheidet dann vorzeitig aus, d. h. das Fehlen von Messwerten steht im Zusammenhang mit ungünstigeren Baseline-Werten.
- **Missing Not At Random** (MNAR)/Non-Ignorable – Das Fehlen eines Wertes ist abhängig von den fehlenden Daten.
  Beispiel: Ein Patient erscheint nicht mehr zur Untersuchung, weil er die Behandlung nicht verträgt – er informiert aber darüber nicht das Prüfzentrum. Fehlende Werte dieser Gruppe sind u. a. deshalb problematisch zu identifizieren, weil die zur Identifikation des Mechanismus erforderlichen Daten fehlen.

Fehlende Daten nach dem MCAR-Mechanismus bewirken keine Verzerrung der Ergebnisse, sondern allenfalls einen Power-Verlust. Fehlen Daten nach MAR, kann dies zwar die Messergebnisse insgesamt verzerren, jedoch – bei adäquater Berücksichtigung der beobachteten Daten, die mit dem Fehlen der Werte in Zusammenhang stehen – nicht die Beziehungen zwischen den Variablen, d. h.

es sind auch unter MAR unverzerrte Abschätzungen des Behandlungseffekts möglich. MNAR kann dagegen zu einer systematischen Verzerrung der Effektschätzung führen. Ob es sich bei fehlenden Werten um MCAR oder um MAR handelt, lässt sich anhand der beobachteten Daten prüfen. Als Faustregel kann hier gelten, dass es sich nicht um MCAR handeln kann, wenn sich das Fehlen von Werten vorhersagen lässt. Ob es sich um MAR oder um MNAR handelt, kann anhand der beobachteten Daten nicht nachgeprüft werden, da die fehlenden Daten ja per Definition unbekannt sind und sich daher prinzipiell nicht feststellen lässt, ob sie in einem Zusammenhang mit beobachteten Daten stehen.

Der Königsweg im Umgang mit fehlenden Werten besteht in deren Vermeidung. Entsprechende Maßnahmen sollten bereits bei der Studienplanung Berücksichtigung finden. Hierzu gehören u. a. eine „akzeptable" individuelle Studiendauer mit realistischen Anforderungen hinsichtlich der Zahl der Visiten im Prüfzentrum, die Praktikabilität und Akzeptanz der Prozeduren („überfrachtete" Prüfpläne vermeiden; nur essenzielle Daten erheben – diese dafür aber vollständig), die zeitnahe Erfassung der Daten und ein striktes Monitoring.

Das „klassische" Vorgehen bei fehlenden Werten bestand über lange Zeit in der Anwendung simpler Imputationsverfahren, bei denen ein fehlender Wert aufgrund einer einfachen Regel durch einen beobachteten ersetzt wurde. Hierzu zählt insbesondere die **Last-Observation-Carried-Forward(LOFC)-Methode**, bei der ein fehlender Wert durch den letzten zuvor beobachteten Wert derselben Person ersetzt wurde. Scheidet ein Patient vorzeitig aus einer Prüfung aus, liegt dem LOCF-Verfahren implizit die Annahme zugrunde, dass sich die Messwerte des Patienten nicht weiter verändert hätten, wenn er weiter an der Prüfung teilgenommen hätte. Diese Annahme kann zu gravierenden Verzerrungen des Effektschätzers führen und hat ganz unterschiedliche Auswirkungen, wenn es sich dabei z. B. um eine progrediente (der tatsächlich zu erwartende Verlauf wird vermutlich zu optimistisch eingestuft) oder um eine selbst limitierende Erkrankung (der tatsächlich zu erwartende Verlauf wird vermutlich zu pessimistisch eingestuft) handelt – insbesondere dann, wenn solche Abbrüche die eine Behandlungsgruppe stärker treffen als die andere.

In neuerer Zeit werden simple Imputationsverfahren allein zumindest in Zulassungsverfahren und bei der Nutzenbewertung kaum noch akzeptiert und werden durch komplexere Verfahren abgelöst, die sich insbesondere dadurch auszeichnen, dass sie ein Maximum an Informationen aus den vorhandenen (gemessenen) Daten extrahieren, um daraus fehlende Werte zu schätzen oder zu modellieren. Hierzu zählen u. a. die **Multiple Imputation**, bei der fehlende Werte über ein vordefiniertes Prädiktionsmodell aus vorhandenen Daten mehrfach geschätzt und dann über die Schätzungen hinweg gemittelt werden, gemischte varianzanalytische Modelle zur Modellierung von fehlenden Verlaufsdaten (**Mixed Model for Repeated Measures**, MMRM), sowie flexible generalisierte lineare Modelle (**Generalized Linear Mixed Model**, GLMM), auf die hier nicht im Detail eingegangen werden soll (zur Vertiefung s. [24]).

Solche „fortgeschrittenen" Analyseverfahren zum Umgang mit fehlenden Werten setzen in der Regel den MAR- (oder MCAR-) Mechanismus voraus. Sind fehlende Werte MNAR, so helfen Methoden wie beispielsweise **Pattern-Mixture-Modelle**, die unterschiedliche Muster fehlender Werte identifizieren und analysieren.

Als integraler Bestandteil der Strategie zum Umgang mit fehlenden Werten sollten im Analyseplan Sensitivitätsanalysen vorgesehen werden, die die Studienergebnisse unter Zugrundelegung unterschiedlicher Annahmen für fehlende Werte miteinander vergleichen. Dabei beobachtete Abweichungen bedürfen der Diskussion im Studienabschlussbericht.

Die EMA hat 2011 eine Leitlinie zum Umgang mit fehlenden Werten bei konfirmatorischen klinischen Prüfungen herausgegeben [25]. Eine leicht verständliche Einführung in die Behandlung fehlender Werte findet sich bei O'Kelly und Ratitch [24].

Im November 2019 verabschiedete die ICH ein Addendum zur „Statistik-Guideline" E9, das für den Zuständigkeitsbereich der EMA im Juli 2020 in Kraft gesetzt wurde und das die Analyse klinischer Studiendaten auf der Grundlage so genannter Estimands sowie die Anforderungen für Sensitivitätsanalysen beschreibt sowie deren Implementierung bei klinischen Prüfungen fordert [26]. Die Guideline definiert einen Estimand als das Ziel einer Effektschätzung, mit der die einer Studie zugrunde liegende, wissenschaftliche Fragestellung beantwortet werden soll. Kurz zusammengefasst, besteht ein Estimand aus 5 Attributen:

1. Beschreibung der Interventionen, die mit einander verglichen werden sollen
2. Charakterisierung der Patientenpopulation, für die Aussagen getroffen werden sollen
3. Parameter, an dem/denen der Effekt der Behandlung nachgewiesen werden soll
4. Sogenannte interkurrente Ereignisse, die dazu führen, dass erforderliche Daten fehlen oder nicht wie vorgesehen interpretierbar sind. Beispiele hierfür sind Behandlungsabbruch, Tod, Non-Compliance, vorzeitige Remission, oder die Einnahme einer Rescue-Medikation oder einer unerlaubten Begleitmedikation – im Grunde sollten alle infrage kommenden Gründe als interkurrente Ereignisse beschrieben werden.
5. Statistischer Kennwert (z. B. eine Mittelwertsdifferenz zwischen 2 parallelen Behandlungsgruppen), an dem der Effekt der Behandlung fest gemacht werden soll

Das eigentlich Innovative am Estimands Framework ist, dass nicht alle fehlenden oder nicht interpretierbaren Werte auf die gleiche Weise behandelt werden, sondern dann – je nach Art des interkurrenten Ereignisses – für Daten des gleichen Parameters, die aus unterschiedlichen Gründen fehlen oder nicht auswertbar sind, unterschiedliche Strategien definiert werden können. Innerhalb einer Studie können dabei für den gleichen Zielparameter durchaus auch mehrere

Estimands angegeben werden, die sich in den Strategien zur Behandlung interkurrenter Ereignisse voneinander unterscheiden. So sind Analysen möglich, die z. B. eher den zu erwartenden Effekt einer Behandlung im klinischen Alltag oder beim bestimmungsgemäßen Gebrauch in den Vordergrund der Betrachtung rücken.

13.3.8 Grundlagen der statistischen Fallzahlplanung

Zu den bereits im Prüfplan festzuhaltenden Informationen gehört die Abschätzung der Zahl von Personen, die behandelt werden müssen, damit die klinische Prüfung mit hinreichender Wahrscheinlichkeit ihr Ziel erreichen kann. Dabei gilt aus medizinischen, ethischen und ökonomischen Gründen gleichermaßen, dass die Fallzahl so klein wie möglich, aber so groß wie nötig sein sollte. Ist die Fallzahl zu gering, steht am Ende der Prüfung u. U. auf Stichprobenebene ein klinisch relevanter Behandlungseffekt, der nicht auf die Grundgesamtheit verallgemeinert werden darf, weil keine statistische Signifikanz erzielt wurde. Ist sie zu groß, besteht die Möglichkeit, dass auch klinisch irrelevante Effekte signifikant werden, d. h. man darf das Hauptergebnis der Prüfung zwar auf die Grundgesamtheit verallgemeinern, aber es ist medizinisch möglicherweise bedeutungslos.

In einer hypothesenprüfenden Studie wird die erforderliche Fallzahl stets statistisch geplant. Hierbei gilt allgemein, dass die erforderliche Fallzahl umso höher ist,

- je kleiner das α-Risiko,
- je größer die Teststärke (bzw. je kleiner das β-Risiko),
- je größer die Variabilität der Daten innerhalb der Behandlungsgruppen und
- je geringer der als signifikant nachzuweisende Behandlungseffekt ist.

Bei der statistischen Fallzahlplanung ergeben sich α- und β-Risiko aus regulatorischen Anforderungen und aus den Bedürfnissen des Sponsors. Die „Kunst" besteht in der adäquaten Abschätzung des zu erwartenden Behandlungseffekts. Dabei sollte zumindest auf Stichprobenebene ein klinisch relevanter Effekt erzielt werden können (eine Studie, die darauf angelegt ist, einen klinisch irrelevanten Effekt als signifikant nachzuweisen, ist weitgehend sinnfrei), d. h. man plant die Fallzahl i. d. R. so, dass ein klinisch relevanter Behandlungseffekt in der Stichprobe zu einem signifikanten Testergebnis führt (bei der Beurteilung der Frage, inwieweit auch in der Grundgesamtheit mit einem klinisch relevanten Effekt zu rechnen ist, helfen Konfidenzintervalle – vgl. ▶ Kap. 13.3.5).

Die statistische Fallzahlplanung erfolgt immer im Hinblick auf ein bestimmtes Testverfahren, mit dem die Daten später ausgewertet werden sollen. Dabei wird der Behandlungseffekt, auf den es bei der Fallzahlabschätzung entscheidend ankommt, je nach Verfahren zwar rechnerisch sehr unterschiedlich definiert; das dahinterstehende Prinzip ist jedoch in den meisten Fällen vergleichbar und soll am Beispiel des t-Tests für unabhängige Stichproben (vgl. ▶ Kap. 13.3.5) erläutert werden.

Bei diesem Anwendungsfall wird die Wirksamkeit einer Behandlung durch ein arithmetisches Mittel (z. B. durch die mittlere Veränderung eines relevanten Zielparameters zwischen dem Ausgangswert und dem Zustand bei Behandlungsende) charakterisiert. Der Behandlungseffekt ist umso größer, je stärker sich diese Mittelwerte in 2 parallelen, unterschiedlich behandelten Gruppen voneinander unterscheiden. Um das zu quantifizieren, berechnet man bei diesem Test den sog. t-Wert als Quotient aus der Differenz der beiden Mittelwerte und einem statistischen Kennwert, der aus der Streuung (Varianz) der Daten innerhalb der Gruppen um den jeweiligen Mittelwert herum und aus der zur Verfügung stehenden Fallzahl abgeleitet wird. Je größer die Mittelwertsdifferenz im Zähler im Verhältnis zum Varianzmaß im Nenner ist, desto größer ist auch der Wert dieses Bruches. Je größer die Fallzahl, desto kleiner wird bei gleicher Varianz der Term im Nenner. Der so resultierende t-Wert wird dann mit einer Wahrscheinlichkeitsverteilung (hier: t-Verteilung) verglichen und dabei in den für die Entscheidung über die Hypothesen benötigten p-Wert überführt.

Bei der statistischen Fallzahlabschätzung wird die Mittelwertsdifferenz, auf die hin eine Studie geplant wird (also der Zähler des t-Bruches) i. d. R. aufgrund von Überlegungen zur klinischen Relevanz festgelegt. Um wie viel „besser" muss die Wirksamkeit von Behandlung A gegenüber B sein, um den Einsatz von A und die damit möglicherweise verbundenen Risiken zu rechtfertigen? – Eine Frage, die eindeutig nicht vom Biostatistiker, sondern vom Kliniker zu beantworten ist. Das Beispiel zeigt jedoch, dass man bei gleicher Mittelwertsdifferenz je nach der Größe des Variationsmaßes im Nenner des Bruches zu sehr unterschiedlichen t-Werten – und damit auch zu unterschiedlichen p-Werten – kommen kann. Dabei gilt allgemein, dass die Fallzahl zum Erreichen eines signifikanten Testergebnisses umso höher zu sein hat, je größer die Streuung der Daten innerhalb der Gruppen im Verhältnis zur Mittelwertsdifferenz ist.

Die Abschätzung dieser Streuung (Varianz) erweist sich in der Praxis oft als schwierig. Man orientiert sich dabei i. d. R. an den Ergebnissen früherer Prüfungen in der gleichen Indikation, mit dem gleichen Zielparameter und mit einem möglichst ähnlichen „Gesamt-Setting", was die Zusammensetzung der Stichprobe, die Rahmenbedingungen der Behandlung und den Zeitplan der Untersuchung betrifft. Leider stehen solche Daten oft nicht zur Verfügung, was eine fundierte Fallzahlplanung erschwert. Abhilfe kann hier die Durchführung einer Pilotstudie schaffen, die das Ziel verfolgt, die für die Fallzahlplanung zu einer konfirmatorischen Studie benötigten Informationen zu beschaffen. Eine inzwischen auch von Zulassungsbehörden akzeptierte Alternative bieten auch adaptive Studiendesigns (vgl. ► Kap. 13.2.9), bei denen zunächst eine vorläufige Fallzahl-Abschätzung vorgenommen wird. Der erste Teil einer solchen Studie dient dann als interne Pilotstudie, auf deren Grundlage die Fallzahl für den weiteren Fortgang des Projekts dann an die tatsächlich vorgefundenen Verhältnisse angepasst werden kann.

Bei der Fallzahlplanung für explorative Studien kann man sich auch ohne Hypothesenprüfung daran orientieren, mit welcher Präzision man bestimmte

Merkmale der Grundgesamtheit mithilfe von Vertrauensintervallen für Stichproben-Kennwerte vorhersagen möchte. Allgemein gilt, dass die Breite eines Konfidenzintervalls (vgl. ▶ Kap. 13.3.5) unter ansonsten gleichen Bedingungen umso geringer ist, je mehr Fälle zur Auswertung zur Verfügung stehen. Man kann daher berechnen, wie viele Teilnehmer mindestens benötigt werden, damit das Konfidenzintervall für einen bestimmten, interessierenden Zielparameter eine vorgegebene Breite nicht überschreitet.

Problematisch sind Prüfungen, bei denen die Zahl der zur Verfügung stehenden Patienten (z. B. wegen der Seltenheit der Erkrankung) so gering ist, dass die für ein signifikantes Ergebnis erforderliche Fallzahl zu einer impraktikablen Studiendauer führen würde. Während dieser Zeit können sich der Stand der Wissenschaft oder die Rahmenbedingungen einer Behandlung so weit verändern, dass die geprüfte Behandlung nicht mehr relevant oder die Ergebnisse von gegen Ende der Studie behandelten Patienten mit denjenigen zu Beginn eingeschlossener nur noch bedingt vergleichbar sind. Für solche Fälle empfiehlt es sich bei zulassungsrelevanten Prüfungen, sich mit den zuständigen Behörden bereits vorab über die regulatorischen Anforderungen zu verständigen.

13.3.9 Aspekte der statistischen Programmierung

Für die Durchführung statistischer Analysen kommt im Rahmen klinischer Prüfungen Software in Betracht, die zuvor dokumentiert validiert wurde [28,36]. Für studienspezifische Auswertungsprogramme und Makros, die in der Kommandosprache der verwendeten Statistik-Software erstellt wurden, müssen Qualitätskontrollen nachvollziehbar dokumentiert sein, insbesondere wenn dabei Patientendaten transformiert oder abgeleitete Variablen (z. B. zusammenfassende Scores aus den einzelnen Items eines klinischen Fragenbogens) berechnet werden. Die so erstellten statistischen Programme sind, zusammen mit den Datensätzen, auf denen die Auswertung beruht, im Trial Master File (TMF) zu archivieren, so dass die Auswertung des Projekts auch später noch jederzeit vollständig nachvollzogen werden kann [36,37]. Dies impliziert, dass vom Sponsor mit der Auswertung beauftragte Auftragsforschungsinstitute (CROs) den von ihnen für ein Projekt erstellten Programmcode so zur Archivierung zur Verfügung stellen müssen, dass die Ergebnisse aller durchgeführten Analysen damit repliziert werden können.

Deskriptiv-statistische Methoden dienen der Beschreibung der im Rahmen einer Studie untersuchten Patientenstichprobe. Konfidenzintervalle helfen, auf der Grundlage der Stichprobendaten die Größe der in der Grundgesamtheit zu erwartenden Behandlungseffekte abzuschätzen. Die Inferenzstatistik stellt darüber hinaus Methoden zur Hypothesenprüfung zur Verfügung, um die Studienergebnisse gegenüber Zufallsbefunden abzusichern, wenn das Vorliegen eines Behandlungseffekts von der Stichprobe auf die Grundgesamtheit verallgemeinert werden soll. Die für solche Nachweise erforderliche Fallzahl muss auf der Grundlage von Vorinformationen statistisch geplant werden.

13.4 Klinisches Datenmanagement – Aufgaben und Grundlagen

13.4.1 Klinisches Datenmanagement als Schnittstelle zwischen Studiendurchführung und -auswertung

Die Aufgabe des klinischen Datenmanagements besteht – kurz gesagt – in der Übertragung der im Prüf- oder Beobachtungsplan definierten Parameter in ein geeignetes Datenerfassungsformular sowie in der Überführung der im Prüfzentrum erfassten Probanden- oder Patientendaten in einen biostatistisch auswertbaren Datensatz. Insofern stellt das Datenmanagement eine Schnittstelle zwischen der klinischen Durchführung und dem Monitoring einer Studie einerseits und der die Studie auswertenden Abteilung für Biostatistik andererseits dar. Die zentrale Stellung des Datenmanagements erfordert dabei eine enge Abstimmung mit den verantwortlichen Personen für Projektplanung, Monitoring und für die spätere Auswertung.

Von Seiten der europäischen und nordamerikanischen Zulassungsbehörden existieren für den Bereich Datenmanagement keine eigenen Leitlinien. Zahlreiche Hinweise und Anforderungen, die (auch) das Datenmanagement betreffen, werden jedoch in der ICH-GCP-Leitlinie E6 (R2) [1] thematisiert. Darüber hinaus widmet die unmittelbar bevorstehende, dritte Revision der Guideline (E6 (R3) [36,37]) der Handhabung von Studiendaten neue, eigene Kapitel (3.16 Data and Records; 4. Data Governance), die Anforderungen die Prozesse und die dabei verwendeten Systeme (einschließlich deren Validierung und Qualifizierung) im Rahmen klinischer Prüfungen beschreiben. Eine ausführliche, regelmäßig aktualisierte Zusammenstellung professioneller Standards für das Datenmanagement im Bereich klinische Forschung bieten die Good Clinical Data Management Practices der Fachgesellschaft Society for Clinical Data Management [27; Link 10]. Der wachsenden Bedeutung von Computersystemen in klinischen Studien, insbesondere im Bereich Datenmanagement, trägt eine Guideline der EMA Rechnung, die sich mit den Anforderungen an solche Systeme im GCP-Umfeld beschäftigt [28]. Regulatorische Vorgaben existieren auch für Anwendungsfälle, in denen ein elektronisches Dokument als gleichwertiger, rechtsgültig autorisierter Ersatz für ein „konventionelles", per Unterschrift autorisiertes Papierdokument akzeptiert werden sollen [29,30]. Beachtet werden müssen darüber hinaus Gesetze wie etwa das deutsche Bundesdatenschutzgesetz (BDSG) [31] und die Datenschutz-Grundverordnung (DS-GVO) [32].

13.4.2 Aufsetzen eines Projekts

Vor Beginn des klinischen Teils jeder Studie müssen auf der Grundlage des Prüf- oder Beobachtungsplans zunächst Dokumentationsunterlagen zur Erfassung der Patienten- oder Probandendaten erstellt werden. Unabhängig davon, ob die Daten vom Prüfzentrum mithilfe elektronischer Formulare direkt am Computer erfasst werden, oder die Studie noch papierbasiert, ist darauf zu achten, dass die Vorgaben des Prüfplans hinsichtlich Parameterauswahl, Zeitraster etc. vollständig und korrekt umgesetzt werden. Ein besonders wichtiger Aspekt ist dabei auch die Benutzerfreundlichkeit der erstellten Unterlagen. Diese sollten so gestaltet werden, dass die dokumentierenden Personen im Zentrum anhand der Unterlagen durch die Studie geführt und dabei in die Lage versetzt werden, die Dokumentationsanforderungen eines Formulars intuitiv und möglichst auf einen Blick zu erfassen.

Zu den studienvorbereitenden Arbeiten gehört auch die Erstellung der zentralen Dokumente des Datenmanagements:

- Der **Datenmanagementplan** (DMP) beschreibt die für ein bestimmtes Projekt vorgesehenen Prozesse (Aufgaben, Zeitabläufe), Verantwortlichkeiten (Wer tut was?) und Werkzeuge (Software, Klassifikationssysteme zur Datencodierung etc.). Zu den im DMP zu adressierenden Aspekten gehören eine Beschreibung des Datenflusses, die Datenerfassung und -codierung, die Datenvalidierung und Abklärung von Rückfragen (Query-Prozess), das Datenbank-Management (Zugang, Anfertigung von Sicherungskopien etc.) die Durchführung von Qualitätskontrollen (einschließlich der Angabe der dabei zugrunde liegenden Akzeptanzkriterien), der Abschluss der Datenbanken und ihre Archivierung sowie Datenübernahme von externen Quellen (z. B. aus einem Labor) und die Übergabe der Daten an die Biometrie.
- Der **Datenvalidierungsplan** (DVP) stellt die an den Daten durchzuführenden Plausibilitätsprüfungen zusammen. Bei der Verwendung eines elektronischen Datenerfassungsbogens (Electronic Case Report Form, eCRF) sind automatisierte Prüfungen bereits während der Dateneingabe möglich (Edit Checks). Komplexere Checks, die nicht schon während der Dateneingabe vorgenommen werden können, werden vom Datenmanagement in einer Datenbanksprache (z. B. Standard Query Language, SQL) oder in einer Statistik-Software programmiert und an den bereits eigegebenen Daten durchgeführt. Programmiert werden auch Abfragen zur Erstellung von Datenlisten als Grundlage für das medizinische Monitoring.
- Der **Monitoringplan** beschreibt u. a. die im Rahmen des Monitorings durchzuführenden (Plausibilitäts-)Kontrollen an den Daten, die bereits vorgenommen werden, bevor die Dokumentationsunterlagen im Prüfzentrum finalisiert werden. Dieser Plan ist somit auch kein Datenmanagement-Dokument im eigentlichen Sinne (die Erstellung eines Monitoringplans gehört auch nicht zu den Aufgaben des Datenmanagements), aber gerade die vom Monitor durchzuführenden Plausibilitäts- und Vollständigkeitskontrollen sollten im Voraus eng mit dem Datenmanagement abgestimmt werden.

Schließlich gehört zu den studienvorbereitenden Arbeiten im Datenmanagement auch das „Aufsetzen" der für ein bestimmtes Projekt erforderlichen Datenbanken. Hierbei handelt es sich zum einen um ein System zur Aufnahme der im Prüfzentrum dokumentierten Patienten- oder Probandendaten und zum anderen auch um Datenbanken für administrative Aufgaben wie die Nachverfolgung des Datenflusses (CRF-Tracking), die Datencodierung oder das Query Management. Aktuelle Electronic-Data-Capture (EDC)-Werkzeuge können alle genannten Funktionen unter einer Oberfläche vereinen.

Das Clinical Data Interchange Standards Consortium (CDISC; [Link 11]) beschäftigt sich mit der Entwicklung studien- und unternehmensübergreifend einheitlicher Standards für die Erfassung, die Speicherung und den Austausch klinischer Daten sowie zur Vereinheitlichung der dabei verwendeten Terminologie. Für die Einreichung von Daten bei der US-amerikanischen Zulassungsbehörde FDA und bei der japanischen PMDA ist die die Befolgung der CDISC-Standards Study Data Tabulation Model (SDTM) und Analysis Data Model (ADaM) inzwischen obligatorisch.

13.4.3 CRF-Tracking und Datenerfassung bei elektronischer und papierbasierter Dokumentation

Die studienbezogene Erfassung der in den Prüfzentren gesammelten Daten erfolgte traditionell mithilfe strukturierter, papierbasierter Dokumentationsbögen (Case Report Forms, CRFs). Spätestens seit den 1990er-Jahren hat in der klinischen Forschung die elektronische Datenerfassung (Electronic Data Capture, EDC) zunehmend an Bedeutung gewonnen und inzwischen die papierbasierte Dokumentation in den meisten Bereichen abgelöst. Dabei werden die Daten in den Prüfstellen nicht mehr zunächst in Papierformulare eingetragen und danach im Rahmen des Datenmanagements in eine elektronische Datenbank übertragen, sondern die Dokumentation im Zentrum erfolgt bereits initial mittels eCRF. Eine papierbasierte Dokumentation findet man heute meistens nur noch bei Formularen, die vom Patienten selbst ausgefüllt werden müssen – und auch diese werden Schritt für Schritt von elektronischen Formularen (Electronic Patient Reported Outcomes, ePROs), die z. B. über Tablet-Computer zur Verfügung gestellt werden, ersetzt. Dies bedingt im Datenmanagement unterschiedliche Anforderungen und Prozesse im Vergleich zur „Papierwelt".

13.4.3.1 Elektronische Dokumentation

Die bei der elektronischen Dokumentation von studienbezogenen Patientendaten direkt in ein eCRF eingetragenen Daten werden mit einem internetbasierten Formular erfasst und über eine verschlüsselte Verbindung auf einen zentralen Server übertragen. Sie sind somit praktisch in Echtzeit zentral verfügbar. Füllen Patienten bei einer Studie mit eCRF zusätzlich Selbstbeurteilungsbögen oder Patiententagebücher auf Papier aus, werden diese je nach Vereinbarung entweder vom Personal des Zentrums in das eCRF übertragen, oder die Dateneingabe erfolgt im Datenmanagement (siehe ▶ Kap. 13.4.3.2).

Autorisierte Benutzer müssen sich gegenüber dem System mit ihren Zugangsdaten identifizieren, wobei unterschiedliche Benutzerrollen existieren, die entweder nur zur Eingabe und zum Ändern oder auch zur finalen Autorisierung von Daten berechtigen. Jede Dateneingabe oder -änderung wird automatisiert mit einem Zeitstempel sowie mit der Kennung des ausführenden Benutzers versehen. Bei Datenänderungen werden frühere Eingaben niemals aus dem System gelöscht, sondern lediglich im Audit Trail des Systems als ungültig markiert. Hierdurch ist gewährleistet, dass jederzeit vollständig nachvollzogen werden kann, wer wann welche Eingaben oder Änderungen vorgenommen hat.

Neben dem Entfall eines separaten Dateneingabe-Schritts und der sofortigen zentralen Verfügbarkeit besteht ein weiterer Vorteil von EDC-Systemen darin, dass im eCRF Plausibilitätsprüfungen (Edit Checks) hinterlegt werden können, die bestimmte Fehler bereits bei der Dateneingabe abzufangen helfen. So lässt sich die Qualität der Dateneingabe verbessern und der Monitoringaufwand reduzieren.

Die Autorisierung der Daten eines eCRF erfolgt mithilfe einer „elektronischen Unterschrift", die den hierfür anwendbaren Richtlinien genügen muss [28–30] – in den meisten Fällen durch nochmalige Eingabe von Benutzername und Passwort einer zur Unterschrift berechtigten Person, zusammen mit dem Hinweis, dass hierdurch eine Autorisierung erfolgt, die der händischen Unterschrift unter ein Papierdokument entspricht. Die genannten Richtlinien erfordern für die Gültigkeit elektronischer Unterschriften, dass der Besitzer von Benutzername und Passwort zuvor eindeutig authentifiziert wurde. Hierzu ist im Rahmen der Übermittlung der Benutzerdaten an die intendierten Empfänger ein geeigneter Authentifizierungsprozess zu implementieren.

Die sofortige zentrale Verfügbarkeit der im Zentrum eingegebenen Daten bedingt auch, dass dokumentierte Visiten oder andere ausgefüllte Formulare (z. B. Berichte über unerwünschte Ereignisse) zeitnah und regelmäßig von einem Prüfer oder ärztlichem Mitglied der Prüfgruppe verifiziert werden müssen und dass dies durch dessen elektronische Unterschrift auch bestätigt werden muss, um die ICH-GCP-Anforderung zu erfüllen, dass der Prüfer die Genauigkeit, Vollständigkeit, Lesbarkeit und Aktualität der Daten im eCRF zum Zeitpunkt der Weitergabe dieser Daten an den Sponsor zu gewährleisten hat. Nach vollständigem Abschluss der Dokumentation eines Patienten wird darüber hinaus erwartet, dass dessen Daten noch einmal insgesamt als korrekt autorisiert werden.

Im Rahmen des Abschlusses einer Studie müssen dem Prüfer die von ihm elektronisch erfassten Daten zur Archivierung zur Verfügung gestellt werden, damit dieser seinen gesetzlichen Pflichten nachkommen kann. Eine Übergabe dieser Dokumente ist grundsätzlich elektronisch (z. B. als signierte oder mit einer dokumentierten Prüfsumme versehene Dateien im Portable Document Format, PDF) oder auch in Form von händisch unterschriebenen Papierausdrucken möglich. Bei der elektronischen Archivierung ist die Haltbarkeitsdauer der verwendeten Medien zu beachten – evtl. müssen Dateien auf andere Medien umkopiert werden, um die vorgeschriebene Archivierungsfrist einhalten zu können (dabei kann anhand der Signatur oder der Prüfsumme nachgewiesen werden, dass der Dateiinhalt zwischenzeitlich nicht verändert worden ist). Ein ausreichendes Bewusstsein für die Erfordernisse bei der elektronischen Langzeitarchivierung, oder gar die Implementierung entsprechender Prozesse und Routineverfahren, kann von vielen Prüfzentren heute noch nicht ohne Weiteres erwartet werden. Prüfzentren sind daher oft noch auf entsprechende Unterstützung durch den Sponsor oder das Studienmanagement angewiesen, um ihren Archivierungsverpflichtungen nachkommen zu können.

Bei der Auswahl eines EDC-Systems für klinische Prüfungen ist unbedingt darauf zu achten, dass es sich hierbei um eine ausreichend validierte und qualifizierte Software handelt, die einerseits den regulatorischen Anforderungen an solche Systeme gerecht wird [28–30,33,36] und sich andererseits durch eine hohe Anwenderfreundlichkeit auszeichnet – insbesondere für die Prüfzentren. Der Sponsor hat auch sicher zu stellen, dass die an einer Studie beteiligten Prüfer während der Laufzeit des Projekts jederzeit vollen Zugriff auf die im System dokumentierten Daten ihrer Patienten haben, einschließlich der Daten, die ggf. von Labors oder aus Electronic Patient Reported Outcomes (ePROs) beigetragen werden [28,36].

13.4.3.2 Papierbasierte Dokumentation

Bei einer papierbasierten Dokumentation werden die Quelldaten jedes in eine Studie eingeschlossenen Patienten im Prüfzentrum in ein Papier-CRF übertragen. Das CRF wird dabei häufig auf selbstdurchschreibendem No-Carbon-Required(NCR)-Papier gedruckt, sodass von vornherein mindestens eine Kopie der Dokumentation zur Verfügung steht. Müssen an dieser Dokumentation Korrekturen durchgeführt werden, so muss der Originaleintrag so durchgestrichen oder anderweitig als ungültig gekennzeichnet werden, dass er auch weiterhin lesbar bleibt. Der neu gültige Eintrag wird an eine geeignete Stelle neben den Originaleintrag geschrieben, datiert und mit dem Kurzzeichen des Eintragenden versehen. Hierdurch wird der GCP-Anforderung Rechnung getragen, dass im Sinne eines Audit Trails bei Korrekturen alle früheren Eintragungen weiterhin lesbar bleiben müssen und somit eine vollständige Dokumentation der „Historie" jeder Eintragung im CRF entsteht [1].

Ist ein CRF vollständig ausgefüllt und monitoriert, wird es von einer hierzu berechtigten Person im Prüfzentrum unterschrieben und damit autorisiert. Eine Kopie des CRF verbleibt im Prüfzentrum; das Original (und ggf. weitere Kopien) wird vom Monitor abgeholt und an das Datenmanagement weitergeleitet. Hierbei ist zu beachten, dass zu jedem Zeitpunkt eine Kopie des CRF im Prüfzentrum verbleiben muss. Hierdurch ist sichergestellt, dass die im CRF dokumentierten Daten nicht im Nachhinein ohne Autorisierung durch einen Prüfer verändert werden können. Bei Prüfungen mit längerer Beobachtungsdauer pro Patient ist es zweckmäßig, die Dokumentation der durchgeführten Visiten einzeln zu autorisieren und an das Datenmanagement weiterzugeben anstatt abzuwarten, bis der Patient die Studie verlassen hat.

Im Datenmanagement werden eintreffende CRF zunächst auf Vollständigkeit geprüft, in einer Datenbank registriert und dann zur Datenerfassung in eine vorbereitete Datenbank weitergeleitet. Bei klinischen Prüfungen erfolgt die Datenerfassung zur Sicherstellung eines hohen Qualitätsstandards bezüglich Eingabefehlern üblicherweise doppelt durch 2 unterschiedliche Personen. Nach der doppelten Erfassung werden die beiden Eingaben miteinander abgeglichen und bei Abweichungen korrigiert. Diese Korrektur erfolgt vorzugsweise durch eine dritte, „unvoreingenommene" Person, die die Daten nicht selbst eingegeben hat. Bei einigen der gebräuchlichen Erfassungssysteme werden Abweichungen dagegen bereits während der Zweiteingabe markiert und durch den Zweiterfasser korrigiert. Dieses Vorgehen hat den Nachteil, dass der Zweiterfasser in Zweifelsfällen hierbei seiner eigenen Eingabe den Vorzug geben könnte (Bias). Die Übertragung der Daten vom CRF in die Datenbank hat in jedem Fall so zu erfolgen, dass hierdurch ein möglichst exaktes elektronisches Abbild der Daten des ursprünglichen CRF entsteht. Details hierzu sind i. d. R. in einer Dateneingaberichtlinie niedergelegt.

Alle an einem CRF durchgeführten Bearbeitungsschritte werden – zumeist per Datenbank und z. T. auch automatisiert – protokolliert (CRF-Tracking). Dies gilt auch für die in den folgenden Abschnitten beschriebenen Arbeiten wie Datensäuberung und -codierung. Auf diese Weise kann zu jedem Zeitpunkt festgestellt werden, wo sich ein CRF befindet und welchen Bearbeitungsstand er aufweist.

13.4.4 Elektronische CRF aus der Perspektive des Monitorings

Der Übergang zu eCRF und EDC-Systemen hat auch Konsequenzen für die Arbeitsabläufe im klinischen Monitoring. Hierbei sind die folgenden Punkte besonders hervorzuheben:

- Auch der Monitor kann Einblick in die vom Zentrum erfassten Daten nehmen – und zwar ohne dazu die Prüfstelle aufsuchen zu müssen (Off-Site-Monitoring); laufende Datenkontrollen sind unabhängig von den Monitor-Visiten möglich.
- Notwendigkeit der Entwicklung eines adäquaten technischen Know-how, das den Monitor befähigt, auch den Prüfer bzw. dessen Personal zu trainieren und bei technischen Problemen Hilfestellung zu leisten.
- Veränderte Vorbereitung auf die Monitor-Visiten, da die Datenkontrolle schon am Bildschirm durchgeführt und ggf. Fragen bereits mithilfe der im eCRF-System implementierten Monitoring-Werkzeuge abgeklärt wurden.

Gleichzeitig ergeben sich durch die veränderten Prozesse u. a. die folgenden Vorteile:

- Die Prüfung der Vollständigkeit und Plausibilität der Eingaben, einschließlich der Safety-Daten, kann jederzeit auch außerhalb der Besuche im Zentrum erfolgen. Hierdurch wird der Zeitaufwand vor Ort reduziert, bzw. persönliche Monitorbesuche dienen in erster Linie dem Quelldatenabgleich (Source Data Verification), der Kontrolle von Prüfmustern, Investigator File sowie der Motivation und der Besprechung des Studienfortgangs.

- Reduktion von Fehleinschlüssen und anderen Prüfplanverletzungen, da diese vom Monitor sehr viel früher erkannt und dem Zentrum rückgemeldet werden können
- Verringerung der Zahl der Rückfragen aus dem Datenmanagement zu unplausiblen Eintragungen im CRF
- Monitore können den von ihnen durchgeführten Quelldatenabgleich i. d. R. auf Item-Ebene direkt im EDC-System dokumentieren.
- Erschließung neuer Aufgabenfelder: Im Rahmen eines zentralisierten Monitorings sind Analysen möglich, die über den Einzelfall hinausgehen und z. B. Aussagen darüber erlauben, wie sich einzelne Zentren in Bezug auf bestimmte, qualitätsrelevante Parameter im Vergleich zur Gesamtheit aller teilnehmenden Zentren oder zu vordefinierten Akzeptanzgrenzen verhalten. Hierdurch wird eine zentrale, risikoadaptierte Steuerung der Monitoring-Prozesse ermöglicht.

Das Training der Monitore einer mittels EDC-System durchgeführten klinischen Prüfung nimmt eine Schlüsselposition ein, mit der der Erfolg der Prüfung steht oder fällt. Denn neben der üblichen thematischen und organisatorischen Einarbeitung wird auch ein ausführliches technisches Training notwendig.

Die wichtigsten Trainingsinhalte für die Monitore sind:

- Handhabung der Software
- Kommunikation und Hotline (Aufgabenverteilung zwischen Monitor, Datenmanagement und/oder dem Anbieter des Systems)
- Monitorfunktionen und Prüferfunktionen der Software (Welche Benutzerrollen berechtigen zu welchen Aktionen?)
- Berichtsfunktionen

Besondere Bedeutung kommt auch dem Training der Prüfer (bzw. der Beauftragten des Prüfers) zu, die die Dateneingabe in das eCRF vornehmen – der Trainingsaufwand ist dabei zumeist höher als bei einem „klassischen" Papier-CRF. Dabei ist auch hervorzuheben, dass die Dateneingabe durch das Prüfzentrum direkt zeitnah erfolgen muss, um den Vorteil der sofortigen zentralen Verfügbarkeit der Daten wirklich nutzen zu können (der tatsächliche Abstand zwischen Visitendurchführung und Dokumentation der Daten im eCRF kann jederzeit anhand der mitgeführten Zeitstempel der Eingaben verifiziert werden).

Die wichtigsten Punkte im Hinblick auf das Training des Studienpersonals der Zentren sind:

- Handhabung der Software
- Zugang zum System/Verwendung und Vertraulichkeit von Passwörtern
- Erklärung der im Zentrum vorhandenen Benutzerrollen und deren Aufgaben
- Bedeutung einer zeitnahen Datenerfassung
- Durchführung von Datenkorrekturen und Beantwortung von Queries
- Erreichbarkeit und Kommunikation mit der Hotline

Bei der Verwendung eines eCRF-Systems entsteht für die Einrichtung einer Studie ein wesentlich höherer Zeit- und Kostenaufwand als bei der Arbeit mit einem konventionellen, papierbasierten CRF. Dem stehen niedrigere fallweise Kosten (durch den Wegfall der Datenerfassung im Datenmanagement), bessere Voraussetzungen für eine hohe Datenqualität und ein hierdurch reduzierter Aufwand bei Monitoring und Data Cleaning sowie eine z. T. deutlich verkürzte Zeitspanne bis zum Erreichen eines auswertbaren Datensatzes gegenüber.

13.4.5 Datensäuberung

Bei der Datensäuberung (Data Cleaning) geht es um die Aufdeckung und Beseitigung von Fehlern und unplausiblen Angaben, die nach dem Abschluss des Monitorings noch in der Dokumentation verblieben sind. Grundlage hierfür sind die im DVP (vgl. ▶ Kap. 13.4.2) beschriebenen Plausibilitätsprüfungen. Hierbei handelt es sich einerseits um Prüfungen, die automatisiert (programmgestützt) durchgeführt werden können (z. B. Cross Checks zwischen verschiedenen Fragen oder Visiten). Wird mit einem eCRF gearbeitet und verfügt das eingesetzte EDC-System über entsprechend weitreichende Möglichkeiten der Programmierung von Edit Checks, so lassen sich damit evtl. alle im DVP spezifizierten, automatisierten Prüfungen bereits während der Dateneingabe durchführen und eine separate Prüfung durch das Datenmanagement kann entfallen. Andererseits erfordern manche Prüfungen eine weitergehende klinische Expertise. Solche Edit Checks werden von entsprechend qualifiziertem Personal als Augenscheinprüfung durchgeführt, weil sie sich nicht oder nur mit unverhältnismäßig großem Aufwand programmieren lassen.

Edit Checks, die während der Dateneingabe in ein eCRF erfolgen, lösen spätestens beim Verlassen des Eingabeformulars eine Warnmeldung aus. Solche Prüfungen lassen sich bei den meisten Systemen so konfigurieren, dass die eingegebenen Daten entweder quittiert und trotz der Warnung beibehalten werden können („weiche" Prüfungen), oder strikt zurückgewiesen werden („harte" Prüfungen). Letztere verhindern zwar zuverlässig die Eingabe von Daten, die gemäß DVP als unplausibel angesehen werden, haben aber den Nachteil, dass sie auch solche Eingaben verhindern können, die vom Zentrum überprüft und für zutreffend befunden wurden – z. B. wenn akzeptable Wertebereiche zu eng definiert wurden. Dies kann zu Akzeptanzproblemen seitens der Prüfzentren führen. „Harte" Prüfungen sollten daher i. d. R. sparsam verwendet werden – z. B. zur Verhinderung „unmöglicher" Datumsangaben (ein in der Zukunft liegendes Anfangsdatum für einen Eintrag aus der Medical History) oder von Eingaben, die nicht mit dem Leben vereinbar sind.

Die im Rahmen von Prüfungen durch das Datenmanagement aufgedeckten Sachverhalte lassen sich nach den im DMP (vgl. ▶ Kap. 13.4.2) getroffenen Festlegungen in sog. Self Evident Corrections und in Befunde unterteilen, die eine Rückfrage im Prüfzentrum (Query) mit anschließender Autorisierung durch den Prüfer erforderlich machen. Self Evident Corrections sind insofern besonders sorgfältig zu beschreiben und bei der Entwicklung des DMP abzustimmen, weil hierdurch Änderungen an vom Prüfer bereits autorisierten Daten vorgenommen werden. Sie sollten deshalb auf Einzelfälle beschränkt bleiben, z. B. auf die Korrektur offensichtlicher Schreibfehler, die den Sinn des Textes nicht tangieren. Eine Autorisierung der durchgeführten Self Evident Corrections durch den Prüfer ist dennoch erforderlich.

Bei der Programmierung automatisierter Plausibilitätsprüfungen ist eine gründliche Validierung und Qualitätskontrolle essenziell, damit sichergestellt ist, dass die vorgenommenen Prüfungen frei von logischen Fehlern sind, d. h. dass sie genau die Sachverhalte überprüfen, zu deren Prüfung sie intendiert sind. Dies erfolgt i. d. R. durch die Prüfung von Daten, die den definierten Validierungsregeln auf jede mögliche Weise widersprechen (Edit Check muss ansprechen) sowie von solchen, die der Regel entsprechen (Edit Check darf nicht ansprechen).

EDC-Systeme verfügen i. d. R. über Werkzeuge zur elektronischen Verteilung, Bearbeitung und Nachverfolgung von Queries. Bei einer papierbasierten Dokumentation werden Queries patientenweise in Formularen zusammengestellt und an die betroffenen Prüfzentren zur Bearbeitung weitergeleitet. Dort werden, ggf. mit Unterstützung durch den Monitor, die Antworten auf die Rückfragen in die Formulare eingetragen, per Unterschrift des Prüfers autorisiert und an das Datenmanagement zur Einarbeitung in die Datenbanken zurückgesandt. Eine Kopie des bearbeiteten Query-Formulars verbleibt im Prüfzentrum und wird als integraler Bestandteil im betroffenen CRF abgelegt und später mit diesem archiviert. Nach der Einarbeitung der Query-Antworten in die Datenbank werden die Daten erneut geprüft und erforderlichenfalls werden an das Zentrum Re-Queries gestellt, falls die erhaltenen Antworten die beschriebenen Probleme nicht gelöst haben. Dieser Vorgang wird fortgesetzt, bis alle Queries befriedigend beantwortet wurden. Die Ausgabe und der Bearbeitungszustand aller Queries werden, ebenso wie derjenige der CRF, in einer Tracking-Datenbank verfolgt.

13.4.6 Medizinische Codierung

Zu den Aufgaben des Datenmanagements gehört auch die medizinische Codierung von Erkrankungen, Diagnosen und Behandlungen. Hierbei kommen insbesondere die folgenden Verzeichnisse und Klassifikationssysteme zum Einsatz [34]:

- Das vom Uppsala Monitoring Centre der Weltgesundheitsorganisation (WHO) herausgegebene WHODrug Global (früher auch als WHODrug Enhanced, WHO Drug Dictionary Enhanced, WHO-DDE, und als WHO Drug Reference List, WHO-DRL, bezeichnet) dient im Rahmen klinischer Prüfungen der standardisierten Codierung von Arzneimitteln. Das Verzeichnis wird 4-mal jährlich aktualisiert und umfasst auf Handelsnamenebene, unter Berücksichtigung von Darreichungsform und Wirkstärke, mehr als 3 Mio. Produkte mit rund 13 000 Wirkstoffen aus mehr als 150 Ländern (Stand: März 2021). Das Verzeichnis schließt inzwischen auch pflanzliche Arzneimittel ein. Es ist über das Uppsala Monitoring Centre kommerziell verfügbar [Link 4].

- Mithilfe des WHODrug Global können u. a. die Inhaltsstoffe eines Arzneimittels eruiert werden. Diese werden dann im Rahmen der späteren Datenauswertung kategorisiert und zusammengefasst. Hierzu bedient sich die klinische Forschung zumeist der vom WHO Collaborating Centre for Drug Statistics Methodology in Oslo herausgegebenen ATC-Klassifikation (Anatomical Therapeutic Chemical Classification), die auch in das WHODrug Global integriert ist. Es handelt sich dabei um eine hierarchische Klassifikation auf der Basis von Inhaltsstoffen, die die folgenden 5 Ebenen umfasst: anatomische Hauptgruppe, therapeutische Subgruppe, pharmakologische Subgruppe, chemische Subgruppe, chemische Substanz. Eine deutschsprachige Fassung des jährlich aktualisierten ATC-Systems wird vom Deutschen Institut für Medizinische Dokumentation und Information (DIMDI) frei zur Verfügung gestellt [Link 5]. Anderssprachige Versionen sind über das WHO Collaborating Centre in Oslo kommerziell erhältlich [Link 6]. Das Collaborating Centre stellt auch einen frei zugänglichen, internetbasierten Browser zur Verfügung, mit dem die Wirksubstanzen zu bestimmten ATC-Codes abgefragt werden können und umgekehrt [Link 7].
- Die Codierung medizinischer Termini, wie Diagnosen, Erkrankungen, unerwünschte Ereignisse oder chirurgische Prozeduren, erfolgt im Rahmen klinischer Prüfungen nach dem Medical Dictionary for Regulatory Activities (MedDRA), das von der MedDRA Maintenance and Support Services Organization (MSSO) herausgegeben wird und dort auch kommerziell verfügbar ist [Link 8]. Das Verzeichnis wird 2-mal jährlich aktualisiert und erlaubt eine hierarchische Zusammenfassung des codierten Begriffs (Lowest Level Term, LLT) auf den Ebenen Preferred Term (PT), High Level Term (HLT), High Level Group Term (HLGT) sowie System Organ Class (SOC).

Die Codierung nach MedDRA und WHODrug Global bzw. nach dem ATC-System lässt sich mithilfe geeigneter Werkzeuge zwar z. T. automatisieren, ist aber dennoch ein aufwendiger Prozess, der neben der Vertrautheit mit den Klassifikationssystemen auch ein ausreichendes klinisches Know-how erfordert. Da die Verzeichnisse u. U. während der Laufzeit einer Studie aktualisiert werden, ist es erforderlich, im DMP die Versionen festzulegen, mit denen bei einem Projekt gearbeitet werden soll. Für die Benutzung von MedDRA und WHODrug Global ist es obligatorisch, dass sowohl der Studiensponsor als auch das ggf. die Codierung durchführende Auftragsforschungsinstitut über gültige Lizenzen verfügen.

13.4.7 Maßnahmen zur Qualitätssicherung

Im Rahmen der Aktivitäten des Datenmanagements sind an unterschiedlichen Stellen qualitätssichernde Maßnahmen erforderlich. Hierzu gehört die Validierung der bei einem Projekt eingesetzten, studienspezifischen „Werkzeuge" (projektspezifische Datenbanken, Dateneingabe-Formulare, Programme zur automatisierten Plausibilitätsprüfung). Zu verifizieren ist auch die Korrektheit der durchgeführten Codierungen.

Darüber hinaus wird bei der Arbeit mit papierbasierten CRFs, die vom Datenmanagement elektronisch erfasst werden, nach den Vereinbarungen mit dem Auftraggeber und den anwendbaren Standard-Verfahrensanweisungen (SOPs) auch ein Datenbank-Audit durchgeführt. Hierbei wird eine Stichprobe von CRFs vorher definierten Umfangs, einschließlich evtl. Query-Formulare, mit dem Inhalt der Datenbank abgeglichen und auf Dateneingabefehler geprüft. Bei diesem Prozess können für unterschiedliche Daten auch unterschiedliche Stichprobengrößen definiert werden.

Beispiel: Prüfung des Hauptzielparameters zu 100 % und anderer Parameter zu 10 %.

Im DMP ist hierzu ein Akzeptanzkriterium festzulegen sowie Maßnahmen, die zu treffen sind, falls dieses Kriterium bei der Prüfung überschritten wird. Hierbei handelt es sich i. d. R. um die stufenweise Überprüfung weiterer Daten, bis hin zu einer vollständigen Verifizierung des gesamten Datensatzes. Detailliertere Hinweise zur Definition von Akzeptanzgrenzen und zu Eskalationsprozessen bei deren Überschreitung finden sich in der Literatur [27].

13.4.8 Identifizierung von Prüfplanverletzungen, Auswertungsbesprechung

Nach Abschluss von Dateneingabe, -säuberung und -codierung werden die Datenbanken nach vorher festgelegten Kriterien auf mögliche Prüfplanverletzungen hin analysiert – evtl. in Zusammenarbeit zwischen Datenmanagement und biostatistischer Abteilung. Im Prüfplan bzw. im statistischen Analyseplan (SAP) wurden bereits die für die biostatistische Auswertung relevanten Analyse-Populationen definiert (vgl. ▶ Kap. 13.2.7) und die Kriterien für die Zugehörigkeit zu diesen Populationen beschrieben.

Die zumeist in Listenform zusammengestellten Prüfplanverletzungen werden nun im Rahmen einer Auswertungsbesprechung ([Blind] Analysis Meeting, [Blind] Data Review Meeting) daraufhin bewertet, ob sie zum Ausschluss des betroffenen Patienten von einer der vordefinierten Analyse-Populationen führen. Detaillierte Vorgaben zur Definition der Auswertungskollektive finden sich in der ICH-Guideline E9 [9]. Teilnehmende an dieser Besprechung sind sinnvollerweise mindestens die Projektmanager von Sponsor und beteiligtem Auftragsforschungsinstitut, ein klinischer Experte (z. B. der Medical Advisor der Studie) sowie der jeweils für das Projekt verantwortliche Mitarbeiter aus Monitoring, Datenmanagement und Biometrie. Bei verblindeten Prüfungen wird das Meeting auf jeden Fall vor der Entblindung der Daten durchgeführt, sodass die abgegebenen Bewertungen nicht von der Behandlungsgruppenzugehörigkeit der betroffenen Patienten beeinflusst werden können. Auch bei offenen oder nur

z. T. verblindeten Prüfungen sollte die Bewertung der Prüfplanverletzungen soweit irgend möglich ohne Kenntnis der erhaltenen Behandlung erfolgen.

Für die Validität der getroffenen Entscheidungen ist es vorteilhaft, bei der Auswertungsbesprechung nicht Patienten, sondern einzelne Prüfplanverletzungen in den Fokus der Bewertungen zu stellen. Hierdurch kann vermieden werden, dass mehrere „leichte", beim selben Patienten entdeckte Prüfplanverletzungen im Urteil der Besprechungsteilnehmer implizit zu einer „schweren" Verletzung kumuliert werden. Dies lässt sich z. B. dadurch erreichen, dass den Besprechungsteilnehmern nur Listen mit Prüfplanverletzungen vorgelegt werden, aus denen jedoch nicht ersichtlich ist, wie viele bzw. evtl. sogar welche Patienten von einer bestimmten Verletzung betroffen sind. Die Teilnehmer haben nun im Rahmen des Meetings für jede der identifizierten Prüfplanverletzungen festzulegen, ob diese zum Ausschluss von einer oder mehreren Analyse-Populationen führt. Wurde bei einem bestimmten Patienten nun z. B. mindestens eine Verletzung festgestellt, die nicht mit der Per-Protocol-Auswertung vereinbar ist, wird er von diesem Auswertungskollektiv ausgeschlossen. Mehrere hierfür nicht relevante Verletzungen beim selben Patienten führen dagegen nicht zum Ausschluss.

Die Ergebnisse der Auswertungsbesprechung werden in einem Protokoll dokumentiert, das von den Teilnehmenden unterzeichnet wird.

13.4.9 Schließen der Datenbank, Datentransfer zur Biometrie

Nachdem alle Daten erfasst und codiert sind und nachdem alle Queries abgeschlossen werden konnten und ggf. ein Datenbank-Audit durchgeführt wurde, sollten i. d. R. keine Änderungen an den Daten mehr erforderlich sein. Die genauen Voraussetzungen für den formalen Datenbank-Abschluss (Database-Lock, Close-of-Database) sind im DMP zu beschreiben (vgl. ► Kap. 13.4.2). Mit dem Schließen einer Datenbank werden die Arbeiten des Datenmanagements an dem betreffenden Datenbestand formell abgeschlossen und der Datenbestand wird für nicht mehr veränderlich erklärt. Hierbei werden den auf die Datenbestände zugriffsberechtigten Mitarbeitern die Schreibrechte entzogen, sodass die Datenbanken nur noch gelesen, aber nicht mehr verändert werden können. Die abgeschlossene Datenbank wird darüber hinaus auf einem schreibgeschützten Medium archiviert. Das Schließen der Datenbank ist Voraussetzung für die Auswertung der Daten. Bei verblindeten Prüfungen ist es insbesondere auch Voraussetzung für das Öffnen des Behandlungscodes (Entblindung).

In einigen Fällen wird beim Schließen einer Datenbank noch zwischen Soft-Lock (z. B. nach der Finalisierung der Daten, jedoch vor der Auswertungsbesprechung) und Hard-Lock (nach der Auswertungsbesprechung; die finalen Datenbanken enthalten in diesem Fall u. U. auch die bei der Besprechung getroffene Festlegung der Auswertungskollektive sowie Informationen über Prüfplanverletzungen) unterschieden.

In der Regel liegen die Datenbanken im Datenmanagement in einem Format vor, das nicht unbedingt demjenigen entspricht, das zur biostatistischen Auswertung benötigt wird. Die abgeschlossenen Datenbanken werden deshalb vom Datenmanagement in das für die Auswertung erforderliche Format exportiert (ggf. nach den anwendbaren CDISC-Standards) und an die Biometrie übergeben – die Auswertung kann beginnen.

In Einzelfällen kann es erforderlich werden, eine bereits per Hard-Lock abgeschlossene Datenbank wieder zu öffnen – z. B. dann, wenn sich im Verlauf der biostatistischen Auswertung gravierende Fehler oder Unstimmigkeiten in den Daten zeigen, die vorher nicht entdeckt wurden. Die Umstände, unter denen eine abgeschlossene Datenbank wieder geöffnet werden kann und die Prozeduren, die dabei zu beachten sind, müssen bereits im DMP beschrieben werden.

Das klinische Datenmanagement stellt die Schnittstelle zwischen der klinischen Durchführung und dem Monitoring einer Studie einerseits und der biostatistischen Auswertung andererseits dar. Zu den Aufgaben des Datenmanagements gehören die Erfassung der von den Zentren in die Prüfbogen eingetragenen Daten, deren Kontrolle auf Vollständigkeit und Plausibilität sowie die Abklärung sich daraus ergebender Rückfragen. Hierbei haben die immer breiter eingesetzten elektronischen CRFs gegenüber einer konventionellen Dokumentation auf Papier zahlreiche Vorteile, aber sie stellen auch besondere Anforderungen an alle Beteiligten. Auch die medizinische Codierung von Medikamenten, Erkrankungen und unerwünschten Ereignissen, die eine spätere zusammenfassende Auswertung ermöglicht, gehört zur Verantwortlichkeit des Datenmanagements. Nachdem die Daten vollständig erfasst und bereinigt sowie evtl. Prüfplanverletzer identifiziert und klassifiziert wurden, werden die Datenbanken geschlossen und das Datenmanagement stellt der Biometrie die erforderlichen Datensätze für die Studienauswertung zur Verfügung.

13.5 Datenschutz bei klinischen Prüfungen

Hinsichtlich des Datenschutzes findet sich in § 42a des deutschen Arzneimittelgesetzes (AMG) die Anforderung, dass personenbezogene Patientendaten vor ihrer Übermittlung aus dem Prüfzentrum zu pseudonymisieren sind. § 40b Abs. 6 AMG fordert, dass Prüfungsteilnehmer nach Aufklärung in die Verarbeitung ihrer personenbezogenen Daten, insbesondere ihrer Gesundheitsdaten, einwilligen müssen. Der Absatz regelt außerdem die Einsichtnahme in und Weitergabe von Prüfungsdaten sowie die Folgen eines Widerrufs der Einwilligungserklärung. Darüber hinaus existieren keine spezifischen datenschutzrechtlichen Vorgaben für klinische Prüfungen.

Die generell zu befolgenden Datenschutzanforderungen sind seit Mai 2018 EU-weit einheitlich in der Datenschutz-Grundverordnung (DS-GVO; englisch: General Data Protection Regulation, GDPR) geregelt. Die DS-GVO ist als EU-Verordnung auch in Deutschland unmittelbar geltendes Recht und bedarf daher keiner Umsetzung in nationales Recht. Das parallel zum Inkrafttreten der DS-GVO novellierte und harmonisierte deutsche Bundesdatenschutzgesetz (BDSG) beinhaltet Konkretisierungen und Ergänzungen zur DS-GVO, von denen jedoch die wenigsten für den Datenschutz bei klinischen Prüfungen relevant sind.

Nach Art. 9 Abs. 1 DS-GVO (siehe auch Erwägungsgrund 51 DS-GVO) gehören personenbezogene Gesundheitsdaten zu den besonders sensiblen und schützenswerten Daten, deren Verarbeitung grundsätzlich untersagt ist – es sei denn, die betroffene Person hat in die Verarbeitung der genannten Daten für einen oder mehrere festgelegte Zwecke ausdrücklich eingewilligt, oder die Verarbeitung ist zum Schutz lebenswichtiger Interessen der betroffenen Person oder einer anderen natürlichen Person erforderlich und die betroffene Person ist aus körperlichen oder rechtlichen Gründen außerstande, ihre Einwilligung zu erteilen. Die Einholung der Einwilligung erfolgt, wie auch in § 40b AMG gefordert, i. d. R. im Rahmen des Informed-Consent-Prozesses einer Prüfung in Form einer separaten Einwilligungserklärung zum Datenschutz. Widerruft ein Prüfungsteilnehmer seine Einwilligung zur Datenverarbeitung, dann können die bereits vor dem Widerruf erhobenen Daten auch weiter dem vereinbarten Zweck entsprechend genutzt werden (vgl. auch § 40b Abs. 6 AMG); es dürfen aber keine neuen Daten mehr erhoben oder verarbeitet werden. Hierüber müssen die Prüfungsteilnehmer im Rahmen der Aufklärung informiert worden sein. Unabhängig davon ist die Verarbeitung von Gesundheitsdaten nach Erwägungsgrund 53 DS-GVO nur dann zulässig, wenn dies für das Erreichen gesundheitsbezogener Zwecke im Interesse einzelner natürlicher Personen und der Gesellschaft insgesamt erforderlich ist. Dass dies tatsächlich der Fall ist, ist nach den Vorgaben von Art. 5 DS-GVO für jede einzelne klinische Prüfung zu begründen, z. B. im Studienprotokoll.

Daten aus klinischen Prüfungen werden pseudonymisiert verarbeitet, d. h., es besteht eine Trennung zwischen den Identitätsdaten, die nur dem Prüfzentrum eines Patienten bekannt sein dürfen, und den weitergegebenen und auszuwertenden Informationsdaten (Art. 4 Nr. 5 DS-GVO). Die Verbindung der beiden Datensätze erfolgt zumeist über einen eindeutigen Code (Zentrums- und Patientennummer), der selbst keine Rückschlüsse auf die Identität der Prüfungsteilnehmer ermöglichen darf. Pseudonymisierte Daten gelten nach der DS-GVO dennoch als personenbezogen, auch wenn z. B. die auswertende CRO oder der Sponsor keinen Zugriff auf die Codeliste des Prüfzentrums hat. Selbst bei Studien, die nur mit vollständig anonymisierten Daten arbeiten (also bei solchen, bei denen keine Rückverfolgung zu einer natürlichen Person mehr möglich ist), sind die datenschutzrechtlichen Rahmenbedingungen zu beachten, denn auch dort werden ja zunächst personenbezogene Daten erfasst, die vom Datenverarbeiter anschließend anonymisiert werden.

Die Verarbeitung von Gesundheitsdaten darf bei klinischen Prüfungen nur zu dem Zweck erfolgen, über den die Teilnehmenden zuvor aufgeklärt wurden und in den sie eingewilligt haben (Zweckbindung). Es dürfen auch nur die Daten erhoben werden, die zum Erreichen des Zwecks unentbehrlich sind (Datenminimierung), und die Aufbewahrungsdauer muss auf den Zeitraum eingeschränkt werden, der für die Zweckerreichung erforderlich ist bzw. der durch regulatorische Aufbewahrungsfristen vorgegeben ist (Speicherbegrenzung). Jeder Prüfungsteilnehmer hat jederzeit das Recht auf Auskunft über seine im Rahmen des Projekts erhobenen und gespeicherten Daten.

Die Überwachung der Einhaltung der datenschutzrechtlichen Erfordernisse obliegt auch im Rahmen klinischer Prüfungen den Datenschutzbeauftragten der beteiligten Unternehmen. Zu beachten ist hierbei auch, dass alle mit der Verarbeitung von Gesundheitsdaten befassten Unternehmen einen Datenschutzbeauftragten benötigen, unabhängig von der Anzahl der damit beschäftigten Mitarbeiter (die Regelung aus § 38 BDSG, nach der ein Datenschutzbeauftragter nur dann benötigt wird, wenn mindestens 20 Personen ständig mit der Verarbeitung personenbezogener Daten beschäftigt sind, ist bei besonders schützenswerten Daten wie Gesundheitsdaten nicht anwendbar).

Lässt ein Sponsor eine klinische Prüfung durch eine CRO durchführen und/oder auswerten, dann nimmt er datenschutzrechtlich die Position des Verantwortlichen ein und die CRO agiert als Auftragsverarbeiter. Die Verpflichtungen von Verantwortlichem und Auftragsverarbeiter sind in den Art. 24–43 DS-GVO beschrieben. Hierzu gehört u. a., dass der Verantwortliche zu verifizieren hat, dass beim Auftragsverarbeiter die datenschutzrechtlichen Erfordernisse umgesetzt werden – dies ist ein wichtiger Teil der Lieferantenqualifizierung. Die konkreten Verantwortlichkeiten des Auftragsverarbeiters bei einem bestimmten Projekt sind in einem Auftragsverarbeitungsvertrag zu regeln. Die zum Schutz der Daten implementierten technischen und organisatorischen Maßnahmen (TOMs) sind schriftlich zu dokumentieren und ihre Einhaltung ist zu verifizieren – eine der zentralen Aufgaben des Datenschutzbeauftragten. Dies gilt im Übrigen auch für den Sponsor. Die TOMs haben über den gesamten Zeitraum der Verarbeitung und Speicherung der Daten dem jeweils aktuellen „Stand der Technik" zu entsprechen. Art. 28 DS-GVO beschreibt auch die Kontrollbefugnisse und -verpflichtungen des Sponsors gegenüber den Auftragsverarbeitern.

Im Fall von Studienzentren agieren Sponsor und Zentrum entweder als datenschutzrechtlich gemeinsam Verantwortliche – in diesem Fall ist ein Vertrag gemäß Art. 26 DS-GVO abzuschließen – oder das Zentrum fungiert wie eine CRO als Dienstleister und Auftragsverarbeiter gemäß Art. 28 DS-GVO.

Besonders heikel ist der Transfer von Gesundheitsdaten in Länder außerhalb des Geltungsbereichs der DS-GVO. Nach dem sog. Angemessenheitsbeschluss der Europäischen Kommission gelten derzeit (März 2024) Andorra, Argentinien, Kanada, die Färöer-Inseln, Guernsey, Israel, die Isle of Man, Japan, die Kanalinsel Jersey, Neuseeland, die Schweiz, Südkorea, Uruguay und das Vereinigte Königreich (befristet bis 2025) sowie Norwegen, Liechtenstein und Island als Länder des Europäischen Wirtschaftsraums (EWR) als „sichere Drittstaaten", alle anderen Staaten (einschließlich der USA) jedoch nicht. Dies ist u. a. auch dann zu beachten, wenn im Rahmen einer klinischen Prüfung internetbasierte Software (z. B. Clinical Trial Management Systeme, EDC-Systeme, eTMF-Systeme) zum Einsatz kommen, die auf Servern gehostet werden, die in einem „unsicheren Drittland" wie den USA lokalisiert sind. Die daraus resultierenden, datenschutzrechtlichen Implikationen sind im Rahmen einer Datenschutz-Folgenabschätzung (DSFA) nach Art. 35 DS-GVO zu beschreiben und zu bewerten. Etwaige Risiken sind durch entsprechende vertragliche Vereinbarungen zu minimieren. Dessen ungeachtet sollte der Sponsor einer Studie immer wissen, wo sich die Server befinden, auf denen seine Studiendaten gespeichert und verarbeitet werden. Ob auch aus anderen Gründen eine Datenschutz-Folgenabschätzung erforderlich ist oder nicht, ergibt sich aus den Kriterien in Art. 35 DS-GVO.

Eine kompakte Einführung in die datenschutzrechtlichen Besonderheiten bei klinischen Prüfungen gibt das vom Arbeitskreis „Datenschutz und IT-Sicherheit im Gesundheitswesen" der Deutsche Gesellschaft für Medizinische Informatik, Biometrie und Epidemiologie und vom Arbeitskreis „Datenschutz und Datensicherheit im Gesundheits- und Sozialwesen" der Gesellschaft für Datenschutz und Datensicherheit gemeinsam heraus gegebene Positionspapier „Datenschutz bei klinischen Studien" [35].

Datenschutzrechtliche Anforderungen sind in der EU-Datenschutz-Grundverordnung (DS-GVO) sowie für Deutschland im Bundesdatenschutzgesetz (BDSG) geregelt – diese sind ohne Einschränkungen auch auf klinische Prüfungen anwendbar. Zu beachten ist, dass bei klinischen Prüfungen Gesundheitsdaten verarbeitet werden, die nach der DS-GVO als besonders schützenswert gelten – mit entsprechenden Implikationen für die datenschutzrechtlichen Anforderungen. Weitere Hinweise zum Datenschutz finden sich in § 40b Abs. 6 (datenschutzrechtliche Aufklärung und Einwilligung) sowie in § 42a (Pseudonymisierung) des deutschen AMG.

Literatur

[1] International Council for Harmonisation, Guideline for good clinical practice E6 (R2). 2016, European Medicines Agency: London.

[2] Schumacher M, Schulgen G, Methodik klinischer Studien: Methodische Grundlagen der Planung, Durchführung und Auswertung. 3. Aufl. 2008, Berlin: Springer.

[3] Döring N, Forschungsmethoden und Evaluation: Für Human- und Sozialwissenschaftler. 6. Aufl. 2023, Berlin: Springer.

[4] Weiß C, Basiswissen Medizinische Statistik. 7. Aufl. 2019, Berlin: Springer.

[5] Bortz J, Lienert GA, Kurzgefasste Statistik für die klinische Forschung: Leitfaden für die verteilungsfreie Analyse kleiner Stichproben. 3. Aufl. 2008, Berlin: Springer.

[6] Johnston K, What are surrogate outcome measures and why do they fail in clinical research? Neuroepidemiology, 1999. 18(4): p. 167-73.

[7] Kassai B, et al., The true treatment benefit is unpredictable in clinical trials using surrogate outcome measured with diagnostic tests. J Clin Epidemiol 2005. 58(10): p. 1042-51.

[8] Committee for Proprietary Medicinal Products, Clinical requirements for locally applied, locally acting products containing known constituents. 1996, European Medicines Agency: London.

[9] International Conference on Harmonization, ICH E9: Statistical principles for clinical trials (CPMP/ICH/363/96). 1998, European Medicines Agency: London.

[10] International Conference on Harmonization, ICH E10: Choice of control group in clinical trials (CPMP/ICH/364/96). 2000, European Medicines Agency: London.

[11] World Medical Association, WMA Declaration of Helsinki – Ethical principles for medical research involving human subjects. 2013, 64th WMA General Assembly, Fortaleza.

[12] Committee for Proprietary Medicinal Products, Points to consider on switching between superiority and non-inferiority. 2000, European Agency for the Evaluation of Medicinal Products: London.

[13] Committee for Medicinal Products for Human Use, Guideline on the choice of the non-inferiority margin. 2005, European Medicines Agency: London.

[14] Committee for Medicinal Products for Human Use, Guideline on the investigation of bioequivalence. 2010, European Medicines Agency: London.

[15] Sud S. et al., The expectation effect and cardiac pacing for refractory vasovagal syncope. Am J Med, 2007. 120(1): p. 54-62.

[16] Committee for Medicinal Products for Human Use, Reflection paper on methodological issues in confirmatory clinical trials planned with an adaptive design. 2007, European Medicines Agency: London.

[17] Food and Drug Administration, Adaptive Designs for Clinical Trials of Drugs and Biologics - Guidance for Industry. 2019, U.S. Department of Health and Human Services: Silver Spring, MD.

[18] Food and Drug Administration, Adaptive Designs for Medical Device Clinical Studies - Guidance for Industry and Food and Drug Administration Staff. 2016, U.S. Department of Health and Human Services: Silver Spring, MD.

[19] Popper KR, Logik der Forschung. 10. Aufl. 2005, Tübingen: Mohr Siebeck.

[20] Committee for Medicinal Products for Human Use, Guideline on multiplicity issues in clinical trials (draft). 2016, European Agency for the Evaluation of Medicinal Products: London.

[21] Food and Drug Administration, Multiple endpoints in clinical trials. Guidance for industry. 2022, U.S. Department of Health and Human Services: Silver Spring, MD.

[22] Maurer W, Hothorn L, Lehmacher W, Multiple comparisons in drug clinical trials and pre-clinical assays: a priori ordered hypotheses, in: Testprinzipien in klinischen und präklinischen Studien, hrsg. von Vollmar J. 1995, Stuttgart: G. Fischer. p. 3-18.

[23] Holm S, A simple sequentially rejective multiple test procedure. Scandinavian Journal of Statistics, 1979. 6: p. 65-70.

[24] O'Kelly M, Ratitch B, eds. Clinical trials with missing data - A guide for practitioners. 2013, Chichester: Wiley.

[25] Committee for Medicinal Products for Human Use, Guideline on missing data in confirmatory clinical trials. 2011, European Medicines Agency: London.

[26] International Council for Harmonisation, ICH E9(R1) addendum on estimands and sensitivity analysis in clinical trials to the guideline on statistical principles for clinical trials (EMA/CHMP/ICH/436221/2017). 2020, European Medicines Agency: Amsterdam.

[27] Society for Clinical Data Management, Good clinical data management practices. 2011.

[28] European Medicines Agency Good Clinical Practice Inspectors Working Group (GCP IWG), Guideline on computerised systems and electronic data in clinical trials. 2023. Amsterdam.

[29] European Commission, EudraLex Vol. 4, Annex 11: Computerised Systems. 2011.

[30] Food and Drug Administration, 21 CFR Part 11, Electronic Records; Electronic Signatures; Final Rule, in Code of Federal Regulations. 1997, U.S. Department of Health and Human Services.

[31] Bundesministerium der Justiz und für Verbraucherschutz, Bundesdatenschutzgesetz vom 30. Juni 2017 (BGBl. I S. 2097), das zuletzt durch Artikel 10 des Gesetzes vom 22. Dezember 2023 (BGBl. I Nr. 413) geändert worden ist.

[32] Europäisches Parlament und Rat der Europäischen Union, Verordnung (EU) 2016/679 des Europäischen Parlaments und des Rates vom 27. April 2016 zum Schutz natürlicher Personen bei der Verarbeitung personenbezogener Daten, zum freien Datenverkehr und zur Aufhebung der Richtlinie 95/46/EG.

[33] International Society for Pharmaceutical Engineering, GAMP 5. A risk-based approach to compliant GxP computerized systems (Second Edition). 2022.

[34] Babre D, Medical coding in clinical trials. Perspect Clin Res, 2010. 1(1): p. 29-32.

[35] Jendges S, Koeppe D, Letter M et al. Datenschutz bei klinischen Studien. Deutsche Gesellschaft für Medizinische Informatik, Biometrie und Epidemiologie e. V., Arbeitskreis Datenschutz und IT-Sicherheit im Gesundheitswesen; Gesellschaft für Datenschutz und Datensicherheit e. V., Arbeitskreis Datenschutz und Datensicherheit im Gesundheits- und Sozialwesen 2019.
https://www.gesundheitsdatenschutz.org/download/datenschutz_klin-studien.pdf

[36] International Council for Harmonisation, ICH E6 (R3) Guideline on good clinical practice (GCP). Draft Version, 2023, International Council for Harmonisation: Genf. https://database.ich.org/sites/default/files/ICH_E6%28R3%29_DraftGuideline_2023_0519.pdf

[37] International Council for Harmonisation, Guideline for good clinical practice (GCP) Annex 2 Draft version, 2024, International Council for Harmonisation: Genf. https://database.ich.org/sites/default/files/ICH_E6(R3)_Annex%202_Step2_DraftGuideline_2024_1024_0.pdf

Internet-Links

[Link 1] https://www.ich.org/page/ich-guidelines

[Link 2] https://www.ema.europa.eu/en/human-regulatory/research-development/scientific-guidelines

[Link 3] https://www.wma.net/policies-post/wma-declaration-of-helsinki-ethical-principles-for-medical-research-involving-human-subjects/

[Link 4] https://www.who-umc.org/whodrug/whodrug-portfolio/

[Link 5] https://www.dimdi.de/dynamic/de/arzneimittel/atc-klassifikation/

[Link 6] https://www.whocc.no/atc_ddd_index_and_guidelines/order/

[Link 7] https://www.whocc.no/atc_ddd_index/

[Link 8] https://www.meddra.org/

[Link 9] https://www.transceleratebiopharmainc.com/initiatives/risk-based-monitoring/

[Link 10] https://www.jscdm.org/collections/4/

[Link 11] https://www.cdisc.org/standards

Der letzte Zugriff auf alle Links erfolgte am 23.09.2024.

14 Verzerrungen von Studienergebnissen

Strategische Ansätze zur Vermeidung von Verzerrungen

Klaus Dommisch

14.1 Klinische Studien: Interventionsstudien

Randomisierte kontrollierte klinische Prüfungen und nicht randomisierte kontrollierte klinische Prüfungen

Moderne Medizin erhebt den Anspruch und gleichzeitig die Forderung, evidenzbasiert zu sein. Das bedeutet, dass Entscheidungen zu medizinischen Behandlungsverfahren patientenorientiert getroffen werden sollen und die Entscheidungen, so weit wie möglich, auf der Grundlage von empirisch nachgewiesener Wirksamkeit beruhen sollen.

Klinische Prüfungen sind neben den Patienterwartungen und den Präferenzen sowie neben dem Arzt mit seiner klinischen Expertise, seinen Erfahrungen und seiner Empathie einer der Grundpfeiler für die evidenzbasierte Medizin.

Klinische Prüfungen sind immer mit einer medizinischen Fragestellung verbunden. Die möglichst präzise Beantwortung dieser Fragestellung stellt das beabsichtigte Prüfungsziel dar.

In der Realität der Durchführung einer klinischen Prüfung kommt es in unterschiedlicher Häufigkeit zu Abweichungen bei dem nach dem Prüfprotokoll vorgesehenen Behandlungsverlauf (Beispiele: Der Patient nimmt das Medikament nicht so ein wie vorgegeben oder die Therapie wird abgebrochen oder es müssen zusätzliche Medikamente bzw. Notfallmedikamente bei dem Prüfungsteilnehmer eingesetzt werden.). Der unter Abweichungen vom idealen, ungestörten Behandlungsablauf ermittelte Behandlungseffekt besitzt nur eine eingeschränkte Aussagefähigkeit.

Selbstverständlich besteht bei der Auswertung der erhobenen Daten die Möglichkeit, Untergruppen bei den untersuchten Prüfungsteilnehmern zu bilden (z. B. mit und ohne zusätzliche Medikation), um damit dem Studienziel näher zu kommen.

Einen systematischen Ansatz im Umgang mit auftretenden Problemen bei der Durchführung von klinischen Studien/klinischen Prüfungen bietet das Estimands-Konzept [3,8].

Der Estimand ist eine systematische Beschreibung des Behandlungseffektes, der zur Beantwortung des Studienziels in der Studie quantifiziert werden soll.

Der Estimand setzt sich aus 5 Attributen zusammen:

- Treatment (Beschreibung der zu untersuchenden Behandlung)
- Population (Art des Patientenkollektivs)
- Variable (Messgröße anhand derer die Behandlung beurteilt wird – Endpunkt)
- Population-Level Summary (Art der Zusammenfassung der patientenindividuellen Endpunkte für den Gruppenvergleich)
- Handhabung von Intercurrent Events (ICEs)

Als Intercurrent Events (ICEs) werden Ereignisse bezeichnet, die nach Behandlungsbeginn innerhalb einer klinischen Prüfung auftreten und/oder die Interpretierbarkeit der Prüfungsergebnisse beeinflussen.

ICEs sind nicht an das Prüfprotokoll gebunden (z. B. Beendigung der Studienteilnahme wegen Unverträglichkeit oder sich beim Studienteilnehmer zeigender toxischer Reaktionen).

Weiterhin können ICEs auch Daten produzieren, die bei der Auswertung der Prüfergebnisse nicht nutzbar sind oder dass ein Prüfergebnis gar nicht erst zustande kommt (z. B. Versterben des Prüfungsteilnehmers).

Dabei gilt es zu beachten, dass ICEs nicht fehlende oder verloren gegangene Erhebungsdaten (welche auch theoretisch vorhanden und von Nutzen gewesen wären) bedeuten.

Angemerkt muss auch werden, dass es keine für alle klinischen Prüfungen gültige und vollständige Auflistung von relevanten ICEs geben kann.

ICEs hängen immer von der Art der klinischen Prüfung und der jeweils konkreten Prüfungssituation ab [2,4,12,13,18,19].

Im Mittelpunkt des Estimands-Konzepts steht die Auseinandersetzung mit möglichen ICEs und mit deren Umgang.

Beispiele für Strategien des Estimands-Konzepts:

- Treatment Policy: Bei der Treatment-Policy-Strategie wird das ICE ignoriert. Beobachtete Werte des Endpunktes (Variable) gehen als solche in die Auswertung mit ein, unabhängig davon, ob das ICE zuvor aufgetreten ist oder nicht.
- Hypothetical: Die Hypothetical-Strategie beurteilt den Behandlungseffekt in einem hypothetischen Szenario, in dem das beobachtete ICE nicht stattgefunden hätte. Werte, die nach Auftreten eines ICE beobachtet werden, gehen nicht als solche in die Auswertung mit ein, sondern es werden geeignete statistische Verfahren (z. B. Imputation, Zensierung) gewählt, um den Behandlungseffekt abzuschätzen, den man ohne das Auftreten des ICE beobachtet hätte.

- Composit Variable: Die Composit-Variable-Strategie betrachtet das ICE als eine Informationsquelle und integriert dieses in die Definition des Endpunktes. Damit entsteht ein kombinierter Endpunkt (Composit Endpoint).
- While on Treatment: Bei der While-on-Treatment-Strategie ist der Behandlungseffekt zum Eintrittszeitpunkt des ICE von Interesse, d. h., der Behandlungseffekt wird nur bis unmittelbar vor Eintritt des ICE betrachtet.
- Intention to Treat (ITT): In einer Intention-to-Treat-Analyse werden alle randomisierten Patienten in der Gruppe berücksichtigt, in der sie randomisiert wurden, unabhängig davon, was danach passiert, also welche Behandlung sie tatsächlich erhalten haben.
- Per Protocol: In einer Per-Protocol-Analyse werden alle Patienten berücksichtigt, die die Studie protokollmäßig absolviert haben.

Selbstverständlich finden sich in den allermeisten wissenschaftlichen Prüfprotokollen von bisher durchgeführten klinischen Prüfungen Festlegungen zu Verfahrensweisen bei dem Auftreten von ICEs.

Dabei wurden zumeist ICEs, welche nach Behandlungsbeginn auftraten, entweder der Gruppe Intention-to-Treat oder der Gruppe Per-Protocol zugeordnet.

Verzerrungen bei den Studienergebnissen können dann entstehen, wenn ICE-bedingte Protokollverletzungen im Zusammenhang mit der Behandlung vorliegen und dieser Umstand zur ungleichen Gruppenverteilung führt [6].

Per-Protocol-Analysen lassen sich nicht sinnvoll in einem Estimand wiedergeben und werden deshalb vornehmlich untergeordnet als ergänzende Analyse genutzt [14].

Die klinische Behandlungsroutine wird durch eine Intention-to-Treat-Analyse, bei der alle randomisierten Patienten berücksichtigt werden, am besten widergespiegelt. Bei einer entsprechenden Auswertung der dabei gewonnenen Daten werden jedoch situationsbezogene Effekte, die bei einer Behandlung auftreten können, nicht oder nur unzureichend bewertet [15].

Auch bei den Hypothetical-, While-on-Treatment- und Composit-Strategien des Estimands-Konzeptes werden alle für die entsprechende klinische Prüfung randomisierten Patienten berücksichtigt. Diese Strategien sind aber mit einer Vorgabe verbunden, wie mit jedem einzelnen ICE umzugehen ist [9].

Das Estimands-Konzept beinhaltet eine genaue und systematische Beschreibung der Behandlungseffekte und die Verwendung der dabei genutzten Terminologie in den Prüfprotokollen und in Publikationen von Ergebnissen klinischer Prüfungen. Dies führt in der praktischen Medizin zu einem besseren Verständnis der Prüfungsergebnisse.

14.1.1 Estimands-Konzept bei der Initiierung und Durchführung von klinischen Prüfungen

Zunächst muss möglichst präzise die medizinische Fragestellung formuliert werden, an der sich der Estimand ausrichten muss.

Klinische Erfahrung und Expertise stellen bei der Erarbeitung des Prüfprotokolls die wichtigste Voraussetzung dar.

Im nächsten Schritt müssen die bei der klinischen Prüfung möglichen ICEs in Betracht gezogen werden und die Frage geklärt werden, wie mit diesen bei Auftreten derartiger ICEs umzugehen ist.

Danach wird das Design des Prüfprotokolls diesen angepasst und das Durchführungsverfahren sowie die dafür notwendige Auswertungsstrategie festgelegt. Bei diesen wichtigen Arbeitsschritten sollte grundsätzlich eine medizinstatistische Expertise vorgehalten werden.

Mit diesem prinzipiellen Vorgehen können Behandlungseffekte besser erkannt und genauer beschrieben werden.

Das zunächst sehr einfach erscheinende Prinzip führt aber bei der praktischen Anwendung zu einem komplexen Verfahren, weil im Rahmen einer klinischen Prüfung zumeist unterschiedliche ICEs auftreten und für jedes dieser ICEs eine Strategie festgelegt werden muss, wie damit umgegangen wird. So bedarf jedes ICE einer spezifischen Strategie, sodass bei einer klinischen Prüfung bei auftretenden ICEs auch unterschiedliche Strategien zum Einsatz kommen können.

Wird eine Strategie geändert, entsteht auch ein neuer Estimand.

In der Planungsphase einer klinischen Prüfung muss zunächst der primäre Estimand festgelegt werden. Stehen weitere Estimands mit weiteren Fragestellungen zur Diskussion, die sich vom primären Estimand unterscheiden, müssen diese ebenfalls definiert werden.

Zu beachten ist aber dabei, dass der primäre Estimand nicht dem primären Endpunkt einer klinischen Prüfung entspricht.

Der Endpunkt ist Teil des Estimands und wird durch das Attribut Variable dargestellt. Der Endpunkt allein ist nicht hinreichend aussagekräftig in Bezug auf die Fragestellung. Dies bedeutet auch, dass für sekundäre Fragestellungen eigene Estimands definiert werden müssen. Diese beinhalten den sekundären Endpunkt als Variable und zusammen mit den anderen Attributen ergibt sich durch den Estimand eine präzisere Spezifizierung im Vergleich zur alleinigen Verwendung des Endpunktes [12].

Seit dem 11. Februar 2020 existiert das ICH E9 (R1) Addendum zur Festlegung des geeigneten Estimands für eine klinische Prüfung/Sensivitätsanalyse E9 (R1) Statistical Principles for Clinical Trials: Addendum: Estimands and Sensitivity Analysis in Clinical Trials [12].

Der Nachtrag enthält Erläuterungen zu E9 (Statistical Principles for Clinical Trials) und eine Aktualisierung der Wahl des Schätzwertes in klinischen Studien zur Beschreibung sowie zu Erläuterungen zu dem vereinbarten Rahmen für die Planung, zur Durchführung und zur Interpretation von Sensitivitätsanalysen bei klinischen Daten.

Dieser Nachtrag konzentriert sich auf statistische Prinzipien im Zusammenhang mit Schätzungen und Sensitivitätsanalysen, nicht auf die Verwendung oder Akzeptanz spezifischer statistischer Verfahren oder Methoden.

Der Schwerpunkt des Addendums liegt v. a. auf konfirmatorischen klinischen Prüfungen [12].

Insgesamt besitzen Prüfungen, welche das Estimands-Konzept beinhalten, eine präzisere Definition des Prüfungsziels und eine transparentere Beschreibung des quantifizierten Behandlungseffektes. Deshalb sind diese auch besser nutzbar für systematische Reviews und für Metaanalysen.

14.2 Beobachtungsstudien – experimentelle Studien

Unter einer **Beobachtungsstudie** werden patientenbezogene Datenerhebungen im Gesundheitswesen verstanden, die als deskriptive oder analytische Studie aufgelegt werden kann. Dabei werden keine Experimente und keine zusätzlichen Untersuchungen durchgeführt. Beobachtungsstudien können also entweder als deskriptive Studie oder als analytische Studie aufgelegt werden. Zu den analytischen Studien werden Kohortenstudien, Fall-Kontroll-Studien und Querschnittsstudien gezählt.

Bei den Beobachtungsstudien sind verschiedene Kategorien zu nennen:

- Längsschnitt- oder Querschnittsstudien
- Prospektive oder retrospektive Studien
- Kontrollierte oder unkontrollierte Studien

Beobachtungsstudien zielen auf die Klärung von kausalen Zusammenhängen bei erhobenen Daten/Annahmen/Fakten, jedoch können die Ergebnisse von Beobachtungsstudien durch verschiedene Faktoren einer Verzerrung unterliegen.

Dabei wird zumeist ein probabilistisches Kausalitätsverständnis zugrunde gelegt (A erhöht die Wahrscheinlichkeit von B, s. Glossar). So beeinflusst eine Therapie oder eine Exposition ein Outcome, vorausgesetzt, es besteht die Wahrscheinlichkeit, dass eine Therapie oder eine Exposition einen Einfluss darauf nimmt, dass dieses Outcome eintritt.

Bei den deterministischen Kausalitätstheorien liegt eine logische Bedingung vor, d. h., auf A folgt immer B.

Zielstellung bei der medizinischen Forschung im Zusammenhang mit Beobachtungsstudien ist es, nach Möglichkeit geeignete mathematische Methoden der kausalen Inferenz zu nutzen. Hiermit wird auf mathematischen Wegen geprüft, welche Bedingungen vorliegen müssen, um aus Beobachtungsstudien kausale Schlüsse ableiten zu können [1,7].

Bei der epidemiologischen Ursachenforschung werden u. a. verschiedene Formen der Kausalität unterschieden:

- Hinreichende Ursachen
- Ausreichende Ursachen
- Sich ergänzende Ursachen
- Probabilistische (wahrscheinlichkeitsbezogene) Ursachen

Theorien und Methoden zur Frage der Erreichbarkeit einer kausalen Schlussfolgerung haben bei Beobachtungsstudien die Grundlage gebildet, Verzerrungen besser zu erkennen und weitere Strategien zur Vermeidung von Verzerrungen zu entwickeln [21].

Im Verfahren und bei der Methodik, die Wahrscheinlichkeit von Fehlentscheidungen zu kontrollieren, wurden zur korrekten Durchführung von Überprüfungen Begrifflichkeiten eingeführt und definiert, welche zum besseren Verständnis geführt und damit die Vermeidung von Verzerrungen bei Beobachtungsstudien erleichtert haben.

Es gilt ein Confounding (Vermischung eines Expositionseffektes mit dem Effekt eines Störfaktors = Confounder), welcher sowohl die Exposition als auch das Outcome beeinflusst, zu erkennen und eine Adjustierung vorzunehmen.

Für die Beseitigung bzw. für die Abminderung von vorliegenden Vermischungen bei Beobachtungsstudien stehen statistische Verfahren zur Verfügung. Bei der Auswahl und Anwendung geeigneter statistischer Verfahren bedarfs es ggf. der Hinzuziehung eines Medizinstatistikers [16].

Die Theorie der kausalen Inferenz unterscheidet zwischen Confounder und Collider.

Ein Confounder ist eine Variable, die sowohl die Exposition als auch das Outcome verursacht. Dem gegenüber steht ein Collider als eine Variable, die von mindestens 2 anderen Variablen verursacht wird.

Diese Differenzierung ist von großer Bedeutung, da statistische Verfahren, die für die Korrektur von Confounding ausgerichtet sind (z. B. Regressionsanalysen) zu Verzerrungen führen können, wenn sie auf Collider angewendet werden.

Derart entstandene Verzerrungen werden mit dem Begriff Collider Bias (CB) benannt.

Zur mathematischen Vereinfachung und zur Erzielung eines besseren Verständnisses der Zusammenhänge können einfache grafische Darstellungen der kausalen Zusammenhänge genutzt werden und damit potenzielle Quellen für einen Collider Bias erfasst werden.

Diese einfachen graphischen Darstellungen werden als gerichtete azyklische Grafen bezeichnet (Directed Acyclic Graphs, DAG). Auch die Differenzierung zwischen Confoundern und Collidern gelingt unter Verwendung der DAGs leichter [17,20].

Bei der Erarbeitung eines Studiendesigns für eine klinische Studie wird eine Verzerrung durch ein mögliches Confounding meist beachtet bzw. berücksichtigt.

Im Gegensatz dazu ist das Risiko einer durch einen Collider Bias verursachten Verzerrung wesentlich größer, weil diese Verzerrungen öfter übersehen werden bzw. weniger Beachtung finden.

Grundsätzlich kann ein Collider Bias auftreten durch:

- Restriktion anhand eines Colliders
- Stratifikation der Analyse anhand des Colliders
- Adjustierung für einen Collider in einem Regressionsmodell

Bei den Regressionsmodellen gibt es 4 unterschiedliche Varianten:

- Einfache lineare Regression
- Multiple lineare Regression
- Logistische Regression
- Multiple Regression

Zu beachten ist dabei immer, dass Regressionen keinen Kausalzusammenhang zeigen, sie beschreiben lediglich eine Korrelation. Regressionen sind Schätzungen, die versuchen, anhand der vorliegenden Daten eine möglichst genaue Vorhersage zu berechnen. Regressionsberechnungen unterliegen immer Messfehler.

Bei verschiedenen kausalen Strukturen können Collider Bias auftreten und zu Verzerrungen bei Einschätzung von Effekten führen [5,10,11].

Ein Confounding kann dann entstehen, wenn auf Collider konditioniert wird, weil damit ein statistischer Zusammenhang zwischen den verursachenden Variablen erzeugt werden kann. Wenn ein Zusammenhang zwischen 2 oder mehreren Variablen besteht, können diese verzerrt dargestellt werden.

Allgemeingültige Methoden, welche in der Lage sind, durch Collider verursachte Verzerrungen von Studienergebnissen einfach zu korrigieren, stehen nicht zur Verfügung.

Damit ergibt sich die Sinnhaftigkeit, kausale Strukturen zu der entsprechenden Fragestellung der klinischen Studie als DAG darstellen, um damit mögliche Verzerrungen zu verdeutlichen.

Das Risiko der Entstehung von Verzerrungen steigt mit der Anzahl der in einer Studie vorhandenen Variablen. Damit wird es auch schwieriger, mit Hilfe einer DAG Verzerrungen bei den Studienergebnissen zu erkennen.

Mit einer entsprechenden Software kann in dieser Situation eine rechnergestützte Überprüfung erfolgen (z. B. mittels DAGitty).

Voraussetzung für die Anwendung einer dafür geeigneten Software ist die Darstellung der kausalen Annahmen in Form einer DAG.

Der DAG sollte sinnigerweise vor Studienbeginn erarbeitet werden mit Bezug auf das Studienkollektiv, aus der die Daten gewonnen werden sollen.

Quellen von Collider Bias können so frühzeitig im aufgestellten Studiendesign und bei der Datenergebung Berücksichtigung finden.

Im Hinblick auf die Auswahl geeigneter Adjustierungsvariablen für Regressionsanalysen können bei der Datenanalyse sowohl ein DAG als auch eine entsprechende Software von Nutzen sein.

Damit lässt sich vermeiden, dass Variable in ein Regressionsmodell kommen, die einen Collider Bias verursachen, anstatt für Confounding zu adjustieren.

Kommt es zu einer datenbasierten Auswahl von Variablen, steigt das Risiko an, da nicht nur auf den Confounder, sondern auch auf Collider konditioniert wird. Besonders sollte darauf geachtet werden, ob auf Variable konditioniert wurde, welche durch die Exposition verursacht werden. Dieser Umstand würde das Risiko für das Auftreten von CB ansteigen lassen.

Bei der Erarbeitung von Studienprotokollen für Beobachtungsstudien sollten die Zusammenhänge zwischen der festgelegten Exposition und dem Outcome erklärt werden, da nur für diese Zusammenhänge die Confounder ausgewählt sowie begründet wurden.

Die Zusammenhänge zwischen Varianten aus dem Regressionsmodell und dem Outcome sind oft schwer zu deuten.

Zusammenfassend lässt sich feststellen, dass ein Collider Bias zu vergleichbaren schweren Verzerrungen führen kann wie Confounding, weil die zugrunde liegenden kausalen Strukturen oft komplex sind und einfache allgemeingültige Lösungsmechanismen nicht verfügbar sind.

14.3 Empfehlungen

Aus den zuvor getroffenen Feststellungen und den darstellten komplexen Zusammenhängen im Umgang mit klinischen Prüfungen und klinischen Studien ergeben sich die nachfolgenden Empfehlungen:

- Bei der Auswahl des Studiendesigns, bei der Erarbeitung des Studienprotokolls sowie bei der Interpretation der Studienergebnisse sollte neben einer entsprechenden medizinischen Expertise in gleicher Weise eine medizinstatistische Expertise vorhanden sein.
- Die Nutzung von DAGs erleichtern und helfen bei der Darstellung von kausalen Zusammenhängen und helfen damit auch Quellen für Collider Bias zu identifizieren.
- Eine DAG sollte vor Studienbeginn erstellt werden, damit die möglichen Quellen von Collider Bias bereits zu Studienbeginn beim Erarbeiten des Studiendesigns und bei der Datenerhebung berücksichtigt werden bzw. ggf. überhaupt erst einmal erkannt werden können.

Glossar

Adjustierung in der Statistik	Adjustierung in der Statistik ist ein statistisches Konzept, das bei der Durchführung von Hypothesentests verwendet wird, um die Wahrscheinlichkeit von Fehlentscheidungen zu kontrollieren.
Bias	Das Bias (Verzerrung, systematischer Fehler) einer Schätzfunktion ist in der Schätztheorie, einem Teilgebiet der mathematischen Statistik, diejenige Kennzahl oder Eigenschaft einer Schätzfunktion, welche die systematische Über- oder Unterschätzung der Schätzfunktion quantifiziert.
Confounder	Als Confounder (Störvariable) bezeichnet man in der Epidemiologie einen Faktor, der den interessierenden Endpunkt beeinflusst, z. B. einen Risikofaktor für eine Erkrankung, und der mit der interessierenden Einflussgröße (z. B. Exposition) im Zusammenhang steht. Wird ein solcher Confounder in einer Beobachtungsstudie nicht berücksichtigt, kann die Studie zu einem verzerrten Ergebnis führen.
Confounding	Confounding (englisch:verwirren, durcheinanderbringen, vermischen). Treten in einer Beobachtungsstudie Confounder auf, entstehen Verwirrungen bei der Interpretation der Studienergebnisse. Es können falsche Schlüsse zu Ursachen und zu Wirkungszusammenhängen resultieren.
Collider	Ein Collider ist eine Variable, die von mindestens 2 anderen Variablen verursacht wird.
Collider Bias (CB)	Ein Collider Bias ist eine Verzerrung, die durch Restriktion/Stratifizierung anhand des Colliders oder durch statistische Adjustierung für einen Collider in einem Regressionsmodell entsteht.
DAGitty	DAGitty ist eine browserbasierte Umgebung zum Erstellen, Bearbeiten und Analysieren von Kausaldiagrammen. Der Schwerpunkt liegt dabei auf der Verwendung von Kausaldiagrammen zur Minimierung von Verzerrungen in klinischen und empirischen Studien in der Epidemiologie.
Directed Acyclic Graphs (DAG)	Ein gerichteter azyklischer Graph (DAG) ist ein gerichteter Graph, welcher keine gerichteten Kreise enthält. Die Nutzung von DAGs hat zum besseren Verständnis des CB beigetragen, da diese einfache grafische Darstellungen von kausalen Zusammenhängen ermöglichen.
Graphen	Graphen eignen sich zur Lösung diskreter Optimierungsprobleme. Die Graphentheorie ist ein Teilgebiet der Diskreten Mathematik. Als mathematische Disziplin hat sie einen umfangreichen, abstrakten theoretischen Anteil.
Inferenz	Inferenz, Schlussfolgerung oder Konklusion sind in der Logik Bezeichnungen für mehrere eng miteinander verwandte Sachverhalte.
Korrelation	Eine Korrelation beschreibt eine Beziehung zwischen 2 oder mehreren Merkmalen, Zuständen oder Funktionen. Die Beziehung muss keine kausale Beziehung sein: Manche Elemente eines Systems beeinflussen sich gegenseitig nicht oder es besteht eine stochastische, vom Zufall beeinflusste Beziehung zwischen den Elementen.
Korrelation als Kausalität	Die Annahme einer Korrelation als Kausalität ist ein Fehlschluss, auch wenn es sich nicht um einen Fehlschluss im engeren Sinne handelt. Eher liegt bei der Verwechslung von Korrelation und Kausalität ein Deutungsfehler vor. Das eine steht in Beziehung zum anderen, bedingt es aber nicht zwingend.

Forts. Glossar

Probabilistisches Kausalitätsverständnis	Wird ein Ziel überhaupt nicht erreicht, wird Kausalität nicht angenommen. Wird das Ziel vollständig erreicht, wird eine deterministische Kausalität unterstellt. Wird ein Ziel teilweise oder zu einem gewissen Grad erreicht, handelt es sich um eine probabilistische Kausalität.
Regressionsmodell	Die Regression ist eine Methode der Statistik. Sie beschreibt den Zusammenhang zwischen mindestens 2 Variablen. Die Regression versucht anhand unabhängiger Variablen (Prädiktoren) die abhängigen Variablen (Kriterien) vorherzusagen. Der Zusammenhang zwischen diesen Variablen ist linear.
Stratifikation	Stratifikation ist ein Verfahren, bei dem man eine Grundgesamtheit in kleinere und in sich homogene Untereinheiten aufteilt.
Stratifizierte Randomisierung	Es handelt sich dabei um eine Variante der Randomisierung. Die Teilnehmer einer klinischen Studie werden zunächst anhand von definierten Eigenschaften in Untergruppen aufgeteilt. Das soll gewährleisten, dass für die Fragestellung einer Studie relevante Eigenschaften von Teilnehmern mit großer Bedeutung auch tatsächlich gleich auf die Studiengruppen aufgeteilt werden.

Literatur

[1] Banack H.R. et al.: Collider Stratification Bias I: Principles and Structure. Am J Epidemiol, Vol. 193, Issue, March 2024, 407-409; doi.org/10.1093/aje/kwad213

[2] Bomkamp B. et al.: Principal role in drug development. Pharm Stat 2021;40:2257-2271

[3] Clark TP, et al.: Estimands: bringing clarity and focus to research questions in clinicals trials. BMJ Open. 2022 Jan 3;12(1):e052953; doi: 10.1136/bmjopen-2021-052953. PMID: 34980616; PMCID: PMC8724703

[4] Darken P. et al.: The attributable estimand, a new approach to account for intercurrent events. Pharm Stat 2020;19:626-35.

[5] Digitale J.C. et al.: Key concepts in clinical epidemiology: collider-conditioning bias. J Clin Epidemiol 2023;161:152-156

[6] ICH Guideline E9(R1) Addendum on Estimands and Sensitivity Analysis in Clinical Trials to the Guideline on Statistical Principles for Clinical Trials E9(R1). Step 4. 20 Nov 2019; https://database.ich.org/sites/default/files/E9-R1_Step4_Guideline_2019_1203.pdf

[7] Gianicolo EAL et al.: Methods for evaluating causality in observational studies - part 27 of a series on evaluation of scientific publications. Dtsch Ärztebl Int 2020;117:101-107

[8] Gogtay N.J. et al.: Understanding estimands. Perspect Clin Res. 2021 Apr-Jun; 12 (2):106-112

[9] Han H. et al.: Defining estimands in clinical trials: A unified procedure. Statistic in medicine (2023) Vol. 42, Issue 12:1869-1887

[10] Hernan M.A. et al.: Selection bias due to conditioning on a collider. BMJ 2023;381:1135

[11] Holmberg M.J. et al.: Collider Bias. JAMA. 2022;32(13):1282-1283

[12] ICH E9(R1) addendum on estimands and sensivility analysis in clinical trials to the guideline on statistical principles for clinical trials – Step 5, EMA/CHMP/ICH/436221/2017/ 2020

[13] Kahan B.C. et al.: The estimands framework: a primer on the ICH E9(R1) addendum. BMJ 2024;384:e 076316; doi.org/10.1136/bmj-2023-076316

[14] Kang M.: Incorporating estimands into clinical trial statistical analysis plans. Clinical Trials. 2022;19(3):285-291

[15] Keene O.N. et al.: Why estimands are needed to define treatment effects in clinicals trials. BMC Med 21, 276 (2023); doi.org/10.1186/s12916-023-02969-6

[16] Knebl H. (2021). Graphen. In: Algorithmen und Datenstrukturen. Springer Vieweg, Wiesbaden; doi.org/10.1007/978-3-658-32714-9_5

[17] Lynggaard H. et al: Principles and recommendations for incorporating into clinical study protocol templates. Trials (2022) 23: 685; doi.org/10.1186/s13063-022-06515-2

[18] Michels H. et al.: A novel estimand to adjust for rescue treatment in randomized clinical trials. Stat Med 2021;40:2257-71

[19] Pohl M et al.: Estimands – ein elementarer Baustein in klinischen Studien. Dtsch Ärztebl Int 2021;118:863-866

[20] Tatti M et al.: Beyond rankings: comparing directed acyclic graphs. In: Data minings and knowledge discovery 29.5 (2015), 1233-1257

[21] Tönnies S et al.: Collider Bias in Beobachtungsstudien: Konsequenzen für die medizinische Forschung. Dtsch Ärztebl Int 2022;119:107-112

Der letzte Zugriff auf alle Links erfolgte am 15.07.2024

15 Klinische Prüfungen mit Medizinprodukten – Regularien und Durchführung

Norbert Clemens

Vorbemerkung

Bei Arzneimitteln gibt es für die Durchführung von klinischen Studien verbindliche Leitlinien (ICH GCP E6 (R2)) sowie Verordnungen und Gesetze (CTR, AMG). Auf diese wurde in den vorangegangenen Teilen des Buches bereits ausführlich eingegangen.

Den Begriff „Medizinprodukte" im gesetzlichen Sinne gibt es erst seit August 1994. Zu diesem Zeitpunkt trat das damals gültige Medizinproduktegesetz (MPG) in Kraft. Für die Medizinprodukte gab es bis in die 1990er Jahre keine verbindliche Regelung über die Durchführung von klinischen Studien. Für die meisten Medizinprodukte bestand keine Zulassungspflicht im engeren Sinn, denn diese Produkte unterlagen teilweise keiner Verordnung. Ein Teil der Produkte fiel in den Regelungsbereich des Arzneimittelgesetzes, des Gerätesicherheitsgesetzes (GSG) bzw. der Medizingeräteverordnung (MedGV).

Es fehlte außerdem eine länderübergreifende Regelung, sodass die Vertriebsvoraussetzungen in den verschiedenen europäischen Ländern in Abhängigkeit des jeweiligen Medizinprodukts sehr unterschiedlich waren.

In den Jahren 1990 und 1993 wurden 2 EG-Richtlinien verabschiedet, die europaweit den Verkehr und die Zulassung der Medizinprodukte regelten. Die in diesen Richtlinien bez. der Durchführung von klinischen Studien verabschiedeten Regelungen entstanden in enger Anlehnung an den Standard der bei Arzneimittelprüfungen geltenden Richtlinien.

Das 4. MPG-Änderungsgesetz wurde mit Wirkung zum 21. März 2012 in Kraft gesetzt und im Mai 2012 durch die Verordnung für klinische Prüfungen von Medizinprodukten (MPKPV) ergänzt (beide aufgehoben durch die MDR).

15.1 Begriffsbestimmungen (Art. 2 MDR)

Für die Zwecke dieser Verordnung gelten folgende Begriffsbestimmungen:

1. *„Medizinprodukt" bezeichnet ein Instrument, einen Apparat, ein Gerät, eine Software, ein Implantat, ein Reagenz, ein Material oder einen anderen Gegenstand, das dem Hersteller zufolge für Menschen bestimmt ist und allein oder in Kombination einen oder mehrere der folgenden spezifischen medizinischen Zwecke erfüllen soll:*
   - *Diagnose, Verhütung, Überwachung, Vorhersage, Prognose, Behandlung oder Linderung von Krankheiten*
   - *Diagnose, Überwachung, Behandlung, Linderung von oder Kompensierung von Verletzungen oder Behinderungen*
   - *Untersuchung, Ersatz oder Veränderung der Anatomie oder eines physiologischen oder pathologischen Vorgangs oder Zustands*
   - *Gewinnung von Informationen durch die In-vitro-Untersuchung von aus dem menschlichen Körper auch aus Organ-, Blut- und Gewebespenden stammenden Proben*

   und dessen bestimmungsgemäße Hauptwirkung im oder am menschlichen Körper weder durch pharmakologische oder immunologische Mittel noch metabolisch erreicht wird, dessen Wirkungsweise aber durch solche Mittel unterstützt werden kann.

   Die folgenden Produkte gelten ebenfalls als Medizinprodukte:
   - *Produkte zur Empfängnisverhütung oder -förderung,*
   - *Produkte, die speziell für die Reinigung, Desinfektion oder Sterilisation der in Artikel 1 Abs. 4 genannten Produkte und der in Abs. 1 dieses Spiegelstrichs genannten Produkte bestimmt sind.*
2. *„Zubehör eines Medizinprodukts" bezeichnet einen Gegenstand, der zwar an sich kein Medizinprodukt ist, aber vom Hersteller dazu bestimmt ist, zusammen mit einem oder mehreren bestimmten Medizinprodukten verwendet zu werden, und der speziell dessen/deren Verwendung gemäß seiner/ihrer Zweckbestimmung(en) ermöglicht oder mit dem die medizinische Funktion des Medizinprodukts bzw. der Medizinprodukte im Hinblick auf dessen/deren Zweckbestimmung(en) gezielt und unmittelbar unterstützt werden soll.;*
3. *„Sonderanfertigung" bezeichnet ein Produkt, das speziell gemäß einer schriftlichen Verordnung einer aufgrund ihrer beruflichen Qualifikation nach den nationalen Rechtsvorschriften zur Ausstellung von Verordnungen berechtigten Person angefertigt wird, die eigenverantwortlich die genaue Auslegung und die Merkmale des Produkts festlegt, das nur für einen einzigen Patienten bestimmt ist, um ausschließlich dessen individuellem Zustand und dessen individuellen Bedürfnissen zu entsprechen. Serienmäßig hergestellte Produkte, die angepasst werden müssen, um den spezifischen Anforderungen eines berufsmäßigen Anwenders zu entsprechen, und Produkte,*

Forts. Tab. 1

die gemäß den schriftlichen Verordnungen einer dazu berechtigten Person serienmäßig in industriellen Verfahren hergestellt werden, gelten jedoch nicht als Sonderanfertigungen.;

4. *„Aktives Produkt" bezeichnet ein Produkt, dessen Betrieb von einer Energiequelle mit Ausnahme der für diesen Zweck durch den menschlichen Körper oder durch die Schwerkraft erzeugten Energie abhängig ist und das mittels Änderung der Dichte oder Umwandlung dieser Energie wirkt. Software gilt ebenfalls als aktives Produkt.*

5. *„Implantierbares Produkt" bezeichnet ein Produkt, auch wenn es vollständig oder teilweise resorbiert werden soll, das dazu bestimmt ist, durch einen klinischen Eingriff – ganz in den menschlichen Körper eingeführt zu werden oder – eine Epitheloberfläche oder die Oberfläche des Auges zu ersetzen und nach dem Eingriff dort zu verbleiben. Als implantierbares Produkt gilt auch jedes Produkt, das dazu bestimmt ist, durch einen klinischen Eingriff teilweise in den menschlichen Körper eingeführt zu werden und nach dem Eingriff mindestens 30 Tage dort zu verbleiben.*

6. *„Invasives Produkt" bezeichnet ein Produkt, das durch die Körperoberfläche oder über eine Körperöffnung ganz oder teilweise in den Körper eindringt;*

   [...]

8. *„Einmalprodukt" bezeichnet ein Produkt, das dazu bestimmt ist, an einer einzigen Person für eine einzige Maßnahme verwendet zu werden;*

   [...]

12. *„Zweckbestimmung" bezeichnet die Verwendung, für die ein Produkt entsprechend den Angaben des Herstellers auf der Kennzeichnung, in der Gebrauchsanweisung oder dem Werbe- oder Verkaufsmaterial bzw. den Werbe- oder Verkaufsangaben und seinen Angaben bei der klinischen Bewertung bestimmt ist.*

13. *„Kennzeichnung" bezeichnet geschriebene, gedruckte oder grafisch dargestellte Informationen, die entweder auf dem Produkt selbst oder auf der Verpackung jeder Einheit oder auf der Verpackung mehrerer Produkte angebracht sind.*

14. *„Gebrauchsanweisung" bezeichnet vom Hersteller zur Verfügung gestellte Informationen, in denen der Anwender über die Zweckbestimmung und korrekte Verwendung eines Produkts sowie über eventuell zu ergreifende Vorsichtsmaßnahmen unterrichtet wird.*

15. *„Einmalige Produktkennung" (Unique Device Identifier – UDI) bezeichnet eine Abfolge numerischer oder alphanumerischer Zeichen, die mittels international anerkannter Identifizierungs- und Kodierungsstandards erstellt wurde und die eine eindeutige Identifizierung einzelner Produkte auf dem Markt ermöglicht.*

Es wurde kolportiert, dass der Skandal um mangelhafte Brustimplantate des französischen Herstellers PIP Auslöser für die Überarbeitung des Medizinprodukterechts gewesen sei. Doch das bestreiten die meisten Akteure. Damit ist weitgehend unklar, wer die Neuregulierung aus welchem Grund initiiert hat.

15.2 Europäische Medizinprodukteverordnung 2017/745

15.2.1 Geltungsbereich

Die europäische Medizinprodukteverordnung 2017/745 (MDR) wurde am 5. April 2017 vom Europäischen Parlament verabschiedet und trat am 26. Mai 2020 in Kraft.

Die MDR müssen alle Hersteller beachten, die Medizinprodukte in der EU in den Verkehr bringen wollen. Die Verordnung stellt auch Anforderungen an Benannte Stellen, Händler, Importeure und Gesundheitseinrichtungen wie Krankenhäuser.

Die Verordnung hat erhebliche wirtschaftliche Auswirkungen auf die Hersteller, da Kosten für die Umsetzung neuer Vorschriften für neue Produkte und die Sicherstellung, dass ältere Produkte die neuen Anforderungen erfüllen, anfallen. Es gibt keinen Bestandsschutz bestehender Produkte aus der aufgehobenen EU-Medizinprodukterichtlinie (MDD).

Darüber hinaus betrifft die MDR klinische Bewertungen und klinische Prüfungen. Mit der MDR wurden zwei bis zum 26. Mai 2020 geltende Richtlinien aufgehoben:

- Medizinprodukterichtlinie (MDD 93/42/EWG)
- Richtlinie über aktive implantierbare Medizinprodukte (AIMDD 90/385/EWG)

Diese Richtlinien wurden als „Rechtsvorschriften des neuen Konzepts" bezeichnet, mit dem Ziel, die öffentliche Gesundheit zu schützen, hauptsächlich auf der Grundlage der Selbstregulierung durch die Industrie. Die in allen Mitgliedstaaten der EU geltenden Rechtsvorschriften werden entweder durch Richtlinien an nationale Behörden oder durch Verordnungen erlassen; sobald sie verabschiedet sind, sind sie für jeden Mitgliedstaat verbindlich und den nationalen Gesetzen ebenbürtig.

Die „alten" EU-Medizinprodukte-Richtlinien mussten wie alle EU-Richtlinien in nationale Gesetze und nationale Verordnungen überführt werden, um Gesetzeskraft zu erlangen.

EU-Verordnungen haben direkt gesetzlichen Charakter in allen Mitgliedstaaten. Nationale Gesetze ergänzen diese Verordnungen nur noch, wie z. B. in Deutschland das MPDG u. a. um Strafvorschriften und die Festlegung der zuständigen Behörden.

Die MDR besteht aus 10 Kapiteln mit 123 Artikeln und 17 Anhängen (Tab. 1) und deckt klinische Bewertungen und klinische Prüfungen mit Medizinprodukten in der EU ab, je nach Art des Sponsors (Industrie, nichtkommerziell, Wissenschaft).

Tab. 1. Inhalte der Europäischen Medizinprodukteverordnung 2017/745 (MDR).

	Inhalt der MDR	**Artikel**
Kapitel I	Anwendungsbereich und Definitionen	1–4
Kapitel II	Wichtigste Anforderungen an Hersteller, Händler, Importeure und Mitgliedstaaten (mit Verweisen auf Artikel in anderen Kapiteln und auf die Anhänge)	5–24
Kapitel III	Identifizierung und Rückverfolgbarkeit von Produkten, Registrierung von Produkten und Wirtschaftsakteuren, Zusammenfassung der Sicherheit und klinischen Leistung, Europäische Datenbank für Medizinprodukte	25–34
Kapitel IV	Anforderungen an die Benannten Stellen	35–50
Kapitel V	Klassifizierung und Konformitätsbewertungsverfahren	51–60
Kapitel VI	Klinische Bewertungen und klinische Prüfungen	61–82
Kapitel VII	Post-Market Surveillance, Marktüberwachung, Meldewesen	83–100
Kapitel VIII	Zusammenarbeit von Mitgliedstaaten, MDCG und anderen Experten	101–108
Kapitel IX	Vertraulichkeit, Datenschutz, Finanzierung und Strafen	109–113
Kapitel X	Übergangsfristen und mehr	114–123
	Anhänge	
Anhang I	Grundlegende Sicherheits- und Leistungsanforderungen	
Anhang II	Technische Dokumentation	
Anhang III	Technische Dokumentation zur Überwachung nach dem Inverkehrbringen	
Anhang IV	EU-Konformitätserklärung	
Anhang V	CE-Kennzeichnung	
Anhang VI	Informationen, die bei der Registrierung von Produkten und Wirtschaftsakteuren gemäß Art. 29 Abs. 4 und Art. 31 zu übermitteln sind Kerndatenelemente, die der UDI-Datenbank zusammen mit der UDI-DI gemäß den Art. 28 und 29 und dem UDI-System zur Verfügung zu stellen sind	
Anhang VII	Anforderungen an die Benannten Stellen	
Anhang VIII	Klassifizierungsregeln	
Anhang IX–XI	Konformitätsbewertungsverfahren: - Vollständiges QM-System - Baumusterprüfung - Produktkonformitätsprüfung	
Anhang XII	Zertifikate durch Benannte Stellen	

Forts. Tab.

	Inhalt der MDR	Artikel
Anhang XIII	Sonderanfertigungen	
Anhang XIV	Klinische Bewertung	
Anhang XV	Klinische Prüfung	
Anhang XVI	Liste der in Art. 1 Abs. 2 genannten Gruppen von Erzeugnissen ohne medizinische Zweckbestimmung	
Anhang XVII	Entsprechungstabelle	

15.2.2 Wesentliche Änderungen

Die wichtigsten Änderungen, die durch die MDR eingeführt wurden, sind folgende:

- Benannte Stellen (NBs), Hersteller und Importeure müssen registriert werden (MDR-Zertifikat).
- Einführung eines Prüfverfahrens durch Benannte Stellen (Produkte der Klassen IIb und III)
- Die technische Dokumentation (Anhang II) muss laufend aktualisiert werden.
- Die Kennzeichnungspflicht wurde massiv erhöht.
- Klinische Prüfungen und Bewertungen sind in mehr als 20 Artikeln geregelt, sowie in flankierenden Leitlinien der MDCG.
- Eine eindeutige Produktidentifikation (UDI) ist erforderlich.
- Die EUDAMED-Datenbank wird erweitert:
  - Zugang zu zuständigen Behörden, Herstellern, Benannten Stellen und der Öffentlichkeit
  - Anzeige von Zertifikaten, Vigilanzberichten, klinischen Prüfungen und PMCFs
- Harmonisierte Bewertung von Produkten mit hohem Risiko

Mit der Verordnung (EU) 2023/607 des Europäischen Parlaments und des Rates vom 15. März 2023 zur Änderung der Verordnungen (EU) 2017/745 und (EU) 2017/746 hinsichtlich der Übergangsbestimmungen für bestimmte Medizinprodukte und In-vitro-Diagnostika wurden neue Übergangsfristen festgelegt (Abb. 1).

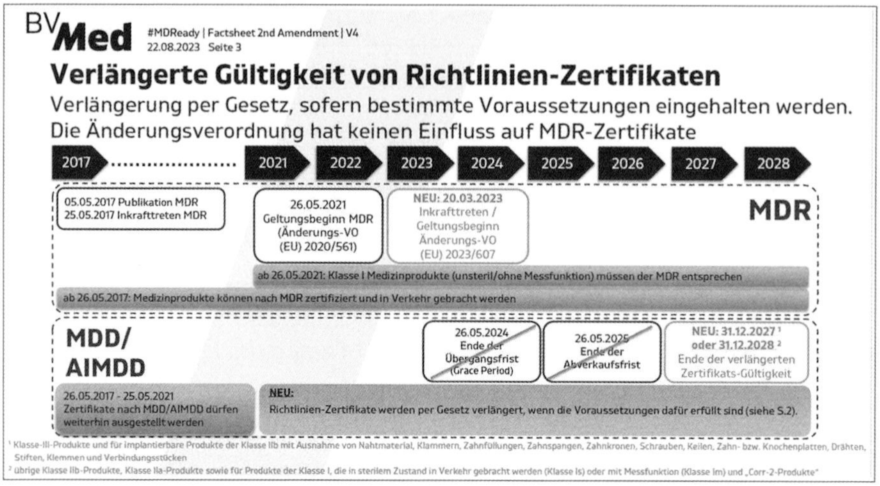

Abb. 1. *Verlängerte Gültigkeit von Richtlinien-Zertifikaten. Factsheet 2nd Amendment V4 vom 22.08.2023 (Quelle: BV Med).*

15.2.3 Normen

Die Entwicklung von Medizinprodukten erfolgt auf der Basis von Normen, die weltweit harmonisiert sind. Zwischen der ISO und den europäischen Normenkomitees erfolgt ein Abgleich der europäischen Normen mit den ISO-Normen. Für den Bereich der klinischen Prüfung mit Medizinprodukten gilt die ISO-Norm 14155 in der Fassung des Jahres 2020.

Eine Liste der harmonisierten Normen mit ihren Titeln und Bezugsdaten im Sinne der einzelnen Richtlinien wird im Amtsblatt der Europäischen Union veröffentlicht. Diese Zusammenstellung der Normen ist ohne Gewähr.

Eine verbindliche Zusammenstellung in englischer Sprache, ist auf der Homepage der Europäischen Kommission[1] zu finden. Die Normen können in Deutschland beim Beuth Verlag in Berlin kostenpflichtig bezogen werden.

Neben den Normen ISO 14155 sind auch die Norm EN ISO 14971 (Risikoanalyse) und die Norm EN ISO 13485 (Qualitätssicherung) zentrale Standards für die Entwicklung von Medizinprodukten zu beachten.

15.2.4 Benannte Stellen nach der MDR

Eine wesentliche Änderung ist die Benennung von Benannten Stellen (NBs) nach der EU-MDR. Informationen über Benannte Stellen finden sich in der Datenbank Single Market Compliance Space.[2] Benannte Stellen müssen gemäß der Verordnung MDR bewertet und gemeldet werden. Die Benannten Stellen konnten ihre

1 https://health.ec.europa.eu/medical-devices-topics-interest/harmonised-standards_en

2 https://single-market-economy.ec.europa.eu/single-market/goods/building-blocks/notified-bodies_en

Anträge seit November 2017 einreichen. Der relativ komplexe Prozess der gemeinsamen Bewertung ist weiterhin im Gange, und 2024 sind 44 NBs in der Datenbank Single Market Compliance Space gelistet.

Die Benannten Stellen sind vom Staat unabhängige Institute und Einrichtungen (z. B. TÜV, DQS, Dekra). In jedem Mitgliedstaat gibt es mehrere Benannte Stellen, die häufig aufgrund ihrer Spezialisierung nur für bestimmte Gruppen von Medizinprodukten die Konformität bescheinigen dürfen.

Jede Benannte Stelle hat eine vierstellige Kennnummer, die in Verbindung mit dem CE-Zeichen bei der Kennzeichnung des Medizinproduktes erscheint. Die Akkreditierung der Benannten Stellen erfolgt über die Zentralstelle der Länder für Gesundheitsschutz bei Arzneimitteln und Medizinprodukten (ZLG).

Die Benannten Stellen werden mit Kennnummer im Amtsblatt der Europäischen Union und vom Bundesministerium für Gesundheit im Bundesanzeiger bekannt gemacht.

Die EU-Kommission macht das Verzeichnis der nach Art. 43 der MDR Benannten Stellen einschließlich der Konformitätsbewertungstätigkeiten und den Produktarten, für die sie benannt wurden, der Öffentlichkeit über New Approach Notified and Designated Organisations (NANDO) zugänglich.[3]

Die Veröffentlichung in Deutschland ansässiger Benannter Stellen erfolgt, nachdem die ZLG die Konformitätsbewertungsstellen gemäß Art. 42 MDR benannt hat. Die von der ZLG ausgesprochene Benennung wird nach Art. 42 Abs. 11 MDR erst am Tag nach der Veröffentlichung der Notifizierung in NANDO wirksam.

Das gemeinsame Bewertungsverfahren und die Belastung der Benannten Stellen durch neue Anforderungen der MDR hat einige Benannte Stellen dazu gezwungen, den Produktumfang oder die angebotenen Konformitätsbewertungswege zu reduzieren. Einige Benannte Stellen haben die Tätigkeit für Medizinprodukte freiwillig vollständig eingestellt; einige Benannte Stellen bestehen die Bewertung möglicherweise nicht.

Die Hersteller sollten auf der Grundlage der Antworten auf die folgenden Fragen über ihre Benannten Stellen entscheiden:

- Hat die NB für unsere aktuellen Produkte eine Kennzeichnung nach der MDR beantragt?
- Liegt unser Produktportfolio und unser Konformitätsbewertungsweg noch im Rahmen unserer aktuellen NB?
- Sind wir im Allgemeinen mit der Leistung (Überprüfungszeit für Entwurfsdossiers, technische Unterlagen, wesentliche Änderungen, Reaktionsfähigkeit) unserer NB zufrieden?

3 https://health.ec.europa.eu/medical-devices-topics-interest/notified-bodies_de

Wenn es keinen Grund gibt, eine Änderung der NB in Betracht zu ziehen, sollten die Hersteller ihre Absicht kommunizieren, bei der aktuellen NB zu bleiben, wodurch sichergestellt wird, dass sie bereits auf dem Radar für MDR-Arbeiten sind.

Für die Änderung einer NB sollten die Hersteller damit beginnen, die wichtigen Faktoren frühzeitig zu recherchieren. Die Nachfrage nach NB-Zeit ist immens angestiegen, während die Anzahl der NBs abgenommen hat.

Der Hersteller eines Medizinprodukts ist in der Wahl der Benannten Stelle frei. So kann ein deutscher Hersteller auch eine Benannte Stelle z. B. in Frankreich mit der Konformitätsbewertung beauftragen.

15.2.5 Klassifizierung von Produkten (Art. 51 MDR)

Die Produkte werden unter Berücksichtigung ihrer Zweckbestimmung und der damit verbundenen Risiken in die Klassen I, IIa, IIb und III eingestuft. Die Klassifizierung erfolgt gemäß Anhang VIII.

Die Buchstabenkombination CE ist neben den anderen Zeichen der EU (z. B. Europaflagge) eines der sog. EU-Zeichen. Es gilt rechtlich als ein Verwaltungszeichen, das den zuständigen Überwachungsbehörden die EU-Konformität und Verkehrsfähigkeit des Produktes im Europäischen Wirtschaftsraum (EWR) anzeigt.

Faktisch kommt der CE-Kennzeichnung die Funktion eines Gütesiegels zu, denn im Gegensatz zu anderen Richtlinien, z. B. der Richtlinie für Sicherheit von Spielzeug, dient die Richtlinie über Medizinprodukte nicht nur der Produktsicherheit, dem Verbraucherschutz und Gesundheitsschutz, sondern auch der Gewährleistung der Funktionstauglichkeit und Leistungsfähigkeit der Produkte. Die Produkte müssen die vom Hersteller vorgegebenen Leistungen erbringen.

Die CE-Kennzeichnung muss deutlich sichtbar, gut lesbar und dauerhaft auf dem Medizinprodukt und, wenn vorhanden, auf der Handelspackung sowie der Gebrauchsanweisung angebracht werden. Es muss keine CE-Kennzeichnung auf dem Medizinprodukt angebracht werden, wenn es zu klein ist, seine Beschaffenheit es nicht zulässt oder es nicht zweckmäßig ist.

Der CE-Kennzeichnung muss die Kennnummer der Benannten Stelle hinzugefügt werden. Ausnahme: Produkte, für die kein Konformitätsbewertungsverfahren bei einer Benannten Stelle vorgeschrieben ist. Dies gilt für Klasse-I-Produkte, bei denen der Hersteller die CE-Kennzeichnung eigenverantwortlich anbringt.

15.2.6 Konformitätsbewertungsverfahren (Art. 52 MDR)

Das Ziel der Konformitätsbewertung besteht darin, dass Medizinproduktehersteller die Konformität ihrer Produkte mit den grundlegenden Sicherheits- und Leistungsanforderungen der MDR überprüfen und im Erfolgsfall erklären – mit einer Konformitätserklärung.

Ist gemäß dem Konformitätsbewertungsverfahren die Mitwirkung einer Benannten Stelle erforderlich, kann sich der Hersteller an eine Benannte Stelle seiner Wahl wenden, sofern die ausgewählte Benannte Stelle dazu benannt ist, die Konformitätsbewertungstätigkeiten für die betreffenden Arten von Produkten durchzuführen. Der Hersteller darf nicht gleichzeitig bei einer anderen Benannten Stelle einen Antrag für dasselbe Konformitätsbewertungsverfahren stellen.

15.2.7 Benannte Stellen und die Auswirkungen des Brexits

Das Vereinigte Königreich hat den Austritt aus der Europäischen Union beschlossen (Brexit). Die Mitgliedschaft endete offiziell am 29. März 2019 um 23 Uhr.

Am 22. Januar 2018 hat die Europäische Kommission eine „Mitteilung an die Interessenträger" veröffentlicht, die sich an „Wirtschaftsakteure" (die offizielle Nomenklatur für Hersteller, Händler, Importeure und Bevollmächtigte nach europäischem Recht) richtet. Ab dem 30. März 2019 wurde das Vereinigte Königreich zu einem „Drittland", wie die Schweiz und Norwegen, die beide keine EU-Mitgliedstaaten sind.

In Abschn. 2 der „Mitteilung an die Interessenträger" erklärte die Europäische Kommission, dass Wirtschaftsakteure, die sich auf eine britische Benannte Stelle verlassen, *„in Erwägung ziehen sollten, entweder ein neues Zertifikat zu beantragen, das von einer Benannten Stelle der 27 EU-Mitgliedsstaaten ausgestellt wurde, oder eine Übertragung zu der Dokumentation und der entsprechenden Bescheinigung an eine in der EU ansässige Benannte Stelle zu veranlassen".*

Die meisten im Vereinigten Königreich ansässigen Benannten Stellen haben daher Niederlassungen in einem anderen EU-Mitgliedstaat eingerichtet und ihre CE-Zertifikate dorthin übertragen. Hersteller sollten sich vor dem 29. März 2019 schriftlich bestätigen lassen, dass ihre britische NB die Übertragung abschließen wird, auch wenn ihre Zertifikate weit nach diesem Datum ablaufen.

15.2.8 Prüfverfahren

Ein besonderes zusätzliches Verfahren, das sog. Prüfverfahren, wird auf bestimmte Medizinprodukte angewendet, bei denen nach Ansicht der Benannten Stelle ein höheres Anwendungsrisiko besteht. Dieses Prüfverfahren verzögert i. d. R. die Produkteinführung.

Im Rahmen des Prüfverfahrens muss die Benannte Stelle einen Bericht über die Bewertung der klinischen Bewertung erstellen, der von der Europäischen Kommission an ein Sachverständigengremium weitergeleitet wird. Dieses Gremium entscheidet dann, ob es innerhalb von 60 Tagen ein eigenes wissenschaftliches Gutachten vorlegt. Die NB muss dann die Schlussfolgerungen des Gremiums prüfen. Bei Nichtberücksichtigung ist eine umfassende Begründung erforderlich. Wird kein Gutachten vorgelegt, kann das Zertifizierungsverfahren fortgesetzt werden.

15.2.9 Klinische Bewertung (Art. 61 MDR)

Der Nachweis klinischer Daten ist keine neue Anforderung. Im Rahmen der Richtlinie über Medizinprodukte (MDD, inzwischen aufgehoben) mussten Produkte mit niedrigerem Risiko über klinische Bewertungsberichte (CERs) verfügen, und Produkte mit höherem Risiko mussten klinische Daten vorlegen. CERs sind nach wie vor erforderlich (Anhang XIV Teil A), aber der Inhalt hat sich geändert.

Der Hersteller spezifiziert und begründet den Umfang des klinischen Nachweises, der erforderlich ist, um die Erfüllung der einschlägigen grundlegenden Sicherheits- und Leistungsanforderungen zu belegen. Der Umfang des klinischen Nachweises muss den Merkmalen des Produkts und seiner Zweckbestimmung angemessen sein.

Die klinische Bewertung (Prozess) und die dazugehörigen Unterlagen (Pläne und Berichte) sind während des gesamten Lebenszyklus des Produkts anhand der klinischen Daten zu aktualisieren, die sich aus der Durchführung des Plans für die klinische Nachbeobachtung nach dem Inverkehrbringen des Herstellers gemäß Anhang XIV Teil B und dem Plan zur Überwachung (Post-Market Surveillance, PMS) nach dem Inverkehrbringen gemäß Art. 84 MDR ergeben.

Themenschwerpunkte der klinischen Bewertung sind:

- Nachvollziehbarkeit der Literaturrecherche
- Nachvollziehbare Kriterien für alle Schritte
- Berücksichtigung von positiven und negativen Ergebnissen
- Bewertung der Literatur
- Selektion von qualitativ hochwertigen Publikationen
- Vergleichbarkeit des bewerteten Produktes in technischer, klinischer und biologischer Hinsicht
- Die bewertenden Personen müssen entsprechende Qualifikation haben.

Zusätzlich zu den CERs ist nun für bestimmte Arten und Klassen von Produkten eine öffentliche Zusammenfassung der Sicherheit und der klinischen Leistung (Art. 32 MDR) erforderlich. Es wird erwartet, dass diese Zusammenfassung diagnostische oder therapeutische Optionen, die in dem CER behandelt werden, und diagnostische/therapeutische Alternativen berücksichtigt.

Der folgende Text ist ein Auszug aus Anhang XIV (Klinische Bewertung) Teil A Abschn. 1:

Um eine klinische Bewertung zu planen, kontinuierlich durchzuführen und zu dokumentieren, müssen die Hersteller einen Plan für die klinische Bewertung erstellen (Clinical Evaluation Plan, CEP) und fortlaufend aktualisieren, der mindestens Folgendes umfasst:

- eine Ermittlung der allgemeinen Sicherheits- und Leistungsanforderungen, die durch einschlägige klinische Daten gestützt werden müssen;
- eine Spezifizierung der Zweckbestimmung des Produkts;

- eine klare Spezifizierung der beabsichtigten Zielgruppen mit klaren Indikationen und Kontraindikationen;
- eine detaillierte Beschreibung des beabsichtigten klinischen Nutzens für Patienten mit relevanten und spezifizierten klinischen Ergebnisparametern;
- eine Spezifikation der Methoden, die zur Prüfung der qualitativen und quantitativen Aspekte der klinischen Sicherheit unter eindeutiger Bezugnahme auf die Bestimmung der Restrisiken und Nebenwirkungen anzuwenden sind;
- eine indikative Liste und Spezifizierung von Parametern, anhand derer auf der Grundlage des Stands der Medizin die Zulässigkeit des Nutzen-Risiko-Verhältnisses für die verschiedenen Indikationen und für die Zweckbestimmung bzw. die Zweckbestimmung des Produkts bestimmt werden soll;
- eine Angabe, wie Nutzen-Risiko-Fragen im Zusammenhang mit bestimmten Bestandteilen, wie der Verwendung von pharmazeutischem, nicht lebensfähigem tierischem oder menschlichem Gewebe, zu behandeln sind; und
- einen klinischen Entwicklungsplan (Clinical Development Plan, CDP), aus dem hervorgeht, wie man von explorativen Prüfungen, wie Erststudien am Menschen, Durchführbarkeits- und Pilotstudien, zu Bestätigungsprüfungen, wie zulassungsrelevanten klinischen Prüfungen, und einer PMCF gemäß Teil B dieses Anhangs übergeht, mit Angabe von Meilensteinen und einer Beschreibung potenzieller Akzeptanzkriterien (Abb. 2).

15.2.10 Klinischer Entwicklungsplan (Annex XIV, Teil A MDR)

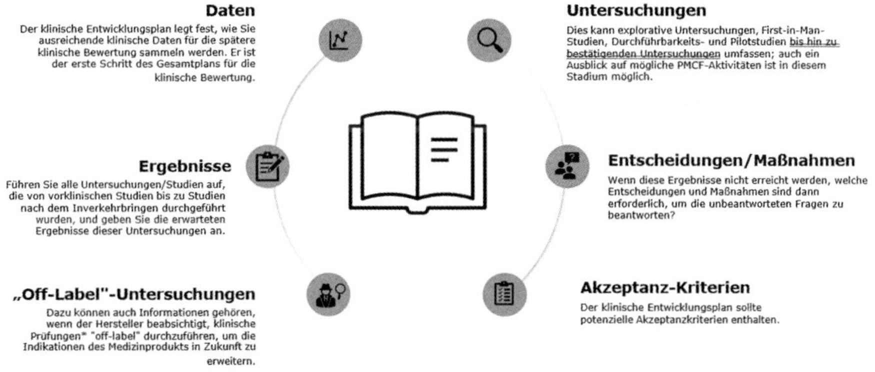

Abb. 2. *Beschreibung potenzieller Akzeptanzkriterien im klinischen Entwicklungsplan.*

Eine fundierte klinische Bewertung beruht auf nachvollziehbarer Dokumentation, wissenschaftlich begründeten Ergebnissen (inkl. der Auflistung negativer oder „unbrauchbarer" Ergebnisse).

Es ist wichtig, die Forderungen an die klinische Bewertung genauestens zu erfüllen, denn Abweichungen können bei einem Audit ein entscheidender Punkt sein, der zum Verlust der CE-Kennzeichnung führen kann.

Für Produkte der Klasse III und implantierbare Produkte müssen klinische Daten vorgelegt werden, die aus klinischen Prüfungen stammen, die unter der Aufsicht eines Sponsors durchgeführt wurden – *„jede Einzelperson, jedes Unternehmen, Einrichtung oder Organisation, die die Verantwortung für die Initiierung, Verwaltung und Einrichtung der Finanzierung der klinischen Prüfung übernimmt;"* (Art. 2 Abs. 49 MDR).

Diese klinischen Studien müssen den Good Clinical Practices (GCP) entsprechen, wie sie in der ISO-Norm 14155:2020 und der Deklaration von Helsinki des Weltärztebundes (World Medical Association, WMA) über ethische Grundsätze für die medizinische Forschung am Menschen definiert sind. Die Einhaltung der Datenschutz-Grundverordnung (DSGVO) der Europäischen Union, die den Schutz personenbezogener Daten regelt, ist ebenfalls erforderlich. Ab Ende 2027 wird die Einreichung eines einzigen Antrags für eine klinische Prüfung, an der mehrere Mitgliedstaaten beteiligt sind, über ein Portal auf der EUDAMED-Website erfolgen.

15.2.11 EUDAMED-Module

1. Module ACT – Actor Registration; Registrierung von Akteuren
2. Module UDI – Unique Device Identification; UDI/Produktregistrierung
3. Module CRF – Certificate; Benannte Stellen und Bescheinigungen
4. Module CIPS – Clinical Investigation; Klinische Prüfungen und Leistungsstudien
5. Module VGL – Vigilance; Vigilanz und Überwachung nach dem Inverkehrbringen
6. Module MSU – Market Surveillance; Marktüberwachung

15.2.11.1 EUDAMED-Modul CIPS (MDR Art. 73)

Das EUDAMED-Modul der Klinischen Prüfung (CIPS) soll u. a.

- die einmalige Kennnummer gem. Art. 70 Abs. 1 generieren
- Eingangspunkt für alle Einreichungen und Meldungen zur Klinischen Prüfung sein
- dem Informationsaustausch der Mitgliedsstaaten dienen
- den Abschlussbericht und die Zusammenfassung enthalten
- Meldungen von SAEs und Produktmängeln enthalten

15.2.11.2 EUDAMED Roadmap

Der Entwurf der EUDAMED-Roadmap für die Module wurde am 20. Oktober 2023 mit aktualisierten Zeitplänen für jedes Modul und obligatorischen Anwendungsdaten für die MDR und IVDR veröffentlicht (Abb. 3).

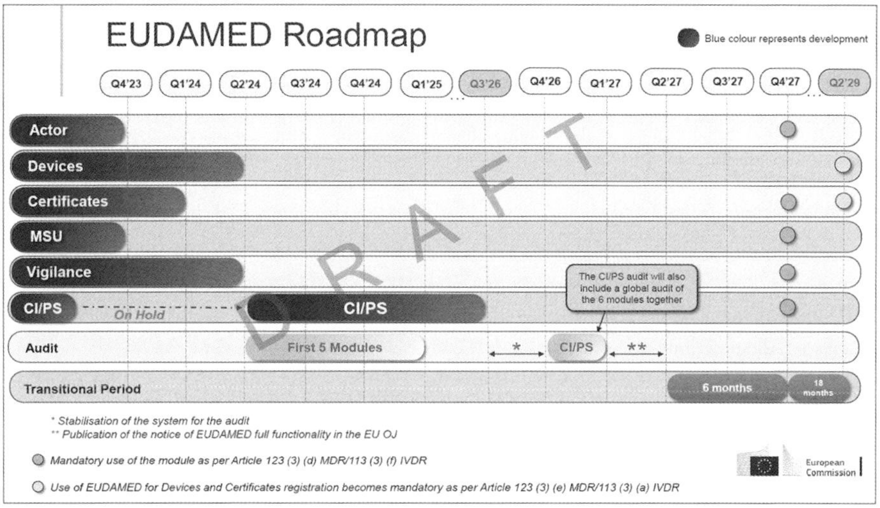

Abb. 3. EUDAMED-Roadmap-Entwurf – Zeitpläne für die Module [10].

15.3 Praktische Aspekte und Regularien bei der klinischen Prüfung mit Medizinprodukten

Das Hauptziel einer jeden klinischen Bewertung auf Basis klinischer Prüfung(en) ist es, die Sicherheit und Leistung des Medizinprodukts in der klinischen Anwendung nachzuweisen. Als Teil des Konformitätsbewertungsverfahrens zur Erlangung der CE-Kennzeichnung stellt sie einen wichtigen Prozess dar. Es gibt neben der MDR einige Leitlinien und Normen, die bei der Erstellung der klinischen Bewertung beachtet werden müssen, wie z. B. das MPDG, die MDCG 2020-6 (Clinical evidence needed for medical devices previously CE marked under Directives 93/42/EEC or 90/385/EEC), die MDCG 2021-6 Rev. 1 (Questions & Answers regarding clinical investigation), die Leitlinien der Kommission zu Inhalt und Struktur der Zusammenfassung des Berichts über die klinische Prüfung und auch Anforderungen aus der ISO-Norm 14155:2020.

15.3.1 Medizinprodukte-Durchführungsgesetz (MPDG)

Das Gesetz zur Durchführung unionsrechtlicher Vorschriften betreffend Medizinprodukte (MPDG) regelt vergleichbare Themen wie das MPG, ist jedoch nicht wie bislang eine deutsche Umsetzung der europäischen Vorgaben, sondern vielmehr zusätzlich zur MDR zu lesen und anzuwenden.

Obwohl das MPDG überwiegend ergänzend zur MDR zu lesen ist, umfasst es trotzdem doppelt so viele Paragrafen wie das MPG. Aus den ehemals 44 Artikeln in 9 Abschnitten sind im MPDG aktuell 99 Artikel, aufgeteilt auf 10 Kapitel geworden. Diese Kapitel umfassen:

Zweck, Anwendungsbereich und Begriffbestimmungen	Medizinprodukteberater
Anzeigepflichten, Inverkehrbringen und Inbetriebnahme von Produkten sowie deren Bereitsstellung auf dem Markt	zuständige Behörden, Verordnungsermächtigungen, sonstige Bestimmungen
Benannte Stellen, Prüflaboratorien, Konformitätsbewertungsstellen für Drittstaaten	Sondervorschriften für den Bereich der Bundeswehr sowie den Zivil- und Katastrophenschutz
Klinische Prüfungen und sonstige klinische Prüfungen	Straf- und Bußgeldvorschriften
Vigilanz und Überwachung	Übergangsbestimmungen

Im Folgenden werden die wesentlichen Vorgaben des MPDG zitiert:

§ 25 Sponsor oder rechtlicher Vertreter des Sponsors

Bei ausschließlich national durchgeführten oder bei national und in Drittstaaten durchgeführten klinischen Prüfungen, Leistungsstudien und sonstigen klinischen Prüfungen muss ein Sponsor oder ein rechtlicher Vertreter des Sponsors im Sinne von Artikel 62 Abs. 2 Unterabsatz 1 der Verordnung (EU) 2017/745 vorhanden sein, der seinen Sitz in einem Mitgliedstaat der Europäischen Union oder in einem anderen Vertragsstaat des Abkommens über den Europäischen Wirtschaftsraum hat.

§ 26 Versicherungsschutz

(5) Für die Durchführung einer sonstigen klinischen Prüfung eines Produktes, das bereits die CE-Kennzeichnung nach Artikel 20 Abs. 1 der Verordnung (EU) 2017/745 trägt, sowie für die Durchführung einer klinischen Prüfung, die der weitergehenden Bewertung eines Produktes dient, das bereits die CE-Kennzeichnung nach Artikel 20 Abs. 1 der Verordnung (EU) 2017/745 trägt, bedarf es einer Versicherung nach dieser Vorschrift nicht, wenn die prüfungsbezogene Verwendung des Produktes im Rahmen seiner Zweckbestimmung erfolgt, die Prüfungsteilnehmer über die normalen Verwendungsbedingungen des Produktes hinaus keinen zusätzlichen invasiven oder belastenden Verfahren unterzogen werden und eine anderweitige geeignete Versicherung für den Prüfer oder Sponsor besteht.

§ 27 Verbot der Durchführung bei untergebrachten Personen

Die Person, bei der eine klinische Prüfung, eine Leistungsstudie oder eine sonstige klinische Prüfung durchgeführt werden soll, darf nicht auf Grund einer behördlichen Anordnung oder einer gerichtlichen Anordnung oder Genehmigung freiheitsentziehend untergebracht sein.

§ 30 Prüfer, Hauptprüfer und Leiter einer klinischen Prüfung, Leistungsstudie oder sonstigen klinischen Prüfung

Soll eine klinische Prüfung oder sonstige klinische Prüfung von mehreren Prüfern in einer Prüfstelle durchgeführt werden, so bestimmt der Sponsor einen Prüfer als Hauptprüfer. Soll die klinische Prüfung oder sonstige klinische Prü-

fung in Deutschland in mehreren Prüfstellen durchgeführt werden, so bestimmt der Sponsor einen Leiter der klinischen Prüfung oder sonstigen klinischen Prüfung.

Prüfer und Hauptprüfer sowie der Leiter einer klinischen Prüfung oder sonstigen klinischen Prüfung müssen

1. *Ärzte oder Ärztinnen oder bei für die Zahnheilkunde bestimmten Medizinprodukten Zahnärzte oder Zahnärztinnen sein,*
2. *Erfahrungen im Anwendungsbereich des zu prüfenden Produktes besitzen sowie in dessen Gebrauch ausgebildet und eingewiesen sein und*
3. *mit den Grundzügen des Medizinprodukterechts, den rechtlichen und wissenschaftlichen Grundlagen von klinischen Prüfungen oder sonstigen klinischen Prüfungen, mit dem Prüfplan und dem Handbuch des klinischen Prüfers vertraut sein und in die sich daraus ergebenden Pflichten eingewiesen worden sein.*

Außerdem sind die Empfehlungen der Bundesärztekammer (BÄK) sowie des Arbeitskreis Medizinischer Ethikkommissionen (AKEK) zur Bewertung der Qualifikation von Prüfern/Hauptprüfern sowie Mitgliedern eines Prüfungsteams/einer Prüfergruppe (gemäß Verordnung (EU) Nr. 536/2014 bzw.Verordnung (EU) Nr. 2017/745 i. V. m. dem Medizinprodukterecht-Durchführungsgesetz (MPDG)) durch Ethik-Kommissionen zu beachten:

Bei der Bewertung der Qualifikation von Prüfern sowie Mitgliedern eines Prüfungsteams/einer Prüfergruppe (gemäß Verordnung (EU) Nr. 536/2014 bzw. Verordnung (EU) Nr. 2017/745 i. V. m. dem MPDG), beachten die Ethik-Kommissionen ab dem 21. Januar 2022 die folgenden Grundsätze [11]:

1) *Prüfer und Mitglieder eines Prüfungsteams/einer Prüfergruppe sollen einen AMG- bzw. MPDG-Grundlagenkurs absolviert haben, der mindestens 8 Unterrichtseinheiten (UE) umfasst. Die bis zum 01.04.2019 erlangte Erfahrung als Prüfer/Stellvertreter im Sinne von § 4 Abs. 25 S. 1 AMG alt sowie § 40 Abs. 1a S. 3 AMG (alt) oder als Prüfer im Sinne von § 3 Nr. 24 S. 1 MPG (alt) kann von der zuständigen Ethik-Kommission als Äquivalent zum Grundlagenkurs anerkannt werden.*
2) *Personen, die ein Prüfungsteam/eine Prüfergruppe verantwortlich leiten (Prüfer/Hauptprüfer, Leiter einer klinischen Prüfung oder einziger Prüfer), sollen für diese Aufgabe zusätzlich qualifiziert sein und über die Teilnahme an einem Grundlagenkurs hinaus (bzw. eine entsprechende Äquivalenz siehe 1) die Teilnahme an entsprechenden Fortbildungsangeboten (Aufbaukurs) im Umfang von mindestens 8 UE nachweisen. Für die Personen, die einen zweitägigen Prüferkurs nachweisen können, der den Curricula aus dem Jahr 2013 entspricht, entfällt die Notwendigkeit, einen Aufbaukurs nachzuweisen.*
3) *Wurde bereits ein AMG-Grundlagenkurs absolviert und ist die Beteiligung als Prüfer unter Anleitung eines Hauptprüfers z. B. an einer genehmigungs- oder anzeigepflichtigen klinischen Prüfung gemäß MPDG geplant,*

4) *Wurde bereits ein AMG-Aufbaukurs absolviert und ist die Beteiligung als einziger Prüfer, Hauptprüfer oder Leiter z. B. an einer genehmigungs- oder anzeigepflichtigen klinischen Prüfung gemäß MPDG geplant, soll die Teilnahme an dem hierzu komplementären MPDG-Ergänzungskurs im Umfang von mindestens 3 UE nachgewiesen werden. Dieser Nachweis ist unabhängig von der Teilnahme an dem unter Punkt 3 genannten komplementären MPDG-Ergänzungskurs (Grundlagen) erforderlich.*
5) *Alle 3 Kalenderjahre soll ein mindestens 4 UE umfassender Auffrischungskurs absolviert werden, der immer auch aktuelle Rechtsänderungen berücksichtigt, soweit nicht in diesem Zeitraum an der Durchführung klinischer Prüfungen aktiv teilgenommen wurde.*
6) *Falls wesentliche rechtliche Änderungen (z. B. relevante europäische oder nationale Novellierungen) erfolgen, soll ein Update-Kurs von mindestens 2 UE absolviert werden, dessen inhaltlicher Schwerpunkt auf den geänderten Normen liegt.*

Die Kursinhalte orientieren sich jeweils an den aktuellen von der BÄK und vom AKEK empfohlenen Curricula für den Grundlagen-, Aufbau-, Auffrischungs- und Update-Kurs.

Die Vorgaben zur Antragstellung bei Ethik-Komissionen finden sich weiter unten in diesem Kapitel.

§ 62 Pflichten des Prüfers oder Hauptprüfers

(1) Der Prüfer oder Hauptprüfer stellt sicher, dass

1) *die klinische Prüfung oder sonstige klinische Prüfung durchgeführt wird in Übereinstimmung mit dem Prüfplan,*
   a) *zu dem die zuständige Ethik-Kommission eine zustimmende Stellungnahme abgegeben hat und*
   b) *den die zuständige Bundesoberbehörde genehmigt hat oder der der zuständigen Bundesoberbehörde angezeigt wurde,*
2) *die vollständige Nachvollziehbarkeit aller Beobachtungen und Befunde, die korrekte Dokumentation der Daten und die korrekte Ableitung von Schlussfolgerungen während der Durchführung der klinischen Prüfung oder sonstigen klinischen Prüfung gewährleistet sind,*
3) *dem Sponsor oder seinem Beauftragten sowohl die Prüfstelle einschließlich der beauftragten Laboratorien als auch jede Art von Daten im Zusammenhang mit der klinischen Prüfung oder sonstigen klinischen Prüfung für Überprüfungen zugänglich sind.*

(2) Prüfer und Hauptprüfer tragen dafür Sorge, dass Prüfprodukte, die im Verdacht stehen, ein schwerwiegendes unerwünschtes Ereignis verursacht zu haben, nicht verworfen werden, bevor die Bewertung der zuständigen Bundesoberbehörde abgeschlossen ist. Dies schließt nicht aus, dass sie das Prüfprodukt dem Hersteller oder Sponsor zum Zwecke der Untersuchung überlassen.

§ 63 Meldepflichten des Prüfers oder Hauptprüfers

(1) Der Prüfer oder Hauptprüfer meldet dem Sponsor einer klinischen Prüfung oder sonstigen klinischen Prüfung

1) unverzüglich

a) jedes schwerwiegende unerwünschte Ereignis im Sinne des Artikels 2 Nummer 58 der Verordnung (EU) 2017/745 sowie

b) jeden Produktmangel im Sinne des Artikels 2 Nummer 59 der Verordnung (EU) 2017/745, der bei Ausbleiben angemessener Maßnahmen oder eines Eingriffs oder unter weniger günstigen Umständen zu schwerwiegenden unerwünschten Ereignissen hätte führen können

15.3.2 MDCG 2020-6

Die MDR gibt keine explizite Definition für den Begriff „ausreichend klinische Daten" vor, während die MDCG 2020-6 darauf hinweist, dass man letztlich darunter das Ergebnis einer qualifizierten Bewertung versteht, die die Schlussfolgerung zulässt, die betrachteten Medizinprodukte seien sicher und erfüllten den angedachten medizinischen Nutzen.

Definitionen:

- *'legacy devices,: this is considered to include all devices previously CE marked under the Directive 93/42/EEC (MDD) or Directive 90/385/EEC (AIMDD)*
- *'well-established technology,: this terminology is used in Article 52(5) and Article 61(8) of the MDR but is not defined in these articles. [...] The common features of the devices: [...]*
  - *relatively simple, common and stable designs with little evolution;*
  - *their generic device group has well-known safety and has not been associated with safety issues in the past;*
  - *well-known clinical performance characteristics and their generic device group are standard of care devices where there is little evolution in indications and the state of the art;*
  - *a long history on the market.*

15.3.2.1 Appendix I der MDCG 2020-6 übernimmt folgende Punkte aus MEDDEV 2.7/1 rev. 4

- *6.4. Who should perform the clinical evaluation?*
- *8. Identification of pertinent data (Stage 1)*
- *9. Appraisal of pertinent data (Stage 2)*
- *10. Analysis of the clinical data (Stage 3). MDR requirements should be used*
- *A3. Device description – typical contents*
- *A4. Sources of literature*
- *A5. Literature search and literature review protocol, key elements*

- *A6. Appraisal of clinical data – examples of studies that lack scientific validity for demonstration of adequate clinical performance and/or clinical safety*
- *A7.2. Conformity assessment with requirement on acceptable benefit/risk profile*
- *A7.3. Conformity assessment with requirement on performance*
- *A7.4. Conformity assessment with requirements on acceptability of undesirable side-effects*
- *A10. Proposed checklist for the release of the clinical evaluation report.*

15.3.3 MDCG 2021-6 Rev. 1 (2023)

Dieses Dokument richtet sich an Sponsoren von klinischen Prüfungen von Medizinprodukten, die im Geltungsbereich der MDR durchgeführt werden. Dieses Dokument kann zu gegebener Zeit durch weitere Fragen und Antworten ergänzt werden (Abb. 4).

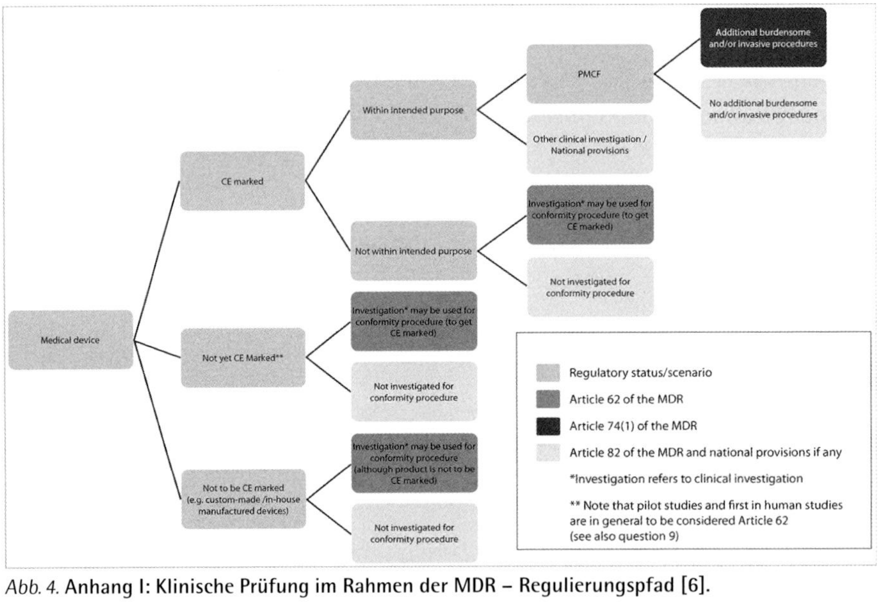

Abb. 4. Anhang I: Klinische Prüfung im Rahmen der MDR – Regulierungspfad [6].

15.3.4 Leitlinien der Kommission zu Inhalt und Struktur der Zusammenfassung des Berichts über die klinische Prüfung (2023/C 163/06)

Gemäß Art. 77 Abs. 5 der Medizinprodukte-Verordnung (MDR) legt der Sponsor einer klinischen Prüfung innerhalb eines Jahres nach Beendigung oder innerhalb von 3 Monaten nach dem vorzeitigen Abbruch einen Bericht über die klinische Prüfung vor; diesem Bericht wird eine Zusammenfassung beigefügt. Die

Mindestanforderungen in Bezug auf den Bericht über die klinische Prüfung sind in Anhang XV Kap. III Abschn. 7 der MDR dargelegt. In Anhang XV Kap. III Abschn. 7 der MDR wird auch dargelegt, was die Zusammenfassung enthält, nämlich:

- *Titel der klinischen Prüfung*
- *Zweck der klinischen Prüfung*
- *Beschreibung der Prüfung, des Prüfkonzepts und der angewandten Methoden*
- *Ergebnisse der Prüfung*
- *Schlussfolgerung aus der Prüfung*

15.3.5 MDCG 2024-3

Reicht ein Sponsor einer klinischen Prüfung einen Antrag gem. Art. 70 Abs. 1 der MDR bei dem/den Mitgliedstaat(en) ein, in dem/denen die klinische Prüfung durchgeführt werden soll, so sind dem Antrag die in Anhang XV Kap. II der MDR genannten Unterlagen beizufügen.

Gemäß Kap. I Abschn. 2 Anhang XV der MDR werden klinische Prüfungen auf der Grundlage eines geeigneten Prüfplans durchgeführt, der den neuesten wissenschaftlichen und technischen Erkenntnissen entspricht und so definiert ist, dass die Angaben des Herstellers zu Sicherheit, Leistung und Aspekten der Nutzen-Risiko-Bewertung der Produkte bestätigt oder widerlegt werden können. Die klinische Prüfung muss eine angemessene Anzahl von Beobachtungen umfassen, um den wissenschaftlichen Wert und die Gültigkeit der Schlussfolgerungen zu gewährleisten. Die für die Durchführung der klinischen Prüfung verwendeten Verfahren und Forschungsmethoden müssen für das zu prüfende Produkt geeignet sein.

Anhang XV Kap. II Abschn. 3 der MDR beschreibt den gesetzlich vorgeschriebenen Inhalt des klinischen Prüfplans (CIP). Ferner wird in den Abschnitten 2.7 in Kap. I und 3.12 in Kap. II sowie 4 und 6 in Kap. III des Anhangs XV darauf hingewiesen, dass klinische Prüfungen in Übereinstimmung mit der guten klinischen Praxis durchgeführt werden sollten.

Die internationale Norm ISO 14155:2020 „Klinische Prüfung von Medizinprodukten am Menschen – Gute klinische Praxis" (s. ▶ Kap. 15.3.6) behandelt die gute klinische Praxis für die Planung, Durchführung, Aufzeichnung und Berichterstattung von klinischen Prüfungen. Diese Norm enthält einen normativen Anhang A, in dem der Inhalt eines klinischen Prüfplans beschrieben wird. Die Einhaltung der ISO-Norm 14155:2020 wird nachdrücklich empfohlen, da sie ein nützliches Hilfsmittel für Sponsoren bei der Planung und Entwicklung ihrer klinischen Prüfungen darstellt, obwohl sie für klinische Prüfungen, die gemäß MDR durchgeführt werden, nicht zwingend vorgeschrieben ist.

Bei der Ausarbeitung des CIP werden die Sponsoren dazu angehalten, sowohl die Verordnung als auch den Standard in allen Einzelheiten zu prüfen. Bei Unstimmigkeiten zwischen der MDR und der Norm haben die rechtlichen Anforderungen der Verordnung Vorrang. Bei der Ausarbeitung dieser Guidelines wurden die Anforderungen der MDR und der ISO 14155:2020 sowie die Erfahrungen der zuständigen Behörden berücksichtigt.

Diese Guideline ist nicht rechtsverbindlich. Sie wurde unter Mitwirkung der zuständigen nationalen Behörden, der Industrie und relevanter Interessengruppen entwickelt und sollte daher als Stand der wissenschaftlichen Erkenntnis anerkannt werden. Sie wurde verfasst, um die Sponsoren bei der Ausarbeitung ihres Clinical Investigation Plan (CIP)zu unterstützen, indem detaillierter beschrieben wird, welche Art von Informationen in den jeweiligen CIP-Abschnitten erwartet wird, um Fragen der zuständigen Behörden bei der Bewertung des Antrags auf klinische Prüfung vorzubeugen. Darüber hinaus ist ein CIP mit dem richtigen Inhalt für die Durchführung der klinischen Prüfung von großer Bedeutung.

Der Inhalt des CIP sollte auf der Grundlage der Art der klinischen Prüfung sowie der Art und des Entwicklungsstadiums des Prüfprodukts angepasst werden. Die rechtlichen Anforderungen in Anhang XV Kap. II Abschn. 3 der MDR sind zu berücksichtigen oder mit einer Begründung als „nicht anwendbar" anzugeben.

Diese Guideline verwendet Abschn. 3 von Kap. II in Anhang XV der MDR als Ausgangspunkt und folgt der Nummerierung der Verordnung, um Querverweise auf die rechtlichen Anforderungen zu erleichtern. Sie ist nicht als Vorlage für die Erstellung eines CIP gedacht, und es ist nicht zwingend erforderlich, die Informationen in einem CIP in der gleichen Reihenfolge darzustellen, wie sie in der MDR oder in dieser Guideline aufgeführt sind.

Der CIP muss die Begründung, die Ziele, die Entwurfsmethodik, die Überwachung, die Durchführung, die Aufzeichnungen und die Analysemethoden für die klinische Prüfung darlegen. Der Prüfplan sollte so detailliert sein, dass er als Handbuch für die Prüfer dienen kann, die die klinische Prüfung in allen Prüfstellen und über einen längeren Zeitraum hinweg einheitlich durchführen. Darüber hinaus sollte der CIP es den zuständigen Behörden und Ethik-Kommissionen ermöglichen, zu beurteilen, ob die klinische Prüfung so konzipiert wurde, dass die potenziellen Risiken für Probanden oder Dritte nach der Risikominimierung im Vergleich zum zu erwartenden klinischen Nutzen gerechtfertigt sind. Der Prüfplan sollte auch die Bewertung ermöglichen, ob die Zuverlässigkeit und Belastbarkeit der im Rahmen der klinischen Prüfung zu generierenden Daten die Exposition der Probanden gegenüber dem Prüfprodukt und den im Prüfplan beschriebenen Verfahren rechtfertigt.

Das Template für die Synopsis sieht folgendermaßen aus (Abb. 5); ein Vergleich mit Annex A der ISO 14155:2020 lohnt sich.

Medical Device

Medical Device Coordination Group Document MDCG 2024-3

Appendix A: Clinical Investigation Plan Synopsis Template

Clinical Investigation Synopsis (Template)	
Title	[enter text here]
Short title	[enter text here]
Lay title, if applicable	[enter text here]
CIP number, version, and date	[enter text here]
EUDAMED Single Reference Number (SRN) or CIV-ID, if previously assigned	[enter text here]
CI modification number, if applicable	[enter text here]
Sponsor name and address	[enter text here]
Participating Location(s) and country(ies)	[enter text here]
Name of Investigational Device	[enter text here]
Clinical investigation Purpose and Background • Rationale for CI • Background of device and condition • Current standard of care	[enter text here]
Name of Comparator, if applicable	[enter text here]
Clinical development stage	[enter text here]
Design of the clinical investigation	[enter text here]
Objectives	[enter text here]
Primary endpoints	[enter text here]
Secondary endpoints	[enter text here]
Safety endpoints	[enter text here]
Exploratory / Other endpoints and outcomes	[enter text here]
Description of participants / study population	[enter text here]
Inclusion criteria	[enter text here]
Exclusion criteria	[enter text here]
Sample size	[enter text here]
Duration and follow up of the clinical investigation	[enter text here]
Statistical considerations	[enter text here]

Abb. 5. MDCG 2024-3 Template für die Synopsis [7].

15.3.6 ISO 14155:2020 Klinische Prüfung von Medizinprodukten an Menschen – Gute klinische Praxis

Die Internationale Organisation für Normung (ISO)ist eine weltweite Vereinigung nationaler Normungsinstitute (ISO-Mitgliedsorganisationen). Die Erstellung von internationalen Normen wird üblicherweise von technischen Komitees von ISO durchgeführt. Jede Mitgliedsorganisation, die Interesse an einem Thema hat, für welches ein technisches Komitee gegründet wurde, hat das Recht, in diesem Komitee vertreten zu sein. Internationale staatliche und nichtstaatliche Organisationen, die in engem Kontakt mit ISO stehen, nehmen ebenfalls an der Arbeit teil.

Dieses Dokument wurde vom Technischen Komitee ISO/TC 194 (Biological and clinical evaluation of medical devices), in Zusammenarbeit mit dem Europäischen Komitee für Normung (European Committee for Standardization, CEN), Technisches Komitee CEN/TC 206 (Biologische und klinische Beurteilung von Medizinprodukten), in Übereinstimmung mit der Vereinbarung über technische Kooperation zwischen ISO und CEN (Wiener Vereinbarung) erarbeitet.

Dieses Dokument legt die Gute Klinische Praxis für das Design, die Durchführung, Aufzeichnung und Berichterstattung klinischer Prüfungen von Medizinprodukten an menschlichen Prüfungsteilnehmern fest, um die klinische Leistungsfähigkeit oder Wirksamkeit und Sicherheit zu bewerten.

Gegenüber der Vorläuferversion DIN EN ISO 14155:2011 wurden folgende Änderungen übernommen (Abb. 6):

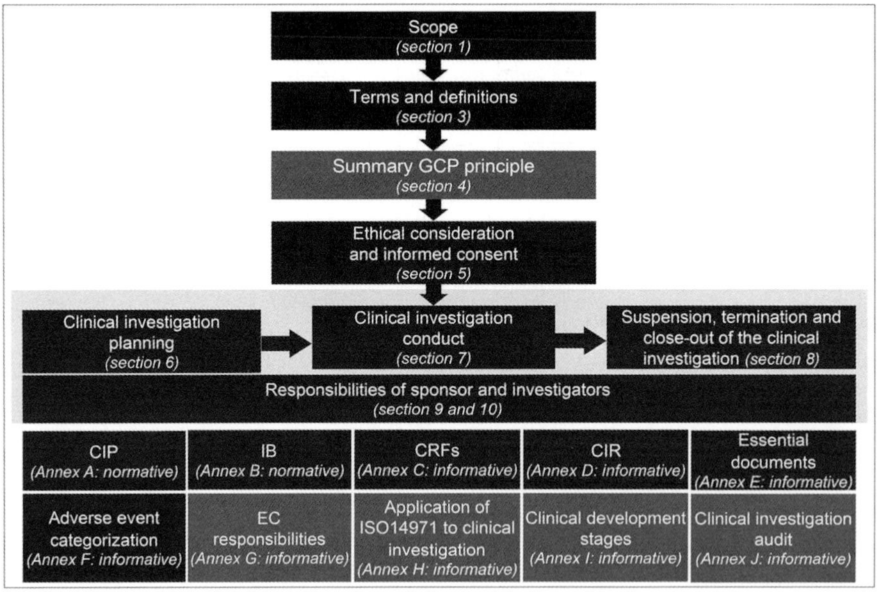

Abb. 6. *Auflistung der Kapitel von ISO 14155(2020); Quelle: N. Clemens.*

- Aufnahme von einem Abschnitt, der die GCP-Grundsätze zusammenfasst (siehe Abschn. 4)
- Hinweis darauf, dass die klinische Prüfung in einer öffentlich zugänglichen Datenbank registriert wird (siehe 5.4)
- Einbeziehung des klinischen Qualitätsmanagements (siehe 9.1)

- Einbeziehung des risikobasierten Monitoring (siehe 6.7)
- Einbeziehung von statistischen Betrachtungen in Anhang A
- Einbeziehung von Leitlinien für die Ethik-Kommissionen in Anhang G
- Verstärkung des Risikomanagements im gesamten Prozess einer klinischen Prüfung (von der Planung bis zur Berücksichtigung der Ergebnisse) inkl. Anhang H (Abb. 7)

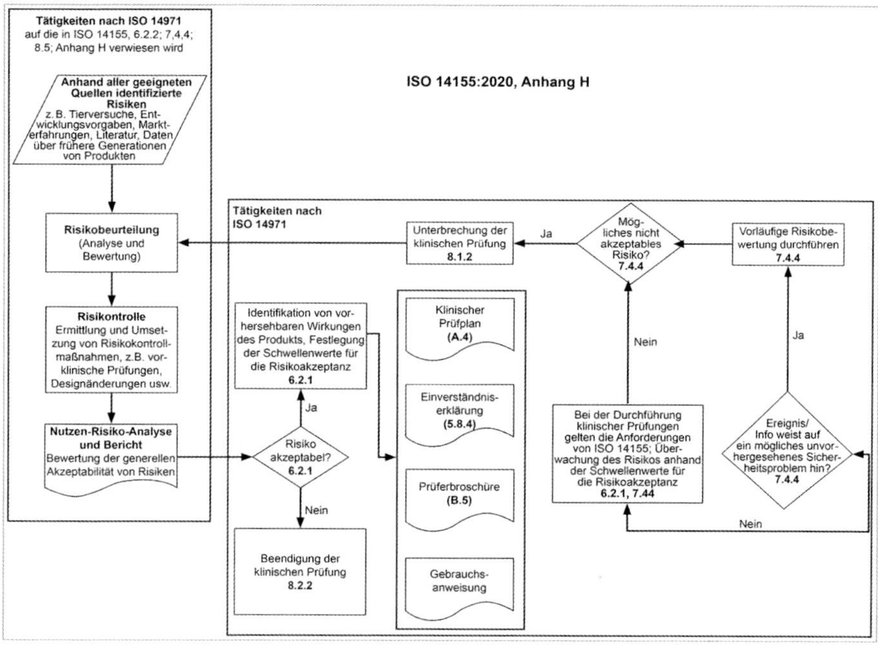

Abb. 7. *Tätigkeiten nach ISO 14155: 2020, Anhang H.*

Klärung der Anwendbarkeit der Anforderungen dieser Norm in Bezug auf die unterschiedlichen klinischen Entwicklungsstufen (siehe Anhang I) (Tab. 2).

Tab. 2. Synopse der Stadien der klinischen Entwicklung; DIN EN ISO 14155_2021-05

Regulatorischer Status	**Vor Inverkehrbringen**			**Nach Inverkehrbringen**
Stadium der klinischen Entwicklung	Pilotstadium (I.3.2)	Bestätigungsstadium (en: pivotal stage) (I.3.3)		Nach Inverkehrbringen (I.3.4)
Design der Prüfung	explorativ oder konfirmatorisch (I.4.2)	konfirmatorisch (I.4.3)		beobachtend (I.4.4)
Deskriptoren für klinische Prüfungen	erste klinische Prüfung am Menschen (I.3.3) frühe klinische Machbarkeitsstudie (I.5.3) herkömmliche klinische Machbarkeitsstudie (I.5.4)	klinische Bestätigungsstudie (I.5.5)	klinische Prüfung nach Inverkehrbringen (I.2.3)	Register[a] (I.5.6) klinische Prüfung nach Inverkehrbringen (I.2.3)
Belastung für den Prüfungsteilnehmer	interventionell (I.6.2)			nicht interventionell (I.6.3)

[a] Registerdaten dürfen vor dem Inverkehrbringen für Zulassungszwecke verwendet werden (siehe I.5.6); dies kann auch für Daten der klinischen Prüfung nach Inverkehrbringen gelten.

15.3.6.1 Einbeziehung von Leitlinien für Audits der klinischen Prüfung (ISO 14155:2020 Anhang J)

Der Prüfplan (CIP) ist eines der zentralen Dokumente und alle Informationen müssen vorliegen bzw. es muss ein Verweis im Prüfplan stehen. Die Inhalte des Anhangs A (normativ) sind:

A.1 Allgemeines

A.1.1 Einleitung

A.1.2 Identitätsmerkmale des klinischen Prüfplans

A.1.3 Sponsor

A.1.4 Hauptprüfer, koordinierender Prüfer und Prüfstelle(n)

A.1.5 Gesamtübersicht über die klinische Prüfung

A.2 Identifizierung und Beschreibung des Prüfproduktes

A.3 Begründung für das Design der klinischen Prüfung

A.4 Nutzen und Risiken des Prüfprodukts, des klinischen Verfahrens und der klinischen Prüfung

A.5 Ziele und Hypothesen der klinischen Prüfung

A.6 Design der klinischen Prüfung

A.6.1 Allgemeines

A.6.2 Prüfprodukte und Komparatoren

A.6.3 Prüfungsteilnehmer

A.6.4 Untersuchungen

A.6.5 Monitoringpla

A.7 Statistische Planung und Analyse

A.8 Datenmanagement

A.9 Änderungen am klinischen Prüfplan

A.10 Abweichungen vom klinischen Prüfplan

A.11 Verwendungsnachweis des Produkts

A.12 Übereinstimmungserklärung

A.13 Verfahren zum Einholen der Einwilligung nach Aufklärung

A.14 Unerwünschte Ereignisse, unerwünschte Wirkungen des Produkts und Produktmängel

A.15 Vulnerable Population (falls zutreffend)

A.16 Unterbrechung oder vorzeitige Beendigung der klinischen Prüfung

A.17 Veröffentlichungspolitik

A.18 Literaturhinweise

Der Anhang B (normativ) beschreibt die Mindestanforderungen an eine Prüferbroschüre (Investigator's Brochure), wie es bei Arzneimitteln schon seit Jahrzehnten Standard ist. Auch dieser Anhang ist in der aktuellen Norm detaillierter beschrieben. Inhalte der Prüferbroschüre sind:

B.1 Allgemeines

B.1.1 Einleitung

B.1.2 Bezeichnung der IB

B.1.3 Sponsor/Hersteller

B.2 Informationen über das Prüfprodukt

B.3 Vorklinische Prüfung

B.4 Vorliegende klinische Daten

B.5 Risikomanagement des Prüfprodukts

B.6 Regulatorische und andere Referenzen

Nur auf Basis dieser Informationen ist es dem Prüfer, aber auch der Behörde, möglich, die Sicherheit und Anwendung des Medizinprodukts zu beurteilen und sich ein umfassendes Bild über die bisher erfolgten Untersuchungen zu verschaffen.

15.3.6.2 ISO 14155:2020 – Sektion 9.2.4

Die Anforderungen an das Monitoring werden in Sektion 9.2.4 der ISO 14155:2020 beschrieben.

9.2.4.1 Allgemeines

Das Monitoring muss in Übereinstimmung mit dem Monitoringplan erfolgen (siehe 6.7).

Der Zweck des Monitorings einer klinischen Prüfung ist es, zu verifizieren, dass

1) *die Rechte, die Sicherheit und das Wohlbefinden der Prüfungsteilnehmer geschützt werden,*
2) *die angegebenen Daten genau, vollständig und anhand der Quelldokumente verifizierbar sind und*
3) *die Durchführung der klinischen Prüfung in Übereinstimmung mit dem bestätigten CIP, späteren Änderungen, dem vorliegenden Dokument und den anwendbaren Anforderungen der EK erfolgt.*

9.2.4.2 Qualifikationen des Monitors

Monitore müssen

a) *durch Schulung und Erfahrung und durch wissenschaftliches oder klinisches Wissen auf dem Gebiet dieses Dokuments qualifiziert sein,*
b) *Kenntnisse über den Gebrauch des/der Prüfprodukts/Prüfprodukte und die relevanten Anforderungen, den CIP und das Verfahren zum Einholen der Einwilligung nach Aufklärung besitzen (siehe 5.8),*
c) *sowohl in Bezug auf die klinischen Qualitätsmanagement des Sponsors, die für die Monitoringaktivitäten relevant sind, als auch auf alle besonderen Verfahren für das Monitoring einer bestimmten klinischen Prüfung geschult sein.*

Die Schulung ist in den Akten des Sponsors zu dokumentieren.

9.2.4.3 Bewertung der Prüfstelle

Der Monitor muss jede Prüfstelle bewerten, um nachzuweisen, dass der Hauptprüfer

a) *über angemessene Qualifikationen verfügt,*
b) *über angemessene Mittel, einschließlich der Einrichtungen, Laboratorien, Geräte und eines qualifizierten Teams an der Prüfstelle, verfügt,*
c) *Zugang zu einer ausreichenden Anzahl von Prüfungsteilnehmern hat.*

9.2.4.4 Start der Prüfung an der Prüfstelle

Der Monitor muss in Übereinstimmung mit dem Monitoringplan an jeder Prüfstelle zum Start der Prüfung sicherstellen, dass der Hauptprüfer und das Team an der Prüfstelle

a) *die folgenden Dokumente erhalten und deren Anforderungen und Inhalt verstanden haben*
    1. *den CIP,*
    2. *die IB,*

3. die Patienten- oder Probandeninformation und Einwilligungserklärung,
4. die CRFs,
5. die Gebrauchsanweisungen,
6. gegebenenfalls alle schriftlichen Übereinkünfte zur klinischen Prüfung,

b) Zugang zu einer ausreichenden Anzahl von Prüfprodukten haben,

c) in der Verwendung des Prüfproduktes geschult wurden,

d) mit den in Abschnitt 10 beschriebenen Verantwortlichkeiten eines Hauptprüfers vertraut sind.

9.2.4.5 Routinemäßige Monitoringbesuche

Der Monitor muss routinemäßige Monitoringaktivitäten durchführen, um nachzuweisen, dass

a) die Übereinstimmung mit dem CIP, allen nachfolgenden Änderungen, diesem Dokument und den regulatorischen Anforderungen gewahrt bleibt. Abweichungen sind mit dem Hauptprüfer oder seinem autorisierten Vertreter zu besprechen, zu dokumentieren und dem Sponsor mitzuteilen,

b) ausschließlich berechtigte Mitglieder des Teams an der Prüfstelle, wie in 9.2.1 f) aufgeführt, an der klinischen Prüfung teilnehmen,

c) das Prüfprodukt und gegebenenfalls der Komparator in Übereinstimmung mit dem CIP, der IB oder der Gebrauchsanweisung verwendet werden und dem Sponsor mitgeteilt wird, wenn Änderungen entweder am Produkt, am Anwendungsverfahren oder am CIP erforderlich sind,

d) Ressourcen an der Prüfstelle, einschließlich der Laboratorien, Geräte und des Teams an der Prüfstelle, während der gesamten Dauer der klinischen Prüfung den Anforderungen entsprechen,

e) der Hauptprüfer weiterhin Zugang zu einer angemessenen Anzahl von Prüfungsteilnehmern und Prüfprodukten hat,

f) von jedem Prüfungsteilnehmer oder seinem gesetzlichen Vertreter vor der Durchführung von Verfahren im Zusammenhang mit der klinischen Prüfung unterzeichnete und datierte Formulare zur Einwilligungserklärung erhalten wurden,

g) Quelldokumente, einschließlich der Dokumente zu Art und Standort der Prüfstelle, sowie sonstige Aufzeichnungen zur klinischen Prüfung richtig, vollständig und aktuell sind und ordnungsgemäß aufbewahrt und gepflegt werden,

h) CRFs vollständig sind, zeitnah ausgefüllt werden, widerspruchsfrei mit den Quelldokumenten sind, die Anforderungen im CIP erfüllen und dass Rückfragen zu den CRFs vollständig beantwortet wurden,

i) erforderliche Korrekturen, Zusätze oder Streichungen, die in den CRFs erfolgen, datiert, erläutert, sofern erforderlich, und mit dem Abzeichnungskürzel des Hauptprüfers oder seinem autorisierten Vertreter versehen werden. Der Monitor darf keine Korrekturen, Zusätze oder Streichungen an den CRFs vornehmen,

j) von Prüfungsteilnehmern nicht wahrgenommene Termine, nicht durchgeführte Test oder Untersuchungen sowie aus der klinischen Prüfung ausgeschiedene Prüfungsteilnehmer (gegebenenfalls einschließlich des Grundes) in den CRFs aufgeführt werden,

k) alle unerwünschten Ereignisse und Produktmängel dem Sponsor mitgeteilt werden und alle schwerwiegenden unerwünschten Ereignisse und Produktmängel, die zu einer schwerwiegenden unerwünschten Wirkung des Produkts geführt haben könnten, dem Sponsor ohne nicht gerechtfertigte Verzögerung gemeldet werden,

l) die EK und den Aufsichtsbehörden über schwerwiegende unerwünschte Ereignisse und Produktmängel, die zu einer schwerwiegenden unerwünschten Wirkung des Produkts geführt haben könnten, wie erforderlich berichtet wird,

m) Abweichungen (siehe 5.6.4 b)) an die EK gemeldet werden und auch der Aufsichtsbehörde gemeldet werden können,

n) die Lagerung und der Verwendungsnachweis des Prüfprodukts korrekt erfolgen und das Rückverfolgbarkeitsverfahren eingehalten und in den Akten des Prüfers dokumentiert wird,

o) alle sonstigen geforderten Berichte, Mitteilungen, Anträge, Einreichungen und die Korrespondenz in den Akten des Prüfers aufbewahrt werden und dass diese Dokumente richtig, vollständig, aktuell, lesbar, datiert sind und mit der Bezeichnung der klinischen Prüfung gekennzeichnet sind,

p) die Instandhaltung und Kalibrierung der für die Bewertung im Rahmen der klinischen Prüfung erforderlichen Geräte gegebenenfalls durchgeführt und dokumentiert wird,

q) die aktuellen Labor-Normalwerte, Laborzertifikate, Akkreditierungen oder sonstige Validierungen in den Akten des Prüfers vorliegen, sofern gefordert,

r) das Ausscheiden von Prüfungsteilnehmern dokumentiert wurde. Der Monitor muss dies mit dem Hauptprüfer oder seinem autorisierten Vertreter diskutieren,

s) die Nichteinhaltung der in der Patienten- oder Probandeninformation und Einwilligungserklärung beschriebenen Anforderungen durch Prüfungsteilnehmer dokumentiert ist. Der Monitor muss dies mit dem Hauptprüfer oder seinem autorisierten Vertreter diskutieren,

t) der Hauptprüfer und das Team an der Prüfstelle über alle relevanten Aktualisierungen der Dokumente in Bezug auf die klinische Prüfung gut unterrichtet sind und Bescheid wissen,

u) alle gegebenenfalls erforderlichen Korrektur- und Vorbeugungsmaßnahmen durchgeführt wurden und effektiv waren.

9.2.4.6 Aktivitäten bei Beendigung

Der Monitor muss die in Abschnitt 8 beschriebenen Tätigkeiten zur Beendigung der klinischen Prüfung ausführen.

9.2.4.7 Monitoringberichte

Ergebnisse von Monitoringaktivitäten sollten ausreichend detailliert dokumentiert werden, um die Übereinstimmung mit dem Monitoringplan verifizieren zu können (siehe 6.7).

Alle Monitoringaktivitäten sind in einem schriftlichen Bericht an den Sponsor zu dokumentieren (siehe auch 9.2.3 c)), der Folgendes enthalten muss

a) das Datum, die Bezeichnung der Prüfstelle, den Namen des Monitors und des Hauptprüfers oder sonstiger kontaktierter Einzelpersonen,

b) eine Zusammenfassung des vom Monitor Überprüften, sowie die Feststellungen des Monitors hinsichtlich des Abschlusses vorhergehender Maßnahmen, bedeutsamer Befunde, Fakten, Abweichungen, Schlussfolgerungen und empfohlener Maßnahmen, die ergriffen werden müssen, um eine Übereinstimmung sicherzustellen.

15.4 Phasen der klinischen Prüfung bei Medizinprodukten

Die klassische Einteilung der Phasen I–IV wie bei den Arzneimittelprüfungen kann bei den Medizinprodukten nicht übernommen werden. Der Grund hierfür liegt in den unterschiedlichen Fragestellungen, aber auch in der Historie. Erst durch die gesetzlichen Vorgaben in den letzten Jahren und die Erarbeitung von Normen gibt es den Zwang, auch die Medizinprodukte vor Vermarktung nach klinisch „wissenschaftlichen Kriterien" zu prüfen.

Selbstverständlich gibt es auch bei der Prüfung der Medizinprodukte verschiedene Phasen. Nachdem die Voraussetzungen für die klinische Anwendung gegeben sind, z. B. der Abschluss der Tierstudien und die Prüfung der Biokompatibilität eines neuen Materials (Verträglichkeit des Materials mit einem lebenden Organismus), beginnt die Anwendung am Patienten.

Eine Phase I, wie bei den Arzneimitteln (Probandenversuche) muss aus ethischen Gründen in den meisten Fällen entfallen und ist aufgrund der Fragestellung auch nicht sinnvoll. Eine pharmakologische Wirkung der Medizinprodukte ist nicht angestrebt und wird genau wie die toxischen Eigenschaften schon bei den Tierstudien geprüft. Darüber hinaus wäre es nicht vertretbar, z. B. ein resorbierbares Implantat einem gesunden Probanden einzusetzen. Das gleiche gilt für viele andere Medizinprodukte (z. B. Herzschrittmacher, künstliche Hüftprothesen).

Deshalb beginnt i. d. R. die klinische Anwendung im Rahmen einer Pilotstudie bei den Medizinprodukten meist monozentrisch. Diese Erstanwendung entspricht damit der Phase II bei den Arzneimittelprüfungen, wobei i. d. R. die Fallzahlen deutlich geringer sind (12–25 Patienten). Der Prüfplan muss trotz dieser geringen Fallzahlen mit großer Sorgfalt erstellt und im Hinblick auf die Zielkriterien ausgearbeitet werden. Auf Basis der ersten Ergebnisse wird schließlich entschieden, ob die nächste Phase eingeleitet wird und bei welchen Indikationen das Produkt getestet wird.

In der zweiten klinischen Phase, einer breiteren, meist multizentrischen Anwendung, werden dann größere Patientenzahlen behandelt. Diese Phase entspricht der Phase III bei den Arzneimittelprüfungen, wobei auch hier die Fallzahlen meist deutlich niedriger sind und selten mehr als 200 Patienten pro Studie betragen. Die Fallzahl wird genau wie bei Arzneimittelprüfungen mithilfe der Statistik kalkuliert, um dem wissenschaftlichen Anspruch gerecht zu werden.

Mit Abschluss der multizentrischen Prüfung wird auch die technische Dokumentation vervollständigt und kann zur CE-Kennzeichnung eingereicht werden.

Für Prüfungen mit Medizinprodukten gelten die gleichen Anforderungen wie für Arzneimittelprüfungen hinsichtlich Validität und möglicher fundierter Schlussfolgerungen.

Die Randomisierung spielt zur Erfüllung dieser Kriterien eine wichtige Rolle, weil sie den Einfluss des Prüfers auf die Patientenselektion minimiert oder ausschließt. Bei Studien mit Medizinprodukten ist eine präzise Randomisierung besonders wichtig, weil aus technischen Gründen verblindete Studien in den meisten Fällen nicht möglich sind.

Das gleiche gilt für placebokontrollierte Studien, da z. B. eine „Scheinoperation" schon aus ethischen Gründen nicht vertretbar ist. Als Alternative zur Verblindung bietet sich bei Studien ein sog. Blind Observer an, der bei den Kontrolluntersuchungen der Patienten Scores und Zielparameter erhebt, ohne über das Behandlungsschema des Patienten informiert zu sein.

15.5 Antragstellung bei EK und BOB zur Erlangung einer zustimmenden Bewertung

Bei der Antragstellung von klinischen Prüfungen ist in Zukunft zu beachten, dass die Ethik-Kommission und das BfArM nicht mehr gleichzeitig aktiv werden können, sondern die Anträge nacheinander gestellt werden müssen. So muss zunächst der Antrag bei der Ethik-Kommission erfolgen und abgeschlossen sein, und erst danach kann der Antrag an das BfArm mit den vollständigen Unterlagen gem. Anhang XV Kap. II MDR erfolgen (Abb. 8). Ein Nachreichen der Stellungnahme der Ethik-Kommission ist, wie bislang erlaubt, somit nicht mehr möglich.

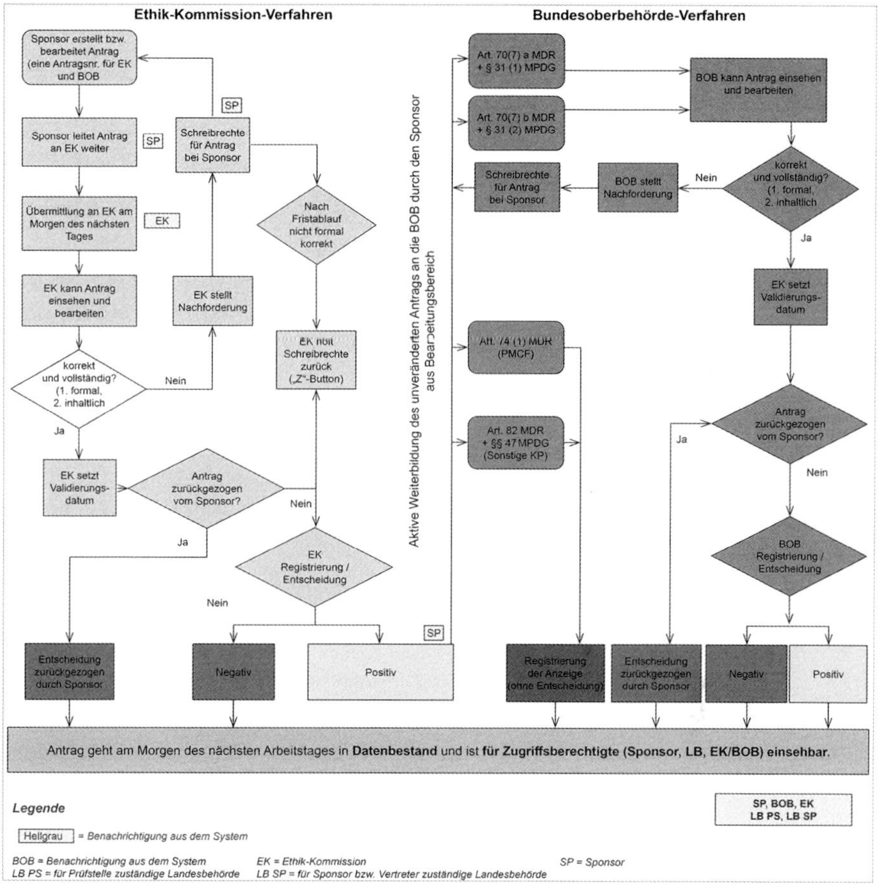

Abb. 8. *MDR-Erstantrag: Gemeinsamer Antrag an EK und BOB, sequenzielles Antragsverfahren [9].*

Auch die Anforderungen an die Ethik-Kommissionen selbst wurden erhöht. § 32 MPDG führt z. B. die Zusammensetzung und notwendige Qualifikation der Mitglieder auf und nennt darüber hinaus Anforderungen an die Satzung oder Geschäftsordnung einer jeden Ethik-Kommission:

(1) Stellungnahmen nach Artikel 62 Abs. 4 Buchstabe b der Verordnung (EU) 2017/745 dürfen nur öffentlichrechtliche, nach Landesrecht gebildete Ethik-Kommissionen abgeben, die den Anforderungen nach den Absätzen 2 bis 4 entsprechen.

(2) Ethik-Kommissionen sind besetzt mit mindestens

1. *einer Juristin oder einem Juristen,*
2. *einer Person mit wissenschaftlicher oder beruflicher Erfahrung auf dem Gebiet der Ethik in der Medizin,*
3. *einer Person mit wissenschaftlicher oder beruflicher Erfahrung auf dem Gebiet der Medizintechnik,*
4. *drei Ärztinnen oder Ärzten, die über Erfahrungen in der klinischen Medizin verfügen,*
5. *einer Person mit Erfahrung in der Versuchsplanung und Statistik und*
6. *einem Laien, der nicht dem Personenkreis nach den Nummern 1 bis 5 angehört.*

(3) Den Ethik-Kommissionen gehören weibliche und männliche Mitglieder an. Bei der Auswahl der Mitglieder und externen Sachverständigen werden Frauen und Männer mit dem Ziel der gleichberechtigten Teilhabe gleichermaßen berücksichtigt.

(4) Die Ethik-Kommissionen haben eine Geschäftsordnung oder Satzung, die insbesondere verpflichtende Regelungen zur Arbeitsweise der Ethik-Kommission trifft. Dazu gehören Regelungen

1. *zur Geschäftsführung,*
2. *zum Vorsitz,*
3. *zur Vorbereitung von Beschlüssen,*
4. *zur Beschlussfassung,*
5. *zur Ehrenamtlichkeit, zur Verschwiegenheitspflicht der Mitglieder und der externen Sachverständigen und*
6. *zur Einholung von Unabhängigkeitserklärungen der beteiligten Mitglieder und externen Sachverständigen, die beinhalten, dass diese keine finanziellen oder persönlichen Interessen haben, die Auswirkungen auf ihre Unparteilichkeit haben könnten.*

Auch ist zu beachten, dass jegliche Genehmigungsanträge eines Sponsors an eine Ethik-Kommission in Zukunft über das DMIDS laufen müssen.

§ 33 Antrag bei der Ethik-Kommission

(1) Die nach Artikel 62 Abs. 4 Buchstabe b der Verordnung (EU) 2017/745 erforderliche Stellungnahme einer Ethik-Kommission ist vom Sponsor über das Deutsche Medizinprodukteinformations- und Datenbanksystem nach § 86 zu beantragen bei

1. *der nach Landesrecht für den Prüfer zuständigen Ethik-Kommission,*
2. *der nach Landesrecht für den Hauptprüfer zuständigen Ethik-Kommission, wenn ein Hauptprüfer bestimmt ist, oder*
3. *der nach Landesrecht für den Leiter der klinischen Prüfung zuständigen Ethik-Kommission, wenn ein Leiter der klinischen Prüfung bestimmt ist.*

(2) Der Antrag muss enthalten:

1. die Angaben und Unterlagen, die in Anhang XV Kapitel II der Verordnung (EU) 2017/745 genannt sind, mit Ausnahme der in Anhang XV Kapitel II Ziffer 3.1.1. und 4.2. der Verordnung (EU) 2017/745 genannten Angaben und Unterlagen, bei einer klinischen Prüfung und
2. den Namen, die Anschrift und die Kontaktdaten des Leiters der klinischen Prüfung, sofern ein Leiter bestimmt ist.
Unterlagen, die für den Prüfungsteilnehmer oder seinen gesetzlichen oder rechtsgeschäftlichen Vertreter bestimmt sind, sowie die Zusammenfassung des klinischen Prüfplans nach Anhang XV Kapitel II Ziffer 1.11. der Verordnung (EU) 2017/745 sind in deutscher Sprache einzureichen. Die weiteren Angaben und Unterlagen können in Deutscher oder englischer Sprache vorgelegt werden.

(3) Das Bundesinstitut für Arzneimittel und Medizinprodukte teilt dem Sponsor, der zuständigen Ethik-Kommission sowie den nach § 35 Abs. 2 Satz 1 zu beteiligenden Ethik-Kommissionen den Eingang des Antrags mittels eines automatisierten elektronischen Verfahrens mit.

§ 36 Frist zur Stellungnahme der Ethik-Kommission

(1) Die zuständige Ethik-Kommission übermittelt dem Sponsor ihre Stellungnahme innerhalb einer Frist von 30 Tagen nach Eingang des ordnungsgemäßen Antrags.

(2) Werden zusätzliche Informationen angefordert, ist der Ablauf der Frist vom Zeitpunkt der Absendung des Informationsersuchens nach § 35 Abs. 3 Satz 1 bis zum Eingang der zusätzlichen Informationen gehemmt.

(3) Die Frist zur Stellungnahme verlängert sich um 15 Tage, wenn sich die Ethik-Kommission durch Sachverständige beraten lässt. In diesem Fall teilt die Ethik-Kommission dem Sponsor spätestens 20 Tage nach Eingang des ordnungsgemäßen Antrags mit, dass sich die Frist auf Grund der Beratung durch Sachverständige verlängert.

§ 43 Korrekturmaßnahmen der Ethik-Kommission

(1) Die zuständige Ethik-Kommission hat ihre zustimmende Stellungnahme zurückzunehmen, wenn sie davon Kenntnis erlangt, dass zum Zeitpunkt der Abgabe der Stellungnahme ein Ablehnungsgrund nach § 37 Abs. 2 Nummer 2 oder 3 vorgelegen hat. Sie hat ihre zustimmende Stellungnahme zu widerrufen, wenn sie Kenntnis erlangt, dass nachträglich Tatsachen eingetreten sind, die eine Ablehnung nach § 37 Abs. 2 Nummer 2 oder 3 rechtfertigen. Im Übrigen bleiben die den §§ 48 und 49 des Verwaltungsverfahrensgesetzes entsprechenden landesgesetzlichen Vorschriften unberührt.

(2) Widerspruch und Anfechtungsklage gegen den Widerruf und die Rücknahme der Stellungnahme haben keine aufschiebende Wirkung.

(3) Die zuständige Ethik-Kommission informiert die zuständige Bundesoberbehörde, die für den Sponsor oder für seinen rechtlichen Vertreter zuständigen

Behörden und die für die Prüfstellen zuständigen Behörden über den Widerruf oder die Rücknahme der Stellungnahme über das Deutsche Medizinprodukteinformations- und Datenbanksystem nach § 86.

Auch die Verfahren bei der Bundesoberbehörde sind klar beschrieben.

§ 38 Antrag

(1) Der Antrag nach Artikel 70 Abs. 1 der Verordnung (EU) 2017/745 ist vom Sponsor bei der zuständigen Bundesoberbehörde in deutscher oder englischer Sprache zu stellen. Der Antrag muss die in Anhang XV Kapitel II der Verordnung (EU)2017/745 genannten Angaben und Unterlagen sowie die Stellungnahme der zuständigen Ethik-Kommission enthalten. Unterlagen, die für den Prüfungsteilnehmer oder seinen gesetzlichen oder rechtsgeschäftlichen Vertreter bestimmt sind, sind in deutscher Sprache einzureichen.

(2) Absatz 1 ist auch anzuwenden, wenn der Sponsor die klinische Prüfung in mehr als einem Mitgliedstaat durchführen will und einen einzigen Antrag nach Artikel 78 der Verordnung (EU) 2017/745 stellt.

§ 39 Umfang der Prüfung des Antrags

(1) Die zuständige Bundesoberbehörde prüft bei klinischen Prüfungen den Prüfplan und die erforderlichen Unterlagen nach Maßgabe des Artikels 71 Abs. 1 bis 3 der Verordnung (EU) 2017/745 mit Ausnahme der in Artikel 62 Abs. 4 Buchstabe c, d, f bis k, Abs. 6 und 7 der Verordnung (EU) 2017/745 genannten Aspekte.

(2) Änderungen des Prüfplans, die vom Sponsor im laufenden Verfahren vorgenommen werden, um Beanstandungen der Bundesoberbehörde auszuräumen, sind vom Sponsor der zuständigen Ethik-Kommission über das Deutsche Informations- und Datenbanksystem über Medizinprodukte unverzüglich anzuzeigen; sie gelten als zustimmend bewertet, wenn die Ethik-Kommission nicht innerhalb von 14 Tagen nach Erhalt der Anzeige der Änderung widerspricht.

(3) In den Fällen des § 31 Abs. 1 prüft die zuständige Bundesoberbehörde, ob die Klassifizierungsregeln des Anhangs VIII der Verordnung (EU) 2017/745 zutreffend angewendet wurden. Sie widerspricht dem Beginn einer klinischen Prüfung, wenn das Prüfprodukt nach den Klassifizierungsregeln nicht als Produkt der Klasse I oder nicht als nicht invasives Produkt der Klasse IIa einzustufen ist.

§ 44 Korrekturmaßnahmen der Bundesoberbehörde

(1) Die zuständige Bundesoberbehörde hat für alle Meldungen nach Artikel 80 Abs. 2 und 3 der Verordnung (EU) 2017/745 eine Bewertung vorzunehmen und insbesondere festzustellen, ob Korrekturmaßnahmen zu veranlassen sind.

(2) Die zuständige Bundesoberbehörde ergreift die in Artikel 76 der Verordnung (EU) 2017/745 genannten Korrekturmaßnahmen nach Maßgabe von § 45.

§ 45 Weitere Vorgaben für Korrekturmaßnahmen der Bundesoberbehörde

(1) Die Genehmigung einer klinischen Prüfung ist zurückzunehmen, wenn bekannt wird, dass bei der Erteilung der Genehmigung ein Versagungsgrund nach Artikel 71 Abs. 4 Buchstabe b, c oder d der Verordnung (EU) 2017/745 vorlag, der die von der zuständigen Bundesoberbehörde nach § 39 Abs. 1 zu prüfenden Aspekte betrifft. In diesen Fällen kann auch das Ruhen der Genehmigung befristet angeordnet werden. Im Übrigen bleibt § 48 des Verwaltungsverfahrensgesetzes unberührt.

(2) Die Genehmigung einer klinischen Prüfung ist zu widerrufen, wenn nachträglich Tatsachen eintreten, die einen von der zuständigen Bundesoberbehörde nach § 39 Abs. 1 zu prüfenden Aspekt betreffen und eine Versagung der Genehmigung nach Artikel 71 Abs. 4 Buchstabe b, c oder d der Verordnung (EU) 2017/745 rechtfertigen. Die Genehmigung kann widerrufen werden, wenn die Gegebenheiten der klinischen Prüfung nicht mit den Angaben im Genehmigungsantrag übereinstimmen oder wenn Tatsachen Anlass zu Zweifeln an der Unbedenklichkeit oder der wissenschaftlichen Grundlage der klinischen Prüfung geben. In den Fällen der Sätze 1 und 2 kann auch das Ruhen der Genehmigung befristet angeordnet werden. Im Übrigen bleibt § 49 des Verwaltungsverfahrensgesetzes unberührt.

(3) Wenn der zuständigen Bundesoberbehörde im Rahmen ihrer Tätigkeit Tatsachen bekannt werden, die die Annahme rechtfertigen, dass die für die Durchführung einer klinischen Prüfung maßgeblichen Voraussetzungen nach der Verordnung (EU) 2017/745 und nach diesem Gesetz nicht mehr vorliegen, kann sie den Sponsor dazu auffordern, Aspekte der klinischen Prüfung zu ändern. Die zuständige Bundesoberbehörde kann die sofortige Unterbrechung der klinischen Prüfung anordnen. Maßnahmen der zuständigen Überwachungsbehörde nach § 77 bleiben davon unberührt.

(4) Die zuständige Bundesoberbehörde kann Entscheidungen nach den Absätzen 1 bis 3 mit Anordnungen zur weiteren Behandlung und Nachbeobachtung von Prüfungsteilnehmern und zur Aufzeichnung und Auswertung daraus gewonnener Erkenntnisse und Daten verbinden.

(5) Widerspruch und Anfechtungsklage gegen den Widerruf, die Rücknahme, die Anordnung des Ruhens der Genehmigung, die Anordnung der sofortigen Unterbrechung der klinischen Prüfung sowie gegen Anordnungen nach den Absätzen 3 und 4 haben keine aufschiebende Wirkung.

(6) Die zuständige Bundesoberbehörde informiert die zuständige Ethik-Kommission und die für die Prüfstellen und den Sponsor zuständigen Behörden über alle nach den Absätzen 3 bis 6 angeordneten Maßnahmen über das Deutsche Medizinprodukteinformations- und Datenbanksystem nach § 86.

15.6 Sonstige klinische Prüfung (MPDG)

§ 3 Ergänzende Begriffsbestimmungen

[...]

4. „sonstige klinische Prüfung" eines Produktes ist eine klinische Prüfung, die

a) nicht Teil eines systematischen und geplanten Prozesses zur Produktentwicklung oder der Produktbeobachtung eines gegenwärtigen oder künftigen Herstellers ist,

b) nicht mit dem Ziel durchgeführt wird, die Konformität eines Produktes mit den Anforderungen der Verordnung (EU) 2017/745 nachzuweisen,

c) der Beantwortung wissenschaftlicher oder anderer Fragestellungen dient und

d) außerhalb eines klinischen Entwicklungsplans nach Anhang XIV Teil A Ziffer 1 Buchstabe a der Verordnung (EU) 2017/745 erfolgt;

§ 47 Anforderungen an sonstige klinische Prüfungen

(1) Eine sonstige klinische Prüfung eines Produktes darf auch bei Vorliegen der Voraussetzungen des Artikels 82 Abs. 1 der Verordnung (EU) 2017/745 und des Abschnitts 1 nur durchgeführt werden, wenn und solange [...] die Verantwortung für die medizinische Versorgung der Prüfungsteilnehmer eine Ärztin oder ein Arzt, bei für die Zahnheilkunde bestimmten Medizinprodukten eine Zahnärztin oder ein Zahnarzt mit geeigneter Qualifikation trägt,

[...]

3) die Prüfungsteilnehmer oder ihre gesetzlichen oder rechtsgeschäftlichen Vertreter keiner unzulässigen Beeinflussung, etwa finanzieller Art, ausgesetzt werden, um sie zur Teilnahme an der sonstigen klinischen Prüfung zu bewegen, und

4) die Prüfstelle und deren Räumlichkeiten für die sonstige klinische Prüfung geeignet sind.

(2) Mit einer sonstigen klinischen Prüfung darf nur begonnen werden, wenn

1. eine zustimmende Stellungnahme der zuständigen Ethik-Kommission nach § 52 Abs. 1 vorliegt und

2. die sonstige klinische Prüfung der zuständigen Bundesoberbehörde nach § 53 Abs. 1 angezeigt wurde.

(3) Die Absätze 1 und 2 sind nicht anzuwenden auf eine sonstige klinische Prüfung eines Produktes, das bereits die CE-Kennzeichnung nach Artikel 20 Abs. 1 der Verordnung (EU) 2017/745 trägt, soweit

1. die sonstige klinische Prüfung im Rahmen der von der CE-Kennzeichnung umfassten Zweckbestimmung durchgeführt wird und

2. die Prüfungsteilnehmer über die normalen Verwendungsbedingungen des Produktes hinaus keinen zusätzlichen invasiven oder belastenden Verfahren unterzogen werden.

Zwischen klinischen Prüfungen mit Medizinprodukten und Arzneimitteln gibt es formell nur noch sehr geringe Unterschiede. CTR/AMG und MDR/MPDG stellen die jeweilige rechtliche Grundlage dar. Die MDCG-Guidelines und die ISO 14155 beinhalten die jeweiligen Ausführungsbestimmungen.

Klinische Prüfungen mit Medizinprodukten unterliegen den Vorgaben der MDR mit erläuternden Angaben in Anhang VX der MDR. Hierbei sind internationale Standards (ISO 14155:2020), die Leitlinie (EU) 2023/C 163/06 und Guidance Dokumente der MDCG zu beachten. Die neueste MDCG Guidance ist vom 12. März 2024.

Das Hauptaugenmerk der MDR ist die Patientensicherheit basierend auf der klinischen Evidenz der vorgelegten Unterlagen (Art. 61–82 MDR).

Für die klinische Evaluation sind für Medizinprodukte höherer Risikoklassen (lib–III aktiv) eine fortlaufende klinische Datenerhebung mit klinischen Prüfungen oder PMCF-Studien notwendig.

Beim Monitoring von klinischen Prüfungen mit Medizinprodukten gibt es geringfügige Unterschiede zu den Arzneimittelprüfungen.

Akronyme und Abkürzungen

AIMDD	Richtlinie über aktive implantierbare Medizinprodukte
AMG	Arzneimittelgesetz, Gesetz über den Verkehr mit Arzneimitteln
CDP	klinischer Entwicklungsplan
CE	Europäische Konformität
CEP	Plan für die klinische Bewertung
CER	klinischer Bewertungsbericht
CTR	Verordnung (EU) Nr. 536/2014 über klinische Prüfungen mit Humanarzneimitteln
DMIDS	Deutsches Medizinprodukte-Informations- und Datenbanksystem
EU	Europäische Union
EUDAMED	Europäische Datenbank für Medizinprodukte
EWG	Europäische Wirtschaftsgemeinschaft
GCP	Gute klinische Praxis
GSG	Gerätesicherheitsgesetz
DS-GVO	Datenschutz-Grundverordnung (2016/679/EU)
HRI	menschlich lesbare Interpretation
IVD	In-vitro-Diagnostik
IVDR	Verordnung über In-vitro-Diagnostika (2017/746/EU)
ISO	Internationale Organisation für Normung
ISO 14155	Clinical Investigations of Medical Devices for Human Subjects – Good Clinical Practice
MDCG	Medical Device Coordination Group
MDD	*Richtlinie über Medizinprodukte* (durch MDR aufgehoben)
MDR	Verordnung (EU) Nr. 2017/745 über Medizinprodukte
MEDDEV	*Richtlinien für Medizinprodukte*

Forts. Akronyme und Abkürzungen

MedGV	Medizingeräteverordnung
MPG	*Gesetz über Medizinprodukte (im Mai 2021 aufgehoben)*
MPDG	Gesetz zur Durchführung unionsrechtlicher Vorschriften betreffend Medizinprodukte
MPKPV	*Verordnung über klinische Prüfungen von Medizinprodukten (im Mai 2021 aufgehoben)*
NANDO	New Approach Notified and Designated Organisations
NB	Benannte Stelle
PMCF	Klinische Nachbeobachtung nach dem Inverkehrbringen
UDI	eindeutige Geräteidentifikation
UDI-DI	eindeutige Geräteidentifikation – Gerätekennungen
ZLG	Zentralstelle der Länder für Gesundheitsschutz bei Arzneimitteln und Medizinprodukten

Literatur

[1] Verordnung (EU) Nr. 2016/679 des Europäischen Parlaments und des Rates vom 27. April 2016 zum Schutz natürlicher Personen bei der Verarbeitung personenbezogener Daten, zum freien Datenverkehr und zur Aufhebung der Richtlinie 95/46/EG (Datenschutz-Grundverordnung)

[2] Verordnung (EU) Nr. 2017/745 des Europäischen Parlaments und des Rates vom 5. April 2017 über Medizinprodukte, zur Änderung der Richtlinie 2001/83/EG, der Verordnung (EG) Nr. 178/2002 und der Verordnung (EG) Nr. 1223/2009 sowie zur Aufhebung der Richtlinien 90/385/EWG und 93/42/EWG des Rates

[3] Verordnung (EU) Nr. 2023/607 des Europäischen Parlaments und des Rates vom 15. März 2023 zur Änderung der Verordnungen (EU) Nr. 2017/745 und (EU) Nr. 2017/746 hinsichtlich der Übergangsbestimmungen für bestimmte Medizinprodukte und In-vitro-Diagnostika

[4] Leitlinien der Kommission zu Inhalt und Struktur der Zusammenfassung des Berichts über die klinische Prüfung 2023/C 163/06

[5] MDCG 2020-6 Guidance on Sufficient Clinical Evidence for Legacy Devices; https://health.ec.europa.eu/system/files/2020-09/md_mdcg_2020_6_guidance_sufficient_clinical_evidence_en_0.pdf

[6] MDCG 2021-6 rev 1 QandA Clinical_investigation; https://health.ec.europa.eu/system/files/2023-12/mdcg_2021-6_en.pdf

[7] MDCG 2024-3 Guidance on content of the Clinical Investigation Plan for clinical investigations of medical devices; https://health.ec.europa.eu/document/download/690de85a-ac17-45ea-bb32-7839540c25c4_en?filename=mdcg_2024-3_en_0.pdf

[8] ISO 14155:2020 Klinische Prüfung von Medizinprodukten an Menschen - Gute klinische Praxis

[9] https://www.dimdi.de/static/.downloads/deutsch/workflow-mdr-erstantrag-kompakt.pdf

[10] https://health.ec.europa.eu/system/files/2023-10/md_eudamed_roadmap_en.pdf

[11] https://www.bundesaerztekammer.de/fileadmin/user_upload/BAEK/Themen/Medizin_und_Ethik/Ethikkommissionen_LAEK/2023-10-19_FAQ_Pruefer_Aktueller_Stand.pdf

Der letzte Zugriff auf alle Links erfolgte am 30.07.2024.

Die Autoren

Dr. med. Norbert Clemens hat Medizin studiert und ist Facharzt für Physiologe. Er war in verschiedenen Positionen tätig: als medizinischer Direktor für die Intersan GmbH, PAION und Valeant Pharmaceuticals International; als Geschäftsführer bei Analytica International GmbH; als VP Clinical Operations bei Impulse Dynamics; als Senior Manager Science & Clinical Affairs bei Kaneka Pharma Europe, als Director CTM EMEA bei HOYA Surgical Optics, und ist seit 2024 Gründer und Leiter von Clemens Medical Consulting. Er war Mitglied des Vorstands der DGPharMed von 1998 bis 2013 (Bundesvorsitzender von 2006 bis 2009) und Schatzmeister der International Federation of Associations of Pharmaceutical Physicians. Er ist ein bekannter Trainer für Prüfer und Studienassistenz. Er war Mitglied des ACRP-Vorstands (Vorsitzender 2015) und der Academy der ACRP.

Dr. med. Dipl. Psych. Bruno Dietrich arbeitete als Medical Director für verschiedene CROs. In dieser Funktion war er in einer Vielzahl nationaler und internationaler Klinischer Prüfungen der Phasen I–IV involviert. Danach war er als Medical Director für 2 Biotech-Unternehmen tätig. Derzeit ist er als Consultant für klinische Forschung tätig.

Prof. Dr. med. Klaus Dommisch ist Facharzt für Chirurgie (Allgemeinchirurgie) und Facharzt für Viszeralchirurgie mit den Zusatzweiterbildungen in der Speziellen Viszeralchirurgie und der Chirurgische Intensivtherapie sowie mit dem Schwerpunkt der chirurgischen Onkologie. Er hatte diverse leitende Funktionen als Chefarzt inne und hat die interdisziplinären Tumorkonferenzen der Universität Rostock initiiert (1992) und geleitet. Als Chefarzt sowie als Prüfer bzw. Leiter klinischer Prüfungen war er hauptsächlich in onkologischen Indikationen für die Durchführung zahlreicher Prüfungen verantwortlich.

2011–2015 war er Leiter des Onkologischen Zentrums und Leiter des Studienzentrums an den HELIOS Kliniken Schwerin. Unter seiner Leitung wurde dort das Onkologische Zentrum aufgebaut und zertifiziert. Im Studienzentrum wurden unter seiner Leitung und unter Einbeziehung von über 40 qualifizierten Prüfärzten, mit regelmäßiger Durchführung von GCP-Prüferkursen, zahlreiche, vornehmlich onkologische Studien/klinische Prüfungen der Phasen II–IV einschließlich Teilnahmen an multinationalen Prüfungen erfolgreich durchgeführt. 2013–2019 war er Geschäftsführender Vorstand der Krebsgesellschaft M-V und wissenschaftlicher Berater zu klinischen Prüfungen/klinischen Studien. Er ist freiberuflich tätig als medizinischer Fachgutachter und beratend bei der Durchführung von wissenschaftlichen medizinischen Studien. Lehrtätigkeiten bei der

SWS-Seminargesellschaft Schwerin und bei der ISBA Internationale Studien- und Berufsakademie in der Verantwortung eines Leiters für einen Hochschulstudiengang. Außerdem nimmt er eine ehrenamtliche Funktion in einem Prüfungsausschuss bei der Landesärztekammer Bayern wahr.

Dr. rer. nat. Doris Greiling, Dipl.-Biologin, arbeitet seit 2001 in der Klinischen Forschung als Studienmanagerin für Phase I–IV Klinische Prüfungen und Studien mit Medizinprodukten. Außerdem unterstützt sie Sponsoren bei der Sponsor Oversight und in Entwicklung von SOPs.

Dr. med. Charlotte A. Herrlinger hat Medizin und Psychologie studiert und ist Fachärztin für Anästhesie und Intensivmedizin sowie für Klinische Pharmakologie. Sie besitzt das Diplom der Deutschen Gesellschaft für Pharmazeutische Medizin e.V. (DGPharMed) und ist Fellow of the Faculty of Pharmaceutical Medicine of the Royal Colleges of Physicians of the United Kingdom (FFPM). In der DGPharMed engagierte sie sich viele Jahre als Vorstandsmitglied für Weiterbildung sowie als Mitglied in der DGPharMed-Weiterbildungskommission und der DGPharMed-Prüfungskommission. Weiterhin war sie lange Zeit Referentin bei den Fortbildungsseminaren der DGPharMed.

Dr. Herrlinger begann ihre klinische Laufbahn am Institut für Anästhesiologie an der Universität Erlangen, wo sie während ihrer Facharztausbildung praktische Erfahrungen in der Patientenbehandlung in vielen medizinischen Fachgebieten sammeln konnte. Nach Beendigung einer Forschungsarbeit über Schmerzrezeptoren am Institut für Pharmakologie war sie in der pharmazeutischen Industrie (Heumann-Pharma, später Searle, Nürnberg sowie Synthelabo, Puchheim bei München) als Medical Director Germany bzw. Director International Clinical Research für die Planung, Durchführung und Auswertung nationaler und internationaler klinischer Studien der Phasen I–IV verantwortlich. Anschließend hatte Dr. Herrlinger als Vice President Clinical Pharmacology Europe die Leitung der Forschungsklinik (109 Betten) und der klinischen Labors bei AAI Deutschland in Neu-Ulm inne. Die Weiterbildung zum Facharzt für Klinische Pharmakologie absolvierte sie am Institut für Klinische Pharmakologie des Dr. Margarete Fischer-Bosch-Instituts in Stuttgart, wo sie den Funktionsbereich Klinische Entwicklung leitete. Als Geschäftsbereichsleiterin bei der Nets Healthcare in München war sie für die Implementierung von neuen Kommunikationssystemen für den medizinischen Bedarf mittels innovativer Medien verantwortlich. Bei dem Biotechnologie-Unternehmen 4SC in Martinsried bei München war sie für den Aufbau einer medizinischen Abteilung verantwortlich, die sie als Vice President Medicine ca. 7 Jahre leitete. Im März 2010 gründete sie die Beratungsfirma CTA-H Consulting Training Audits Dr. Herrlinger. Seitdem ist ihr beruflicher Schwerpunkt die Durchführung von Prüferkursen für Academic Sites (und Schwerpunktkrankenhäuser) sowie für niedergelassene Prüfärzte. Weiterhin ist sie als Consultant für Firmen der pharmazeutischen Industrie, Biotechnologie-Unternehmen und Auftragsforschungsinstitute tätig und übernimmt selektiv auch Managementaufgaben.

Dr. med. Dipl. Inf. Susanne Kienzle-Horn begann 1990, nach Abschluss ihres Studiums der Humanmedizin und der Informatik, ihre Tätigkeit in der Pharmaindustrie. Nach verschiedenen Positionen in Pharmaunternehmen und CRO gründete sie 2001 die Firma SCRATCH Pharmacovigilance GmbH, die Dienstleistungen in allen Bereichen der Pharmakovigilanz anbietet. Daneben engagiert sie sich mit zahlreichen Seminaren und Workshops für die Fort- und Weiterbildung in ihrem Fachgebiet und war von 2015–2017 Vorsitzende der DGPharMed.

Dr. rer. nat. Christoph Ortland, Dipl.-Biologe, stieg 1993 als Clinical Research Scientist in die klinische Forschung ein und arbeitete bis Ende 2010 als Projektmanager und in leitenden Funktionen bei kleinen sowie global agierenden Sponsoren. Seit 2011 selbständig, gründete er 2017 die Forschungsdock CRO GmbH. Neben der Geschäftsführung ist er primär als GCP-Auditor und GCP-Trainer aktiv. Von 2017 bis 2021 war er 1. Vorsitzender des Netzwerks der klinischen Monitore und CRAs e. V.

Dr. Bianca Scholz, Apothekerin, Fachapothekerin für Offizin-Pharmazie sowie Fachapothekerin für Arzneimittelinformation; Lead Auditor DGQ/EOQ. 1997–2002 Tätigkeit in der Apotheke, 2002 Wechsel als Quality Manager und Auditor zu Baxter. 2007 Gründung des Beratungsunternehmens ScholzPharma mit Fokus auf Qualitätsmanagement im Pharma-/GxP-Umfeld: QMS-Implementierung GxP, Vor- und Nachbereitung (Inspection Readiness) sowie Begleitung von Behördeninspektionen, Schulungen, Coaching sowie Qualifizierung und Audits von Unternehmen und deren GxP-relevanten Vertragspartnern und Tochterunternehmen. Referentin, diverse Fachpublikationen.

Dr. Dipl. Psych. Andreas Völp, ist seit 1982 mit klinischen Prüfungen befasst und arbeitet seit 1996 als unabhängiger Consultant in den Bereichen Biometrie und Datenmanagement sowie als Auditor und Medical Writer.

Autorenverzeichnis

Dr. Norbert Clemens, MD CPI FACRP
Clemens Medical Consulting
Markgräfler Str. 8
69126 Heidelberg
nclemens@email.de

Dr. Bruno Dietrich
Str. 52 85D
13125 Berlin
bruno.dietrich@web.de

Prof. Dr. Klaus Dommisch
Isardamm 91d
82538 Geretsried
k.dommisch@googlemail.com

Dr. Doris Greiling
Forschungsdock CRO GmbH
Auftragsforschungsinstitut
Hauptstr. 86 c
25462 Rellingen
doris.greiling@forschungsdock.de

Dr. Charlotte Herrlinger
CTA-H Consulting Training Audits
Dr. Herrlinger
Mühltalstr. 75
90766 Fürth
charlotte.herrlinger@gmx.de

Dr. med. Dipl. Inf. Susanne Kienzle-Horn
SCRATCH Pharmacovigilance GmbH
Schlossstr. 25
35510 Butzbach
s.kienzle@scratch-pv.com

Dr. Christoph Ortland
Forschungsdock CRO GmbH
Auftragsforschungsinstitut
Hauptstr. 86 c
25462 Rellingen
christoph.ortland@forschungsdock.de

Dr. Bianca Scholz
SCRATCH Pharmacovigilance
GmbH & Co. KG
Consulting & Project Management
Erlenhauptstr. 14
64625 Bensheim
scholz@scholzpharma.com

Dr. Andreas Völp, Dipl. Psych.
psy consult scientific services
Am Hirschpark 1
22587 Hamburg
andreas.voelp@psy-consult.de

Sachverzeichnis